2026 의료기술직을 위한

의료 관계법규

김희영 편저

알zip 핵심노트

첨부된 **QR코드**로 세부 설명이 필요한
핵심 내용에 대하여 **실강 청취!**

단답형 괄호 넣기 식의 **문제 형태**

별표 표시로 살펴보는 **기출 내용**

QR코드로 보는 **핵심 이론**

▓보건의료 관계법규▓

2026. 1. 26. 현재 최종수정 법률

NO	법 제목	법률 호수	시행일			비고
			법	시행령	시행규칙	
01	의료법	법률 제21111호	2026.01.01	2025.06.21	2025.12.29	
02	보건의료기본법	법률 제21105호	2026.05.12	2026.01.02	−	
03	응급의료에 관한 법률	법률 제21237호	2026.06.24	2025.08.17	2025.03.11	
04	감염병의 예방 및 관리에 관한 법률	법률 제21234호	2026.06.24	2026.01.02	2025.12.31	
05	검역법	법률 제21255호	2026.07.01	2024.05.21	2025.07.19	
06	후천성면역결핍증예방법	법률 제17472호	2020.09.12	2020.09.12	2025.04.01	
07	국민건강보험법	법률 제21065호	2026.01.02	2026.01.02	2026.01.01	
08	국민건강증진법	법률 제21099호	2025.11.11	2025.06.21	2025.10.02	
09	지역보건법	법률 제20449호	2025.03.21	2024.07.03	2025.06.21	
10	혈액관리법	법률 제18626호	2023.06.22	2026.01.02	2024.10.14	
11	마약류 관리에 관한 법률	법률 제21236호	2025.12.23	2026.01.02	2025.02.07	
12	학교보건법	법률 제21065호	2025.10.01	2025.09.19	2025.09.19	
13	모자보건법	법률 제20879호	2025.04.01	2025.06.21	2025.01.24	
14	결핵예방법	법률 제21065호	2025.10.01	2023.12.14	2025.01.01	
15	노인장기요양보험법	법률 제21257호	2025.12.30	2026.01.02	2025.12.12	
16	의료기사 등에 관한 법률	법률 제21264호	2026.07.01	2022.12.20	2024.11.28	
17	정신건강증진 및 정신 질환자 복지서비스 지원에 관한 법률	법률 제21117호	2026.02.12	2026.01.03	2026.01.22	
18	공공보건의료에 관한 법률	법률 제18897호	2023.06.11	2026.01.02	2022.02.18	
19	암관리법	법률 제21262호	2026.03.31	2026.01.02	2021.04.08	
20	연명의료결정법	법률 제21119호	2026.11.12	2025.10.02	2026.01.13	
21	환자안전법	법률 제20445호	2025.06.21	2022.12.20	2024.11.07	
22	노인복지법	법률 제20929호	2025.10.23	2026.01.24	2025.12.29	
23	장애인복지법	법률 제21266호	2026.07.01	2026.01.02	2026.01.01	

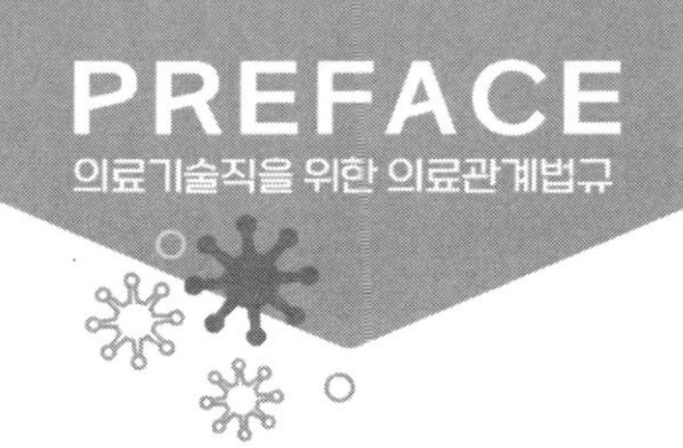

의료기술직공무원 시험대비,

『의료관계법규 알Zip 핵심노트 2026』 3차 개정판을 내면서...

시험을 앞둔 수험생이라면 누구나 잘 요약정리된 서브노트 한 권이 있었으면 하는 절실한 고민을 하게 됩니다. 하지만 막상 서브노트를 작성하자니 시간이 너무 많이 소요될 것 같고, 또 정리하는 동안에도 정확하지 않은 내용을 정리할 까봐 걱정을 많이 하는 수험생을 너무도 많이 목격하게 됩니다. 이에, 저는 이런 고민에 빠진 수험생들에게 주요 내용이 결코 빠져서도 안 되고, 수험생들이 교재 내용을 정확하게 이해하고 자기 것으로 만들 수 있는 요약집을 제가 직접 만들어 선물할 수 있을까 하고 정말 많은 고심을 하여 "알Zip 핵심노트 2026"를 발간하게 되었습니다.

"의료관계법규 알Zip 핵심노트 2026"의 특징은

첫째, 내용 전체가 단답형 괄호 넣기식 문제 형태로 구성돼어 있어 수험생 여러분들에게 반드시 알아 두어야 할 핵심 키워드를 정리하도록 요구하고 있습니다.

둘째, 목차 구성은 기본이론서「김희영의 의료관계법규」책자와 동일한 순서대로 **출제빈도가 높은 23개 법규만으로 구성**하여 "알Zip 핵심노트 2026"만으로 부족한 부분은 기본이론서를 참고하도록 정리하였습니다.

셋째, "알Zip 핵심노트 2026"에 수험생 여러분들이 직접 정리한 내용을 추가 정리한다면 혼자 요약집을 정리하는 것보다 보다 더 정확하고 효율적인 자신만의 수험 대비용 핵심노트가 완성될 수 있도록 여백 또한 잘 활용할 수 있도록 구성하였습니다.

"의료관계법규 알Zip 핵심노트 2026"는 금번 2026년 시행, 의료기술직 공무원 시험에 대비해 출판사 마지원과 함께 보다 새롭게 수험생들에게 다가서고자 노력하였습니다.

의료관계법규를 공부하는 많은 수험생들에게 이 책이 의료관계법규의 기본을 확고히 하고 공무원 고시합격의 지름길이 되기를 진심으로 기원하며, 수험생들에게 진정으로 도움이 되는 베스트셀러 수험서가 될 수 있도록 물심양면으로 애써주신 마지원 편집부에게 진심으로 감사를 드립니다.

편저자 김희영

CONTENTS
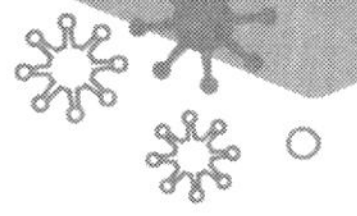
의료기술직을 위한 의료관계법규

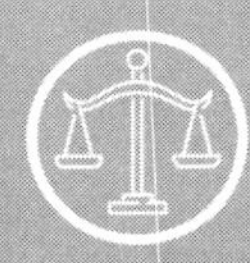

조	법문내용	정답

(의료인)

① "의료인"이란 보건복지부장관의 면허를 받은 (**①**)를 말한다. 〈개정 2024. 9. 20.〉
[시행일 2025.6.21.] 제2조

② 의료인은 종별에 따라 다음 각 호의 임무를 수행하여 국민보건 향상을 이루고 국민의 건강한 생활 확보에 이바지할 사명을 가진다. 〈개정 2024. 9. 20.〉

1. 의사는 의료와 보건지도를 임무로 한다.
2. 치과의사는 치과 의료와 구강 보건지도를 임무로 한다.
3. 한의사는 한방 의료와 한방 보건지도를 임무로 한다.
4. 조산사는 조산과 임산부 및 신생아에 대한 보건과 양호지도를 임무로 한다.
5. 간호사는 「간호법」 제12조의 업무를 임무로 한다.
   가. ~라. 삭제 〈2024. 9. 20.〉

간호법 제12조(간호사의 업무)

① 간호사는 다음 각 호의 업무를 임무로 한다.
   1. 환자의 간호요구에 대한 관찰, 자료수집, 간호단단 및 요양을 위한 간호
   2. 「의료법」에 따른 의사, 치과의사, 한의사의 지도하에 시행하는 진료의 보조
   3. 간호 요구자에 대한 교육·상담 및 건강증진을 위한 활동의 기획과 수행, 그 밖에 대통령령으로 정하는 보건활동
   4. 간호조무사가 수행하는 제1호부터 제3호까지의 업무 보조에 대한 지도

② 제1항에도 불구하고 간호사는 「의료법」 제3조 제2항 제3호에 따른 병원급 의료기관(이하 "병원급 의료기관"이라 한다) 중 보건복지부령으로 정하는 기관에서 환자의 진료 및 치료행위에 관한 의사의 전문적 판단이 있은 후에 의사의 일반적 지도와 위임에 근거하여 진료지원업무를 수행할 수 있다.

③ 제1항 제2호 및 제2항에 따른 업무에는 「의료기사 등에 관한 법률」 제2조 및 제3조에 따른 의료기사등의 업무는 원칙적으로 제외하되, 구체적인 범위와 한계는 대통령령으로 정한다.
[법률 제20445호, 2024. 9. 20., 제정]

간호법 제14조(진료지원업무의 수행)

① 제12조 제2항에 따른 진료지원업무를 수행하려는 간호사는 다음 각 호의 어느 하나의 요건을 갖추어야 한다.
   1. (**②**) 자격을 보유할 것
   2. 보건복지부령으로 정하는 임상경력 및 교육과정의 이수에 따른 자격을 보유할 것

시행령 제2조(간호사의 보건활동) 「의료법」 제2조 제2항 제5호 다목에서 "대통령령으로 정하는 보건활동"이란 다음의 보건활동을 말한다.

조: 2조 ★★★

정답:
① 의사·치과의사·한의사·조산사 및 「간호법」에 따른 간호사
② 전문간호사

조	법문내용	정답
	1. 「농어촌 등 보건의료를 위한 특별조치법」 제9조에 따라 (③)으로서 하는 보건활동 2. 「모자보건법」 제10조 제1항에 따른 모자보건전문가가 행하는 <u>모자보건 활동</u> 3. 「결핵예방법」 제18조에 따른 보건활동 4. 그 밖의 법령에 따라 간호사의 보건활동으로 정한 업무	③ 보건진료 전담공무원
3조	**(의료기관)** ① "의료기관"이란 의료인이 공중 또는 특정 다수인을 위하여 의료 · (①)의 업을 하는 곳을 말한다. ② 의료기관은 다음 각 호와 같이 구분한다. 〈개정 2020. 3. 4.〉 　1. 의원급 의료기관 : 의사, 치과의사 또는 한의사가 주로 <u>외래환자를 대상으로</u> 각각 그 의료행위를 하는 의료기관으로서 그 종류는 다음 각 목과 같다. 　　가. 의원　　　　　나. 치과의원　　　　　다. (②) 　2. (③) : 조산사가 조산과 임산부 및 신생아를 대상으로 보건활동과 교육 · 상담을 하는 의료기관을 말한다. 　3. 병원급 의료기관 : 의사, 치과의사 또는 한의사가 주로 <u>입원환자를 대상으로</u> 의료행위를 하는 의료기관으로서 그 종류는 다음 각 목과 같다. 　　가. 병원　　　　　나. 치과병원　　　　　다. 한방병원 　　라. (④)(의료재활시설로서 제3조의 2의 요건을 갖춘 의료기관을 포함) 　　마. (⑤)　　　　　바. 종합병원	① 조산 ② 한의원 ③ 조산원 ④ 요양병원 ⑤ 정신병원
3조의 2 ★★★	**(병원등)** 병원 · 치과병원 · 한방병원 및 요양병원은 (①)개 이상의 병상(병원 · 한방병원만 해당) 또는 요양병상(요양병원만 해당하며, 장기입원이 필요한 환자를 대상으로 의료행위를 하기 위하여 설치한 병상을 말한다)을 갖추어야 한다.	① 30
3조의 3 ★★★	**(종합병원)** ① 종합병원은 다음 각 호의 요건을 갖추어야 한다. 　1. (①)개 이상의 병상을 갖출 것 　2. 100병상 이상 300병상 이하인 경우에는 내과 · 외과 · 소아청소년과 · 산부인과 중 3개 진료과목, 영상의학과, 마취통증의학과와 진단검사의학과 또는 병리과를 포함한 (②)개 이상의 진료과목을 갖추고 각 진료과목마다 전속하는 전문의를 둘 것 　3. 300병상을 초과하는 경우에는 내과, 외과, 소아청소년과, 산부인과, 영상의학과, 마취통증의학과, 진단검사의학과 또는 병리과, (③) 및 (④)를 포함한 9개 이상의 진료과목을 갖추고 각 진료과목마다 전속하는 전문의를 둘 것	① 100 ② 7 ③ 정신건강의학과 ④ 치과
3조의 4 ★★★	**(상급종합병원 지정)** ① (①)은 다음 각 호의 요건을 갖춘 종합병원 중에서 (②)질환에 대하여 난이도가 높은 의료행위를 전문적으로 하는 종합병원을 (③)으로 지정할 수 있다. 　1. <u>보건복지부령으로 정하는</u> (④)개 이상의 진료과목을 갖추고 각 진료과목마다 전속하는 전문의를 둘 것	① 보건복지부장관 ② <u>중증</u> ③ <u>상급종합병원</u> ④ 20

조	법문내용	정답

보건복지부령 제1068호 상급종합병원의 지정 및 평가에 관한 규칙 제2조(상급종합병원의 지정 기준)

「의료법」 제3조의 4 제1항에 따른 상급종합병원의 지정 기준은 별표와 같다 〈개정 2024. 11. 7.〉

1. 진료기능

　가. 지정 신청일 이전 1년 동안 다음 진료과목 중 필수진료과목을 포함하여 (**④**)개 이상의 진료과목을 갖추고 각 진료과목마다 전속하는 전문의 1명 이상을 둘 것

　　1) 필수진료과목(9) : 내과, 외과, 소아청소년과, 산부인과, 영상의학과, 마취통증의학과, 진단검사의학과 또는 병리과, 정신건강의학과, 치과

　　2) 선택진료과목(18) : 진단검사의학과 또는 병리과, 심장혈관흉부외과, 방사선종양학과, 핵의학과, 응급의학과, 신경과, 피부과, 신경외과, 안과, 재활의학과, 정형외과, 이비인후과, 비뇨의학과, 성형외과, 가정의학과, 예방의학과, 결핵과, 직업환경의학과

2. 전문의가 되려는 자를 수련시키는 기관일 것

3. 보건복지부령으로 정하는 인력ㆍ시설ㆍ장비 등을 갖출 것

4. (**⑤**)별 환자구성 비율이 보건복지부령으로 정하는 기준에 해당할 것

② 보건복지부장관은 상급병원으로 지정을 하는 경우 제1항 각 호의 사항 및 (**⑥**) 등에 대하여 평가를 실시하여야 한다.

③ 보건복지부장관은 상급종합병원으로 지정받은 종합병원에 대하여 (**⑦**)년마다 평가를 실시하여 재지정하거나 지정을 취소할 수 있다.

정답: ⑤ 질병군　⑥ 전문성　⑦ 3

조: 3조의 5 ★★★

(전문병원 지정)

① 보건복지부장관은 (**①**)급 의료기관 중에서 특정 진료과목이나 (**②**) 질환 등에 대하여 난이도가 높은 의료행위를 하는 병원을 전문병원으로 지정할 수 있다.

② 제1항에 따른 전문병원은 다음 각 호의 요건을 갖추어야 한다. 〈개정 2024. 12. 20.〉

　1. (**③**)별ㆍ(**④**)별 환자 구성비율등이 보건복지부령으로 정하는 기준에 해당할 것

　2. 보건복지부령으로 정하는 수 이상의 진료과목을 갖추고 각 진료과목마다 전속하는 전문의를 둘 것

　3. 최근 3년간 해당 의료기관 또는 그 개설자가 제64조 제1항에 따른 3개월 이상의 의료업 정지나 개설 허가의 취소 또는 폐쇄 명령을 받은 사실이 없을 것

③ 보건복지부장관은 제1항에 따라 전문병원으로 지정하는 경우 제2항 각 호의 사항 및 진료의 (**⑤**) 등에 대하여 평가를 실시하여야 한다.

④ 보건복지부장관은 전문병원으로 지정받은 의료기관에 대하여 (**⑥**)년마다 평가를 실시하여 전문병원으로 재지정할 수 있다.

⑤ 보건복지부장관은 제1항 또는 제4항에 따라 지정받거나 재지정받은 전문병원이 다음 각 호의 어느 하나에 해당하는 경우에는 그 지정 또는 재지정을 취소할 수 있다. 다만, 제1호에 해당하는 경우에는 그 지정 또는 재지정을 취소하여야 한다. 〈개정 2024. 12. 20.〉

　1. 거짓이나 그 밖의 부정한 방법으로 지정 또는 재지정을 받은 경우

　2. 지정 또는 재지정의 취소를 원하는 경우

　3. 제2항 제1호 또는 제2호의 요건에 해당하지 아니하여 제63조에 따른 시정명령을 받고 이를 이행하지 아니한 경우

　4. 제64조 제1항에 따라 의료업이 3개월 이상 정지되거나 개설 허가의 취소 또는 폐

정답: ① 병원　② 특정　③ 특정 질환　④ 진료과목　⑤ 난이도　⑥ 3

조	법문내용	정답
	쇄 명령을 받은 경우 5. 전문병원에 소속된 의료인, 의료기관 개설자 또는 종사자가 제27조 제1항 또는 제5항을 위반하여 전문병원 지정을 계속 유지하는 것이 부적절하다고 인정되는 경우 ⑥ 보건복지부장관은 평가업무를 관계 전문기관 또는 단체에 위탁할 수 있다.	
4조 ★★★	**(의료인과 의료기관의 장의 의무)** **시행규칙 제1조의3 제1항** [별표1] 환자의 권리와 의무 1. 환자의 권리 　가. 진료받을 권리 : 환자는 자신의 건강보호와 증진을 위하여 적절한 보건의료서비스를 받을 권리를 갖고, 성별·나이·종교·신분 및 경제적 사정 등을 이유로 건강에 관한 권리를 침해받지 아니하며, 의료인은 정당한 사유 없이 진료를 거부하지 못한다. 　나. 알권리 및 (①) : 환자는 담당 의사·간호사 등으로부터 질병상태, 치료방법, 의학적 연구 대상 여부, 장기이식 여부, 부작용 등 예상 결과 및 진료 비용에 관하여 충분한 설명을 듣고 자세히 물어볼 수 있으며, 이에 관한 동의 여부를 결정할 권리를 가진다. 　다. 비밀을 보호받을 권리 : 환자는 진료와 관련된 신체상·건강상의 비밀과 사생활의 비밀을 침해받지 아니하며, 의료인과 의료기관은 환자의 동의를 받거나 범죄 수사 등 법률에서 정한 경우 외에는 비밀을 누설·발표하지 못한다. 　라. 상담·조정을 신청할 권리 : 환자는 의료서비스 관련 분쟁이 발생한 경우, 한국의료분쟁조정중재원 등에 상담 및 조정 신청을 할 수 있다. 2. 환자의 의무 　가. 의료인에 대한 신뢰·존중 의무 : 환자는 자신의 건강 관련 정보를 의료인에게 정확히 알리고, 의료인의 치료계획을 신뢰하고 존중하여야 한다. 　나. 부정한 방법으로 진료를 받지 않을 의무 : 환자는 진료 전에 본인의 신분을 밝혀야 하고, 다른 사람의 명의로 진료를 받는 등 거짓이나 부정한 방법으로 진료를 받지 아니한다.	① 자기결정권
4조의2 ★★★	**(간호·간병통합서비스 제공 등)** ① 간호·간병통합서비스란 보건복지부령으로 정하는 입원 환자를 대상으로 보호자 등이 상주하지 아니하고 간호사, 간호조무사 및 그 밖에 간병지원인력(이하 "간호·간병통합서비스 제공인력")에 의해 포괄적으로 제공되는 입원서비스를 말한다. 〈개정 2024. 9. 20.〉 ② 보건복지부령으로 정하는 병원급 의료기관은 간호·간병통합서비스를 제공할 수 있도록 노력하여야 한다. ③ 제2항에 따라 간호·간병통합서비스를 제공하는 병원급 의료기관(이하 "간호·간병통합서비스 제공기관")은 보건복지부령으로 정하는 인력, 시설, 운영 등의 기준을 준수하여야 한다. ④ 「공공보건의료에 관한 법률」 제2조 제3호에 따른 공공보건의료기관 중 보건복지부령으로 정하는 병원급 의료기관은 간호·간병통합서비스를 제공하여야 한다. 이 경우 국가 및 지방자치단체는 필요한 비용의 전부 또는 일부를 지원할 수 있다. ⑤ 간호·간병통합서비스 제공기관은 보호자 등의 입원실 내 상주를 제한하고 환자 병	

문안에 관한 기준을 마련하는 등 안전관리를 위하여 노력하여야 한다.

⑥ 간호 · 간병통합서비스 제공기관은 간호 · 간병통합서비스 제공인력의 근무환경 및 처우 개선을 위하여 필요한 지원을 하여야 한다.

⑦ 국가 및 지방자치단체는 간호 · 간병통합서비스의 제공 · 확대, 간호 · 간병통합서비스 제공인력의 원활한 수급 및 근무환경 개선을 위하여 필요한 시책을 수립하고 그에 따른 지원을 하여야 한다.

시행규칙 제1조의 4(간호 · 간병통합서비스 제공 환자 및 제공 기관

② 법 제4조의2 제2항에서 "보건복지부령으로 정하는 병원급 의료기관"이란 (**①**)을 말한다.

③ 법 제4조의2 제3항에서 "보건복지부령으로 정하는 인력, 시설, 운영 등의 기준"이란 별표 1의2에 따른 기준을 말한다.

[별표1의2] 간호 · 간병통합서비스 제공기관의 인력, 시설, 운영 등 기준

1. 인력기준 : 간호 · 간병통합서비스 제공 병동에 다음 각 목의 구분에 따른 인력을 배치한다.
   가. 간호사 : 다음의 구분에 따라 배치할 것
      1) 상급종합병원 : 간호 · 간병통합서비스 제공 병동의 입원환자 (**②**)명당 간호사 1명 이상
      2) 종합병원 : 간호 · 간병통합서비스 제공 병등의 입원환자 (**③**)명당 간호사 1명 이상
      3) 병원 : 간호 · 간병통합서비스 제공 병동의 입원환자 (**④**)명당 간호사 1명 이상
   나. 간호조무사 : 간호 · 간병통합서비스 제공 병동의 입원환자 40명당 1명 이상
   다. 간병지원인력 : 1명 이상
2. 시설기준 : 다음 각 목의 기준에 따라 설치한다.
   가. 간호 · 간병통합서비스를 제공하는 병동은 다른 병동과 구별되도록 설치할 것
   나. 간호 · 간병통합서비스 병동 내 시설 및 장비는 다음의 기준에 따를 것
      1. 간호사실 : 병동의 각 층마다 1개 이상 설치할 것
      2. 입원실 및 복도 : 입원실 및 복도에는 문턱이 없을 것. 다만, 불가피한 사유로 문턱을 두는 경우에는 환자가 쉽게 이동할 수 있도록 경사로를 설치.
      3. 목욕실 : 목욕실에는 문턱이 없을 것. 다만, 불가피한 사유로 문턱을 두는 경우에는 환자가 쉽게 이동할 수 있도록 경사로를 설치. 목욕실 바닥은 미끄럼 방지 처리할 것.
      4. 화장실 : 입원실 내에 설치할 것. 다만, 부득이한 사유로 입원실 내 설치가 곤란한 경우에는 해당 병동의 각 층에 별도 설치. 화장실 바닥은 미끄럼 방지 처리를 할 것. 화장실에는 문턱이 없을 것. 다만, 불가피한 사유로 문턱을 두는 경우에는 환자가 쉽게 이동할 수 있도록 경사로 설치.
      5. 비상연락장치 : 병상, 목욕실, 화장실 및 후게실 등에 각각 설치할 것
      6. 안전손잡이 : 복도, 계단, 화장실, 목욕실 및 휴게실 등에 각각 설치할 것
      7. 욕창방지용품 : 운영 병상의 (**⑤**) 이상 구비할 것

④ 법 제4조의2 제4항 전단에서 "보건복지부령으로 정하는 병원급 의료기관"이란 병원, 치과병원, 한방병원 및 종합병원을 말한다. 다만, 다음 각 호의 어느 하나에 해당하는 의료기관은 제외한다.

1. 「군보건의료에 관한 법률」 제2조 제4호에 따른 (**⑥**)
2. 「치료감호법」 제16조의2 제1항 제2호에 따라 법무부장관이 지정하는 (**⑦**)

① 병원, 치과병원, 한방병원 및 종합병원

② 7
③ 12
④ 16

⑤ 100분의 5

⑥ 군보건의료기관
⑦ 국립정신의료기관

조	법문내용	정답
6조	**(조산사 면허)** 조산사가 되려는 자는 다음 각 호의 어느 하나에 해당하는 자로서 제9조에 따른 조산사 국가시험에 합격한 후 <u>보건복지부장관의 면허</u>를 받아야 한다. 〈개정 2019. 8. 27.〉 　1. 간호사 면허를 가지고 보건복지부장관이 인정하는 의료기관에서 (❶)년간 조산 수습과정을 마친 자 　2. 외국의 조산사 면허(보건복지부장관이 고시하는 인정기준에 해당하는 면허)를 받은 자	① 1
7조	**(간호사 면허)** 삭제 〈2024. 9. 20.〉[시행일 2025. 6. 21.] <u>간호법 제4조(간호사 면허)</u> 　① <u>간호사가 되려는 사람</u>은 다음 각 호의 어느 하나에 해당하는 사람으로서 제8조에 따른 간호사 국가시험에 합격한 후 보건복지부장관의 (❶)를 받아야 한다. 　　1. 「고등교육법」 제11조의2에 따른 인정기관(“평가인증기구”)의 인증을 받은 간호학을 전공하는 대학이나 전문대학[구제 전문학교와 간호학교를 포함]을 졸업한 사람 　　2. 외국의 제1호에 해당하는 학교(보건복지부장관이 정하여 고시하는 인정기준에 해당하는 학교를 말한다)를 졸업하고 외국의 간호사 면허를 받은 사람 　② 제1항에도 불구하고 입학 당시 평가인증기구의 인증을 받은 간호학을 전공하는 대학 또는 전문대학에 입학한 사람으로서 그 대학 또는 전문대학을 졸업하고 해당 학위를 받은 사람은 같은 항 제1호에 해당하는 사람으로 본다. 　③ 평가인증기구의 인증을 받은 간호학을 전공하는 대학이나 전문대학을 6개월 이내에 졸업하고 해당 학위를 받을 것으로 예정된 사람은 제1항 제1호의 자격을 가진 사람으로 본다. 다만, 그 졸업예정시기에 졸업하고 해당 학위를 받아야 면허를 받을 수 있다. 〈제정 2024. 9. 20.〉	① 면허
8조 ★★★	**(결격사유 등)** 다음 각 호의 어느 하나에 해당하는 자는 의료인이 될 수 없다. <u>다만, 간호사에 대하여는 「간호법」에서 정하는 바에 따른다.</u> 〈개정 2024. 9. 20.〉 　1. 「정신건강증진 및 정신질환자 복지서비스 지원에 관한 법률」 제3조 제1호에 따른 (❶) 다만, 전문의가 의료인으로서 적합하다고 인정하는 사람은 그러하지 아니하다. 　2. 마약 · 대마 · 향정신성의약품 중독자 　3. 피성년후견인 · 피한정후견인 　4. <u>(❷) 이상</u>의 실형을 선고받고 그 <u>집행이 끝나거나</u> 그 <u>집행을 받지 아니하기로 확정된 후</u> (❸)년이 지나지 아니한 자 　5. 금고 이상의 형의 집행유예를 선고받고 그 <u>유예기간이 지난 후</u> (❹)년이 지나지 아니한 자 　6. 금고 이상의 형의 선고유예를 받고 그 (❺)기간 중에 있는 자 **간호법 제7조(결격사유)** 다음 각 호의 어느 하나에 해당하는 사람은 간호사 등이 될 수 없다. 　1. 「정신건강증진 및 정신질환자 복지서비스 지원에 관한 법률」 제3조 제1호에 따른 (❶). 다만, 「의료법」 제77조에 따른 전문의가 간호사등으로서 적합하다고 인정하는 사람은 그러하지 아니하다. 　2. 마약 · 대마 · 향정신성의약품 중독자 　3. 피성년후견인 · 피한정후견인	① 정신질환자 ② 금고 ③ 5 ④ 2 ⑤ 유예

조	법문내용	정답
	4. (**❷**) 이상의 실형을 선고받고 그 집행이 끝나거나 집행이 면제된 날부터 (**❸**)년이 지나지 아니한 사람 5. 금고 이상의 형의 집행유예를 선고받고 그 유예기간이 지난 후 (**❹**)년이 지나지 아니한 사람 6. 금고 이상의 형의 선고유예를 받고 그 (**❺**)기간 중에 있는 사람 〈제정 2024. 9. 20.〉	
9조 ★★	**(국가시험 등)** ① 의사ㆍ치과의사ㆍ한의사 또는 조산사 국가시험과 의사ㆍ치과의사ㆍ한의사 예비시험은 매년 (**❶**)이 시행한다. 〈개정 2024. 9. 20.〉 ② 보건복지부장관은 국가시험 등의 관리를 대통령령으로 정하는 바에 따라 한국보건의료인국가시험원에 맡길 수 있다. **간호법 제8조(국가시험)** ① 간호사 및 간호조무사 국가시험(이하 "국가시험" 이라 한다)은 매년 (**❶**)이 시행한다. ② 보건복지부장관은 국가시험의 관리를 대통령령으로 정하는 바에 따라 「한국보건의료인국가시험원법」에 따른 한국보건의료인국가시험원에 위탁할 수 있다. ③ 보건복지부장관은 제2항에 따라 국가시험의 관리를 위탁한 때에는 그 관리에 필요한 예산을 지원할 수 있다. ④ 국가시험에 필요한 사항은 대통령령으로 정한다. 〈제정 2024. 9. 20.〉 **시행령 제4조(국가시험등의 시행 및 공고 등)** ① 보건복지부장관은 매년 1회 이상 국가시험과 예비시험을 시행하여야 한다. ③ 국가시험등관리기관의 장은 국가시험등을 실시하려면 미리 보건복지부장관의 승인을 받아 시험일시, 시험장소, 시험과목, 응시원서 제출기간, 그 밖에 시험의 실시에 관하여 필요한 사항을 시험 실시 (**❷**)일 전까지 공고하여야 한다. 다만, (**❸**)는 지역별 응시인원이 확정된 후 시험 실시 30일 전까지 공고할 수 있다. ④ 제3항에도 불구하고 국가시험등관리기관의 장은 국민의 건강 보호를 위하여 긴급하게 의료인력을 충원할 필요가 있다고 보건복지부장관이 인정하는 경우에는 제3항에 따른 공고 기간을 단축할 수 있다. 〈신설 2021. 1. 12.〉	① 보건복지부장관 ② 90 ③ 시험장소
10조	**(응시자격 제한 등)** ① 제8조 각 호의 어느 하나에 해당하는 자는 국가시험등에 응시할 수 없다. ② 부정한 방법으로 국가시험등에 응시한 자나 국가시험등에 관하여 부정행위를 한 자는 그 수험을 정지시키거나 합격을 무효로 한다. ③ 보건복지부장관은 제2항에 따라 수험이 정지되거나 합격이 무효가 된 사람에 대하여 처분의 사유와 위반 정도 등을 고려하여 대통령령으로 정하는 바에 따라 그 다음에 치러지는 이 법에 따른 국가시험등의 응시를 (**❶**)회의 범위에서 제한할 수 있다.	① 3

조	법문내용	정답
	시행령 제9조의 2 [별표1] 위반행위에 대한 국가시험등의 응시제한 기준 1. 응시제한 횟수 3회 위반행위 　1) 본인이 직접 대리시험을 치르거나 다른 사람으로 하여금 시험을 치르게 하는 행위 　2) 사전에 시험문제 또는 시험답안을 다른 사람에게 알려주는 행위 　3) 사전에 시험문제 또는 시험답안을 알고 시험을 치르는 행위 2. 응시제한 횟수 2회 위반행위 　1) 시험 중에 다른 사람의 답안지 또는 문제지를 엿보고 본인의 답안지를 작성하는 행위 　2) 시험 중에 다른 사람을 위해 시험 답안 등을 알려주거나 엿보게 하는 행위 　3) 다른 사람의 도움을 받아 답안지를 작성하거나 다른 사람의 답안지 작성에 도움을 　　주는 행위 　4) 본인이 작성한 답안지를 다른 사람과 교환하는 행위 　5) 시험 중에 허용되지 아니한 전자장비·통신기기 또는 전자계산기기 등을 사용하여 　　시험답안을 전송하거나 작성하는 행위 　6) 시험 중에 시험문제 내용과 관련된 물건(시험 관련 교재 및 요약자료를 포함한다)을 　　다른 사람과 주고 받는 행위 　7) 법 제8조 각 호의 어느 하나에 해당하는 사람이 시험에 응시하는 행위 　8) 제8조 제1항에 따른 서류를 허위로 작성하여 제출하는 행위 3. 응시제한 횟수 1회 위반행위 　1) 시험 중에 대화·손동작 또는 소리 등으로 서로 의사소통을 하는 행위 　2) 시험 중에 허용되지 않는 자료를 가지고 있거나 해당 자료를 이용하는 행위 　3) 응시원서를 허위로 작성하여 제출하는 행위	
11조	**(면허 조건과 등록)** ① 보건복지부장관은 보건의료 시책에 필요하다고 인정하면 제5조 및 제6조에 따른 면허를 내줄 때 (①)년 이내의 기간을 정하여 특정 지역이나 특정 업무에 종사할 것을 면허의 조건으로 붙일 수 있다. 〈개정 2024. 9. 20.〉 **시행령 제10조(면허 조건)** 　① 법 제11조 제1항에서 "특정 지역"이란 보건복지부장관이 정하는 보건의료 취약지를 말하고, "특정 업무"란 국·공립 보건의료기관의 업무와 국·공·사립 보건의학연구기관의 기초의학 분야에 속하는 업무를 말한다.	① 3
16조 ★★	**(세탁물 처리)** ① 의료기관에서 나오는 세탁물은 의료인·의료기관 또는 특별자치시장·특별자치도지사·시장·군수·구청장에게 (①)한 자가 아니면 처리할 수 없다. ③ 의료기관의 개설자와 의료기관세탁물처리업 신고를 한 자는 세탁물의 처리업무에 종사하는 사람에게 보건복지부령으로 정하는 바에 따라 감염 예방에 관한 교육을 실시하고 그 결과를 기록하고 유지하여야 한다.	① 신고

조	법문내용	정답
	관리규칙 제2조(의료기관 세탁물) ① "의료기관 세탁물"이란 의료기관에 종사하는 자와 진료받는 환자가 사용하는 것으로서 세탁 과정을 거쳐 재사용할 수 있는 다음 각 목의 세탁물을 말한다. 〈개정 2021. 8. 11.〉 　가. 침구류 : 이불, 담요, 시트, 베개, 베갯잇 등 　나. 의류 : 환자복, 신생아복, 근무복(수술복, 가운 등 환자와 접촉하는 의료기관 종사자가 근무 중 착용하는 의류를 말한다) 등 　다. 기타 : 수술포, 기계포, 마스크, 모자, 수건, 기저귀, 커텐, 씌우개류, 수거자루 등 　라. 삭제 〈2021. 8. 11.〉 ② "오염세탁물"이란 세탁물 중 전염성 물질에 오염되었거나 오염될 우려가 있는 다음 각 목의 세탁물을 말한다. 　가. 감염병 환자가 사용한 세탁물과 감염성 병원균에 오염될 우려가 있는 세탁물 　나. 환자의 피·고름·배설물·분비물 등에 오염된 세탁물 　다. 동물실험 시 감염증에 걸린 동물의 배설물 또는 분비물에 오염된 세탁물 　라. 그 밖에 감염성 병원균에 오염된 세탁물 **관리규칙 제5조(의료기관 세탁물)** 의료기관은 다음 각 호의 세탁물을 재사용의 목적으로 세탁하거나 처리업자에게 처리를 위탁해서는 안 된다. 〈개정 2021. 8. 11.〉 1. 피·고름이 묻은 붕대 및 거즈 2. 마스크·수술포 등 일회용 제품류 3. 바이러스성 출혈열(**②** , 마버그열, 라싸열, 크리미안콩고출혈열, 남아메리카출혈열 및 리프트밸리열의 경우만 해당한다) 환자의 혈액이나 체액으로 오염된 세탁물 4. 크로이츠펠트–야콥병(CJD) 및 변종크로이츠펠트–야콥병(vCJD) 확진 또는 의심환자의 중추신경계 조직으로 오염된 세탁물	② 에볼라바이러스병
17조 ★★★	**(진단서 등)** ① 의료업에 종사하고 직접 진찰하거나 검안한 의사, (**①**), 한의사가 아니면 진단서·검안서·증명서를 작성하여 환자(환자가 사망하거나 의식이 없는 경우에는 직계존속·비속, 배우자 또는 배우자의 직계존속을 말하며, 환자가 사망하거나 의식이 없는 경우로서 환자의 직계존속·비속, 배우자 및 배우자의 직계존속이 모두 없는 경우에는 형제자매를 말한다) 또는 검시를 하는 지방검찰청검사(검안서에 한한다)에게 교부하지 못한다. 다만, 진료 중이던 환자가 최종 진료 시부터 (**②**)시간 이내에 사망한 경우에는 다시 진료하지 아니하더라도 진단서나 증명서를 내줄 수 있으며, 환자 또는 사망자를 직접 진찰하거나 검안한 의사·(**①**) 또는 한의사가 부득이한 사유로 진단서·검안서 또는 증명서를 내줄 수 없으면 같은 의료기관에 종사하는 다른 의사·(**①**) 또는 한의사가 환자의 진료기록부 등에 따라 내줄 수 있다. 〈개정 2019. 8. 27.〉 ② 의료업에 종사하고 직접 조산한 의사·한의사 또는 (**③**) 가 아니면 출생·사망 또는 사산 증명서를 내주지 못한다. 다만, 직접 조산한 의사·한의사 또는 (**③**)가 부득이한 사유로 증명서를 내줄 수 없으면 같은 의료기관에 종사하는 다른 의사·한의사 또는 (**③**)가 진료기록부 등에 따라 증명서를 내줄 수 있다. 　**시행규칙 제10조(사망진단서 등)** 법 제17조 제1항에 따라 의사·(**①**) 또는 한의사가 발급하는 사망진단서 또는 시체검안서는 별지 제6호 서식에 따른다.	① 치과의사 ② 48 ③ 조산사

조	법문내용	정답
	시행규칙 제11조(출생증명서, 사산 또는 사태증명서) 법 제17조 제2항에 따라 <u>의사 · 한의사 또는 (③)가 발급하는 출생증명서</u>는 별지 제7호 서식에 따르고, <u>사산(死産) 또는 사태(死胎) 증명서</u>는 별지 제8호 서식에 따른다.	
17조의 2 ★★	**(처방전)** ① 의료업에 종사하고 직접 진찰한 의사, 치과의사 또는 한의사가 아니면 처방전[의사나 치과의사가 「전자서명법」에 따른 전자서명이 기재된 전자문서 형태로 작성한 처방전을 작성하여 환자에게 교부하거나 발송(전자처방전에 한정)하지 못하며, 의사, 치과의사 또는 한의사에게 직접 진찰을 받은 환자가 아니면 누구든지 그 의사, 치과의사 또는 한의사가 작성한 처방전을 수령하지 못한다. ② 제1항에도 불구하고 의사, 치과의사 또는 한의사는 다음 각 호의 어느 하나에 해당하는 경우로서 해당 환자 및 의약품에 대한 안전성을 인정하는 경우에는 환자의 직계존속 · 비속, 배우자 및 배우자의 (①), (②) 또는 「노인복지법」 제34조에 따른 노인의료복지시설에서 근무하는 사람 등 대통령령으로 정하는 사람("대리수령자")에게 처방전을 교부하거나 발송할 수 있으며 대리수령자는 환자를 대리하여 그 처방전을 수령할 수 있다. 1. 환자의 의식이 없는 경우 2. 환자의 거동이 현저히 곤란하고 동일한 상병(傷病)에 대하여 장기간 동일한 처방이 이루어지는 경우 ③ 처방전의 발급 방법 · 절차 등에 필요한 사항은 보건복지부령으로 정한다. **시행령 제10조의 2(대리수령자의 범위)** 법 제17조의 2 제2항 각 호 외의 부분에서 "환자의 직계존속 · 비속, 배우자 및 배우자의 직계존속, 형제자매 또는 「노인복지법」 제34조에 따른 노인의료복지시설에서 근무하는 사람 등 대통령령으로 정하는 사람"이란 다음 각 호의 사람을 말한다. 〈개정 2022. 8. 2.〉 1. 환자의 직계존속 · 비속 및 (③)의 배우자 2. 환자의 배우자 및 배우자의 (①) 3. 환자의 (②) 4. 「노인복지법」 제34조에 따른 (④)에서 근무하는 사람 4의2. 「장애인복지법」 제58조 제1항 제1호의 (⑤)에서 근무하는 사람 5. 그 밖에 환자의 계속적인 진료를 위해 필요한 경우로서 보건복지부장관이 인정하는 사람	① 직계존속 ② 형제자매 ③ 직계비속 ④ 노인의료복지시설 ⑤ 장애인 거주시설
18조 ★★	**(처방전 작성과 교부)** **시행규칙 제12조(처방전의 기재 사항 등)** ① 의사나 치과의사는 환자에게 처방전을 발급하는 경우에는 처방전에 다음 각 호의 사항을 적은 후 서명(「전자서명법」에 따른 <u>전자서명 포함</u>)하거나 도장을 찍어야 한다. <u>다만, 제3호의 사항은 환자가 요구한 경우에는 적지 아니한다.</u> 〈개정 2024. 7. 18.〉 1. 환자의 성명 및 주민등록번호. 다만, 환자가 가명 또는 전산관리번호를 부여받은 경우에는 성명 대신 가명을 적거나 주민등록번호 대신 전산관리번호를 적을 수 있다. 2. 의료기관의 명칭, 전화번호 및 팩스번호 3. _____①_____ 4. 의료인의 성명 · 면허종류 및 번호	① 질병분류기호

조	법문내용	정답
	5. 처방 의약품의 명칭·분량·용법 및 용량 6. 처방전 발급 연월일 및 사용기간 7. 의약품 조제시 참고 사항 8. 건강보험 가입자 또는 피부양자가 요양급여 비용의 일부를 부담하는 행위·약제 및 치료재료에 대하여 보건복지부장관이 정하여 고시하는 본인부담 구분기호 9. 수급자가 의료급여 비용의 전부 또는 일부를 부담하는 행위·약제 및 치료재료에 대하여 보건복지부장관이 정하여 고시하는 본인부담 구분기호	
20조 ★★★	**(태아 성 감별 행위 등 금지)** ② 의료인은 임신 (①)주 이전에 태아나 임부를 진찰하거나 검사하면서 알게 된 태아의 성을 임부, 임부의 가족, 그 밖의 다른 사람이 알게 하여서는 아니 된다. ② 삭제 〈2024. 12. 20.〉 [2024. 12. 20. 법률 제20593호에 의하여 2024. 2. 28. 헌법재판소에서 위헌 결정된 이 조 제2항을 삭제함]	① 32
21조 ★★★	**(기록 열람 등)** ③ 제2항에도 불구하고 의료인, 의료기관의 장 및 의료기관 종사자는 다음 각 호의 어느 하나에 해당하면 그 기록을 열람하게 하거나 그 사본을 교부하는 등 그 내용을 확인할 수 있게 하여야 한다. 다만, 의사·치과의사 또는 한의사가 환자의 진료를 위하여 불가피하다고 인정한 경우에는 그러하지 아니하다. 〈개정 2025. 3. 18.〉 1. 환자의 배우자, 직계 존속·비속, 형제·자매(환자의 배우자 및 직계 존속·비속, 배우자의 직계존속이 모두 없는 경우에 한정한다) 또는 배우자의 직계 존속이 환자 본인의 동의서와 친족관계임을 나타내는 증명서 등을 첨부하는 등 보건복지부령으로 정하는 요건을 갖추어 요청한 경우 2. 환자가 지정하는 대리인이 환자 본인의 동의서와 대리권이 있음을 증명하는 서류를 첨부하는 등 보건복지부령으로 정하는 요건을 갖추어 요청한 경우 3. 환자가 사망하거나 의식이 없는 등 환자의 동의를 받을 수 없어 환자의 배우자, 직계 존속·비속, (①)(환자의 배우자 및 직계 존속·비속, 배우자의 직계존속이 모두 없는 경우에 한정한다) 또는 배우자의 직계 존속이 친족관계임을 나타내는 증명서 등을 첨부하는 등 보건복지부령으로 정하는 요건을 갖추어 요청한 경우 4. 「국민건강보험법」 제14조, 제47조, 제48조 및 제63조에 따라 급여비용 심사·지급·대상여부 확인·사후관리 및 요양급여의 적정성 평가·가감지급 등을 위하여 국민건강보험공단 또는 건강보험심사평가원에 제공하는 경우 5. 「의료급여법」 제5조, 제11조, 제11조의3 및 제33조에 따라 의료급여 수급권자 확인, 급여비용의 심사·지급, 사후관리 등 의료급여 업무를 위하여 보장기관(시·군·구), 국민건강보험공단, 건강보험심사평가원에 제공하는 경우 6. 「형사소송법」 제106조, 제215조 또는 제218조에 따른 경우 6의2. 「군사법원법」 제146조, 제254조 또는 제257조에 따른 경우 7. 「민사소송법」 제347조에 따라 문서제출을 명한 경우 8. 「산업재해보상보험법」 제118조에 따라 근로복지공단이 보험급여를 받는 근로자를 진료한 산재보험 의료기관(의사를 포함한다)에 대하여 그 근로자의 진료에 관한 보고 또는 서류 등 제출을 요구하거나 조사하는 경우 9. 「자동차손해배상 보장법」 제12조 제2항 및 제14조에 따라 의료기관으로부터 자동	① 형제·자매

<table>
<thead>
<tr><th>조</th><th>법문내용</th><th>정답</th></tr>
</thead>
<tbody>
<tr><td></td><td>

차보험진료수가를 청구받은 보험회사등이 그 의료기관에 대하여 관계 진료기록의 열람을 청구한 경우

10. 「병역법」 제11조의 2 및 제77조의 4 제6항에 따라 병무청장 또는 지방병무청장이 병역판정검사, 병적관리와 관련하여 질병 또는 심신장애의 확인을 위하여 필요하다고 인정하여 의료기관의 장에게 병역판정검사대상자 또는 같은 법 제77조의 4 제1항 및 제5항에 따른 병적 관리 대상자의 진료기록 · 치료 관련 기록의 제출을 요구한 경우

11. 「학교안전사고 예방 및 보상에 관한 법률」 제42조에 따라 공제회가 공제급여의 지급 여부를 결정하기 위하여 필요하다고 인정하여 「국민건강보험법」 제42조에 따른 요양기관에 대하여 관계 진료기록의 열람 또는 필요한 자료의 제출을 요청하는 경우

12. 「고엽제후유의증 등 환자지원 및 단체설립에 관한 법률」 제7조 제3항에 따라 의료기관의 장이 진료기록 및 임상소견서를 보훈병원장에게 보내는 경우

13. 「의료사고 피해구제 및 의료분쟁 조정 등에 관한 법률」 제28조 제1항 또는 제3항에 따른 경우

14. 「국민연금법」 제123조에 따라 국민연금공단이 부양가족연금, 장애연금 및 유족연금 급여의 지급심사와 관련하여 가입자 또는 가입자였던 사람을 진료한 의료기관에 해당 진료에 관한 사항의 열람 또는 사본 교부를 요청하는 경우

14의2. 다음 각 목의 어느 하나에 따라 공무원 또는 공무원이었던 사람을 진료한 의료기관에 해당 진료에 관한 사항의 열람 또는 사본 교부를 요청하는 경우
  가. 「공무원연금법」 제92조에 따라 인사혁신처장이 퇴직유족급여 및 비공무상장해급여와 관련하여 요청하는 경우
  나. 「공무원연금법」 제93조에 따라 공무원연금공단이 퇴직유족급여 및 비공무상장해급여와 관련하여 요청하는 경우
  다. 「공무원 재해보상법」 제57조 및 제58조에 따라 인사혁신처장(같은 법 제61조에 따라 업무를 위탁받은 자를 포함한다)이 요양급여, 재활급여, 장해급여, 간병급여 및 재해유족급여와 관련하여 요청하는 경우

14의3. 「사립학교교직원 연금법」 제19조 제4항 제4호의2에 따라 사립학교교직원연금공단이 요양급여, 장해급여 및 재해유족급여의 지급심사와 관련하여 교직원 또는 교직원이었던 자를 진료한 의료기관에 해당 진료에 관한 사항의 열람 또는 사본 교부를 요청하는 경우

14의4. 다음 각 목의 어느 하나에 따라 군인 또는 군인이었던 사람을 진료한 의료기관에 해당 진료에 관한 사항의 열람 또는 사본 교부를 요청하는 경우
  가. 「군인연금법」 제54조 제2항에 따라 국방부장관이 퇴직유족급여와 관련하여 요청하는 경우
  나. 「군인 재해보상법」 제52조 제2항에 따라 국방부장관(같은 법 제54조에 따라 권한을 위임받거나 업무를 위탁받은 자를 포함)이 공무상요양비, 장해급여 및 재해유족급여와 관련하여 요청하는 경우

15. 「장애인복지법」 제32조 제7항에 따라 대통령령으로 정하는 공공기관의 장이 장애 정도에 관한 심사와 관련하여 장애인 등록을 신청한 사람 및 장애인으로 등록

</td><td></td></tr>
</tbody>
</table>

조	법문내용	정답
	한 사람을 진료한 의료기관에 해당 진료에 관한 사항의 열람 또는 사본 교부를 요청하는 경우 16. 「감염병의 예방 및 관리에 관한 법률」 제18조의 4 및 제29조에 따라 질병관리청장, 시·도지사 또는 시장·군수·구청장이 감염병의 역학조사 및 예방접종에 관한 역학조사를 위하여 필요하다고 인정하여 의료기관의 장에게 감염병환자등의 진료기록 및 예방접종을 받은 사람의 예방접종 후 이상반응에 관한 진료기록의 제출을 요청하는 경우 17. 「국가유공자 등 예우 및 지원에 관한 법률」 제74조의 8 제1항 제7호에 따라 보훈심사위원회가 보훈심사와 관련하여 보훈심사대상자를 진료한 의료기관에 해당 진료에 관한 사항의 열람 또는 사본 교부를 요청하는 경우 18. 「한국보훈복지의료공단법」 제24조의 2에 따라 한국보훈복지의료공단이 같은 법 제6조 제1호에 따른 국가유공자등에 대한 진료기록등의 제공을 요청하는 경우 19. 「군인사법」 제54조의 6에 따라 중앙전공사상심사위원회 또는 보통전공사상심사위원회가 전공사상 심사와 관련하여 전사자등을 진료한 의료기관에 대하여 해당 진료에 관한 사항의 열람 또는 사본 교부를 요청하는 경우	
21조의 3	**(진료기록의 전송등 요청)** ① 환자는 다른 의료기관으로 전원(轉院)하는 경우 의료인, 의료기관의 장 및 의료기관 종사자에게 본인에 관한 기록의 전부 또는 일부를 전원하는 의료기관에 전송 또는 송부하여 줄 것을 요청할 수 있다. 이 경우 의료인, 의료기관의 장 및 의료기관 종사자는 정당한 사유가 없으면 이를 거부하여서는 아니 된다. ② 환자는 전송등의 요청을 대리인에게 하게 할 수 있다. [본조신설 2024. 12. 20.] [시행일 2025. 6. 21.] 제21조의3 **시행규칙 제13조의 5 제1항(진료기록의 전송등 요청의 방법 등)** 법 제21조의 3 제2항에 따라 환자에 관한 진료기록의 전송 또는 송부를 요청할 수 있는 대리인은 다음 각 호의 자로 한다. 　1. 환자의 배우자, 직계존속, 직계비속, 형제자매(환자의 배우자, 직계존속, 직계비속 및 배우자의 직계존속이 모두 없는 경우로 한정한다) 또는 배우자의 (　①　) 　2. 환자가 (　②　)하는 자 [본조신설 2025. 6. 20.]	① 직계존속 ② 지정
22조 ★★★	**(진료기록부 등)** **시행규칙 제14조(진료기록부 등의 기재사항)** ① 의료인이 법 제22조 제1항에 따라 진료기록부·조산기록부, 간호기록부 및 그 밖의 진료에 관한 기록에 기록해야 할 의료행위에 관한 사항과 의견은 다음 각 호와 같다. 〈개정 2025. 12. 19.〉 　1. 진료기록부 　가. 진료를 받은 사람의 주소·성명·연락처·주민등록번호 등 인적사항. 다만, 진료를 받은 사람이 가명 또는 전산관리번호를 부여받은 경우에는 성명 대신 가명을 기록하거나 주민등록번호 대신 전산관리번호를 기록할 수 있고, 주소 및 연락처를 기록하지 않을 수 있다. 　나. 주된 증상. 이 경우 의사가 필요하다고 인정하면 주된 증상과 관련한 병력·가족력을 추가로 기록할 수 있다.	

    다. 진단결과 또는 <u>진단명</u>

    라. 진료경과(외래환자는 재진환자로서 증상·상태, 치료내용이 변동되어 의사가 그 변동을 기록할 필요가 있다고 인정하는 환자만 해당)

    마. 치료 내용(주사·투약·처치 등)

    바. 진료 일시

2. 조산기록부

    가. 조산을 받은 자의 주소·성명·연락처·주민등록번호 등 인적사항. <u>다만, 조산을 받은 사람이 가명 또는 전산관리번호를 부여받은 경우에는 성명 대신 가명을 기록하거나 주민등록번호 대신 전산관리번호를 기록할 수 있고, 주소 및 연락처를 기록하지 않을 수 있다.</u>

    나. 생·사산별 분만 횟수

    다. 임신 후의 경과와 그에 대한 소견

    라. 임신 중 의사에 의한 건강진단의 유무(결핵·성병에 관한 검사를 포함)

    마. 분만 장소 및 분만 연월일시분

    바. 분만의 경과 및 그 처치

    사. 산아 수와 그 성별 및 생·사의 구별

    아. 산아와 태아부속물에 대한 소견

    자. 삭제 〈2013. 10. 4.〉

    차. 산후의 의사의 건강진단 유무

3. 간호기록부

    가. 간호를 받는 사람의 성명. <u>다만, 간호를 받는 사람이 가명을 부여받은 경우에는 성명 대신 가명을 기록할 수 있다</u>

    나. 체온·맥박·호흡·혈압에 관한 사항

    다. 투약에 관한 사항

    라. 섭취 및 배설물에 관한 사항

    마. 처치와 간호에 관한 사항

    바. 간호 일시

4. 수술기록

    가. 수술을 받은 사람의 성명, 성별, 연령, 주민등록번호. 다만, 주민등록번호는 환자등록번호로 대체할 수 있다.

    나. 수술 전과 후의 진단명

    다. 수술 일시(日時)·방법·내용

    라. 수술 후의 경과 및 특이사항

    마. 수술에 참여하는 의료인의 성명과 역할(주된 의사와 보조 의사를 포함한다)

② 의료인은 <u>진료기록부, 조산기록부, 간호기록부 및 그 밖의 진료에 관한 기록(법 제23조 제1항에 다른 전자의무기록을 포함한다.(이하 "진료기록부 등")</u>을 한글로 기록하도록 노력하여야 한다. 〈신설 2013. 10. 4., 2023. 3. 2.〉

시행규칙 제15조(진료기록부 등의 보존)

① 의료인이나 의료기관 개설자는 법 제22조 제2항에 따른 진료기록부등을 다음 각 호에 정하는 기간 동안 보존하여야 한다. 다만, 계속적인 진료를 위하여 필요한 경우에는 1회에 한정하여 다음 각 호에 정하는 기간의 범위에서 그 기간을 연장하여 보존할 수 있다.

    1. 보존기간 10년 : (**①**)

    2. <u>보존기간 (**②**)년</u> : 환자 명부, 검사내용 및 검사소견기록, <u>방사선 사진(영상물을 포함) 및 그 소견서</u>, 간호기록부, 조산기록부

    3. 보존기간 (**③**)년 : 진단서 등의 부본(진단서·사망진단서·시체검안서 등 따로 구분 보존)

정답
① 진료기록부, 수술기록
② 5
③ 3

조	법문내용	정답

조	법문내용	정답
	4. 보존기간 (**④**)년 : 처방전 ② 제1항의 진료에 관한 기록은 마이크로필름이나 광디스크 등 "필름"에 원본대로 수록하여 보존할 수 있다. ③ 제2항에 따른 방법으로 진료에 관한 기록을 보존하는 경우에는 필름촬영책임자가 필름의 표지에 촬영 일시와 본인의 성명을 적고, 서명 <u>또는</u> <u>날인</u>하여야 한다.	④ 2
23조	**(전자의무기록)** ② 의료인이나 의료기관 개설자는 보건복지부령으로 정하는 바에 따라 전자의무기록을 안전하게 관리 · 보존하는 데에 필요한 시설과 장비를 갖추어야 한다. **시행규칙 제16조(전자의무기록의 관리 · 보존에 필요한 시설과 장비 등)** ① 의료인이나 의료기관의 개설자는 법 제23조 제2항에 따라 전자의무기록을 안전하게 관리 · 보존하기 위하여 다음 각 호의 시설과 장비를 갖추어야 한다. 〈개정 2020. 2. 28.〉 　1. 전자의무기록의 생성 · 저장과 전자서명을 검증할 수 있는 장비 　2. 전자서명이 있은 후 전자의무기록의 변경 여부 확인 등 전자의무기록의 이력관리를 위하여 필요한 장비 　3. 전자의무기록의 백업저장장비 　4. 네트워크 보안에 관한 시설과 장비(제1호부터 제3호까지에 따른 장비가 유무선 인터넷과 연결된 경우에 한정한다) 　5. 법 제23조의 2 제1항에 따른 전자의무기록시스템(이하 "전자의무기록시스템"이라 한다) 보안에 관한 시설과 장비 　6. 전자의무기록 보존장소에 대한 다음 각 목의 어느 하나에 해당하는 물리적 접근 방지 시설과 장비 　　가. 출입통제구역 등 통제 시설 　　나. 잠금장치 　7. 의료기관(법 제49조에 따라 부대사업을 하는 장소를 포함한다) 외의 장소에 제1호에 따른 전자의무기록의 저장장비 또는 제3호에 따른 백업저장장비를 설치하는 경우에는 다음 각 목의 시설과 장비 　　가. 전자의무기록 시스템의 동작 여부와 상태를 실시간으로 점검할 수 있는 시설과 장비 　　나. 전자의무기록 시스템에 장애가 발생한 경우 제1흐 및 제2호에 따른 장비를 대체할 수 있는 예비 장비 　　다. 폐쇄회로 텔레비전 등의 감시 장비 　　라. 재해예방시설	
23조의 5 ★★★	**(부당한 경제적 이익등의 취득 금지)** ① 의료인, 의료기관 개설자 및 의료기관 종사자는 의약품공급자로부터 의약품 채택 · 처방유도 · 거래유지 등 판매촉진을 목적으로 제공되는 금전, 물품, 편익, 노무, 향응, 그 밖의 경제적 이익을 받거나 의료기관으로 하여금 받게 하여서는 아니 된다. <u>다만,</u> <u>견본품 제공</u>, <u>학술대회</u> 지원, 임상시험 지원, <u>제품설명회</u>, 대금결제조건에 따른 비용할인, 시판 후 조사 등의 행위로서 보건복지부령으로 정하는 범위 안의 경제적 이익등인 경우에는 그러하지 아니하다.	

② 의료인, 의료기관 개설자 및 의료기관 종사자는 의료기기 제조업자, 의료기기 수입업자, 의료기기 판매업자 또는 임대업자로부터 <u>의료기기 채택 · 사용유도 · 거래유지</u> 등 판매촉진을 목적으로 제공되는 경제적 이익등을 받거나 의료기관으로 하여금 받게 하여서는 아니 된다. 다만, 견본품 제공등의 행위로서 보건복지부령으로 정하는 범위 안의 경제적 이익등인 경우에는 그러하지 아니하다.

③ 의료인, 의료기관 개설자(의료기관을 개설하려는 자를 포함) 및 의료기관 종사자는 「약사법」 제24조의 2에 따른 <u>약국개설자로부터 처방전의 알선 · 수수 · 제공 또는 환자 유인의 목적으로 경제적 이익등을 요구 · 취득하거나 의료기관으로 하여금 받게 하여서는 아니 된다.</u> 〈신설 2024. 1. 23.〉

의료법 시행규칙 제16조의 5, 별표2의 3(허용되는 경제적 이익등의 범위) 〈개정 2022. 9. 14〉

1. 견본품 제공 : <u>최소 포장단위로 "견본품" 또는 "sample"이라는 문자를 표기하여 의료기관에 해당 의약품 및 의료기기의 제형 · 형태 등을 확인하는데 필요한 (①) 수량의 견본품을 제공하는 경우.</u> 이 경우 제공받은 견본품은 환자에게 판매할 수 없다.

2. 학술대회 지원 : 다음 각 호의 어느 하나에 해당하는 자가 주최하는 의학 · 약학, 의료기기 관련 학술연구 목적의 학술대회(학술대회 중 개최되는 제품설명회 포함)에 참가하는 발표자 · 좌장 · 토론자가 학술대회 주최자로부터 교통비 · 식비 · 숙박비 · 등록비 용도의 실비로 지원받는 비용.

   1) 의학 · 약학, 의료기기 관련 학술연구를 목적으로 설립된 비영리법인

   2) 의사회 · 치과의사회 · 한의사회, 의료기관단체 또는 대한약사회 · 대한한약사회

   3) 대학 또는 산학협력단

   4) 보건의료단체 또는 사업자(의약품의 품목허가를 받은 자, 의약품의 품목신고를 한 자, 의약품 수입자, 의료기기 제조업자 및 수입업자)들로 구성된 단체가 승인 또는 인정한 학회(해외 학회 포함), 학술기관 · 학술단체 또는 연구기관 · 연구단체

3. 임상시험 등의 지원 : 다음 각 호의 어느 하나에 해당하는 <u>임상시험 또는 임상연구를 실시하는데 (②) 수량의 의약품</u>(제1호 및 제3호만 해당하며, 제3호의 경우 인체세포등을 포함) 및 의료기기(제2호만 해당)와 적절한 연구비.

   1) <u>「약사법」 제34조 제1항 및 제7항에 따라 식품의약품안전처장의 임상시험계획 승인을 받은 임상시험</u>

   2) 「의료기기법」 제10조 제1항 및 제7항에 따라 식품의약품안전처장의 임상시험계획 승인을 받은 임상시험

   3) 「첨단재생의료 및 첨단바이오의약품 안전 및 지원에 관한 법률」 제12조 제2항 또는 제3항에 따라 첨단재생의료 연구계획의 적합 통보 또는 첨단재생의료 임상연구 승인을 받은 첨단재생의료 임상연구

4. 제품 설명회

   (1) 다음 각 목의 어느 하나의 방식으로 주최하는 <u>제품설명회에서 참석자에게 제공하는 실제 비용의 교통비, (③)원 이하의 기념품, 숙박, 식음료(세금 및 봉사료를 제외한 금액으로 1회당 (④)원 이하인 경우로 한정)</u>

      가. <u>사업자가 국내에서 복수의 의료기관을 대상으로 해당 의료기관에 소속한 의사 · 치과의사 · 한의사에게 사업자의 의약품에 대한 정보제공을 목적으로 주최하는 제품설명회</u>

      나. 사업자가 국내에서 복수의 의료기관을 대상으로 주최하는 다음 어느 하나의 행사

         1) 해당 의료기관에 소속한 보건의료인에게 사업자의 의료기기에 대한 정보제공을

정답:
① 최소
② 필요한
③ 5만
④ 10만

목적으로 주최하는 제품설명회

  2) 해당 의료기관에 소속한 보건의료인 및 시술·진단관련 종사자에게 사업자의 의료기기와 관련한 시술 및 진단기술의 습득·향상을 위하여 실시하는 교육·훈련

다. 의료기기 수입업자가 의료기관에 소속한 보건의료인을 대상으로 국내에 수입되지 않은 수입업자의 의료기기와 관련한 기술 습득 및 기술 향상을 위하여 실시하는 국외 교육과 국외 훈련(해당 의료기기에 대한 식품의약품안전처장의 변경허가 또는 사용방법의 변경 등의 경우가 아니면 반복된 교육·훈련은 제외)

라. 의료기기 제조업자가 외국에서 복수의 외국 의료기관에 소속된 보건의료인을 대상으로 자사 의료기기에 대한 정보제공을 목적으로 주최하는 제품설명회와 시술 및 진단기술의 습득·향상을 위하여 실시하는 교육·훈련. 다만, 강연자로 참석하는 경우만 해당한다.

(2) 다음 각 목의 어느 하나의 방식으로 주최하는 제품설명회로서, 참석자에게 제공하는 식음료(세금 및 봉사료를 제외한 금액으로 1일 10만원 이하로 한정하며, 월 4회 이내만 허용) 및 사업자의 회사명 또는 제품명을 기입한 1만원 이하의 판촉물

가. 사업자가 개별 의료기관을 방문하여 해당 의료기관에 소속한 의사·치과의사·한의사에게 사업자의 의약품에 대한 정보를 제공할 목적으로 주최하는 제품설명회

나. 사업자가 개별 의료기관을 방문하여 해당 의료기관에 소속한 보건의료인 및 시술·진단관련 종사자에게 사업자의 의료기기와 관련한 시술 및 진단기술의 습득·향상을 위하여 실시하는 교육·훈련

※ 제품설명회는 의약품 및 의료기기에 대한 정보제공을 목적으로 개최하는 것만을 말하며, 보건의료인의 모임 등에 필요한 식음료를 지원하기 위하여 개최하는 것은 포함하지 않는다.

5. 대금결제 조건에 따른 비용할인 : 의약품 및 의료기기 거래금액을 결제하는 경우로서 다음 각 호의 어느 하나에 해당하는 경우

(1) 거래가 있은 날로부터 3개월 이내에 결제하는 경우 : 거래금액의 0.6퍼센트 이하의 비용할인

(2) 거래가 있은 날로부터 2개월 이내에 결제하는 경우 : 거래금액의 1.2퍼센트 이하의 비용할인

(3) 거래가 있은 날로부터 1개월 이내에 결제하는 경우(계속적 거래에서 1개월을 단위로 의약품 거래금액을 결제하는 경우에는 그 기간의 중간인 날로부터 1개월 이내에 결제하는 것을 포함) : 거래금액의 1.8퍼센트 이하의 비용할인

※ "거래가 있은 날"이란 의약품 및 의료기기가 요양기관에 도착한 날을 말한다.

※ 거래금액의 일부를 결제하는 경우에는 전체 거래금액에 대한 그 일부의 비율에 따라 비용할인을 한다.

6. 시판 후 조사 : 재심사 대상 의약품이나 의료기기의 시판 후 조사에 참여하는 의사, 치과의사, 한의사에게 제공하는 증례보고서에 대한 건당 (⑤)원 이하(희귀질환, 장기적인 추적조사 등 추가 작업량이 필요한 경우에는 30만원 이하)의 사례비. 이 경우 사례비를 줄 수 있는 증례보고서의 개수는 제출하여야 하는 증례보고서의 (⑥) 개수로 하되, 연구목적, 해외허가 또는 해외등록 등을 위하여 특정품목에 대한 사례보고서가 필요한 경우에는 식품의약품안전처장이 정하여 고시하는 바에 따라 그 수를 추가할 수 있다

7. 기타

(1) 금융회사가 신용카드 또는 직불카드 사용을 유도하기 위하여 지급하는 의약품 및 의료기기 결제금액의 1퍼센트 이하의 적립점수(항공마일리지 및 이용적립금을 포함하되, 의약품 및 의료기기 대금결제 전용이 아닌 신용카드 또는 의약품 및 의료기기 대금결제를 주목적으로 하지 아니하는 신용카드를 사용하여 그 신용카드의 기본 적립률

⑤ 5만
⑥ 최소

| --- | --- | --- |
	에 따라 적립한 적립점수는 제외). (2) 구매 전 의료기기의 성능을 확인하는 데 필요한 최소기한의 사용. 다만, 그 기한은 1개월을 넘을 수 없다.	
24조	**(요양방법 지도)** 의료인은 환자나 환자의 보호자에게 요양방법이나 그 밖에 건강관리에 필요한 사항을 지도하여야 한다.	
24조의 2	**(의료행위에 관한 설명)** ① 의사 · 치과의사 또는 한의사는 사람의 생명 또는 신체에 중대한 위해를 발생하게 할 우려가 있는 수술, 수혈, 전신마취(이하 "수술등"이라 한다)를 하는 경우 제2항에 따른 사항을 환자(환자가 의사결정능력이 없는 경우 환자의 (**①**))에게 설명하고 서면(전자문서를 포함)으로 그 동의를 받아야 한다. 다만, 설명 및 동의 절차로 인하여 수술등이 지체되면 환자의 생명이 위험하여지거나 심신상의 중대한 장애를 가져오는 경우에는 그러하지 아니하다. ② 제1항에 따라 환자에게 설명하고 동의를 받아야 하는 사항은 다음 각 호와 같다. 　1. 환자에게 발생하거나 발생 가능한 증상의 진단명 　2. 수술등의 필요성, 방법 및 내용 　3. 환자에게 설명을 하는 의사, 치과의사 또는 한의사 및 수술등에 참여하는 주된 의사, 치과의사 또는 한의사의 성명 　4. 수술등에 따라 전형적으로 발생이 예상되는 후유증 또는 부작용 　5. 수술등 전후 환자가 준수하여야 할 사항 ③ 환자는 의사, 치과의사 또는 한의사에게 제1항에 따른 (**②**)의 발급을 요청할 수 있다. 이 경우 요청을 받은 의사, 치과의사 또는 한의사는 정당한 사유가 없으면 이를 거부하여서는 아니 된다. ④ 제1항에 따라 동의를 받은 사항 중 수술등의 방법 및 내용, 수술등에 참여한 주된 의사, 치과의사 또는 한의사가 변경된 경우에는 변경 사유와 내용을 환자에게 (**③**)으로 알려야 한다. **시행령 제10조의 12(의료행위에 관한 설명)** 　① 법 제24조의 2 제1항 본문에 따라 의사 · 치과의사 또는 한의사가 환자(환자가 의사결정능력이 없는 경우 환자의 법정대리인을 말한다.)로부터 받는 동의서에는 해당 환자의 서명 또는 기명날인이 있어야 한다. 　② 법 제24조의 2 제4항에 따라 의사 · 치과의사 또는 한의사가 수술 · 수혈 또는 전신마취의 방법 · 내용 등의 변경 사유 및 변경 내용을 환자에게 (**④**)으로 알리는 경우 환자의 보호를 위하여 필요하다고 인정하는 때에는 보건복지부장관이 정하는 바에 따라 (**⑤**)의 방식을 병행하여 설명할 수 있다.	① 법정대리인 ② 동의서 사본 ③ 서면 ④ 서면 ⑤ 구두

조	법문내용	정답
25조 ★★	**(신고)** ① <u>의사 · 치과의사 · 한의사 또는 조산사는</u> 대통령령으로 정하는 바에 따라 최초로 면허를 받은 후부터 (**①**)년마다 그 실태와 취업상황 등을 보건복지부장관에게 신고하여야 한다.〈개정 2024. 9. 20.〉 **간호법 제17조(실태 및 취업상황 등의 신고)** 　① <u>간호사는</u> <u>대통령령으로</u> 정하는 바에 따라 최초로 (**②**)를 받은 후부터 (**③**)년마다 그 실태와 취업상황 등을 <u>보건복지부장관에게 신고하여야</u> 한다. 　② 보건복지부장관은 제16조 제1항에 따른 보수교육을 이수하지 아니한 간호사에 대하여 제1항에 따른 신고를 반려할 수 있다. 　③ 보건복지부장관은 제1항에 따른 신고 수리 업무를 대통령령으로 정하는 바에 따라 제18조 제1항에 따른 간호사중앙회에 위탁할 수 있다. 　④ <u>간호조무사는</u> 보건복지부령으로 정하는 바에 따라 최초로 (**④**)을 받은 후부터 (**⑤**)년마다 그 실태와 취업상황 등을 <u>보건복지부장관에게 신고하여야</u> 한다.	① 3 ② 면허 ③ 3 ④ 자격인정 ⑤ 3
26조 ★★	**(변사체 신고)** 의사 · 치과의사 · 한의사 및 조산사는 사체를 검안하여 변사(變死)한 것으로 의심되는 때에는 사체의 소재지를 관할하는 (**①**)에게 신고하여야 한다.	① 경찰서장
27조 ★★★	**(무면허 의료행위 등 금지)** ③ 누구든지 「국민건강보험법」이나 「의료급여법」에 따른 본인부담금을 면제하거나 할인하는 행위, 금품 등을 제공하거나 불특정 다수인에게 교통편의를 제공하는 행위 등 영리를 목적으로 환자를 의료기관이나 의료인에게 소개 · 알선 · 유인하는 행위 및 이를 사주하는 행위를 하여서는 아니 된다. 다만, 다음 각 호의 어느 하나에 해당하는 행위는 할 수 있다. 　1. 환자의 경제적 사정 등을 이유로 개별적으로 관할 시장 · 군수 · 구청장의 사전승인을 받아 환자를 유치하는 행위 　2. 「국민건강보험법」 제109조에 따른 가입자나 피부양자가 아닌 외국인(보건복지부령으로 정하는 바에 따라 국내에 거주하는 외국인은 제외한다)환자를 유치하기 위한 행위 ④ 제3항 제2호에도 불구하고 「보험업법」 제2조에 따른 보험회사, 상호회사, 보험설계사, 보험대리점 또는 보험중개사는 외국인환자를 유치하기 위한 행위를 하여서는 아니 된다. ⑤ 누구든지 의료인이 아닌 자에게 의료행위를 하게 하거나 의료인에게 면허 사항 외의 의료행위를 하게 하여서는 아니 된다. **시행규칙 제18조(외국면허 소지자의 의료행위)** 법 제27조 제1항 제1호에 따라 외국의 의료인 면허를 가진 자로서 다음 각 호의 어느 하나에 해당하는 업무를 수행하기 위하여 국내에 체류하는 자는 그 업무를 수행하기 위하여 필요한 범위에서 (**①**)의 승인을 받아 의료행위를 할 수 있다. 　1. 외국과의 교육 또는 기술협력에 따른 교환교수의 업무 　2. 교육연구사업을 위한 업무 　3. 국제의료봉사단의 의료봉사 업무	① 보건복지부장관

조	법문내용	정답
30조 ★★	(협조 의무) ② 중앙회는 보건복지부령으로 정하는 바에 따라 회원의 자질 향상을 위하여 필요한 보수교육을 실시하여야 한다. **시행규칙 제20조(보수교육)** ② 의사ㆍ치과의사ㆍ한의사 또는 조산사는 제1항에 따른 보수교육을 연간 (①)시간 이상 이수하여야 한다. 〈개정 2025. 6. 20.〉 ⑥ 다음 각 호의 어느 하나에 해당하는 사람에 대하여는 해당 연도의 보수교육을 (②)한다. 〈개정 2025. 6. 20.〉 　　1. 전공의 　　2. 의과대학ㆍ치과대학ㆍ한의과대학의 대학원 재학생 　　3. 면허증을 발급받은 신규 면허취득자 　　4. 보건복지부장관이 보수교육을 받을 필요가 없다고 인정하는 사람 ⑦ 다음 각 호의 어느 하나에 해당하는 사람에 대하여는 해당 연도의 보수교육을 (③)할 수 있다. 　　1. 해당 연도에 6개월 이상 환자진료 업무에 종사하지 아니한 사람 　　2. 보건복지부장관이 보수교육을 받기가 곤란하다고 인정하는 사람 **시행규칙 제21조(보수교육계획 및 실적보고 등)** 각 중앙회장은 보건복지부장관에게 매년 12월 말일까지 다음 연도의 보수교육계획서를 제출하고, 매년 4월 말일까지 전년도의 보수교육실적보고서를 제출하여야 한다. **시행규칙 제23조(보수교육 관계 서류의 보존)** 제20조에 따라 보수교육을 실시하는 중앙회 등은 다음 각 호의 서류를 (④)년간 보존하여야 한다. 　1. 보수교육 대상자명단(대상자의 교육 이수 여부가 명시되어야 한다) 　2. 보수교육 면제자명단 　3. 그 밖에 이수자의 교육 이수를 확인할 수 있는 서류	① 8 ② 면제 ③ 유예 ④ 3
33조 ★★★	(개설 등) ① 의료인은 이 법에 따른 의료기관을 개설하지 아니하고는 의료업을 할 수 없으며, 다음 각 호의 어느 하나에 해당하는 경우 외에는 그 의료기관 내에서 의료업을 하여야 한다. 　1. (①)환자를 진료하는 경우 　2. (②)의 요청에 따라 진료하는 경우 　3. (③)이 공익상 필요하다고 인정하여 요청하는 경우 　4. 보건복지부령으로 정하는 바에 따라 (④)간호를 하는 경우 　5. 그 밖에 이 법 또는 다른 법령으로 특별히 정한 경우나 환자가 있는 현장에서 진료를 하여야 하는 부득이한 사유가 있는 경우 ② 다음 각 호의 어느 하나에 해당하는 자가 아니면 의료기관을 개설할 수 없다. 이 경우 의사는 종합병원ㆍ병원ㆍ요양병원ㆍ정신병원 또는 의원을, 치과의사는 치과병원 또는 치과의원을, 한의사는 한방병원ㆍ요양병원 또는 한의원을, 조산사는 조산원만을 개설할 수 있다. 〈개정 2020. 3. 4.〉 　1. 의사, 치과의사, 한의사 또는 조산사 　2. 국가나 지방자치단체 　3. 의료업을 목적으로 설립된 의료법인 　4. 「민법」이나 특별법에 따라 설립된 비영리법인	① 응급 ② 환자나 환자보호자 ③ 국가나 지방자치단체의 장 ④ 가정

<table>
<tr><th>조</th><th>법문내용</th><th>정답</th></tr>
<tr><td></td><td>

5. 「공공기관의 운영에 관한 법률」에 따른 <u>준정부기관</u>, 「지방의료원의 설립 및 운영에 관한 법률」에 따른 지방의료원, 「한국보훈복지의료공단법」에 따른 <u>한국보훈복지의료공단</u>

③ 의원 · 치과의원 · 한의원 또는 조산원을 개설하려는 자는 보건복지부령으로 정하는 바에 따라 (⑤)에게 신고하여야 한다.

④ 제2항에 따라 종합병원 · 병원 · 치과병원 · 한방병원 · 요양병원 또는 정신병원을 개설하려면 보건복지부령으로 정하는 바에 따라 <u>제33조의 2에 따른 시 · 도 의료기관개설위원회의 사전심의 및 본심의를 거쳐</u> (⑥)의 허가를 받아야 하고, 종합병원을 개설하려는 경우 또는 300병상 이상 종합병원의 의료기관 개설자가 병원급 의료기관을 추가로 개설하려는 경우에는 보건복지부령으로 정하는 바에 따라 시 · 도 의료기관개설위원회의 사전심의 단계에서 보건복지부장관의 승인을 받아야 한다. 이 경우 시 · 도지사는 개설하려는 의료기관이 다음 각 호의 어느 하나에 해당하는 경우에는 개설허가를 할 수 없다. 〈개정 2024. 12. 20.〉

  1. 제36조에 따른 시설기준에 맞지 아니하는 경우

  2. 제60조 제1항에 따른 기본시책과 같은 조 제2항에 따른 수급 및 관리계획에 적합하지 아니한 경우

⑤ 개설된 의료기관(종합병원 · 병원 · 치과병원 · 한방병원 · <u>요양병원</u> 또는 정신병원)이 개설 장소를 이전하거나 개설에 관한 신고 또는 허가사항 중 <u>보건복지부령으로 정하는 중요사항을 변경하려는 때에도 제3항 또는 제4항과 같다.</u>

⑥ 조산원을 개설하는 자는 반드시 (⑦)를 정하여야 한다.

⑦ 다음 각 호의 어느 하나에 해당하는 경우에는 <u>의료기관을 개설할 수 없다.</u> 〈개정 2019. 8. 27.〉

  1. <u>약국 시설 안이나 구내인 경우</u>

  2. <u>약국의 시설이나 부지 일부를 분할 · 변경 또는 개수하여 의료기관을 개설하는 경우</u>

  3. <u>약국과 전용 복도 · 계단 · 승강기 또는 구름다리 등의 통로가 설치되어 있거나 이런 것들을 설치하여 의료기관을 개설하는 경우</u>

  4. 「건축법」 등 관계 법령에 따라 허가를 받지 아니하거나 신고를 하지 아니하고 건축 또는 증축 · 개축한 건축물에 의료기관을 개설하는 경우

⑧ 제2항 제1호의 의료인은 어떠한 명목으로도 둘 이상의 의료기관을 개설 · 운영할 수 없다. 다만, 2 이상의 의료인 면허를 소지한 자가 의원급 의료기관을 개설하려는 경우에는 하나의 장소에 한하여 면허 종별에 따른 의료기관을 함께 개설할 수 있다.

시행규칙 제24조(가정간호)

  ① 법 제33조 제1항 제4호에 따라 의료기관이 실시하는 가정간호의 범위는 다음 각 호와 같다.

    1. 간호

    2. <u>검체의 채취(보건복지부장관이 정하는 현장검사를 포함한다. 이하 같다) 및 운반</u>

    3. <u>투약</u>

    4. <u>주사</u>

    5. 응급처치 등에 대한 교육 및 훈련

    6. 상담

    7. 다른 보건의료기관 등에 대한 건강관리에 관한 의뢰

</td><td>

⑤ 시장·군수·구청장

⑥ 시·도지사

⑦ 지도의사

</td></tr>
</table>

<table>
<thead>
<tr><th>조</th><th>법문내용</th><th>정답</th></tr>
</thead>
<tbody>
<tr>
<td></td>
<td>② 가정간호를 실시하는 간호사는 「전문간호사 자격인정 등에 관한 규칙」에 따른 가정전문간호사이어야 한다. 다만, 「의료법」 제3조 제2항 제1호에 따른 의원급 의료기관 또는 같은 항 제3호에 따른 병원급 의료기관(종합병원은 제외한다)의 경우에는 가정간호에 관한 교육을 이수하는 등 보건복지부장관이 정하여 고시하는 요건을 갖춘 간호사도 가정간호를 실시할 수 있다. 〈개정 2024. 12. 27.〉
④ 가정전문간호사등은 가정간호 중 검체의 채취 및 운반, 투약, 주사 또는 치료적 의료행위인 간호를 하는 경우에는 의사나 한의사의 진단과 처방에 따라야 한다. 이 경우 의사 및 한의사 처방의 유효기간은 처방일부터 (⑧)일까지로 한다. 〈개정 2024. 12. 27.〉
⑤ 가정간호를 실시하는 의료기관의 장은 가정전문간호사등을 (⑨)명 이상 두어야 한다. 다만, 「의료법」 제3조 제2항 제3호 바목에 따른 종합병원의 경우에는 제2항 본문에 따른 가정전문간호사를 2명 이상 두어야 한다. 〈개정 2024. 12. 27.〉
⑥ 가정간호를 실시하는 의료기관의 장은 가정간호에 관한 기록을 (⑩)년간 보존하여야 한다.</td>
<td>⑧ 90
⑨ 2

⑩ 5</td>
</tr>
<tr>
<td>33조의 2</td>
<td>(의료기관개설위원회 설치 등)
① 제33조 제4항에 따른 의료기관 개설 허가에 관한 사항을 심의하기 위하여 (①) 소속으로 의료기관개설위원회를 둔다.

시행규칙 제27조의 2(의료기관개설위원회의 구성 · 운영 등)
  ① 위원회는 위원장 1명을 포함하여 (②)명 이내의 위원으로 성별을 고려하여 구성한다.
  ③ 위원회의 위원의 임기는 (③)년으로 하되, 연임할 수 있다.</td>
<td>① 시·도지사

② 15
③ 2</td>
</tr>
<tr>
<td>34조</td>
<td>(원격의료)

시행규칙 제29조(원격의료의 시설 및 장비) 법 제34조 제2항에 따라 원격의료를 행하거나 받으려는 자가 갖추어야 할 시설과 장비는 다음 각 호와 같다.
  1. 원격진료실
  2. 데이터 및 화상을 전송 · 수신할 수 있는 단말기, 서버, 정보통신망 등의 장비</td>
<td></td>
</tr>
<tr>
<td>36조
★★★</td>
<td>(준수사항) 제33조 제2항 및 제8항에 따라 의료기관을 개설하는 자는 보건복지부령으로 정하는 바에 따라 다음 각 호의 사항을 지켜야 한다. 〈개정 2023. 10. 31.〉
  1. 의료기관의 종류에 따른 시설기준 및 규격에 관한 사항
  2. 의료기관의 안전관리시설 기준에 관한 사항
  3. 의료기관 및 요양병원의 운영 기준에 관한 사항
  4. 고가의료장비의 설치 · 운영 기준에 관한 사항
  5. 의료기관의 종류에 따른 의료인 등의 정원 기준에 관한 사항
  6. 급식관리 기준에 관한 사항
  7. 의료기관의 위생 관리에 관한 사항
  8. 의료기관의 의약품 및 일회용 의료기기의 사용에 관한 사항
  9. 의료기관의 「감염병의 예방 및 관리에 관한 법률」 제41조 제4항에 따른 감염병환자등의 진료 기준에 관한 사항
  10. 의료기관 내 수술실, 분만실, 중환자실 등 감염관리가 필요한 시설의 출입 기준에 관한 사항
  11. 의료인 및 환자 안전을 위한 보안장비 설치 및 보안인력 배치 등에 관한 사항
  12. 의료기관의 신체보호대 사용에 관한 사항</td>
<td></td>
</tr>
</tbody>
</table>

13. 의료기관의 의료관련감염 예방에 관한 사항
14. 종합병원과 요양병원의 임종실 설치에 관한 사항

시행규칙 제34조(의료기관의 시설기준 및 규격)

[별표 3] 의료기관의 종류별 시설기준 〈개정 2024. 7. 24.〉

시설	종합병원 병원 요양병원	치과 병원	한방 병원	의원	치과 의원	한의원	조산원
1. 입원실	입원환자 100명 이상(병원·요양병원의 경우는 (①)명 이상)을 수용할 수 있는 입원실		입원환자 30명 이상을 수용할 수 있는 입원실	입원실을 두는 경우 입원환자 29명 이하를 수용할 수 있는 입원실	의원과 같음	의원과 같음	1 (분만실 겸용)
1의2. 임종실	1 (병상이 300개 이상인 종합병원 과 병상이 (②)개 이상인 요양 병원만 해당)						
2. 중환자실	1 (병상이 (③)개 이상인 종합병원만 해당한다)						
3. 수술실	1 (외과계 진료과목이 있는 종합병원이나 병원인 경우에만 갖춘다)	1 (외과계 진료과목이 있는 경우에만 갖춘다)	1 (외과계 진료과목이 있는 경우에만 갖춘다)	1 (외과계 진료과목이 있고, 전신마취하에 수술을 하는 경우에만 갖춘다)	1 (외과계 진료과목이 있고, 전신마취하에 수술을 하는 경우에만 갖춘다)		
4. 응급실	1 (병원·요양병원의 경우는 「응급의료에 관한 법률」에 따라 지정받은 경우에만 갖춘다)						
5. 임상 검사실	1 (요양병원의 경우 관련 치과 진료과목이 있는 경우에만 갖춘다)	1	1 (관련 의과 또는 치과 진료과목이 있는 경우에만 갖춘다)				

정답
① 30
② 300
③ 300

시설	종합병원 병원 요양병원	치과 병원	한방 병원	의원	치과 의원	한의원	조산원
6. 방사선 장치	1 (요양병원의 경우 관련 치과 진료과목이 있는 경우에만 갖춘다)	1	1 (관련 의과 또는 치과 진료 과목이 있는 경우에만 갖춘다)				
7. 회복실	1 (수술실이 설치되어 있는 경우에만 갖춘다)	1 (수술실이 설치되어 있는 경우에만 갖춘다)	1 (수술실이 설치되어 있는 경우에만 갖춘다)	1 (수술실이 설치되어 있는 경우에만 갖춘다)	1 (수술실이 설치되어 있는 경우에만 갖춘다)		
8. 물리 치료실	1 (종합병원에만 갖춘다)						
9. 한방 요법실	1 (관련 한의과 진료과목이 있는 경우에만 갖춘다)	1 (관련 한의과 진료과목이 있는 경우에만 갖춘다)	1				
10. 병리 해부실	1 (종합병원에만 갖춘다)						
11. 조제실	1 (조제실을 두는 경우에만 갖춘다)	1 (조제실을 두는 경우에만 갖춘다)	1 (조제실을 두는 경우에만 갖춘다)	1 (조제실을 두는 경우에만 갖춘다)	1 (조제실을 두는 경우에만 갖춘다)	1 (조제실을 두는 경우에만 갖춘다)	1 (조제실을 두는 경우에만 갖춘다)
11의2. 탕전실	1 (관련 한의과 진료과목을 두고 탕전을 하는 경우에만 갖춘다)	1 (관련 한의과 진료과목을 두고 탕전을 하는 경우에만 갖춘다)	1 (탕전을 하는 경우에만 갖춘다)			1 (탕전을 하는 경우에만 갖춘다)	
12. 의무 기록실	1	1	1				

시설	종합병원 병원 요양병원	치과 병원	한방 병원	의원	치과 의원	한의원	조산원
13. 소독시설	1	1	1	1 (외래환자를 진료하지 아니하는 의원은 제외한다)	1	1	1
14. 급식시설	1 (외부 용역업체에 급식을 맡기는 경우에는 적용되지 아니한다)	1 (외부 용역업체에 급식을 맡기는 경우에는 적용되지 아니한다)	1 (외부 용역업체에 급식을 맡기는 경우에는 적용되지 아니한다)				
15. 세탁물 처리시설	1 (세탁물 전량을 위탁처리하는 경우에는 갖추지 아니하여도 된다)	1 (세탁물 전량을 위탁처리하는 경우에는 갖추지 아니하여도 된다)	1 (세탁물 전량을 위탁처리하는 경우에는 갖추지 아니하여도 된다)				
16. 시체실	(④) (종합병원만 갖춘다. 다만, 「장사 등에 관한 법률」 제29조에 따른 장례식장을 설치·운영하는 경우로서 장례식장에 시신을 안치하기 위한 시설을 둔 경우에는 갖추지 않아도 된다)						
17. 적출물 처리시설	1 (적출물 전량을 위탁처리하는 경우에는 해당하지 아니한다)	1 (적출물 전량을 위탁처리하는 경우에는 해당하지 아니한다)	1 (적출물 전량을 위탁처리하는 경우에는 해당하지 아니한다)				
18. 자가 발전시설	1	1	1				

④ 1

시설	종합병원 병원 요양병원	치과 병원	한방 병원	의원	치과 의원	한의원	조산원
19. 구급 자동차	1 (요양병원은 제외하며, 「응급의료에 관한 법률」 제44조 제2항에 따라 구급자동차의 운용을 위탁한 경우에는 갖추지 않아도 된다)						
20. 그 밖의 시설	가. 탕전실, 의무기록실, 급식시설, 세탁처리시설 및 적출물소각시설은 의료기관이 공동으로 사용할 수 있다. 나. 요양병원은 거동이 불편한 환자가 장기간 입원하는 데에 불편함이 없도록 식당, 휴게실, 욕실, 화장실, 복도 및 계단과 엘리베이터(계단과 엘리베이터는 2층 이상인 건물만 해당하고, 층간 경사로를 갖춘 경우에는 엘리베이터를 갖추지 아니할 수 있다)를 갖추어야 한다. 다. 탕전실은 의료기관에서 분리하여 따로 설치할 수 있다. 라. 종합병원, 병원, 한방병원, 요양병원은 해당 병원에서 사망하는 사람 등의 장사 관련 편의를 위하여 「장사 등에 관한 법률」 제29조에 따른 장례식장을 설치할 수 있다. 이 경우 장례식장의 운영은 법인, 단체 또는 개인 등에게 위탁할 수 있다.						

[별표 4] <u>의료기관의 시설규격</u> 〈개정 2024. 10. 25.〉

1. 입원실

   가. 입원실은 3층 이상 또는 「건축법」 제2조 제1항 제5호에 따른 지하층에는 설치할 수 없다. 다만, 「건축법 시행령」 제56조에 따른 내화구조(耐火構造)인 경우에는 3층 이상에 설치할 수 있다.

   나. 입원실의 면적(벽 · 기둥 및 화장실의 면적을 제외한다)은 환자 1명을 수용하는 곳인 경우에는 10제곱미터 이상이어야 하고(면적의 측정 방법은 「건축법 시행령」 제119조의 산정 방법에 따른다. 이하 같다) 환자 2명 이상을 수용하는 곳인 경우에는 환자 1명에 대하여 6.3제곱미터 이상으로 하여야 한다.

   다. 삭제 〈2017. 2. 3.〉

   라. 입원실에 설치하는 병상 수는 최대 4병상(요양병원의 경우에는 6병상)으로 한다. 이 경우 각 병상 간 이격거리는 최소 1.5미터 이상으로 한다.

   마. 입원실에는 손씻기 시설 및 환기시설을 설치하여야 한다. <u>이 경우 입원실 내 화장실에 손씻기 시설이 있는 경우에는 입원실에 손씻기 시설을 설치한 것으로 본다.</u>

   바. 병상이 300개 이상인 종합병원에는 보건복지부장관이 정하는 기준에 따라 전실(前室) 및 음압시설(陰壓施設: 방 안의 기압을 낮춰 내부 공기가 방 밖으로 나가지 못하게 만드는 설비) 등을 갖춘 1인 병실(이하 "음압격리병실"이라 한다)을 1개 이상 설치하되, 300병상을 기준으로 100병상 초과할 때 마다 1개의 음압격리병실을

추가로 설치하여야 한다. 다만, 제2호카목에 따라 중환자실에 음압격리병실을 설치한 경우에는 입원실에 설치한 것으로 본다.

사. 병상이 300개 이상인 요양병원에는 보건복지부장관이 정하는 기준에 따라 화장실 및 세면시설을 갖춘 격리병실을 1개 이상 설치하여야 한다.

아. 산모가 있는 입원실에는 입원 중인 산모가 신생아에게 모유를 먹일 수 있도록 산모와 신생아가 함께 있을 수 있는 시설을 설치하도록 노력하여야 한다.

자. 감염병환자등의 입원실은 다른 사람이나 외부에 대하여 감염예방을 위한 차단 등 필요한 조치를 하여야 한다.

1의2. 임종실 : 임종실의 면적은 벽·기둥·화장실의 면적을 제외하고 (**①**)제곱미터 이상으로 하고, 1명의 환자만 수용해야 하며, 가족 등과 함께 임종을 준비할 수 있는 공간을 갖춰야 한다.　　**① 10**

2. 중환자실

가. 병상이 300개 이상인 종합병원은 입원실 병상 수의 100분의 (**②**) 이상을 중환자실 병상으로 만들어야 한다.　　**② 5**

나. 중환자실은 출입을 통제할 수 있는 별도의 단위로 독립되어야 하며, 무정전(無停電)시스템을 갖추어야 한다.

다. 중환자실의 의사당직실은 중환자실 내 또는 중환자실과 가까운 곳에 있어야 한다.

라. 병상 1개당 면적은 15제곱미터 이상으로 하되, 신생아만을 전담하는 중환자실(이하 "신생아중환자실"이라 한다)의 병상 1개당 면적은 5제곱미터 이상으로 한다. 이 경우 "병상 1개당 면적"은 중환자실 내 간호사실, 당직실, 청소실, 기기창고, 청결실, 오물실, 린넨보관실을 제외한 환자 점유 공간[중환자실 내에 있는 간호사 스테이션(station)과 복도는 병상 면적에 포함한다]을 병상 수로 나눈 면적을 말한다.

마. 병상마다 중앙공급식 의료가스시설, 심전도모니터, 맥박산소계측기, 지속적수액주입기를 갖추고, 병상 수의 10퍼센트 이상 개수의 침습적 동맥혈압모니터, 병상 수의 30퍼센트 이상 개수의 인공호흡기, 병상 수의 70퍼센트 이상 개수의 보육기(신생아중환자실에만 해당한다)를 갖추어야 한다.

바. 중환자실 1개 단위(Unit)당 후두경, 앰부백(마스크 포함), 심전도기록기, 제세동기를 갖추어야 한다. 다만, 신생아중환자실의 경우에는 제세동기 대신 광선기와 집중치료기를 갖추어야 한다.

사. 중환자실에는 전담의사를 둘 수 있다. 다만, 신생아중환자실에는 전담전문의를 두어야 한다.

아. 전담간호사를 두되, 간호사 1명당 연평균 1일 입원환자수는 1.2명(신생아 중환자실의 경우에는 1.5명)을 초과하여서는 아니 된다.

자. 중환자실에 설치하는 병상은 벽으로부터 최소 1.2미터 이상, 다른 병상으로부터 최소 2미터 이상 이격하여 설치하여야 한다.

차. 중환자실에는 병상 3개당 1개 이상의 손씻기 시설을 설치하여야 한다.

카. 중환자실에는 보건복지부장관이 정하는 기준에 따라 병상 10개당 1개 이상의 격리병실 또는 음압격리병실을 설치하여야 한다. 이 경우 음압격리병실은 최소 1개 이상 설치하여야 한다.

3. 수술실

가. 수술실은 수술실 상호 간에 칸막이벽으로 구획되어야 하고, 각 수술실에는 하나의 수술대만 두어야 하며, 환자의 감염을 방지하기 위하여 먼지와 세균 등이 제거된 청정한 공기를 공급할 수 있는 공기정화설비를 갖추고, 내부 벽면은 불침투질로 하여야 하며, 적당한 난방, 조명, 멸균수세(滅菌水洗), 수술용 피복, 붕대재료, 기계기구, 의료가스, 소독 및 배수 등 필요한 시설을 갖추어야 하고, 바닥은 접지가 되도록 하여야 하며, 콘센트의 높이는 1미터 이상을 유지하게 하고, 호흡장치의 안전관리시설을 갖추어야 한다.

나. 수술실에는 기도 내 삽관유지장치, 인공호흡기, 마취환자의 호흡감시장치, 심전도 모니터 장치를 갖추어야 한다.

다. 수술실 내 또는 수술실에 인접한 장소에 상용전원이 정전된 경우 나목에 따른 장치를 작동할 수 있는 축전지 또는 발전기 등의 예비전원설비를 갖추어야 한다. 다만, 나목에 따른 장치에 축전지가 내장되어 있는 경우에는 예비전원설비를 갖춘 것으로 본다.

4. 응급실 : 외부로부터 교통이 편리한 곳에 위치하고 산실이나 수술실로부터 격리되어야 하며, 구급용 시설을 갖추어야 한다.

5. 임상검사실 : 임상검사실은 자체적으로 검사에 필요한 시설·장비를 갖추어야 한다.

6. 방사선 장치

가. 방사선 촬영투시 및 치료를 하는 데에 지장이 없는 면적이어야 하며, 방사선 위해 방호시설을 갖추어야 한다.

나. 방사선 사진필름을 현상·건조하는 데에 지장이 없는 면적과 이에 필요한 시설을 갖춘 건조실을 갖추어야 한다.

다. 방사선 사진필름을 판독하는 데에 지장이 없는 면적과 이에 필요한 설비가 있는 판독실을 갖추어야 한다.

7. 회복실

수술 후 환자의 회복과 사후 처리를 하는 데에 지장이 없는 면적이어야 하며, 이에 필요한 시설을 갖추어야 한다.

8. 물리치료실

물리요법을 시술하는 데에 지장이 없는 면적과 기능회복, 재활훈련, 환자의 안전관리 등에 필요한 시설을 갖추어야 한다.

9. 한방요법실

경락자극요법시설 등 한방요법시설과 특수생약을 증기, 탕요법에 의하여 치료하는 시설을 갖추어야 한다.

10. 병리해부실

병리·병원에 관한 세포학검사·생검 및 해부를 할 수 있는 시설과 기구를 갖추어 두어야 한다.

11. 조제실

약품의 소분·혼합조제 및 생약의 보관, 혼합약제에 필요한 조제대 등 필요한 시설을 갖추어야 한다.

11의2. 탕전실

가. 탕전실에는 조제실, 한약재 보관시설, 작업실, 그 밖에 탕전에 필요한 시설을 갖추어야 한다. 다만, 의료기관 내에 조제실 및 한약재 보관시설을 구비하고 있는 경우에는 이를 충족한 것으로 본다.

나. 조제실에는 개봉된 한약재를 보관할 수 있는 한약장 또는 기계·장치와 한약을 조제할 수 있는 시설을 두어야 한다.

다. 한약재 보관시설에는 쥐·해충·먼지 등을 막을 수 있는 시설과 한약재의 변질을 예방할 수 있는 시설을 갖추어야 한다.

라. 작업실에는 수돗물이나 「먹는물관리법」 제5조에 따른 먹는 물의 수질기준에 적합한 지하수 등을 공급할 수 있는 시설, 한약의 탕전 등에 필요한 안전하고 위생적인 장비 및 기구, 환기 및 배수에 필요한 시설, 탈의실 및 세척시설 등을 갖추어야 한다.

마. 작업실의 시설 및 기구는 항상 청결을 유지하여야 하며 종사자는 위생복을 착용하여야 한다.

바. 의료기관에서 분리하여 따로 설치한 탕전실에는 한의사 또는 한약사를 배치하여야 한다.

사. 의료기관에서 분리하여 따로 설치한 탕전실에서 한약을 조제하는 경우 조제를 의뢰한 한의사의 처방전, 조제 작업일지, 한약재의 입출고 내역, 조제한 한약의 배송일지 등 관련 서류를 작성·보관하여야 한다.

12. 의무기록실

의무기록(외래 · 입원 · 응급 환자 등의 기록)을 보존기간에 따라 비치하여 기록 · 관리 및 보관할 수 있는 서가 등 필요한 시설을 설치하여야 한다.

13. 소독시설

증기 · 가스장치 및 소독약품 등의 자재와 소독용 기계기구를 갖추어 두고, 위생재료 · 붕대 등을 집중 공급하는 데에 적합한 시설을 갖추어야 한다.

14. 급식시설

가. 조리실은 식품의 운반과 배식이 편리한 곳에 위치하고, 조리, 보관, 식기 세척, 소독 등 식품을 위생적으로 처리할 수 있는 설비와 공간을 갖추어야 한다.

나. 식품저장실은 환기와 통풍이 잘 되는 곳에 두되, 식품과 식품재료를 위생적으로 보관할 수 있는 시설을 갖추어야 한다.

다. 급식 관련 종사자가 이용하기 편리한 준비실 · 탈의실 및 옷장을 갖추어야 한다.

15. 세탁물 처리시설

「의료기관세탁물관리규칙」에서 정하는 적합한 시설과 규모를 갖추어야 한다.

16. 시체실

시체의 부패 방지를 위한 냉장시설과 소독시설을 갖추어야 한다.

17. 적출물 처리시설

「폐기물관리법 시행규칙」 제14조에 따른 시설과 규모를 갖추어야 한다.

18. 자가발전시설

공공전기시설을 사용하지 아니하더라도 해당 의료기관의 필요한 곳에 전기를 공급할 수 있는 자가발전시설을 갖추어야 한다.

19. 구급자동차

보건복지부장관이 정하는 산소통 · 산소호흡기와 그 밖에 필요한 장비를 갖추고 환자를 실어 나를 수 있어야 한다.

20. 그 밖의 시설

가. 장례식장의 바닥면적은 해당 의료기관의 연면적의 5분의 1을 초과하지 못한다.

나. 요양병원의 식당 등 모든 시설에는 휠체어가 이동할 수 있는 공간이 확보되어야 하며, 복도에는 병상이 이동할 수 있는 공간이 확보되어야 한다.

다. 별표 3 제20호 나목에 따라 엘리베이터를 설치하여야 하는 경우에는 「승강기시설 안전관리법 시행규칙」 별표 1에 따른 침대용 엘리베이터를 설치하여야 하며, 층간 경사로를 설치하는 경우에는 「장애인 · 노인 · 임산부 등의 편의증진에 관한 법률 시행규칙」 별표 1에 따른 경사로 규격에 맞아야 한다.

라. 요양병원의 복도 등 모든 시설의 바닥은 문턱이나 높이차이가 없어야 하고, 불가피하게 문턱이나 높이차이가 있는 경우 환자가 이동하기 쉽도록 경사로를 설치하여야 하며, 복도, 계단, 화장실 대 · 소변기, 욕실에는 안전을 위한 손잡이를 설치하여야 한다. 다만, 「장애인 · 노인 · 임산부 등의 편의증진에 관한 법률」 제9조에 따라 요양병원에 출입구 · 문, 복도, 계단을 설치하는 경우에 그 시설은 같은 법에 따른 기준에도 맞아야 한다.

마. 요양병원의 입원실, 화장실, 욕실에는 환자가 의료인을 신속하게 호출할 수 있도록 병상, 변기, 욕조 주변에 비상연락장치를 설치하여야 한다.

바. 요양병원의 욕실

1) 병상이 이동할 수 있는 공간 및 보조인력이 들어가 목욕을 시킬 수 있는 공간을 확보하여야 한다.

2) 적정한 온도의 온수가 지속적으로 공급되어야 하고, 욕조를 설치할 경우 욕조에 환자의 전신이 잠기지 않는 깊이로 하여야 한다.

사. 요양병원의 외부로 통하는 출입구에 잠금장치를 갖추되, 화재 등 비상시에 자동으로 열릴 수 있도록 하여야 한다.

<table>
<tr><td>조</td><td>법문내용</td><td>정답</td></tr>
</table>

시행규칙 제35조의 2(의료기관의 운영 기준) 의료기관을 개설하는 자는 법 제36조 제3호에 따라 다음 각 호의 운영 기준을 지켜야 한다.

1. 입원실의 정원을 초과하여 환자를 입원시키지 말 것
2. 입원실은 남·여별로 구별하여 운영할 것
3. 입원실이 아닌 장소에 환자를 입원시키지 말 것
4. 외래진료실에는 진료 중인 환자 외에 다른 환자를 대기시키지 말 것

시행규칙 제36조(요양병원의 운영)

① 법 제36조 제3호에 따른 요양병원의 입원 대상은 다음 각 호의 어느 하나에 해당하는 자로서 주로 요양이 필요한 자로 한다.

　1. (**❶**)
　2. 만성질환자
　3. 외과적 수술 후 또는 상해 후 회복기간에 있는 자

② 제1항에도 불구하고「감염병의 예방 및 관리에 관한 법률」제41조 제1항에 따라 질병관리청장이 고시한 감염병에 걸린 감염병환자, 감염병의사환자 또는 병원체보유자(이하 "감염병환자등"이라 한다) 및 같은 법 제42조 제1항 각 호의 어느 하나에 해당하는 감염병환자 등은 요양병원의 입원 대상으로 하지 아니한다. 〈개정 2020. 9. 11.〉

③ 제1항에도 불구하고「정신건강증진 및 정신질환자 복지서비스 지원에 관한 법률」제3조 제1호에 따른 정신질환자((**❷**)는 제외)는 정신의료기관 외의 요양병원의 입원 대상으로 하지 아니한다.

시행규칙 제38조(의료인 등의 정원)

[별표5] 의료기관에 두는 의료인의 정원 기준

---

1. 의사의 정원기준
　1) 종합병원 : 연평균 1일 입원 환자를 (**❸**)명으로 나눈 수(이 경우 소수점 올림) + 외래환자 (**❹**)명은 입원환자 1명으로 환산함
　2) 병원 : 종합병원과 같음
　3) 치과병원 : 추가하는 진료과목당 1명(의과 진료과목을 설치하는 경우)
　4) 한방병원 : 추가하는 진료과목당 1명(의과 진료과목을 설치하는 경우)
　5) 요양병원 : 연평균 1일 입원환자 80명까지는 2명으로 하되, 80명을 초과하는 입원환자는 매 40명마다 1명을 기준으로 함.(한의사를 포함하여 환산) + 외래환자 3명은 입원환자 1명으로 환산함
　6) 의원 : 종합병원과 같음
2. 간호사의 정원기준
　1) 종합병원 : 연평균 1일 입원 환자를 (**❺**)명으로 나눈 수(이 경우 소수점 올림) + 외래환자 (**❻**)명은 입원환자 1명으로 환산함.
　2) 병원 : 종합병원과 같음
　3) 치과병원 : 종합병원과 같음
　4) 한방병원 : 연평균 1일 입원환자를 5명으로 나눈 수(이 경우 소수점 올림) + 외래환자 12명은 입원환자 1명으로 환산
　5) 요양병원 : 연평균 1일 입원환자 6명마다 1명을 기준으로 함.(다만, 간호조무사는 간호사 정원의 3분의 2 범위 내에서 둘 수 있음) + 외래환자 12명은 입원환자 1명으로 환산함
　6) 의원 : 종합병원과 같음
　7) 치과의원 : 종합병원과 같음
　8) 한의원 : 한방병원과 같음

정답
① 노인성질환자
② 노인성 치매환자
③ 20
④ 3
⑤ 2.5
⑥ 12

시행규칙 제38조 2항 의료기관은 제1항의 의료인 외에 다음의 기준에 따라 필요한 인원을 두어야 한다.

1. 병원급 의료기관에는 별표 5의2에 따른 약사 또는 한약사를 두어야 한다.
2. 입원시설을 갖춘 종합병원·병원·치과병원·한방병원 또는 요양병원에는 1명 이상의 영양사를 둔다.
3. 의료기관에는 보건복지부장관이 정하는 바에 따라 각 진료과목별 필요한 수의 의료기사를 둔다.
4. 종합병원에는 보건복지부장관이 정하는 바에 따라 필요한 수의 보건의료정보관리사를 둔다.
5. 의료기관에는 보건복지부장관이 정하는 바에 따라 필요한 수의 간호조무사를 둔다.
6. 종합병원에는 「사회복지사업법」에 따른 사회복지사 자격을 가진 자 중에서 환자의 갱생·재활과 사회복귀를 위한 상담 및 지도 업무를 담당하는 요원을 1명 이상 둔다.
7. 요양병원에는 시설 안전관리를 담당하는 당직근무자를 1명 이상 둔다.

시행규칙 제39조의 2(의료기관의 위생관리 기준) 의료기관을 개설하는 자는 법 제36조 제7호에 따라 다음 각 호의 위생관리 기준을 지켜야 한다.

1. 환자의 처치에 사용되는 기구 및 물품(1회용 기구 및 물품은 제외한다)은 보건복지부장관이 정하여 고시하는 방법에 따라 소독하여 사용할 것
2. 감염의 우려가 있는 환자가 입원하였던 입원실 및 그 옷·침구·식기 등은 완전히 소독하여 사용할 것
3. 의료기관에서 업무를 수행하는 보건의료인에 대하여 손 위생에 대한 교육을 실시할 것

시행규칙 제39조의 3(의약품 및 일회용 의료기기의 사용 기준) 의료기관을 개설하는 자는 법 제36조 제8호에 따라 의약품 및 일회용 의료기기의 사용에 관한 다음 각 호의 기준을 지켜야 한다. 〈개정 2020. 9. 4.〉

1. 변질·오염·손상되었거나 유효기한·사용기한이 지난 의약품을 진열하거나 사용하지 말 것
2. 「의약품 등의 안전에 관한 규칙」 제62조 제5호에 따라 규격품으로 판매하도록 지정·고시된 한약을 조제하는 경우에는 같은 조 제8호에 따른 품질관리에 관한 사항을 준수할 것(한의원 또는 한방병원만 해당한다)
3. 포장이 개봉되거나 손상된 일회용 주사 의료용품은 사용하지 말고 폐기할 것
4. 일회용 주사기에 주입된 주사제는 지체 없이 환자에게 사용할 것
5. 제3조의2에 따른 일회용 의료기기는 한 번 사용한 경우 다시 사용하지 말고 폐기할 것

시행규칙 제39조의 6(보안장비 설치 및 보안인력 배치 기준 등) 100개 이상의 병상을 갖춘 병원·정신병원 또는 종합병원을 개설하는 자는 법 제36조 제11호에 따라 보안장비 설치 및 보안인력 배치 등에 관한 다음 각 호의 기준을 지켜야 한다.

1. 의료인 및 환자에 대한 폭력행위를 관할 경찰관서에 신고할 수 있는 비상경보장치를 설치할 것
2. 보안 전담인력을 1명 이상 배치할 것
3. 의료인 및 환자에 대한 폭력행위 예방·대응 매뉴얼을 마련하여 의료인 및 의료기관 종사자 등을 대상으로 교육을 실시할 것
4. 의료인 및 환자에 대한 폭력행위 예방을 위한 게시물을 제작하여 의료기관의 입구 등 눈에 띄기 쉬운 곳에 게시할 것

[본조신설 2020. 4. 24.]

(진단용 방사선 발생장치)

① 진단용 방사선 발생장치를 설치ㆍ운영하려는 의료기관은 보건복지부령으로 정하는 바에 따라 <u>시장ㆍ군수ㆍ구청장에게 (①)하여야</u> 하며, 보건복지부령으로 정하는 안전관리기준에 맞도록 설치ㆍ운영하여야 한다.

② 의료기관 개설자나 관리자는 진단용 방사선 발생장치를 설치한 경우에는 보건복지부령으로 정하는 바에 따라 안전관리책임자를 선임하고, 정기적으로 검사와 측정을 받아야 하며, 방사선 관계 종사자에 대한 피폭관리를 하여야 한다.

③ 제2항에 따라 안전관리책임자로 선임된 사람은 선임된 날부터 1년 이내에 <u>질병관리청장이 지정하는</u> 방사선 분야 관련 단체(이하 이 조에서 "안전관리책임자 교육기관"이라 한다)가 실시하는 안전관리책임자 교육을 받아야 하며, 주기적으로 보수교육을 받아야 한다. 〈신설 2020.12.29.〉

④ 제1항과 제2항에 따른 <u>진단용 방사선 발생장치의 범위ㆍ신고ㆍ검사ㆍ설치 및 측정 기준 등에 필요한 사항은 보건복지부령으로 정하고</u>, 제3항에 따른 안전관리책임자 교육 및 안전관리책임자 교육기관의 지정에 필요한 사항은 질병관리청장이 정하여 고시한다. 〈개정 2020. 12. 29.〉

진단용 방사선 발생장치의 안전관리에 관한 규칙

제2조(정의) 이 규칙에서 사용하는 용어의 뜻은 다음과 같다.

1. "<u>진단용 방사선 발생장치</u>"란 방사선을 이용하여 질병을 진단하는 데에 사용하는 기기로서 다음 각 목의 어느 하나에 해당하는 장치를 말한다.

   가. 진단용 엑스선 장치

   나. 진단용 엑스선 발생기

   다. 치과진단용 엑스선 발생장치

   라. <u>전산화 단층 촬영장치</u>(치과용 전산화 단층 촬영장치, 이비인후과용 전산화 단층 촬영장치 및 양전자방출 전산화 단층 촬영장치를 포함한다)

   마. 유방촬영용 장치 등 방사선을 발생시켜 질병의 진단에 사용하는 기기

진단용 방사선 발생 장치	특수의료장비
• 진단용 엑스선 장치	• 자기공명영상 촬영 장치(MRI)
• 진단용 엑스선 발생기	• 전산화단층 촬영 장치(CT)
• 치과진단용 엑스선 발생 장치	• 유방촬영용 장치(mammography) 등
• 전산화단층 촬영 장치(CT)	
• 유방촬영용 장치(mammography) 등	

2. "방사선 방어시설"이란 방사선의 피폭(被曝 : 인체가 방사선에 노출되는 것)을 방지하기 위하여 진단용 방사선 발생장치를 설치한 장소에 있는 방사선 차폐시설과 방사선 장해 방어용기구를 말한다.

3. "방사선 관계 종사자"란 진단용 방사선 발생장치를 설치한 곳을 주된 근무지로 하는 자로서 진단용 방사선 발생장치의 관리ㆍ운영ㆍ조작 등 방사선 관련 업무에 종사하는 자를 말한다.

4. "안전관리"란 진단용 방사선 발생장치, 방사선 방어시설 및 암실, 현상기, 방사선필름카세트, 산란엑스선 제거용 그리드, 엑스선사진 관찰대 등 진단 영상정보에 관한 설비의 관리와 방사선 관계 종사자에 대한 피폭관리를 말한다.

5. "방사선구역"이란 진단용 방사선 발생장치를 설치한 장소 중 외부방사선량이 주당(週當) 0.3mSv(30mrem) 이상인 곳으로서 벽, 방어칸막이 등의 구획물로 구획되어진 곳을 말한다.

37조
★★★

① 신고

조	법문내용	정답
	제11조(안전관리책임자의 직무) 제10조에 따른 안전관리책임자의 직무는 다음과 같다. 　1. 안전관리업무의 계획·점검 및 평가 　2. 소속 방사선 관계 종사자에 대한 자체교육훈련의 실시 　3. 환자 및 방사선 관계 종사자에 대한 방사선피해로부터의 방어조치 　4. 진단 영상정보 관련 설비의 안전관리 　5. 피폭선량 측정에 영향을 미치는 방사선 관계 종사자의 소속 변동사실의 측정기관에의 통보 　6. 방사선 관계 종사자의 피폭선량 측정에 영향을 미치는 피폭선량계의 파손 및 분실사실의 측정기관에의 통보 　7. 제3조 제1항 및 제4항에 따른 신고와 제4조에 따른 검사 또는 측정에 관한 사항 　8. 제14조에 따른 진단용 방사선 발생장치, 방사선 관계 종사자 및 방사선 방어시설(이하 "진단용 방사선 발생장치등"이라 한다)에 관한 서류의 작성·비치 및 보존에 관한 사항	
	제13조(방사선 관계 종사자에 대한 건강진단) 법 제37조 제2항에 따라 의료기관의 개설자 또는 관리자는 방사선 관계 종사자에 대하여 (②)년마다 별지 제19호 서식의 건강진단표에 따라 건강진단을 실시하여야 한다. 다만, 방사선 관련업무에 처음 종사하는 방사선 관계 종사자에 대하여는 (③)에 별지 제19호 서식의 건강진단표에 따라 건강진단을 실시하여야 한다.	② 2 ③ 업무종사 전
38조 ★★★	**(특수의료장비의 설치·운영)** ① 의료기관은 보건의료 시책상 적정한 설치와 활용이 필요하여 보건복지부장관이 정하여 고시하는 특수의료장비를 설치·운영하려면 보건복지부령으로 정하는 바에 따라 시장·군수·구청장에게 (①)하여야 하며, 보건복지부령으로 정하는 설치인정기준에 맞게 설치·운영하여야 한다. 보건의료 시책상 필요한 특수의료장비 [보건복지부고시 제2025-29호] 〈개정 2025. 2. 21.〉 제1조(보건의료 시책상 필요한 특수의료장비) 「의료법」 제38조 제1항의 규정에 의해 보건의료 시책상 적정한 설치 및 활용이 필요하여 정하는 특수의료장비는 다음 각호와 같다. 　1. 자기공명영상촬영장치(MRI)　　2. 전산화단층촬영장치(CT) 　3. 유방촬영용장치(mammography)　4. 혈관조영장치 　5. 투시장치　　　　　　　　　　6. 이동형 투시장치 (C-Arm 등) 　7. 방사선치료계획용 CT　　　　　8. 방사선치료계획용 투시장치 　9. 체외충격파쇄석기(ESWL)　　10. 양전자방·출단층촬영장치(PET) 11. 양전자방출전산화단층촬영장치(PET-CT) 특수의료장비의 설치 및 운영에 관한 규칙] [보건복지부령 제1077호] 　제3조(설치인정기준 등) ① 제2조에 따라 등록하려는 특수의료장비는 별표 1의 설치인정기준에 맞게 설치·운영해야 한다. 다만, 보건복지부장관이 의료기관의 공공성 및 해당 지역의 의료자원 분포상황 등을 고려하여 필요하다고 인정하는 경우에는 예외로 한다. 〈개정 2024. 12. 27.〉 　② 제1항의 기준에 따라 특수의료장비를 운용할 영상의학과 전문의와 방사선사는 다음 각호의 업무를 수행한다. 　1. 영상의학과 전문의 : 특수의료장비의 의료영상 품질관리 업무의 총괄 및 감독, 영상화질 평가, 임상영상 판독 　2. 방사선사 : 특수의료장비의 취급, 정도관리항목 실행, 그 밖의 품질관리에 관한 업무	① 등록

(수술실 내 폐쇄회로 텔레비전의 설치 · 운영)

① 전신마취 등 환자의 의식이 없는 상태에서 수술을 시행하는 의료기관의 개설자는 수술실 내부에 「개인정보 보호법」 및 관련 법령에 따른 폐쇄회로 텔레비전을 설치하여야 한다. 이 경우 국가 및 지방자치단체는 폐쇄회로 텔레비전의 설치 등에 필요한 비용을 지원할 수 있다.

② 환자 또는 환자의 보호자가 요청하는 경우(의료기관의 장이나 의료인이 요청하여 환자 또는 환자의 보호자가 동의하는 경우 포함) 의료기관의 장이나 의료인은 전신마취 등 환자의 의식이 없는 상태에서 수술을 하는 장면을 제1항에 따라 설치한 폐쇄회로 텔레비전으로 촬영하여야 한다. 이 경우 의료기관의 장이나 의료인은 다음 각 호의 어느 하나에 해당하는 정당한 사유가 없으면 이를 거부할 수 없다.

1. 수술이 지체되면 환자의 생명이 위험하여지거나 심신상의 중대한 장애를 가져오는 (❶)을 시행하는 경우
2. 환자의 생명을 구하기 위하여 적극적 조치가 필요한 (❷)높은 수술을 시행하는 경우
3. 「전공의의 수련환경 개선 및 지위 향상을 위한 법률」 제2조 제2호에 따른 수련병원 등의 전공의 수련 등 그 목적 달성을 현저히 저해할 우려가 있는 경우
4. 그 밖에 제1호부터 제3호까지의 규정에 준하는 경우로서 보건복지부령으로 정하는 사유가 있는 경우

③ 의료기관의 장이나 의료인이 제2항에 따라 수술을 하는 장면을 촬영하는 경우 (❸) 기능은 사용할 수 없다. 다만, 환자 및 해당 수술에 참여한 의료인 등 정보주체 모두의 동의를 받은 경우에는 그러하지 아니하다.

⑨ 의료기관의 장은 제2항에 따라 촬영한 영상정보를 30일 이상 보관하여야 한다.

시행규칙 제39조의10(촬영의 범위) 법 제38조의2 제2항에 따른 촬영의 범위는 환자가 마취되는 시작 시점부터 환자가 수술실에서 퇴실하는 시점까지로 한다.

시행규칙 제39조의11(촬영의 요청 절차 등)
① 법 제38조의2 제2항에 따라 환자의 보호자가 촬영을 요청하는 경우 환자가 의식이 있고 의사결정능력이 있는 상태에서는 환자의 의사에 반하여 촬영을 요청할 수 (❹).

시행규칙 제39조의12(촬영 거부의 사유)
① 법 제38조의2 제2항 제1호부터 제3호까지의 규정에 따른 촬영 거부 사유의 구체적인 기준은 다음 각 호와 같다.
1. 법 제38조의2 제2항 제1호의 경우 : 응급의료에 관한 법률」 제2조 제1호에 따른 응급환자를 수술하는 경우
2. 법 제38조의2 제2항 제2호의 경우
   가. 「상급종합병원의 지정 및 평가에 관한 규칙」 별표 제4호 가목에 따른 (❺) 질병군에 해당하는 수술을 하는 경우
   나. 생명에 위협이 되거나 신체기능의 장애를 초래하는 질환을 가진 환자로서 보건복지부장관이 정하는 경우에 해당하는 환자를 수술하는 경우
3. 법 제38조의2 제2항 제3호의 경우 : 「전공의의 수련환경 개선 및 지위 향상을 위한 법률」 제2조 제3호에 따른 지도전문의가 전공의의 수련을 현저히 저해할 우려가 있다고 판단하는 경우. 이 경우 지도전문의는 판단의 이유를 제39조의11 제5항 제4호에 따

조: 38조의2 ★★

정답:
① 응급 수술
② 위험도
③ 녹음
④ 없다
⑤ 전문진료

조	법문내용	정답

	라 (⑥)에 기록으로 남겨두어야 한다.
	② 법 제38조의2 제2항 제4호에 따른 촬영 거부 사유는 다음 각 호와 같다.
	  1. 촬영을 하기 위해서는 수술을 예정대로 시행하기 불가능한 시점에 환자 또는 환자의 보호자가 촬영을 요청하는 경우
	  2. 천재지변, (⑦), 전자적 침해행위 또는 그 밖의 불가항력적인 사유로 촬영이 불가능한 경우
		⑥ 촬영 요청 처리대장
		
		⑦ 통신장애

39조	**(시설 등의 공동이용)** ③ 의료인이 다른 의료기관의 시설·장비 및 인력 등을 이용하여 진료하는 과정에서 발생한 의료사고에 대하여는 진료를 한 의료인의 과실 때문이면 그 의료인에게, 의료기관의 시설·장비 및 인력 등의 결함 때문이면 그것을 제공한 의료기관 개설자에게 각각 책임이 있는 것으로 본다.	
40조 ★★★	**(폐업·휴업의 신고)** ① 의료기관 개설자는 의료업을 폐업하거나 1개월 이상 휴업(입원환자가 있는 경우에는 1개월 미만의 휴업도 포함)하려면 보건복지부령으로 정하는 바에 따라 관할 시장·군수·구청장에게 (①)하여야 한다. ② 삭제 〈2020. 3. 4.〉 ③ 시장·군수·구청장은 제1항에 따른 신고에도 불구하고 「감염병의 예방 및 관리에 관한 법률」 제18조 및 제29조에 따라 질병관리청장, 시·도지사 또는 시장·군수·구청장이 감염병의 역학조사 및 예방접종에 관한 역학조사를 실시하거나 같은 법 제18조의2에 따라 의료인 또는 의료기관의 장이 질병관리청장 또는 시·도지사(또는 시장·군수·구청장)에게 역학조사 실시를 요청한 경우로서 그 역학조사를 위하여 필요하다고 판단하는 때에는 의료기관 폐업 신고를 수리하지 아니할 수 있다. 〈개정 2024. 1. 30.〉 ④ 의료기관 개설자는 의료업을 폐업 또는 휴업하는 경우 보건복지부령으로 정하는 바에 따라 해당 의료기관에 입원 중인 환자를 다른 의료기관으로 옮길 수 있도록 하는 등 환자의 권익을 보호하기 위한 조치를 하여야 한다. (→ 벌칙 : 1년이하의 징역이나 1천만원 이하의 벌금)	① 신고
40조의2 ★★	**(진료기록부등의 이관)** ① 의료기관 개설자는 제40조 제1항에 따라 폐업 또는 휴업 신고를 할 때 제22조나 제23조에 따라 기록·보존하고 있는 진료기록부등의 수량 및 목록을 확인하고 진료기록부등을 관할 (①)에게 넘겨야 한다. 다만, 의료기관 개설자가 보건복지부령으로 정하는 바에 따라 진료기록부등의 보관계획서를 제출하여 관할 보건소장의 허가를 받은 경우에는 직접 보관할 수 있다. ② 제1항에 따라 관할 보건소장의 허가를 받아 진료기록부등을 직접 보관하는 의료기관 개설자는 보관계획서에 기재된 사항 중 보건복지부령으로 정하는 사항이 변경된 경우 관할 (②)에게 이를 신고하여야 하며, 직접 보관 중 질병, 국외 이주 등 보건복지부령으로 정하는 사유로 보존 및 관리가 어려운 경우 이를 대행할 책임자를 지정하여 보관하게 하거나 진료기록부등을 관할 보건소장에게 넘겨야 한다.	① 보건소장 ② 보건소장

조	법문내용	정답

조	법문내용	정답
41조 ★★★	**(당직의료인)** ① <u>각종 병원에는</u> 응급환자와 입원환자의 진료 등에 필요한 <u>당직의료인을</u> <u>두어야 한다.</u> 　**시행규칙 제39조의18(당직의료인)** 　① 각종 병원에 두어야 하는 당직의료인의 수는 입원환자 200명까지는 의사 · 치과의사 또는 한의사의 경우에는 (**①**)명, 간호사의 경우에는 (**②**)명을 두되, 입원환자 200명을 초과하는 200명마다 의사 · 치과의사 또는 한의사의 경우에는 1명, 간호사의 경우에는 2명을 추가한 인원 수로 한다. 　② 요양병원에 두어야 하는 당직의료인의 수는 다음 각 호의 기준에 따른다. 　　1. <u>의사 · 치과의사 또는 한의사의 경우는 입원환자 (**③**)명까지는 1명,</u> 입원환자 (**③**)명을 <u>초과하는 (**③**)명마다 1명을 추가한 인원 수</u> 　　2. 간호사의 경우에는 입원환자 (**④**)명까지는 1명, 입원환자 80명을 초과하는 (**④**)명마다 1명을 추가한 인원 수 　③ 제1항 및 제2항에도 불구하고 다음 각 호의 어느 하나에 해당하는 의료기관은 입원환자를 진료하는 데에 지장이 없도록 <u>해당 병원의 자체 기준에 따라 당직의료인을 배치할 수 있다.</u> 　　1. <u>정신병원</u> 　　2. 「장애인복지법」에 따른 <u>의료재활시설로서</u> 법 제3조의2에 따른 요건을 갖춘 의료기관 　　3. 국립정신건강센터, 국립정신병원, 국립소록도병원, <u>국립결핵병원</u> 및 국립재활원 　　4. 그 밖에 제1호부터 제3호까지에 준하는 의료기관으로서 보건복지부장관이 당직의료인의 배치 기준을 자체적으로 정할 필요가 있다고 인정하여 고시하는 의료기관	① 1 ② 2 ③ 300 ④ 80
42조 ★	**(의료기관의 명칭)** ① 의료기관은 제3조 제2항에 따른 <u>의료기관의 종류에 따르는 명칭 외의 명칭을 사용</u> <u>하지 못한다. 다만, 다음 각 호의 어느 하나에 해당하는 경우에는 그러하지 아니하다.</u> 〈개정 2020. 3. 4.〉 　1. <u>종합병원 또는 (　**①**　)이 그 명칭을 병원으로 표시하는 경우</u> 　2. 제3조의4 제1항에 따라 상급종합병원으로 지정받거나 제3조의 5 제1항에 따라 전문병원으로 지정받은 의료기관이 지정받은 기간 동안 그 명칭을 사용하는 경우 　3. 제33조 제8항 단서에 따라 개설한 의원급 의료기관이 면허 종별에 따른 종별명칭을 함께 사용하는 경우 　4. 국가나 지방자치단체에서 개설하는 의료기관이 보건복지부장관이나 시 · 도지사와 협의하여 정한 명칭을 사용하는 경우 5. 다른 법령으로 따로 정한 명칭을 사용하는 경우 　**시행규칙 제40조(의료기관의 명칭 표시)** 법 제42조 제2항에 따라 의료기관의 명칭 표시는 다음 각 호에 정하는 바에 따른다. 〈개정 2024. 7. 24.〉 　1. <u>의료기관이 명칭을 표시하는 경우에는</u> 법 제3조 제2항에 따른 <u>의료기관의 종류에 따르는</u> 명칭(종합병원 · 정신병원의 경우에는 병원을 포함한다) 앞에 고유명칭을 붙인다. 이 경우 의료기관의 종류 명칭의 글자 크기는 고유명칭의 2분의 1 범위에서 크거나 작게 하되, <u>고유 명칭은 의료기관의 종류 명칭과 혼동할 우려가 있거나 특정 진료과목 또는 질환명과 비슷한 명칭을 사용하지 못한다.</u> 　2. 제1호에도 불구하고 법 제3조의4 제1항에 따라 상급종합병원으로 지정받은 종합병원은 의료기관의 종류에 따른 명칭 대신 상급종합병원의 명칭을 표시할 수 있다.	① 정신병원

3. 제1호에도 불구하고 법 제3조의5 제1항에 따라 전문병원으로 지정받은 병원은 지정받은 특정 진료과목 또는 질환명을 표시할 수 있으며, 의료기관의 종류에 따른 명칭 대신 전문병원의 명칭을 표시할 수 있다.

4. 병원 · 한방병원 · 치과병원 · 의원 · 한의원 또는 치과의원의 개설자가 전문의인 경우에는 그 의료기관의 고유명칭 앞에 전문과목 및 전문의를 함께 표시하거나 의료기관의 고유명칭과 의료기관의 종류 명칭 사이에 인정받은 전문과목을 삽입하여 표시할 수 있다. 이 경우 전문과목에 "치과"가 포함된 치과병원 · 치과의원의 경우에는 제1호 전단에도 불구하고 의료기관의 종류 명칭에서 "치과"를 생략할 수 있다.

5. 제32조에 따른 부속 의료기관이 명칭을 표시하는 경우에는 의료기관의 종류에 따르는 명칭 앞에 그 개설기관의 명칭과 "(❷)"이라는 문자를 붙여야 한다.

② 부속

6. 의료기관의 명칭표시판에는 다음 각 목의 사항만을 표시할 수 있다. 다만, 장소가 좁거나 그 밖에 부득이한 사유가 있는 경우에는 제41조 제4항에도 불구하고 같은 조 제1항에 따른 진료과목을 명칭표시판에 함께 표시할 수 있다.

    가. 의료기관의 명칭 및 로고. 다만, 법 제56조 제2항 각 호의 내용이 포함되어 있는 로고는 표시할 수 없다.

    나. 전화번호 및 주소(인터넷 홈페이지 주소를 포함한다)

    다. 진료에 종사하는 의료인의 면허 종류 및 성명

    라. 상급종합병원으로 지정받은 사실(법 제3조의4 제1항에 따라 상급종합병원으로 지정받은 종합병원만 해당한다)

    마. 전문병원으로 지정받은 사실(법 제3조의5 제1항에 따라 전문병원으로 지정받은 병원만 해당한다)

    바. 병원 · 한방병원 · 치과병원 · 의원 · 한의원 또는 치과의원의 개설자가 전문의인 경우에는 해당 개설자의 전문의 자격 및 전문과목

    사. 법 제58조 제1항에 따라 의료기관 인증을 받은 사실

    아. 진료시간 및 진료일

7. 제6호 가목에 따른 의료기관의 명칭은 (❸)로 표시하되, 외국어를 함께 표시할 수 있다.

③ 한글

43조
★★★

(진료과목 등)

① 병원 · (❶) · (❷) 또는 종합병원은 한의사를 두어 한의과 진료과목을 추가로 설치 · 운영할 수 있다. 〈개정 2025. 11. 11.〉 [시행일 2026.1.1.] 제43조 제1항

② 한방병원 또는 치과병원은 의사를 두어 의과 진료과목을 추가로 설치 · 운영할 수 있다.

③ 병원 · 한방병원 · (❸) 또는 (❹)은 치과의사를 두어 치과 진료과목을 추가로 설치 · 운영할 수 있다.

① 치과병원
② 정신병원

③ 요양병원
④ 정신병원

시행규칙 제41조 제1항(진료과목의 표시) 법 제43조에 따라 의료기관이 표시할 수 있는 진료과목은 다음 각 호와 같다. 〈개정 2021. 6. 30.〉

1. 종합병원 : 제2호 및 제3호의 진료과목

2. 병원 · 정신병원이나 의원 : 내과, 신경과, 정신건강의학과, 외과, 정형외과, 신경외과, 흉부외과, 성형외과, 마취통증의학과, 산부인과, 소아청소년과, 안과, 이비인후과, 피부과, 비뇨의학과, 영상의학과, 방사선종양학과, 병리과, 진단검사의학과, 재활의학과, 결핵과, 예방의학과, 가정의학과, 핵의학과, 직업환경의학과 및 응급의학과

3. 치과병원이나 치과의원 : 구강악안면외과, 치과보철과, 치과교정과, 소아치과, 치주과,

<table>
<tr><th>조</th><th>법문내용</th><th>정답</th></tr>
</table>

치과보존과, <u>구강내과</u>, 영상치의학과, 구강병리과, 예방치과 및 통합치의학과

4. 한방병원이나 한의원 : 한방내과, 한방부인과, 한방소아과, 한방안 · 이비인후 · 피부과, <u>한방신경정신과</u>, 한방재활의학과, 사상체질과 및 침구과

5. <u>요양병원 : 제2호 및 제4호의 진료과목</u>

시행규칙 제41조 제2항(진료과목의 표시) 법 제43조 제1항부터 제3항까지의 규정에 따라 추가로 진료과목을 설치한 의료기관이 표시할 수 있는 진료과목과 법 제43조 제4항에 따라 추가로 설치한 진료과목의 진료에 필요한 시설 · 장비는 별표 8과 같다.

[별표 8] 추가로 진료과목을 설치한 의료기관이 표시할 수 있는 진료과목 및 진료에 필요한 시설 · 장비 기준(제41조 제2항 관련) 〈개정 2021. 6. 30.〉

2. 진료에 필요한 시설 · 장비 등

가. 종합병원 · 병원 · 치과병원에 추가로 한의과 진료과목을 설치하는 경우
 1) 관련된 시설 · 장비 및 의료관계인을 확보하고 있는 경우에는 한방요법실을 갖출 수 있다.
 2) 탕전을 하는 경우에는 관련된 시설 · 장비 및 의료관계인을 확보하고 탕전실을 갖추어야 한다.

나. <u>한방병원 · 치과병원에 추가로 의과 진료과목을 설치하는 경우</u>
 1) <u>외과계 진료과목을 설치하는 경우에는 관련된 시설 · 장비 및 의료관계인을 확보하고 (⑤)을 갖추어야 한다.</u>
 2) 관련된 시설 · 장비 및 의료관계인을 확보하고 있는 경우에는 임상검사실을 갖출 수 있다.
 3) 관련된 시설 · 장비 및 의료관계인을 확보하고 있는 경우에는 방사선장치를 갖출 수 있다.
 4) 수술실이 설치되어 있는 경우에는 (⑥)을 갖추어야 한다.

다. 요양병원 · 정신병원에 추가로 치과 진료과목을 설치하는 경우
 1) 관련된 시설 · 장비 및 의료관계인을 확보하고 있는 경우에는 임상검사실을 갖출 수 있다.
 2) 관련된 시설 · 장비 및 의료관계인을 확보하고 있는 경우에는 방사선장치를 갖출 수 있다.

라. 가목부터 다목까지의 규정에 따라 추가로 진료과목을 설치한 의료기관은 진료절차, 의료인 간 업무분장, 응급환자 대응방법, 관련 시설 · 장비의 활용방안, 환자의 선택권 등이 포함된 진료지침을 비치하여야 한다.

⑤ 수술실

⑥ 회복실

45조

(비급여 진료비용 등의 고지)

① <u>의료기관 개설자는</u> 「국민건강보험법」 제41조 제4항에 따라 <u>요양급여의 대상에서 제외되는 사항</u> 또는 「의료급여법」 제7조 제3항에 따라 <u>의료급여의 대상에서 제외되는 사항의 비용("비급여 진료비용")을</u> 환자 또는 환자의 보호자가 쉽게 알 수 있도록 보건복지부령으로 정하는 바에 따라 <u>고지하여야 한다.</u>

② 의료기관 개설자는 보건복지부령으로 정하는 바에 따라 <u>의료기관이 환자로부터 징수하는 제증명수수료의 비용을 게시하여야 한다.</u>

③ 의료기관 개설자는 제1항 및 제2항에서 <u>고지 · 게시한 금액을 초과하여 징수할 수 없다.</u>

조	법문내용	정답

조	법문내용	정답
	시행규칙 제42조의2 4항(비급여 진료비용 등의 고지) 인터넷 홈페이지를 운영하는 의료기관은 제1항 및 제3항의 사항을 제1항 및 제3항의 방법 외에 이용자가 알아보기 쉽도록 인터넷 홈페이지에 따로 표시해야 한다. 〈개정 2020. 9. 4.〉	
45조의2 ★	**(비급여 진료비용 등의 보고 및 현황조사 등)** ① 의료기관의 장은 보건복지부령으로 정하는 바에 따라 비급여 진료비용 및 제45조 제2항에 따른 제증명수수료("비급여진료비용등")의 항목, 기준, 금액 및 진료내역 등에 관한 사항을 보건복지부장관에게 보고하여야 한다. 〈신설 2020. 12. 29.〉 ② 보건복지부장관은 제1항에 따라 보고받은 내용을 바탕으로 모든 의료기관에 대한 비급여진료비용등의 항목, 기준, 금액 및 진료내역 등에 관한 현황을 조사·분석하여 그 결과를 공개할 수 있다. 다만, (①) 의료기관에 대하여는 그 결과를 공개하여야 한다. ※ 병원급 의료기관(의료법 제3조 제2항 제3호) : 병원, 치과병원, 한방병원, 요양병원, 정신병원, 종합병원	① 병원급
47조 ★★★	**(의료관련감염 예방)** ① 보건복지부령으로 정하는 일정 규모 이상의 병원급 의료기관의 장은 의료관련감염 예방을 위하여 감염관리위원회와 감염관리실을 설치·운영하고 보건복지부령으로 정하는 바에 따라 감염관리 업무를 수행하는 전담 인력을 두는 등 필요한 조치를 하여야 한다. 〈개정 2020. 3. 4.〉 ② 의료기관의 장은 「감염병의 예방 및 관리에 관한 법률」 제2조 제1호에 따른 감염병의 예방을 위하여 해당 의료기관에 소속된 의료인, 의료기관 종사자 및 「보건의료인력지원법」 제2조 제3호의 보건의료인력을 양성하는 학교 및 기관의 학생으로서 해당 의료기관에서 실습하는 자에게 보건복지부령으로 정하는 바에 따라 정기적으로 교육을 실시하여야 한다. 〈신설 2020. 12. 29.〉 ③ 의료기관의 장은 「감염병의 예방 및 관리에 관한 법률」 제2조 제1호에 따른 감염병이 유행하는 경우 환자, 환자의 보호자, 의료인, 의료기관 종사자 및 「경비업법」 제2조 제3호에 따른 경비원 등 해당 의료기관 내에서 업무를 수행하는 사람에게 감염병의 확산 방지를 위하여 필요한 정보를 제공하여야 한다. 〈신설 2019. 4. 23.〉 ④ 질병관리청장은 의료관련감염의 발생·원인 등에 대한 의과학적인 감시를 위하여 의료관련감염 감시 시스템을 구축·운영할 수 있다. 〈신설 2020. 8. 11.〉 ⑤ 의료기관은 제4항에 따른 시스템을 통하여 매월 의료관련감염 발생 사실을 등록할 수 있다. 〈신설 2020. 3. 4.〉 ⑥ 질병관리청장은 제4항에 따른 시스템의 구축·운영 업무를 대통령령으로 정하는 바에 따라 관계 전문기관에 위탁할 수 있다. 〈신설 2020. 8. 11.〉 ⑦ 질병관리청장은 제6항에 따라 업무를 위탁한 전문기관에 대하여 그 업무에 관한 보고 또는 자료의 제출을 명할 수 있다. 〈신설 2020. 8. 11.〉 ⑧ 의료관련감염이 발생한 사실을 알게 된 의료기관의 장, 의료인, 의료기관 종사자 또는 환자 등은 보건복지부령으로 정하는 바에 따라 질병관리청장에게 그 사실을 보고(이하 이 조에서 "자율보고"라 한다)할 수 있다. 이 경우 질병관리청장은 자율보고한	

사람의 의사에 반하여 그 신분을 공개하여서는 아니 된다. 〈신설 2020. 8. 11.〉

⑨ 자율보고한 사람이 해당 의료관련감염과 관련하여 관계 법령을 위반한 사실이 있는 경우에는 그에 따른 행정처분을 감경하거나 면제할 수 있다. 〈신설 2020. 3. 4.〉

⑩ 자율보고가 된 의료관련감염에 관한 정보는 보건복지부령으로 정하는 검증을 한 후에는 개인식별이 가능한 부분을 삭제하여야 한다. 〈신설 2020. 3. 4.〉

⑪ 자율보고의 접수 및 분석 등의 업무에 종사하거나 종사하였던 사람은 직무상 알게 된 비밀을 다른 사람에게 누설하거나 직무 외의 목적으로 사용하여서는 아니 된다. 〈신설 2020. 3. 4.〉

⑫ 의료기관의 장은 해당 의료기관에 속한 자율보고를 한 보고자에게 그 보고를 이유로 해고 또는 전보나 그 밖에 신분 또는 처우와 관련하여 불리한 조치를 할 수 없다. 〈신설 2020. 3. 4.〉

⑬ 질병관리청장은 제4항 또는 제8항에 따라 수집한 의료관련감염 관련 정보를 감염 예방·관리에 필요한 조치, 계획 수립, 조사·연구, 교육 등에 활용할 수 있다. 〈신설 2020. 8. 11.〉

⑭ 제1항에 따른 감염관리위원회의 구성과 운영, 감염관리실 운영, 제2항에 따른 교육, 제3항에 따른 정보 제공, 제5항에 따라 등록하는 의료관련감염의 종류와 그 등록의 절차·방법 등에 필요한 사항은 보건복지부령으로 정한다. 〈개정 2020. 3. 4.〉

시행규칙 제43조(감염관리위원회 및 감염관리실의 설치 등)

① 법 제47조 제1항에서 "보건복지부령으로 정하는 일정 규모 이상의 병원급 의료기관" 이란 (①)개 이상의 병상을 갖춘 병원급 의료기관을 말한다. 〈개정 2021. 6. 30.〉

② 법 제47조 제1항에 따른 감염관리위원회는 다음 각 호의 업무를 심의한다. 〈개정 2022. 9. 14.〉

1. 의료관련감염에 대한 대책, 연간 감염예방계획의 수립 및 시행에 관한 사항
2. 감염관리요원의 선정 및 배치에 관한 사항
3. 감염병환자등의 처리에 관한 사항
4. 병원의 전반적인 위생관리에 관한 사항
5. 의료관련감염 관리에 관한 자체 규정의 제정 및 개정에 관한 사항
6.～8. 삭제 〈2012. 8. 2.〉
9. 그 밖에 의료관련감염 관리에 관한 중요한 사항

③ 법 제47조 제1항에 따른 감염관리실은 다음 각 호의 업무를 수행한다. 〈신설 2022.9.14.〉

1. 의료관련감염의 발생 감시
2. 의료관련감염 관리 실적의 분석 및 평가
3. 직원의 감염관리교육 및 감염과 관련된 직원의 건강관리에 관한 사항
4. 그 밖에 감염 관리에 필요한 사항

시행규칙 제44조(위원회의 구성)

① 위원회는 위원장 1명을 포함한 7명 이상 15명 이하의 위원으로 구성한다.

② 위원장은 해당 의료기관의 장으로 하고, 부위원장은 위원 중에서 위원장이 지명한다.

③ 위원은 다음 각 호의 어느 하나에 해당하는 사람과 해당 의료기관의 장이 위촉하는 외부 전문가로 한다. 다만, 치과병원, 한방병원, 요양병원 및 정신병원의 경우에는 제(②)호의 위원을 제외할 수 있다. 〈개정 2024. 7. 24.〉

1. 감염관리실장

① 100

② 4

조	법문내용	정답
	2. 진료부서의 장 　3. 간호부서의 장 　4. 진단검사부서의 장 　5. 감염 관련 의사 및 해당 의료기관의 장이 필요하다고 인정하는 사람 ④ 제3항 각 호에 해당하는 자는 당연직 위원으로 하되 그 임기는 해당 부서의 재직기간으로 하고, 위촉하는 위원의 임기는 2년으로 한다. **시행규칙 제45조(위원회의 운영)** ② 정기회의는 연 2회 개최하고, 임시회의는 위원장이 필요하다고 인정하는 때 또는 위원 과반수가 소집을 요구할 때 개최할 수 있다. ③ 회의는 재적위원 과반수의 출석과 출석위원 과반수의 찬성으로 의결한다. ④ 위원장은 위원회를 대표하며 업무를 총괄한다. ⑤ 위원회는 회의록을 작성하여 참석자의 확인을 받은 후 비치하여야 한다. ⑥ 그 밖에 위원회의 운영에 필요한 사항은 위원장이 정한다. **시행규칙 제46조(감염관리실의 운영 등)** ② 제1항에 따라 감염관리실(종합병원, (③)개 이상의 병상을 갖춘 병원, 치과병원 또는 한방병원만 해당한다)에 두는 인력 중 1명 이상은 감염관리실에서 전담 근무해야 한다. 〈개정 2022. 9. 14.〉	③ 150
48조 ★★	**(설립 허가 등)** ① 제33조 제2항에 따른 의료법인을 설립하려는 자는 대통령령으로 정하는 바에 따라 정관과 그 밖의 서류를 갖추어 그 법인의 주된 사무소의 소재지를 관할하는 (①)의 허가를 받아야 한다. ② 의료법인은 그 법인이 개설하는 의료기관에 필요한 시설이나 시설을 갖추는 데에 필요한 자금을 보유하여야 한다. ③ 의료법인이 재산을 처분하거나 정관을 변경하려면 시·도지사의 허가를 받아야 한다. ④ 이 법에 따른 의료법인이 아니면 의료법인이나 이와 비슷한 명칭을 사용할 수 없다.	① 시·도지사
48조의 2 ★	**(임원)** ① 의료법인에는 (①)의 이사와 (②)명의 감사를 두되, 보건복지부장관의 승인을 받아 그 수를 증감할 수 있다. ② 이사와 감사의 임기는 정관으로 정하되, 이사는 4년, 감사는 2년을 초과할 수 없다. 다만, 이사와 감사는 각각 연임할 수 있다. ③ 이사회의 구성에 있어서 각 이사 상호 간에 「민법」 제777조에 규정된 친족관계에 있는 사람이 그 정수의 4분의 1을 초과해서는 아니 된다. ④ 다음 각 호의 어느 하나에 해당하는 사람은 의료법인의 임원이 될 수 없다. 〈개정 2024. 10. 22.〉 　1. (③) 　2. 피성년후견인 또는 피한정후견인 　3. 파산선고를 받은 사람으로서 복권되지 아니한 사람 　4. 금고 이상의 실형을 선고받고 그 집행이 끝나거나(집행이 끝난 것으로 보는 경우	① 5명 이상 15명 이하 ② 2 ③ 미성년자

조	법문내용	정답
	를 포함한다) 집행이 면제된 날부터 (**④**)년이 지나지 아니한 사람 5. 금고 이상의 형의 (**⑤**)를 선고받고 그 유예기간 중에 있는 사람 ⑤ 감사는 이사와 제3항에 따른 특별한 관계에 있는 사람이 아니어야 한다.	④ 3 ⑤ 집행유예

49조
★★★
	(부대사업)
	① 의료법인은 그 법인이 개설하는 의료기관에서 의료업무 외에 다음의 부대사업을 할 수 있다. 이 경우 부대사업으로 얻은 수익에 관한 회계는 의료법인의 다른 회계와 구분하여 계산하여야 한다.
	  1. 의료인과 의료관계자 양성이나 보수교육
	  2. 의료나 의학에 관한 조사 연구
	  3. 「노인복지법」 제31조 제2호에 따른 노인의료복지시설의 설치 · 운영
	  4. 「장사 등에 관한 법률」 제29조 제1항에 따른 장례식장의 설치 · 운영
	  5. 「주차장법」 제19조 제1항에 따른 부설주차장의 설치 · 운영
	  6. 의료업 수행에 수반되는 의료정보시스템 개발 · 운영사업 중 대통령령으로 정하는 사업
	  7. 그 밖에 휴게음식점영업, 일반음식점영업, 이용업, 미용업 등 환자 또는 의료법인이 개설한 의료기관 종사자 등의 편의를 위하여 보건복지부령으로 정하는 사업
	② 제1항 제4호 · 제5호 및 제7호의 부대사업을 하려는 의료법인은 타인에게 임대 또는 위탁하여 운영할 수 있다.
	③ 제1항 및 제2항에 따라 부대사업을 하려는 의료법인은 보건복지부령으로 정하는 바에 따라 미리 의료기관의 소재지를 관할하는 (**①**)에게 신고하여야 한다. 신고사항을 변경하려는 경우에도 또한 같다.
	
	＼ **행규칙 제60조 : 부대사업** "휴게음식점영업, 일반음식점영업, 이용업, 미용업 등 환자 또는 의료법인이 개설한 의료기관 종사자 등의 편의를 위하여 보건복지부령으로 정하는 사업"이란 다음 각 호의 사업을 말한다.
	1. 휴게음식점영업, 일반음식점영업, 제과점영업, 위탁급식영업
	2. 소매업 중 편의점, 슈퍼마켓, 자동판매기영업 및 서점
	2의2. 의류 등 생활용품 판매업 및 식품판매업(건강기능식품 판매업은 제외한다). 다만, 의료법인이 직접 영위하는 경우는 제외한다.
	3. 산후조리업
	4. 목욕장업
	5. 의료기기 임대 · 판매업. 다만, 의료법인이 직접 영위하는 경우는 제외한다.
	6. 숙박업, 여행업 및 외국인환자 유치업
	7. 수영장업, 체력단련장업 및 종합체육시설업
	8. 장애인보조기구의 제조 · 개조 · 수리업
	9. 다음 각 목의 어느 하나에 해당하는 업무를 하려는 자에게 의료법인이 개설하는 의료기관의 건물을 임대하는 사업
	  가. 이용업 및 미용업
	  나. 안경 조제 · 판매업
	  다. 은행업
	  라. 의원급 의료기관 개설 · 운영(의료관광호텔에 부대시설로 설치하는 경우로서 진료과목이 의료법인이 개설하는 의료기관과 동일하지 아니한 경우로 한정한다)
		① 시 · 도지사

조	법문내용	정답
51조 ★★	**(설립 허가 취소)** 보건복지부장관 또는 시 · 도지사는 의료법인이 다음 각 호의 어느 하나에 해당하면 그 설립 허가를 취소할 수 있다. 1. 정관으로 정하지 아니한 사업을 한 때 2. 설립된 날부터 (①)년 안에 의료기관을 개설하지 아니한 때 3. 의료법인이 개설한 의료기관이 제64조에 따라 개설허가를 취소당한 때 4. 보건복지부장관 또는 시 · 도지사가 감독을 위하여 내린 명령을 위반한 때 5. 제49조 제1항에 따른 부대사업 외의 사업을 한 때	① 2
52조의 2	**(대한민국의학한림원)** ① 의료인에 관련되는 의학 및 관계 전문분야("의학등")의 연구 · 진흥기반을 조성하고 우수한 보건의료인을 발굴 · 활용하기 위하여 대한민국의학한림원을 둔다. ② 한림원은 법인으로 한다. ③ 한림원은 다음 각 호의 사업을 한다. 1. 의학등의 연구진흥에 필요한 조사 · 연구 및 정책자문 2. 의학등의 분야별 중장기 연구 기획 및 건의 3. 의학등의 국내외 교류협력사업 4. 의학등 및 국민건강과 관련된 사회문제에 관한 정책자문 및 홍보 5. 보건의료인의 명예를 기리고 보전하는 사업 6. 보건복지부장관이 의학등의 발전을 위하여 지정 또는 위탁하는 사업	
53조	**(신의료기술의 평가)** ① (①)은 국민건강을 보호하고 의료기술의 발전을 촉진하기 위하여 신의료기술평가위원회의 심의를 거쳐 신의료기술의 안전성 · 유효성 등에 관한 평가를 하여야 한다. ③ (①)은 신의료기술평가의 결과를 건강보험심사평가원의 장에게 알려야 한다. 이 경우 신의료기술평가의 결과를 보건복지부령으로 정하는 바에 따라 공표할 수 있다.	① 보건복지부장관
56조 ★★★	**(의료광고의 금지 등)** ① 의료기관 개설자, 의료기관의 장 또는 의료인(이하 "의료인등"이라 한다)이 아닌 자는 의료에 관한 광고(의료인등이 신문 · 잡지 · 음성 · 음향 · 영상 · 인터넷 · 인쇄물 · 간판, 그 밖의 방법에 의하여 의료행위, 의료기관 및 의료인등에 대한 정보를 소비자에게 나타내거나 알리는 행위를 말한다. 이하 "의료광고"라 한다)를 하지 못한다. ② 의료인등은 다음 각 호의 어느 하나에 해당하는 의료광고를 하지 못한다. 1. 제53조에 따른 평가를 받지 아니한 신의료기술에 관한 광고 2. 환자에 관한 치료경험담 등 소비자로 하여금 치료 효과를 오인하게 할 우려가 있는 내용의 광고 3. 거짓된 내용을 표시하는 광고 4. 다른 의료인등의 기능 또는 진료 방법과 비교하는 내용의 광고 5. 다른 의료인등을 비방하는 내용의 광고 6. 수술 장면 등 직접적인 시술행위를 노출하는 내용의 광고 7. 의료인등의 기능, 진료 방법과 관련하여 심각한 부작용 등 중요한 정보를 누락하는 광고	

<table>
<tr><th>조</th><th>법문내용</th><th>정답</th></tr>
<tr><td></td><td>

8. 객관적인 사실을 과장하는 내용의 광고

9. 법적 근거가 없는 자격이나 명칭을 표방하는 내용의 광고

10. 신문, 방송, 잡지 등을 이용하여 기사(記事) 또는 전문가의 의견 형태로 표현되는 광고

11. 제57조에 따른 심의를 받지 아니하거나 심의받은 내용과 다른 내용의 광고

12. 제27조 제3항에 따라 외국인환자를 유치하기 위한 국내광고

13. 소비자를 속이거나 소비자로 하여금 잘못 알게 할 우려가 있는 방법으로 제45조에 따른 비급여 진료비용을 할인하거나 면제하는 내용의 광고

14. 각종 상장·감사장 등을 이용하는 광고 또는 인증·보증·추천을 받았다는 내용을 사용하거나 이와 유사한 내용을 표현하는 광고. 다만, 다음 각 목의 어느 하나에 해당하는 경우는 제외한다.

　가. 제58조에 따른 의료기관 인증을 표시한 광고

　나. 「정부조직법」 제2조부터 제4조까지의 규정에 따른 중앙행정기관·특별지방행정기관 및 그 부속기관, 「지방자치법」 제2조에 따른 지방자치단체 또는 「공공기관의 운영에 관한 법률」 제4조에 따른 (①)으로부터 받은 인증·보증을 표시한 광고

　다. 다른 법령에 따라 받은 인증·보증을 표시한 광고

　라. 세계보건기구와 협력을 맺은 (②)로부터 받은 인증을 표시한 광고 등 대통령령으로 정하는 광고

15. 그 밖에 의료광고의 방법 또는 내용이 국민의 보건과 건전한 의료경쟁의 질서를 해치거나 소비자에게 피해를 줄 우려가 있는 것으로서 대통령령으로 정하는 내용의 광고

③ 의료광고는 다음 각 호의 방법으로는 하지 못한다.

1. 「방송법」 제2조 제1호의 방송

2. 그 밖에 국민의 보건과 건전한 의료경쟁의 질서를 유지하기 위하여 제한할 필요가 있는 경우로서 대통령령으로 정하는 방법

⑤ (　　　　③　　　　)은 제2항 제2호부터 제5호까지 및 제7호부터 제9호까지를 위반한 의료인등에 대하여 제63조(시정명령등), 제64조(개설허가 취소등) 및 제67조(과징금 처분)에 따른 처분을 하려는 경우에는 지체 없이 그 내용을 공정거래위원회에 통보하여야 한다. 〈신설 2018. 3. 27.〉

시행령 제23조(의료광고의 금지기준)
　① 법 제56조 제4항에 따라 금지되는 의료광고의 구체적인 기준은 다음 각 호와 같다.
　　1. 법 제53조에 따른 신의료기술평가를 받지 아니한 신의료기술에 관하여 광고하는 것
　　2. 특정 의료기관·의료인의 기능 또는 진료 방법이 질병 치료에 반드시 효과가 있다고 표현하거나 환자의 치료경험담이나 (④)개월 이하의 임상경력을 광고하는 것
　　3. 의료인, 의료기관, 의료서비스 및 의료 관련 각종 사항에 대하여 객관적인 사실과 다른 내용 등 거짓된 내용을 광고하는 것
　　4. 특정 의료기관 개설자, 의료기관의 장 또는 의료인이 수행하거나 광고하는 기능 또는 진료 방법이 다른 의료인 등의 것과 비교하여 우수하거나 효과가 있다는 내용으로 광고하는 것
　　5. 다른 의료인 등을 비방할 목적으로 해당 의료인등이 수행하거나 광고하는 기능 또는

</td><td>

① 공공기관

② 국제평가기구

③ 보건복지부장관, 시장·군수·구청장

④ 6

</td></tr>
</table>

진료 방법에 관하여 불리한 사실을 광고하는 것

6. 의료인이 환자를 수술하는 장면이나 환자의 환부 등을 촬영한 동영상·사진으로서 일반인에게 혐오감을 일으키는 것을 게재하여 광고하는 것

7. 의료인 등의 의료행위나 진료 방법 등을 광고하면서 예견할 수 있는 환자의 안전에 심각한 위해를 끼칠 우려가 있는 부작용 등 중요 정보를 빠뜨리거나 글씨 크기를 작게 하는 등의 방법으로 눈에 잘 띄지 않게 광고하는 것

8. 의료인, 의료기관, 의료서비스 및 의료 관련 각종 사항에 대하여 객관적인 사실을 과장하는 내용으로 광고하는 것

9. 법적 근거가 없는 자격이나 명칭을 표방하는 내용을 광고하는 것

10. 특정 의료기관·의료인의 기능 또는 진료 방법에 관한 기사나 전문가의 의견을 신문·인터넷신문 또는 정기간행물이나 방송에 싣거나 방송하면서 특정 의료기관·의료인의 연락처나 약도 등의 정보도 함께 싣거나 방송하여 광고하는 것

11. 심의 대상이 되는 의료광고를 심의를 받지 아니하고 광고하거나 심의 받은 내용과 다르게 광고하는 것

12. 외국인 환자를 유치할 목적으로 법 제27조 제3항에 따른 행위를 하기 위하여 국내 광고 하는 것

13. 비급여 진료비용의 할인·면제 금액, 대상, 기간이나 범위 또는 할인·면제 이전의 비급여 진료비용에 대하여 허위 또는 불명확한 내용이나 정보 등을 게재하여 광고하는 것

14. 각종 상장·감사장 등을 이용하여 광고하는 것 또는 인증·보증·추천을 받았다는 내용을 사용하거나 이와 유사한 내용을 표현하여 광고하는 것. 다만, 법 제56조 제2항 제14호 각 목의 어느 하나에 해당하는 경우는 제외한다.

57조
★

(의료광고의 심의)

① 의료인등이 다음 각 호의 어느 하나에 해당하는 매체를 이용하여 의료광고를 하려는 경우 미리 의료광고가 규정에 위반되는지 여부에 관하여 <u>제2항에 따른 기관 또는 단체의 심의를 받아야 한다.</u> 〈개정 2018. 3. 27.〉

1. 「신문 등의 진흥에 관한 법률」 제2조에 따른 신문·인터넷신문 또는 「잡지 등 정기간행물의 진흥에 관한 법률」 제2조에 따른 (①)

2. 「옥외광고물 등의 관리와 옥외광고산업 진흥에 관한 법률」 제2조 제1호에 따른 옥외광고물 중 현수막, 벽보, 전단(傳單) 및 교통시설·교통수단에 표시(교통수단 내부에 표시되거나 영상·음성·음향 및 이들의 조합으로 이루어지는 광고를 포함한다)되는 것

3. (②)

4. <u>대통령령으로 정하는 인터넷 매체</u>[이동통신단말장치에서 사용되는 애플리케이션(Application)을 포함한다]

5. 그 밖에 매체의 성질, 영향력 등을 고려하여 대통령령으로 정하는 광고매체

② <u>다음 각 호의 기관 또는 단체는 대통령령으로 정하는 바에 따라 자율심의를 위한 조직 등을 갖추어 보건복지부장관에게 신고한 후 의료광고 심의 업무를 수행할 수 있다.</u> 〈개정 2018. 3. 27.〉

1. <u>제28조 제1항에 따른 의사회·치과의사회·한의사회</u>

2. <u>「소비자기본법」 제29조에 따라 등록한 소비자단체로서 대통령령으로 정하는 기준을 충족하는 단체</u>

정답:
① 정기간행물
② 전광판

조	법문내용	정답
	시행령 제24조(의료광고의 심의) ① 법 제57조 제1항 제4호에서 "대통령령으로 정하는 인터넷 매체"란 다음 각 호의 매체를 말한다. 〈개정 2012. 4. 27.〉 　1. 「신문 등의 진흥에 관한 법률」 제2조 제5호에 따른 인터넷뉴스서비스 　2. 「방송법」 제2조 제3호에 따른 방송사업자가 운영하는 인터넷 홈페이지 　3. 「방송법」 제2조 제3호에 따른 방송사업자의 방송프로그램을 주된 서비스로 하여 '방송', 'TV' 또는 '라디오' 등의 명칭을 사용하면서 인터넷을 통해 제공하는 인터넷 매체 　4. 「정보통신망 이용촉진 및 정보보호 등에 관한 법률」 제2조 제1항 제3호에 따른 정보통신서비스 제공자 중 전년도 말 기준 직전 3개월 간 일일 평균 이용자 수가 (**③**)명 이상인 자가 운영하는 인터넷 매체	③ 10만
57조의 3	**(의료광고 모니터링)** 자율심의기구는 의료광고가 제56조 제1항부터 제3항까지의 규정을 준수하는지 여부에 관하여 모니터링하고, 보건복지부령으로 정하는 바에 따라 모니터링 결과를 보건복지부장관에게 제출하여야 한다.	
58조의 2 ★★★	**(의료기관인증위원회)** ① 보건복지부장관은 의료기관 인증에 관한 주요 정책을 심의하기 위하여 (**①**) 소속으로 의료기관인증위원회를 둔다. ② 위원회는 위원장 1명을 포함한 15인 이내의 위원으로 구성한다. ③ 위원회의 위원장은 (**②**)으로 하고, 위원회의 위원은 다음 각 호의 사람 중에서 보건복지부장관이 임명 또는 위촉한다. 　1. 의료인 단체 및 의료기관단체에서 추천하는 자 　2. 노동계, 시민단체(비영리민간단체를 말한다), 소비자단체에서 추천하는 자 　3. 보건의료에 관한 학식과 경험이 풍부한 자 　4. 시설물 안전진단에 관한 학식과 경험이 풍부한 자 　5. 보건복지부 소속 3급 이상 공무원 또는 고위공무원단에 속하는 공무원 　**시행령 제31조**(위원의 임기) 　① 제30조 제1호부터 제3호까지의 위원의 임기는 (**③**)년으로 한다. 　② 위원의 사임 등으로 새로 위촉된 위원의 임기는 전임 위원 임기의 남은 기간으로 한다. 　**시행령 제31조의 3, 4항**(인증위원회의 운영) 위원장이 부득이한 사유로 직무를 수행할 수 없을 때에는 위원장이 미리 지명한 위원이 그 직무를 대행한다.	① 보건복지부장관 ② 보건복지부차관 ③ 2
58조의 3 ★★★	**(의료기관 인증기준 및 방법 등)** ① 의료기관 인증기준은 다음 각 호의 사항을 포함하여야 한다. 　1. 환자의 권리와 안전 　2. 의료기관의 의료서비스 질 향상 활동 　3. 의료서비스의 제공과정 및 성과 　4. 의료기관의 조직·인력관리 및 운영 　5. (**①**) ② 인증등급은 인증, 조건부인증 및 (**②**)으로 구분한다. 〈개정 2020. 3. 4.〉 ③ 인증의 유효기간은 (**③**)년으로 한다. 다만, 조건부인증의 경우에는 유효기간을	① 환자 만족도 ② 불인증 ③ 4

조	법문내용	정답
	(④)년으로 한다. 〈개정 2020. 3. 4.〉 ④ 조건부인증을 받은 의료기관의 장은 (⑤) 내에 보건복지부령으로 정하는 바에 따라 재인증을 받아야 한다. 〈개정 2020. 3. 4.〉 ⑤ 제1항에 따른 인증기준의 세부 내용은 보건복지부장관이 정한다. 〈개정 2020. 3. 4.〉	④ 1 ⑤ 유효기간
58조의 4	**(의료기관 인증의 신청 및 평가)** ① 의료기관 인증을 받고자 하는 의료기관의 장은 보건복지부령으로 정하는 바에 따라 보건복지부장관에게 신청할 수 있다. ② 제1항에도 불구하고 제3조 제2항 제3호에 따른 (①)(의료재활시설로서 제3조의 2에 따른 요건을 갖춘 의료기관은 제외)의 장은 보건복지부령으로 정하는 바에 따라 보건복지부장관에게 인증을 신청하여야 한다. 〈개정 2020. 3. 4.〉 ③ 제2항에 따라 인증을 신청하여야 하는 요양병원이 조건부인증 또는 불인증을 받거나 인증 또는 조건부인증이 취소된 경우 해당 요양병원의 장은 보건복지부령으로 정하는 기간 내에 다시 인증을 신청하여야 한다. 〈개정 2020. 3. 4.〉 ④ 보건복지부장관은 인증을 신청한 의료기관에 대하여 인증기준 적합 여부를 평가하여야 한다. 이 경우 보건복지부장관은 보건복지부령으로 정하는 바에 따라 필요한 조사를 할 수 있고, 인증을 신청한 의료기관은 정당한 사유가 없으면 조사에 협조하여야 한다. 〈신설 2020.3.4〉 ⑤ 보건복지부장관은 제4항에 따른 평가 결과와 인증등급을 지체 없이 해당 의료기관의 장에게 통보하여야 한다. 〈신설 2020.3.4.〉 **시행규칙 제64조 7항(의료기관 인증의 신청 등)** 인증원의 장은 인증신청 접수대장과 인증서 발급대장을 작성하여 최종 기재일로부터 5년간 보관해야 한다. 이 경우 해당 기록은 전자문서로 작성·보관할 수 있다. 〈개정 2020. 9. 4.〉	① 요양병원
58조의 5 ★	**(이의신청)** ① 의료기관 인증을 신청한 의료기관의 장은 평가결과 또는 인증등급에 관하여 보건복지부장관에게 이의신청을 할 수 있다. ② 제1항에 따른 이의신청은 평가결과 또는 인증등급을 통보받은 날부터 (①)일 이내에 하여야 한다. 다만, 책임질 수 없는 사유로 그 기간을 지킬 수 없었던 경우에는 그 사유가 없어진 날부터 기산한다.	① 30
58조의 7	**(인증의 공표 및 활용)** ① 보건복지부장관은 인증을 받은 의료기관에 관하여 인증기준, 인증 유효기간 및 평가한 결과 등 보건복지부령으로 정하는 사항을 인터넷 홈페이지 등에 공표하여야 한다. 〈개정 2020. 3. 4.〉 **시행규칙 제64조의 7(의료기관 인증의 공표)** 인증원의 장은 법 제58조의 7 제1항에 따라 다음 각 호의 사항을 인터넷 홈페이지 등에 공표해야 한다. 〈개정 2020. 9. 4.〉 1. 해당 의료기관의 명칭, 종별, 진료과목 등 일반현황 2. 인증등급 및 인증의 유효기간 3. 인증기준에 따른 평가 결과 4. 그 밖에 의료의 질과 환자 안전의 수준을 높이기 위하여 보건복지부장관이 정하는 사항	

조	법문내용	정답

58조의10
★
	(의료기관 인증의 취소 등)
	① 보건복지부장관은 인증을 받은 의료기관이 인증 유효기간 중 다음 각 호의 어느 하나에 해당하는 경우에는 의료기관 인증 또는 조건부인증을 취소하거나 인증마크의 사용정지 또는 시정을 명할 수 있다. 다만, 제1호 및 제2호에 해당하는 경우에는 인증 또는 조건부인증을 취소하여야 한다. 〈개정 2020. 3. 4.〉
	  1. 거짓이나 그 밖의 부정한 방법으로 인증 또는 조건부인증을 받은 경우
	  2. 제64조 제1항에 따라 의료기관 개설 허가가 취소되거나 폐쇄명령을 받은 경우
	  3. 의료기관의 종별 변경 등 인증 또는 조건부인증의 전제나 근거가 되는 중대한 사실이 변경된 경우
	  4. 제58조의 3 제1항에 따른 인증기준을 충족하지 못하게 된 경우
	  5. 인증마크의 사용정지 또는 시정명령을 위반한 경우
	② 제1항 제1호에 따라 인증이 취소된 의료기관은 인증 또는 조건부인증이 취소된 날부터 (①)년 이내에 인증 신청을 할 수 없다.
		① 1

59조 ★	**(지도와 명령)** ② (①)은 의료인이 정당한 사유 없이 진료를 중단하거나 의료기관 개설자가 집단으로 휴업하거나 폐업하여 환자 진료에 막대한 지장을 초래하거나 초래할 우려가 있다고 인정할 만한 상당한 이유가 있으면 그 의료인이나 의료기관 개설자에게 업무개시 명령을 할 수 있다.	① 보건복지부장관, 시·도지사 또는 시장·군수·구청장

60조	**(병상 수급 계획의 수립 등)**
	③ 보건복지부장관은 제2항에 따라 제출된 병상 수급 및 관리계획이 제1항에 따른 기본시책에 맞지 아니하는 등 보건복지부령으로 정하는 사유가 있으면 시·도지사와 협의하여 보건복지부령으로 정하는 바에 따라 이를 조정하여야 한다. 〈개정 2019. 8. 27.〉
	
	병상 수급계획의 수립 및 조정에 관한 규칙 제5조 3항 법 제60조 제3항에 따라 보건복지부장관이 시·도지사에게 조정을 권고할 수 있는 사유는 다음 각 호와 같다.
	  1. 지역병상 수급계획의 내용이 기본시책에 맞지 아니하는 경우
	  2. 지방자치단체의 생활권역과 행정구역이 서로 다른데도 해당 지방자치단체에서 이를 고려하지 아니한 경우
	  3. 둘 이상의 지방자치단체에 걸쳐 있는 광역의료행정을 해당 지방자치단체에서 고려하지 아니한 경우
	  4. 지방자치단체 간 지역병상수급계획이 현저하게 불균형한 경우	

62조 ★★	**(의료기관 회계기준)** ① 의료기관 개설자는 의료기관 회계를 투명하게 하도록 노력하여야 한다. ② (①)병상 이상의 병원급 의료기관으로서 보건복지부령으로 정하는 일정 규모 이상의 병원급 의료기관 개설자는 회계를 투명하게 하기 위하여 의료기관 회계기준을 지켜야 한다. 〈개정 2020. 3. 4.〉 **의료기관 회계기준 규칙 제1조** 이 규칙은 의료법 제62조에 따라 의료기관의 개설자가 준수하여야 하는 의료기관 회계기준을 정함으로써 의료기관 회계의 투명성을 확보함을 목적으로 한다.	① 100

조	법문내용	정답

64조
★

(개설 허가 취소 등)

① 보건복지부장관 또는 시장·군수·구청장은 의료기관이 다음 각 호의 어느 하나에 해당하면 그 의료업을 (①)년의 범위에서 정지시키거나 개설 허가의 취소 또는 의료기관 폐쇄를 명할 수 있다. 다만, 제8호에 해당하는 경우에는 의료기관 개설 허가의 취소 또는 의료기관 폐쇄를 명하여야 하며, 의료기관 폐쇄는 제33조 제3항과 제35조 제1항 본문에 따라 신고한 의료기관에만 명할 수 있다. 〈개정 2020. 12. 29.〉

1. 개설 신고나 개설 허가를 한 날부터 (②)개월 이내에 정당한 사유 없이 업무를 시작하지 아니한 때

1의2. 제4조 제2항을 위반하여 의료인이 다른 의료인 또는 의료법인 등의 명의로 의료기관을 개설하거나 운영한 때

2. 무자격자에게 의료행위를 하게 하거나 의료인에게 면허사항 외의 의료행위를 하게 한 때

3. 관계 공무원의 직무 수행을 기피 또는 방해하거나 명령을 위반한 때

4. 의료법인·비영리법인, 준정부기관·지방의료원 또는 한국보훈복지의료공단의 설립허가가 취소되거나 해산된 때

4의2. 제33조 제2항을 위반하여 의료기관을 개설한 때

4의3. 제33조 제8항을 위반하여 둘 이상의 의료기관을 개설·운영한 때

5. 제33조 제5항·제7항·제9항·제10항, 제40조, 제40조의2 또는 제56조를 위반한 때. 다만, 의료기관 개설자 본인에게 책임이 없는 사유로 제33조 제7항 제4호를 위반한 때에는 그러하지 아니하다.

5의2. 정당한 사유 없이 폐업·휴업 신고를 하지 아니하고 6개월 이상 의료업을 하지 아니한 때

6. 제63조에 따른 시정명령(제4조 제5항 위반에 따른 시정명령 제외)을 이행하지 아니한 때

7. 「약사법」을 위반하여 담합행위를 한 때

8. 의료기관 개설자가 거짓으로 진료비를 청구하여 (③) 이상의 형을 선고받고 그 형이 확정된 때

9. 사람의 생명 또는 신체에 중대한 위해를 발생하게 한 때

정답:
① 1
② 3
③ 금고

65조
★★★

(면허 취소와 재교부)

① 보건복지부장관은 의료인이 다음 각 호의 어느 하나에 해당할 경우에는 그 면허를 취소할 수 있다. 다만, 제1호·제(①)호의 경우에는 면허를 취소하여야 한다. 〈개정 2024. 9. 20.〉

취소사항		재교부
1. (②) 다만 의료행위중, 형법 제268조의 죄(업무상 과실 또는 중대한 과실 로 사람을 사망이나 상해에 이르게)를 범해 제8조 제4호부터 제6호 까지 어느 하	1) 정신질환자 다만 전문의가 의료인으로서 적합하다고 인정하는 사람은 그러하지 아니하다	면허가 취소된 자라도 취소의 원인이 된 사유가 없어지거나 개전의 정이 뚜렷하다고 인정되고 대통령령으로 정하는 교육프로그램을 이수한 경우에는 면허를 재교부할 수 있다.
	2) 마약·대마·향정신성의약품 중독자	
	3) 피성년후견인·피한정후견인	
	4) 금고 이상의 실형을 선고받고 그 집행이 끝나거나 그 집행을 받지 아니하기로 확정된 후 5년이 지나지 아니한 자	(③)년 이내에 면허를 재교부하지 못한다.

정답:
① 8
② 결격사유 등에 해당하게 된 경우
③ 3

조	법문내용			정답
	나에 해당하게 된 경우는 그러하지 아니 하다.	4-1) 제8조 제4호에 따른 사유로 면허가 취소된 사람이 다시 제8조 제4호에 따른 사유로 면허가 취소된 경우	(**④**)년 이내에 면허를 재교부하지 못한다.	④ 10 ⑤ 3 ⑥ 3 ⑦ 2 ⑧ 2 ⑨ 1 ⑩ 3 ⑪ 3 ⑫ 3 ⑬ 재교부할 수 없다
		5) 금고 이상의 형의 집행유예를 선고받고 그 유예기간이 지난 후 2년이 지나지 아니한 자	(**⑤**)년 이내에 면허를 재교부하지 못한다.	
		6) 금고 이상의 형의 선고유예를 받고 그 유예기간 중에 있는 자	(**⑥**)년 이내에 면허를 재교부하지 못한다.	
	2. 제66조에 따른 자격 정지 처분 기간 중에 의료행위를 하거나 3회 이상 자격 정지 처분을 받은 경우		(**⑦**)년 이내에 면허를 재교부하지 못한다.	
	2의2. 제2항에 따라 면허를 재교부받은 사람이 제66조 제1항 각 호의 어느 하나에 해당하는 경우		(**⑧**)년 이내에 면허를 재교부하지 못한다.	
	3. 제11조 제1항에 따른 면허 조건을 이행하지 아니한 경우		(**⑨**)년 이내에 면허를 재교부하지 못한다.	
	4. 제4조의 3 제1항(의료인은 제5조(의사 · 치과의사 및 한의사), 제6조(조산사) 및 「간호법」 제4조(간호사)에 따라 받은 면허를 다른 사람에게 대여하여서는 아니 된다)을 위반하여 면허를 대여한 경우		(**⑩**)년 이내에 면허를 재교부하지 못한다.	
	5. 삭제 〈2016. 12. 20.〉			
	6. 제4조 제6항(의료인은 일회용 의료기기를 한번 사용한 후 다시 사용하여서는 아니 된다)을 위반하여 사람의 생명 또는 신체에 중대한 위해를 발생하게 한 경우		(**⑪**)년 이내에 면허를 재교부하지 못한다.	
	7. 제27조 제5항을 위반하여 사람의 생명 또는 신체에 중대한 위해를 발생하게 할 우려가 있는 수술, 수혈, 전신마취를 의료인 아닌 자에게 하게 하거나 의료인에게 면허 사항 외로 하게 한 경우		(**⑫**)년 이내에 면허를 재교부하지 못한다.	
	8. 거짓이나 그 밖의 부정한 방법으로 제5조 및 제6조에 따른 의료인 면허 발급 요건을 취득하거나 제9조에 따른 국가시험에 합격한 경우		면허를 (**⑬**)	

(형법 제268조 업무상 과실 · 중과실 치사상) 업무상 과실 또는 중대한 과실로 사람을 사망이나 상해에 이르게 한 자는 5년 이하의 금고 또는 2천만원 이하의 벌금에 처한다.

[전문개정 2020. 12. 8.]

조	법문내용	정답
66조 ★★★	**(자격정지 등)** ① 보건복지부장관은 의료인이 다음 각 호의 어느 하나에 해당하면 (제65조 제1항 제2호의2에 해당하는 경우는 제외한다) (**①**)년의 범위에서 면허자격을 정지시킬 수 있다. 이 경우 의료기술과 관련한 판단이 필요한 사항에 관하여는 관계 전문가의 의견을 들어 결정할 수 있다. 〈개정 2023. 5. 19.〉 1. (**②**)를 심하게 손상시키는 행위를 한 때 2. 의료기관 개설자가 될 수 없는 자에게 고용되어 의료행위를 한 때 2의2. 제4조 제6항(의료인은 일회용 의료기기를 한번 사용한 후 다시 사용하여서는 아니 된다)을 위반한 때 3. 진단서 · 검안서 또는 증명서를 거짓으로 작성하여 내주거나 진료기록부등을 거짓으로 작성하거나 고의로 사실과 다르게 추가기재 · 수정한 때 4. 제20조(태아 성 감별 행위 등 금지)를 위반한 경우 5. 삭제 〈2020. 12. 29〉	① 1 ② 의료인의 품위

6. 의료기사가 아닌 자에게 의료기사의 업무를 하게 하거나 의료기사에게 그 업무 범위를 벗어나게 한 때

7. 관련 서류를 위조·변조하거나 속임수 등 부정한 방법으로 진료비를 거짓 청구한 때

8. 삭제 〈2011. 8. 4.〉

9. 제23조의 5(부당한 경제적 이익등의 취득 금지)를 위반하여 경제적 이익 등을 제공받은 때

10. 그 밖에 이 법 또는 이 법에 따른 명령을 위반한 때

의료법 시행령 제32조 1항 법 제66조 제2항에 따른 의료인의 품위손상 행위의 범위는 다음 각 호와 같다. 〈개정 2021. 6. 15.〉

1. 학문적으로 인정되지 아니하는 진료행위(조산업무와 간호업무 포함)

2. 비도덕적 진료행위

3. 거짓 또는 과대 광고행위

3의2. 방송, 신문·인터넷신문, 정기간행물 또는 제24조 제1항 각 호의 인터넷 매체[이동통신단말장치에서 사용되는 애플리케이션(Application)을 포함]에서 다음 각 목의 건강·의학정보(의학, 치의학, 한의학, 조산학 및 간호학의 정보)에 대하여 거짓 또는 과장하여 제공하는 행위

가. 식품에 대한 건강·의학정보

나. 건강기능식품에 대한 건강·의학정보

다. 의약품, 한약, 한약제제 또는 의약외품에 대한 건강·의학정보

라. 의료기기에 대한 건강·의학정보

마. 화장품, 기능성화장품 또는 유기농화장품에 더한 건강·의학정보

4. 불필요한 검사·투약·수술 등 지나친 진료행위를 하거나 부당하게 많은 진료비를 요구하는 행위

5. 전공의의 선발 등 직무와 관련하여 부당하게 금품을 수수하는 행위

6. 다른 의료기관을 이용하려는 환자를 영리를 목적으로 자신이 종사하거나 개설한 의료기관으로 유인하거나 유인하게 하는 행위

7. 자신이 처방전을 발급하여 준 환자를 영리를 목적으로 특정 약국에 유치하기 위하여 약국개설자나 약국에 종사하는 자와 담합하는 행위

66조의 2

(중앙회의 자격정지 처분 요구 등) 각 중앙회의 장은 의사·치과의사·한의사 또는 조산사가 제66조 제1항 제1호에 해당하는 경우에는 각 중앙회의 윤리위원회의 심의·의결을 거쳐 (❶)에게 자격정지 처분을 요구할 수 있다. 〈개정 2024. 9. 20.〉

간호법 제21조(자격정지 처분 요구 등) 간호사중앙회 및 간호조무사협회의 장은 간호사 및 간호조무사가 「의료법」 제66조 제1항 제1호에 해당하는 경우에는 각각 제18조 제6항 및 제20조 제4항에 따른 윤리위원회의 심의·의결을 거쳐 (❷)에게 「의료법」 제66조 제1항에 따른 자격정지 처분을 요구할 수 있다.

❶ 보건복지부장관

❷ 보건복지부장관

77조

(전문의)

① 의사·치과의사 또는 한의사로서 전문의가 되려는 자는 대통령령으로 정하는 수련을 거쳐 보건복지부장관에게 자격 인정을 받아야 한다.

② 제1항에 따라 전문의 자격을 인정받은 자가 아니면 전문과목을 표시하지 못한다. 다만, 보건복지부장관은 의료체계를 효율적으로 운영하기 위하여 전문의 자격을 인정받

조	법문내용	정답
	은 치과의사와 한의사에 대하여 종합병원 · 치과병원 · 한방병원 중 보건복지부령으로 정하는 의료기관에 한하여 전문과목을 표시하도록 할 수 있다.	
79조	**의료법 시행규칙 제75조 1항** 한지 의료인의 허가지역 변경) 법 제79조 제3항에 따라 <u>한지 의료인이 그 허가지역을 변경하려는 경우에는 그 소재지를 관할하는 (①)의 허가를 받아야 한다. 다만, 다른 시 · 도로 변경하거나 2개 시 · 도 이상에 걸쳐있는 지역으로 변경하려는 경우에는 (②)의 허가를 받아야 한다.</u>	① 시·도지사 ② 보건복지부장관
80조	**(간호조무사 자격)** ① 삭제 〈2024. 9. 20.〉 **간호법 제6조 제1항(간호조무사 자격인정 등)** <u>간호조무사가 되려는 사람은</u> 다음 각 호의 어느 하나에 해당하는 사람으로서 <u>보건복지부령으로 정하는 교육과정을 이수하고 제8조에 따른 간호조무사 국가시험에 합격한 후 보건복지부장관의 (①)인정을 받아야 한다.</u> 1. 초 · 중등교육법령에 따른 특성화고등학교의 간호 관련 학과를 졸업한 사람(간호조무사 국가시험 응시일부터 6개월 이내에 졸업이 예정된 사람을 포함한다) 2. 「초 · 중등교육법」 제2조에 따른 고등학교 졸업자(간호조무사 국가시험 응시일부터 6개월 이내에 졸업이 예정된 사람을 포함한다) 또는 초 · 중등교육법령에 따라 같은 수준 이상의 학력이 있다고 인정되는 사람("고등학교 졸업 이상 학력인정자")으로서 보건복지부령으로 정하는 국 · 공립 간호조무사양성소의 교육을 이수한 사람 3. 고등학교 졸업 이상 학력 인정자로서 평생교육법령에 따른 평생교육시설에서 고등학교 교과 과정에 상응하는 교육과정 중 간호 관련 학과를 졸업한 사람(간호조무사 국가시험 응시일부터 6개월 이내에 졸업이 예정된 사람을 포함한다) 4. 고등학교 졸업 이상 학력 인정자로서 「학원의 설립 · 운영 및 과외교습에 관한 법률」 제2조의2 제2항에 따른 학원의 간호조무사 교습과정을 이수한 사람 5. 고등학교 졸업 이상 학력 인정자로서 외국의 간호조무사 교육과정(보건복지부장관이 정하여 고시하는 인정기준에 해당하는 교육과정을 말한다)을 이수하고 해당 국가의 간호조무사 자격을 취득한 사람 6. 제4조 제1항 제1호 또는 제2호에 해당하는 사람	① 자격
81조	**(의료유사업자)** ① 이 법이 시행되기 전의 규정에 따라 자격을 받은 (①)(이하 "의료유사업자"라 한다)는 제27조에도 불구하고 각 해당 시술소에서 시술을 업으로 할 수 있다. ② 의료유사업자에 대하여는 이 법 중 의료인과 의료기관에 관한 규정을 준용한다. 이 경우 "의료인"은 "의료유사업자"로, "면허"는 "자격"으로, "면허증"은 "자격증"으로, "의료기관"은 "시술소"로 한다.	① 접골사, 침사, 구사
82조	**(안마사)** ① 안마사는 「장애인복지법」에 따른 시각장애인 중 다음 각 호의 어느 하나에 해당하는 자로서 (①)에게 자격인정을 받아야 한다. 1. 「초 · 중등교육법」 제2조 제5호에 따른 특수학교 중 고등학교에 준한 교육을 하는 학교에서 제4항에 따른 안마사의 업무한계에 따라 물리적 시술에 관한 교육과정을 마친 자	① 시·도지사

	2. 중학교 과정 이상의 교육을 받고 보건복지부장관이 지정하는 안마수련기관에서 2년 이상의 안마수련과정을 마친 자 ② 제1항의 안마사는 제27조에도 불구하고 안마업무를 할 수 있다. ③ 안마사에 대하여는 이 법 중 제8조, 제25조, 제28조부터 제32조까지, 제33조 제2항 제1호·제3항·제5항·제8항 본문, 제36조, 제40조, 제59조 제1항, 제61조, 제63조(제36조를 위반한 경우만), 제64조부터 제66조까지, 제68조, 제83조, 제84조를 준용한다. 이 경우 "의료인"은 "안마사"로, "면허"는 "자격"으로, "면허증"은 "자격증"으로, "의료기관"은 "안마시술소 또는 안마원"으로, "해당 의료관계단체의 장"은 "안마사회장"으로 한다. ④ 제3항에도 불구하고 국가나 지방자치단체가 관계 법령에 따라 시행하는 장애인일자리 사업 등을 수행하는 자로서 보건복지부령으로 정하는 자가 그 사업 수행과정에서 안마사를 고용하는 경우에는 제66조 제1항 제2호를 준용하지 아니한다. 〈신설 2023. 10. 31.〉 ⑤ 안마사의 업무한계, 안마시술소나 안마원의 시설 기준 등에 관한 사항은 보건복지부령으로 정한다. 〈개정 2023. 10. 31.〉	
84조 ★★	**(청문)** 보건복지부장관, 시·도지사 또는 시장·군수·구청장은 다음 각 호의 어느 하나에 해당하는 처분을 하려면 (**①**)을 실시하여야 한다. 〈개정 2020. 3. 4.〉 　1. 제23조의 2 제4항(전자의무기록시스템의 인증취소)에 따른 인증의 취소 　2. 제51조(의료법인의 설립허가 취소)에 따른 설립 허가의 취소 　3. 제58조의 10(의료기관인증의 취소)에 따른 의료기관 인증 또는 조건부인증의 취소 　4. 제63조(시정명령)에 따른 시설·장비 등의 사용금지 명령 　5. 제64조 제1항(의료기관의 개설허가 취소 등)에 따른 개설허가 취소나 의료기관 폐쇄 명령 　6. 제65조 제1항(의료인의 면허취소)에 따른 면허의 취소	① 청문
87조의 2 ★★★	**(벌칙)** ① 다음 각 호의 어느 하나에 해당하는 죄를 범하여 사람을 상해에 이르게 한 경우에는 7년 이하의 징역 또는 1천만원 이상 7천만원 이하의 벌금에 처하고, 중상해에 이르게 한 경우에는 3년 이상 10년 이하의 징역에 처하며, 사망에 이르게 한 경우에는 무기 또는 5년 이상의 징역에 처한다. 〈개정 2025. 11. 11.〉 [시행일 2026. 2. 12.] 제87조의 2 제1항 　1. 제12조 제3항을 위반한 죄 　2. 제27조 제1항 또는 제5항을 위반한 죄 제12조 제3항(의료기술 등에 대한 보호) 누구든지 의료행위가 이루어지는 장소에서 의료행위를 행하는 의료인, 간호조무사 및 「의료기사 등에 관한 법률」 제2조에 따른 의료기사 또는 의료행위를 받는 사람을 폭행·협박하여서는 아니 된다. 〈개정 2024. 9. 20.〉 제27조(무면허 의료행위 등 금지) 　① 의료인이 아니면 누구든지 의료행위를 할 수 없으며 의료인도 면허된 것 이외의 의료행위를 할 수 없다. 다만, 다음 각 호의 어느 하나에 해당하는 자는 보건복지부령으로 정하는 범위에서 의료행위를 할 수 있다. 　⑤ 누구든지 의료인이 아닌 자에게 의료행위를 하게 하거나 의료인에게 면허 사항 외의 의료행위를 하게 하여서는 아니 된다. ② 다음 각 호의 어느 하나에 해당하는 자는 (**①**)년 이하의 징역이나 (**②**) 이하의 벌금에 처한다. 〈개정 2021. 9. 24.〉	① 5 ② 5천만원

조	법문내용	정답
	1. 제4조의 3 제1항(의료인은 제5조(의사·치과의사 및 한의사), 제6조(조산사) 및 제7조(간호사)에 따라 받은 면허를 다른 사람에게 대여하여서는 아니 된다.)을 위반하여 면허를 대여한 사람 1의2. 제4조의 3 제2항(누구든지 제5조부터 제7조까지에 따라 받은 면허를 대여받아서는 아니 되며, 면허 대여를 알선하여서도 아니 된다.)을 위반하여 면허를 대여받거나 면허 대여를 알선한 사람 2. 제12조 제2항(누구든지 의료기관의 의료용 시설·기재·약품, 그 밖의 기물 등을 파괴·손상하거나 의료기관을 점거하여 진료를 방해하여서는 아니 되며, 이를 교사하거나 방조하여서는 아니 된다.) 및 제12조 제3항(누구든지 의료행위가 이루어지는 장소에서 의료행위를 행하는 의료인, 제80조에 따른 간호조무사 및 「의료기사 등에 관한 법률」 제2조에 따른 의료기사 또는 의료행위를 받는 사람을 폭행·협박하여서는 아니 된다.), 제18조 제3항(누구든지 정당한 사유 없이 전자처방전에 저장된 개인정보를 탐지하거나 누출·변조 또는 훼손하여서는 아니 된다.), 제21조의 2 제5항·제8항(누구든지 정당한 사유 없이 진료기록전송지원시스템에 저장된 정보를 누출·변조 또는 훼손하여서는 아니 된다.), 제23조 제3항(누구든지 정당한 사유 없이 전자의무기록에 저장된 개인정보를 탐지하거나 누출·변조 또는 훼손하여서는 아니 된다.), 제27조 제1항(의료인이 아니면 누구든지 의료행위를 할 수 없으며 의료인도 면허된 것 이외의 의료행위를 할 수 없다, 제33조 제2항(제82조 제3항에서 준용하는 경우만)·제8항(제82조 제3항에서 준용하는 경우를 포함)·제10항(의료기관을 개설·운영하는 의료법인등은 다른 자에게 그 법인의 명의를 빌려주어서는 아니 된다.)을 위반한 자. 다만, 제12조 제3항의 죄는 피해자의 명시한 의사에 반하여 공소를 제기할 수 없다. 3. 제27조 제5항을 위반하여 의료인이 아닌 자에게 의료행위를 하게 하거나 의료인에게 면허 사항 외의 의료행위를 하게 한 자 3의2. 제38조의 2 제5항을 위반하여 촬영한 영상정보를 열람하게 하거나 제공한 자 3의3. 제38조의 2 제6항을 위반하여 촬영한 영상정보를 탐지하거나 누출·변조 또는 훼손한 자 3의4. 제38조의 2 제7항을 위반하여 촬영한 영상정보를 이 법에서 정한 목적 외의 용도로 사용한 자 4. 제40조의 3 제3항을 위반하여 직접 보관한 진료기록부등 외 진료기록보관시스템에 보관된 정보를 열람하는 등 그 내용을 확인한 사람 5. 제40조의 3 제7항을 위반하여 정당한 접근 권한 없이 또는 허용된 접근 권한을 넘어 진료기록보관시스템에 보관된 정보를 훼손·멸실·변경·위조·유출하거나 검색·복제한 사람	
88조 ★★★	**(벌칙)** 다음 각 호의 어느 하나에 해당하는 자는 3년 이하의 징역이나 3천만원 이하의 벌금에 처한다. 〈개정 2021. 9. 24.〉 1. 제19조(정보 누설 금지), 제21조 제2항(의료인, 의료기관의 장 및 의료기관 종사자는 환자가 아닌 다른 사람에게 환자에 관한 기록을 열람하게 하거나 그 사본을 내주는 등 내용을 확인할 수 있게 하여서는 아니 된다.), 제22조 제3항(의료인은	

조	법문내용	정답
	진료기록부등을 거짓으로 작성하거나 고의로 사실과 다르게 추가기재·수정하여서는 아니 된다.), 제27조 제3항·제4항, 제33조 제4항, 제35조 제1항 단서, 제38조 제3항(의료기관의 개설자나 관리자는 제2항에 따른 품질관리검사에서 부적합하다고 판정받은 특수의료장비를 사용하여서는 아니 된다.), 제47조 제11항(자율보고의 접수 및 분석 등의 업무에 종사하거나 종사하였던 사람은 직무상 알게 된 비밀을 다른 사람에게 누설하거나 직무 의의 목적으로 사용하여서는 아니 된다.〈신설 2020. 3. 4.〉), 제59조 제3항, 제64조 제2항(제82조 제3항에서 준용하는 경우를 포함), 제69조 제3항(의료지도원 및 그 밖의 공무원은 직무를 통하여 알게 된 의료기관, 의료인, 환자의 비밀을 누설하지 못한다.)을 위반한 자. 다만, 제19조, 제21조 제2항 또는 제69조 제3항을 위반한 자에 대한 공소는 고소가 있어야 한다. 2. 제23조의 5(부당한 경제적 이익등의 취득 금지)를 위반한 자. 이 경우 취득한 경제적 이익등은 몰수하고, 몰수할 수 없을 때에는 그 가액을 추징한다. 3. 제38조의 2 제2항에 따른 절차에 따르지 아니하고 같은 조 제1항에 따른 폐쇄회로 텔레비전으로 의료행위를 하는 장면을 임의로 촬영한 자 4. 제82조 제1항에 따른 안마사의 자격인정을 받지 아니하고 영리를 목적으로 안마를 한 자	
88조의 2 ★★★	**(벌칙)** 다음 각 호의 어느 하나에 해당하는 자는 2년 이하의 징역이나 2천만원 이하의 벌금에 처한다. 〈개정 2021. 9. 24.〉 1. 제20조(태아 성 감별 행위 등 금지 : 의료인은 태아 성 감별을 목적으로 임부를 진찰하거나 검사하여서는 아니 되며, 같은 목적을 위한 다른 사람의 행위를 도와서도 아니 된다. 의료인은 임신 32주 이전에 태아나 임부를 진찰하거나 검사하면서 알게 된 태아의 성을 임부, 임부의 가족, 그 밖의 다른 사람이 알게 하여서는 아니 된다.)를 위반한 자 2. 제38조의 2(수술실 내 폐쇄회로 텔레비전의 설치·운영) 제4항을 위반하여 안전성 확보에 필요한 조치를 하지 아니하여 폐쇄회로 텔레비전으로 촬영한 영상정보를 분실·도난·유출·변조 또는 훼손당한 자 3. 제47조 제12항(의료기관의 장은 해당 의료기관에 속한 자율보고를 한 보고자에게 그 보고를 이유로 해고 또는 전보나 그 밖에 신분 드는 처우와 관련하여 불리한 조치를 할 수 없다. 〈신설 2020. 3. 4.〉	
89조 ★★★	**(벌칙)** 다음 각 호의 어느 하나에 해당하는 자는 1년 이하의 징역이나 1천만원 이하의 벌금에 처한다. 〈개정 2019. 8. 27.〉 1. 제15조 제1항(의료인 또는 의료기관 개설자는 진료나 조산 요청을 받으면 정당한 사유 없이 거부하지 못한다.), 제17조 제1항·제2항(제1항 단서 후단과 제2항 단서는 제외), 제17조의 2 제1항·제2항(처방전을 교부하거나 발송한 경우만), 제23조의 2 제3항 후단(인증을 받지 아니한 자는 인증의 표시 또는 이와 유사한 표	

조	법문내용	정답

시를 하여서는 아니 된다.), 제33조 제9항("의료법인 등"이 의료기관을 개설하려면 그 법인의 정관에 개설하고자 하는 의료기관의 소재지를 기재하여 정관의 변경허가를 얻어야 한다. 이 경우 그 법인의 주무관청은 정관의 변경허가를 하기 전에 그 법인이 개설하고자 하는 의료기관이 소재하는 시·도지사 또는 시장·군수·구청장과 협의하여야 한다.), 제56조 제1항부터 제3항까지(의료인등은 다음 각 호의 어느 하나(3. 거짓된 내용을 표시하는 광고, 8. 객관적인 사실을 과장하는 내용의 광고)에 해당하는 의료광고를 하지 못한다.) 또는 제58조의 6 제2항(누구든지 제58조 제1항에 따른 인증을 받지 아니하고 인증서나 인증마크를 제작·사용하거나 그 밖의 방법으로 인증을 사칭하여서는 아니 된다.)을 위반한 자

2. 정당한 사유 없이 제40조 제4항에 따른 권익보호조치를 하지 아니한 자

3. 제51조의 2를 위반하여 의료법인의 임원 선임과 관련하여 금품 등을 주고받거나 주고받을 것을 약속한 자

4. 제61조 제1항에 따른 검사를 거부·방해 또는 기피한 자(제33조 제2항·제10항 위반 여부에 관한 조사임을 명시한 경우에 한정한다)

92조
★★

(과태료)

① 다음 각 호의 어느 하나에 해당하는 자에게는 300만원 이하의 과태료를 부과한다.

  1. 제16조 제3항(의료기관의 개설자와 세탁물처리업자는 세탁물의 처리업무에 종사하는 사람에게 보건복지부령으로 정하는 바에 따라 감염 예방에 관한 교육을 실시하고 그 결과를 기록하고 유지하여야 한다.)에 따른 교육을 실시하지 아니한 자

  1의2. 제23조의 3 제1항을 위반하여 진료정보 침해사고를 통지하지 아니한 자

  1의3. 제24조의 2 제1항을 위반하여 환자에게 설명을 하지 아니하거나 서면 동의를 받지 아니한 자

  1의4. 제24조의 2 제4항(제1항에 따라 동의를 받은 사항 중 수술등의 방법 및 내용, 수술등에 참여한 주된 의사, 치과의사 또는 한의사가 변경된 경우에는 변경 사유와 내용을 환자에게 서면으로 알려야 한다.)을 위반하여 환자에게 변경 사유와 내용을 서면으로 알리지 아니한 자

  2. 제37조 제1항에 따른 신고를 하지 아니하고 진단용 방사선 발생장치를 설치·운영한 자

  3. 제37조 제2항에 따른 안전관리책임자를 선임하지 아니하거나 정기검사와 측정 또는 방사선 관계 종사자에 대한 피폭관리를 실시하지 아니한 자

  4. 삭제 〈2018. 3. 27〉

  5. 제49조 제3항(의료기관에서 의료업무 외에 부대사업을 하려는 의료법인은 보건복지부령으로 정하는 바에 따라 미리 의료기관의 소재지를 관할하는 시·도지사에게 신고하여야 한다. 신고사항을 변경하려는 경우에도 또한 같다.)을 위반하여 신고하지 아니한 자

② 다음 각 호의 어느 하나에 해당하는 자에게는 200만원 이하의 과태료를 부과한다.

〈개정 2020. 12. 29.〉

조	법문내용	정답

1. 제21조의 2 제6항 후단을 위반하여 자료를 제출하지 아니하거나 거짓 자료를 제출한 자
2. 제45조의 2 제1항을 위반하여 보고를 하지 아니하거나 거짓으로 보고한 자
3. 제45조의 2 제3항을 위반하여 자료를 제출하지 아니하거나 거짓으로 제출한 자
4. 제61조 제1항에 따른 보고를 하지 아니하거나 검사를 거부 · 방해 또는 기피한 자(제89조 제4호에 해당하는 경우는 제외한다)

③ 다음 각 호의 어느 하나에 해당하는 자에게는 100만원 이하의 과태료를 부과한다. 〈개정 2020. 12. 29.〉

1. 제16조 제3항에 따른 기록 및 유지를 하지 아니한 자
1의2. 제16조 제4항에 따른 변경이나 휴업 · 폐업 또는 재개업을 신고하지 아니한 자
2. 제33조 제5항(제82조 제3항에서 준용하는 경우 포함)에 따른 변경신고를 하지 아니한 자
2의2. 제37조 제3항에 따른 안전관리책임자 교육을 받지 아니한 사람
　　　[시행일 2021. 6. 30]
3. 제40조 제1항(제82조 제3항에서 준용하는 경우 포함)에 따른 휴업 또는 폐업 신고를 하지 아니하거나 제40조 제2항을 위반하여 진료기록부등을 이관하지 아니한 자
4. 제42조 제3항(의료기관이 아니면 의료기관의 명칭이나 이와 비슷한 명칭을 사용하지 못한다.)을 위반하여 의료기관의 명칭 또는 이와 비슷한 명칭을 사용한 자
5. 제43조 제5항에 따른 진료과목 표시를 위반한 자
6. 제4조 제3항(의료기관의 장은 환자의 권리 등 보건복지부령으로 정하는 사항을 환자가 쉽게 볼 수 있도록 의료기관 내에 게시하여야 한다.)에 따라 환자의 권리 등을 게시하지 아니한 자
7. 제52조의 2 제6항(한림원이 아닌 자는 대한민국의학한림원 또는 이와 유사한 명칭을 사용하지 못한다.)을 위반하여 대한민국의학한림원 또는 이와 유사한 명칭을 사용한 자
8. 제4조 제5항을 위반하여 그 위반행위에 대하여 내려진 제63조에 따른 시정명령을 따르지 아니한 사람

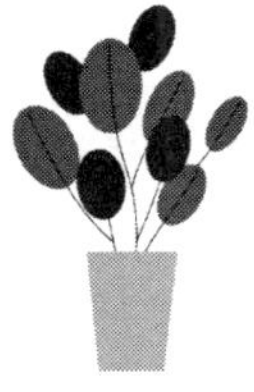

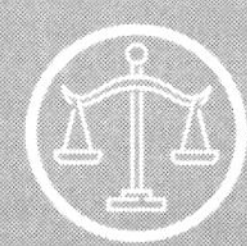

조	법문내용	정답
2조 ★★	**(기본 이념)** 이 법은 보건의료를 통하여 모든 국민이 인간으로서의 존엄과 가치를 가지며 행복을 추구할 수 있도록 하고 국민 개개인이 건강한 삶을 영위할 수 있도록 제도와 여건을 조성하며, 보건의료의 (①)과 (②)이 조화를 이룰 수 있도록 함으로써 국민의 삶의 질을 향상시키는 것을 기본 이념으로 한다.	① 형평 ② 효율
3조 ★★★	**(정의)** 이 법에서 사용하는 용어의 뜻은 다음과 같다. 1. "보건의료"란 국민의 건강을 보호·증진하기 위하여 국가·지방자치단체·보건의료기관 또는 보건의료인 등이 행하는 모든 활동을 말한다. 2. "(①)"란 국민의 건강을 보호·증진하기 위하여 보건의료인이 행하는 모든 활동을 말한다. 3. "보건의료인"이란 보건의료 관계 법령에서 정하는 바에 따라 자격·면허 등을 취득하거나 보건의료서비스에 종사하는 것이 허용된 자를 말한다. 4. "보건의료기관"이란 보건의료인이 공중 또는 특정 다수인을 위하여 보건의료서비스를 행하는 보건기관, 의료기관, (②), 그 밖에 (③)령으로 정하는 기관을 말한다. 5. "공공보건의료기관"이란 국가·지방자치단체, 그 밖의 공공단체가 설립·운영하는 보건의료기관을 말한다. 6. "보건의료정보"란 보건의료와 관련한 지식 또는 부호·숫자·문자·음성·음향·영상 등으로 표현된 모든 종류의 자료를 말한다.	① 보건의료서비스 ② 약국 ③ 대통령
4조 ★★★	**(국가와 지방자치단체의 책임)** ① 국가와 지방자치단체는 국민건강의 보호·증진을 위하여 필요한 법적·제도적 장치를 마련하고 이에 필요한 재원을 확보하도록 노력하여야 한다. ② 국가와 지방자치단체는 모든 국민의 기본적인 보건의료 수요를 형평에 맞게 충족시킬 수 있도록 노력하여야 한다. ③ 국가와 지방자치단체는 식품, 의약품, 의료기기 및 화장품 등 건강 관련 물품이나 건강 관련 활동으로부터 발생할 수 있는 위해를 방지하고, 각종 국민건강 위해 요인으로부터 국민의 건강을 보호하기 위한 시책을 강구하도록 노력하여야 한다. ④ 국가와 지방자치단체는 민간이 행하는 보건의료에 대해 보건의료 시책상 필요하다고 인정하면 행정적·재정적 지원을 할 수 있다.	

조	법문내용	정답
5조 ★★	**(보건의료인의 책임)** ① 보건의료인은 자신의 학식과 경험, 양심에 따라 환자에게 양질의 적정한 (①)를 제공하기 위하여 노력하여야 한다. ② 보건의료인은 보건의료서비스의 제공을 요구받으면 정당한 이유 없이 이를 거부하지 못한다. ④ 보건의료인은 국가나 지방자치단체가 관리하여야 할 질병에 걸렸거나 걸린 것으로 의심되는 대상자를 발견한 때에는 그 사실을 관계 기관에 신고·보고 또는 통지하는 등 필요한 조치를 하여야 한다.	① 보건의료서비스
6조 ★	**(환자 및 보건의료인의 권리)** ① 모든 환자는 자신의 건강보호와 증진을 위하여 적절한 보건의료서비스를 받을 권리를 가진다. ② 보건의료인은 보건의료서비스를 제공할 때에 학식과 경험, (①)에 따라 환자의 건강보호를 위하여 적절한 보건의료기술과 치료재료 등을 선택할 권리를 가진다. 다만, 이 법 또는 다른 법률에 특별한 규정이 있는 경우에는 그러하지 아니하다.	① 양심
7조	**(보건의료정책과 사회보장정책과의 연계)** 국가와 지방자치단체는 보건의료정책과 관련되는 사회보장정책이 연계되도록 하여야 한다.	
8조	**(국민의 참여)** 국가와 지방자치단체는 국민의 권리·의무 등 국민생활에 중대한 영향을 미치는 보건의료정책을 수립·시행하려면 이해관계인 등 국민의 의견을 수렴하여야 한다.	
9조	**(다른 법률과의 관계)** 보건의료에 관한 법률을 제정하거나 개정할 때에는 이 법(① 법)에 부합되도록 하여야 한다.	① 보건의료기본
10조 ★★★	**(건강권 등)** ① 모든 국민은 이 법 또는 다른 법률에서 정하는 바에 따라 자신과 가족의 건강에 관하여 국가의 보호를 받을 권리를 가진다. ② 모든 국민은 성별, 나이, 종교, 사회적 신분 또는 경제적 사정 등을 이유로 자신과 가족의 건강에 관한 권리를 침해받지 아니한다.	
11조 ★★★	**(보건의료에 관한 (①) 권리)** ① 모든 국민은 관계 법령에서 정하는 바에 따라 국가와 지방자치단체의 보건의료시책에 관한 내용의 공개를 청구할 권리를 가진다. ② 모든 국민은 관계 법령에서 정하는 바에 따라 보건의료인이나 보건의료기관에 대하여 자신의 보건의료와 관련한 기록 등의 열람이나 사본의 교부를 요청할 수 있다. 다만, 본인이 요청할 수 없는 경우에는 그 배우자·직계존비속 또는 배우자의 직계존속이, 그 배우자·직계존비속 및 배우자의 직계존속이 없거나 질병이나 그 밖에 직접 요청을 할 수 없는 부득이한 사유가 있는 경우에는 본인이 지정하는 대리인이 기록의 열람 등을 요청할 수 있다.	① 알

| --- | --- | --- |
12조 ★★★	(보건의료서비스에 관한 ①) <u>모든 국민은</u> 보건의료인으로부터 <u>자신의 질병에 대한 치료 방법, 의학적 연구 대상 여부, 장기이식 여부 등에 관하여</u> 충분한 설명을 들은 후 이에 관한 동의 여부를 결정할 권리를 가진다.	① 자기결정권
13조 ★★	(비밀 보장) <u>모든 국민은</u> 보건의료와 관련하여 <u>자신의 신체상 · 건강상의 비밀과 사생활의 비밀을 침해받지 아니한다.</u>	
14조 ★★	(보건의료에 관한 국민의 의무) ① <u>모든 국민은</u> 자신과 가족의 건강을 보호 · 증진하기 위하여 노력하여야 하며, 관계 법령에서 정하는 바에 따라 <u>건강을 보호 · 증진하는 데에 필요한 비용을 부담하여야</u> 한다.	

15조
★★★
	(보건의료발전계획의 수립 등)
	① (①)은 관계 중앙행정기관의 장과의 협의와 제20조에 따른 (②)의 심의를 거쳐 <u>보건의료발전계획을 (③)년마다 수립하여야 한다.</u>
	② <u>보건의료발전계획에 포함되어야 할 사항은 다음 각 호와 같다.</u>
	  1. 보건의료 발전의 기본 목표 및 그 추진 방향
	  2. 주요 보건의료사업계획 및 그 추진 방법
	  3. <u>보건의료자원의 조달 및 관리 방안</u>
	  4. <u>지역별 (④) 총량의 관리에 관한 시책</u>
	  5. <u>보건의료의 제공 및 이용체계 등 보건의료의 효율화에 관한 시책</u>
	  6. 중앙행정기관 간의 보건의료 관련 업무의 종합 · 조정
	  7. <u>노인 · 장애인 등 보건의료 취약계층에 대한 보건의료사업계획</u>
	  8. 보건의료 통계 및 그 정보의 관리 방안
	  9. 그 밖에 보건의료 발전을 위하여 특히 필요하다고 인정되는 사항
	③ 보건의료발전계획은 (⑤)의 심의를 거쳐 확정한다.
	
	시행령 제2조(보건의료발전계획의 통보)
	  ① <u>보건복지부장관은</u> 「보건의료기본법」 제15조 제3항에 따라 보건의료발전계획이 확정되면 지체 없이 관계 (⑥)의 장 및 <u>특별시장 · 광역시장 · 특별자치시장 · 도지사 · 특별자치도지사(이하 "시 · 도지사")에게 통보하여야</u> 한다.
	  ② 제1항에 따라 통보를 받은 <u>시 · 도지사는</u> 지체 없이 이를 <u>시장 · 군수 · 구청장(자치구의 구청장을 말한다.)에게 통보하여야</u> 한다.
		① 보건복지부장관
		② 보건의료정책심의
		  위원회
		③ 5
		
		④ 병상
		
		⑤ 국무회의
		
		⑥ 중앙행정기관

16조 ★	(주요 시책 추진방안의 수립 · 시행) 보건복지부장관과 관계 중앙행정기관의 장은 보건의료발전계획이 확정되면 이를 기초로 하여 보건의료와 관련된 소관 주요 시책의 추진 방안을 (①) 수립 · 시행하여야 한다.	① 매년
17조 ★	(지역보건의료계획의 수립 · 시행) <u>특별시장 · 광역시장 · 도지사 · 특별자치도지사(이하 "시 · 도지사") 및 시장 · 군수 · 구청장(자치구의 구청장을 말한다.)은</u> 보건의료발전계획이 확정되면 관계 법령에서 정하는 바에 따라 지방자치단체의 실정을 감안하여 <u>지역보건의료계획을 수립 · 시행하여야 한다.</u>	

| --- | --- | --- |
20조	**(보건의료정책심의위원회)** 보건의료에 관한 주요 시책을 심의하기 위하여 <u>보건복지부장관 소속으로 보건의료정책심의위원회</u>를 둔다.	

21조
★★★
	(위원회의 구성)
	① 위원회는 위원장 1명을 포함한 (①)명 이내의 위원으로 구성하되, 공무원이 아닌 위원이 전체 위원의 과반수가 되도록 하여야 한다. 〈개정 2021. 3. 23.〉
	② 위원장은 보건복지부장관으로 한다.
	③ 위원은 다음 각 호의 사람 중에서 보건복지부장관이 임명 또는 위촉한다. 이 경우 제2호에 따른 위원과 제3호에 따른 위원은 같은 수로 구성한다. 〈개정 2024. 9. 20.〉
	  1. 대통령령으로 정하는 관계 중앙행정기관 소속 공무원
	  2. 보건의료 수요자를 대표하는 사람으로서 노동자단체, 소비자 · 환자 관련 시민단체(「비영리민간단체 지원법」 제2조에 따른 비영리민간단체를 말한다) 등에서 추천하는 사람
	  3. 보건의료 공급자를 대표하는 사람으로서 「의료법」 제28조에 따른 의료인 단체(<u>「간호법」 제18조에 따른 간호사중앙회를 포함한다</u>), 같은 법 제52조에 따른 의료기관단체, 「약사법」 제11조에 따른 약사호 등에서 추천하는 사람
	  4. 보건의료에 관한 학식과 경험이 풍부한 사람
	[시행일 2025. 6. 21.] 제21조 제3항
	
	시행령 제4조 "대통령령으로 정하는 관계 중앙행정기관 소속 공무원"이란 다음 각 호의 사람을 말한다. 이 경우 복수차관이 있는 기관은 해당 기관의 장이 지정하는 차관으로 한다. 〈개정 2026. 1. 2〉
	  1. (②) 2. <u>과학기술정보통신부 차관</u>
	  3. <u>교육부 차관</u> 4. <u>행정안전부 차관</u>
	  5. <u>기후에너지환경부 차관</u> 6. <u>고용노동부 차관</u>
	  7. 삭제〈2017. 8. 9.〉 8. 삭제〈2017. 8. 9.〉
	  9. <u>식품의약품안전처장</u>
	
	시행령 제7조
	① 위원회의 회의는 위원회의 위원장이 필요하다고 인정하거나 재적위원 3분의 1 이상이 요구하는 경우에 위원장이 소집한다. 〈개정 2020. 5. 19.〉
	② 위원회의 회의는 재적위원 과반수의 출석으로 개의하고, 출석위원 과반수의 찬성으로 의결한다.
		① 25
		
		② 재정경제부 차관

22조
★
	(위원회의 기능)
	① 위원회는 다음 각 호의 사항을 심의한다. 〈개정 2025. 4. 17.〉
	  1. 보건의료발전계획
	  2. 주요 보건의료제도의 개선
	  3. 주요 보건의료정책
	  4. 보건의료와 관련되는 국가 및 지방자치단체의 역할
	  5. <u>제23조의 2 제1항 각 호에 해당하는 직종별 보건의료인력 (①) 규모</u>
	  6. 그 밖에 위원장이 심의에 부치는 사항
	② 위원회가 제1항 제5호의 사항을 심의할 때에는 제23조의 2에 따른 (②)의 심의 결과를 존중하여야 한다. 〈신설 2025. 4. 17.〉
		① 양성
		
		② 수급추계위원회

조	법문내용	정답
23조의 2 ★	**(수급추계위원회)** ① 보건의료인력에 대하여 주기적으로 중장기 수급추계를 실시하고, 그 결과를 심의하기 위하여 보건복지부장관 소속으로 다음 각 호의 직종별로 수급추계위원회를 각각 둔다. 　1. 「의료법」 제2조에 따른 의사 · 치과의사 · 한의사 　2. 「간호법」 제2조에 따른 간호사 　3. 「약사법」 제2조에 따른 약사 및 한약사 　4. 「의료기사 등에 관한 법률」 제1조의2에 따른 의료기사 　5. 그 밖에 보건복지부령으로 정하는 보건의료인력 ② 수급추계위원회는 다음 각 호의 사항을 심의한다. 　1. 해당 직종의 보건의료인력 국가 단위 수급추계 　2. 해당 직종의 보건의료인력 지역 단위 수급추계 　3. 전문과목 및 진료과목 구분이 있는 직종 중 보건복지부령으로 정하는 직종의 전문과목 및 진료과목별 수급추계 ⑪ 수급추계위원회는 그 운영에 있어 (**①**)과 (**②**)이 보장되며, (**③**)은 수급추계위원회의 운영에 필요한 예산 확보 등 수급추계위원회가 그 권한에 속하는 업무를 독립적으로 수행할 수 있도록 지원하여야 한다. [본조신설 2025. 4. 17.]	① 독립성 ② 자율성 ③ 보건복지부장관
24조	**(보건의료자원의 관리 등)** ① 국가와 지방자치단체는 <u>보건의료에 관한 (**①**), (**②**), 물자, 지식 및 기술 등 보건의료자원</u>을 개발 · 확보하기 위하여 종합적이고 체계적인 시책을 강구하여야 한다. ② 국가와 지방자치단체는 보건의료자원의 장 · 단기 수요를 예측하여 보건의료자원이 적절히 공급될 수 있도록 보건의료자원을 관리하여야 한다.	① 인력 ② 시설
28조 ★	**(보건의료 지식 및 기술)** ② (**①**)은 효율적인 보건의료서비스를 제공하기 위하여 <u>새로운 보건의료 기술의 평가</u> 등 필요한 조치를 강구하여야 한다.	① 보건복지부장관
28조의 2 ★	**(국가 보건의료 위기상황 대응)** ① <u>보건복지부장관</u>은 「재난 및 안전관리 기본법」에 따라 <u>재난관리주관기관의 장으로서 위기경보를 발령한 경우</u> 등 국가 보건의료 위기상황이 발생한 경우 그로 인한 국민의 건강 피해를 파악하기 위하여 <u>신속하게 실태조사를 실시하고, 그 결과를 공표할 수 있다.</u> ③ 보건복지부장관은 제1항에 따른 <u>실태조사 결과를 국회 소관 상임위원회에 지체 없이 보고하여야 한다.</u> [본조신설 2025. 11. 11.] [시행일 2026. 5. 12.] 제28조의 2	

조	법문내용	정답
29조 ★	(보건의료의 제공 및 이용체계) ① 국가와 지방자치단체는 보건의료에 관한 인력, 시설, 물자 등 보건의료자원이 지역적으로 고루 분포되어 보건의료서비스의 공급이 (①) 이루어지도록 노력하여야 하며, 양질의 보건의료서비스를 효율적으로 제공하기 위한 보건의료의 제공 및 이용체계를 마련하도록 노력하여야 한다.	① 균형 있게
31조 ★	(평생국민건강관리사업) ① 국가와 지방자치단체는 (①) 건강상 특성과 주요 건강위험요인을 고려한 평생국민건강관리를 위한 사업을 시행하여야 한다.	① 생애주기별
33조	(노인의 건강 증진) 국가와 지방자치단체는 노인의 질환을 조기에 발견하고 예방하며, 질병 상태에 따라 적절한 치료와 요양이 이루어질 수 있도록 하는 등 노인의 건강을 보호·증진하기 위하여 필요한 시책을 강구하여야 한다.	
34조	(장애인의 건강 증진) 국가와 지방자치단체는 선천적·후천적 장애가 발생하는 것을 예방하고 장애인의 치료와 재활이 이루어질 수 있도록 하는 등 장애인의 건강을 보호·증진하기 위하여 필요한 시책을 강구하여야 한다.	
36조	(산업 보건의료) 국가는 근로자의 건강을 보호·증진하기 위하여 필요한 시책을 강구하여야 한다.	
37조	(환경 보건의료) 국가와 지방자치단체는 국민의 건강을 보호·증진하기 위하여 쾌적한 환경의 유지와 환경오염으로 인한 건강상의 위해 방지 등에 필요한 시책을 강구하여야 한다.	
37조의 2	(기후변화 보건의료) 국가와 지방자치단체는 국민의 건강을 보호·증진하기 위하여 지구온난화 등 기후변화로 인한 건강상의 (①) 방지와 기후변화에 대응한 (②) 등에 필요한 시책을 강구하여야 한다. [본조신설 2024. 12. 20.]	① 위해 ② 건강관리
37조의 3 ★★★	(기후변화에 따른 국민건강영향평가 등) ① (①)은 지구온난화 등 기후변화가 국민건강에 미치는 영향을 (②)년마다 조사·평가(이하 "기후보건영향평가")하여 그 결과를 공표하고 정책수립의 기초자료로 활용하여야 한다. 〈개정 2024. 12. 20.〉 [시행일 2025. 6. 21.] 제37조의 3 제1항 ② 질병관리청장은 기후보건영향평가에 필요한 기초자료 확보 및 통계의 작성을 위하여 실태조사를 실시할 수 있다. ③ 질병관리청장은 관계 중앙행정기관의 장, 지방자치단체의 장 및 보건의료 관련 기관이나 단체의 장에게 기후보건영향평가에 필요한 자료의 제공 또는 제2항에 따른 실태조사의 협조를 요청할 수 있다. 이 경우 자료제공 또는 실태조사 협조를 요청받은 관계 중앙행정기관의 장 등은 정당한 사유가 없으면 이에 따라야 한다. ④ 기후보건영향평가와 실태조사의 구체적인 내용 및 방법 등에 필요한 사항은 대통령령으로 정한다.	① 질병관리청장 ② 5

조	법문내용	정답
	시행령 제13조의2 : 기후보건영향평가의 내용 및 방법 등 ① 법 제37조의 3 제1항에 따른 기후보건영향평가의 내용은 다음 각 호와 같다. 〈개정 2025. 12. 16.〉 　1. 국민건강에 영향을 미치는 기후변화의 유형, 내용 및 특성 등에 관한 사항 　2. 기후변화와 관련이 있는 질병·질환 등의 임상적 증상, 발생 추이 및 진료경과 등에 관한 사항 　3. 기후변화와 관련이 있는 질병·질환 등의 성별·연령별·지역별 분포 및 특성 등에 관한 사항 　4. 기후변화가 노인·장애인·임산부·어린이 등 보건의료 취약계층의 건강 및 생활 등에 미치는 영향 　5. 그 밖에 제1호부터 제4호까지의 내용에 준하는 것으로서 기후변화가 국민건강에 미치는 영향을 고려하여 질병관리청장이 특히 필요하다고 인정하는 사항	
38조	**(식품위생·영양)** 국가와 지방자치단체는 국민의 건강을 보호·증진하기 위하여 식품으로 인한 건강상의 위해 방지와 국민의 영양 상태의 향상 등에 필요한 시책을 강구하여야 한다.	
39조	**(주요질병관리체계의 확립)** 보건복지부장관은 국민건강을 크게 위협하는 질병 중에서 국가가 특별히 관리하여야 할 필요가 있다고 인정되는 질병을 선정하고, 이를 관리하기 위하여 필요한 시책을 수립·시행하여야 한다.	
40조	**(① 의 예방 및 관리)** 국가와 지방자치단체는 감염병의 발생과 유행을 방지하고 감염병환자에 대하여 적절한 보건의료를 제공하고 관리하기 위하여 필요한 시책을 수립·시행하여야 한다.	① 감염병
41조 ★	**(① 의 예방 및 관리)** 국가와 지방자치단체는 암·고혈압 등 주요 만성질환의 발생과 증가를 예방하고 말기질환자를 포함한 만성질환자에 대하여 적절한 보건의료의 제공과 관리를 위하여 필요한 시책을 수립·시행하여야 한다. **시행령 제13조의5(만성질환 장기 역학조사)** ① (②)은 법 제41조에 따른 만성질환의 예방 및 관리 등을 위하여 만성질환의 발생원인과 위험요인을 규명하는 만성질환 장기 역학조사를 실시한다.	① 만성질환 ② 질병관리청장
42조	**(① 보건의료)** 국가와 지방자치단체는 정신질환의 예방과 정신질환자의 치료 및 사회복귀 등 국민의 정신건강 증진을 위하여 필요한 시책을 수립·시행하여야 한다.	① 정신
43조	**(① 보건의료)** 국가와 지방자치단체는 구강질환의 예방 및 치료와 구강건강에 관한 관리 등 국민의 구강건강 증진을 위하여 필요한 시책을 수립·시행하여야 한다.	① 구강
44조	**(보건의료 시범사업)** ① 국가와 지방자치단체는 새로운 보건의료제도를 시행하기 위하여 필요하면 시범사업을 실시할 수 있다.	

조	법문내용	정답
46조	**(분쟁 조정 등)** ① 국가와 지방자치단체는 보건의료서비스로 인하여 분쟁이 발생하면 그 분쟁이 신속하고 공정하게 해결되도록 하기 위하여 필요한 시책을 강구하여야 한다.	
47조	**(건강위해 원인자의 비용 부담)** 국가와 지방자치단체는 국민건강에 위해를 일으키거나 일으킬 우려가 있는 물품 등을 생산 · 판매하는 자 등에 대하여는 <u>관계 법령에서 정하는 바에</u> 따라 국민건강의 보호 · 증진에 드는 비용을 부담하게 할 수 있다.	
52조	**(보건의료서비스의 평가)** ① (①)은 보건의료서비스의 질적 향상을 위하여 관계 법령에서 정하는 바에 따라 <u>보건의료서비스에 대한 평가를 실시</u>하여야 한다. 〈개정 2024. 12. 20.〉 ② 모든 국민은 제1항에 따른 보건의료서비스에 대한 평가 결과를 (②) 권리를 가진다. 〈신설 2024. 12. 20.〉 ③ 보건복지부장관은 다른 법령에 따라 공개가 제한되는 경우를 제외하고는 제1항에 따른 보건의료서비스에 대한 평가 결과를 공개할 수 있다. 이 경우 평가 결과 공개의 기준 등에 관하여 필요한 사항은 대통령령으로 정한다. 〈신설 2024. 12. 20.〉 [시행일 2025. 12. 21.]	① 보건복지부장관 ② 알
55조 ★	**(보건의료 실태조사)** ① (①)은 국민의 보건의료 수요 및 이용 행태, 보건의료에 관한 인력 · 시설 및 물자 등 <u>보건의료 실태에 관한 전국적인 조사를</u> (②)년마다 실시하고 그 결과를 공표하여야 한다. 다만, 보건의료정책 수립에 필요하다고 인정하는 경우에는 임시 보건의료 실태조사를 실시할 수 있다.	① 보건복지부장관 ② 5
57조	**(보건의료정보의 표준화 추진)** 보건복지부장관은 보건의료정보의 효율적 운영과 (①) 확보 등을 위하여 보건의료정보의 표준화를 위한 시책을 강구하여야 한다.	① 호환성

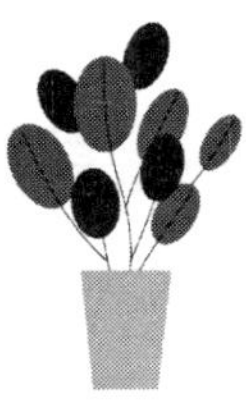

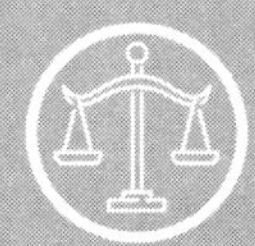

조	법문내용	정답
2조 ★★★	**(정의)** 이 법에서 사용하는 용어의 뜻은 다음과 같다. 〈개정 2021. 12. 21.〉 1. "응급환자"란 질병, 분만, 각종 사고 및 재해로 인한 부상이나 그 밖의 위급한 상태로 인하여 즉시 필요한 응급처치를 받지 아니하면 생명을 보존할 수 없거나 심신에 중대한 위해)가 발생할 가능성이 있는 환자 또는 이에 준하는 사람으로서 보건복지부령으로 정하는 사람을 말한다. 2. "응급의료"란 응급환자가 발생한 때부터 생명의 위험에서 회복되거나 심신상의 중대한 위해가 제거되기까지의 과정에서 응급환자를 위하여 하는 (**①**) · 구조 · 이송 · 응급처치 및 (**②**) 등의 조치를 말한다. 3. "(**③**)"란 응급의료행위의 하나로서 <u>응급환자의 기도를 확보하고 심장박동의 회복, 그 밖에 생명의 위험이나 증상의 현저한 악화를 방지하기 위하여 긴급히 필요로 하는 처치</u>를 말한다. 4. "응급의료종사자"란 관계 법령에서 정하는 바에 따라 취득한 면허 또는 자격의 범위에서 응급환자에 대한 응급의료를 제공하는 의료인과 (**④**)를 말한다. 5. "<u>응급의료기관</u>"이란 「의료법」 제3조에 따른 의료기관 중에서 이 법에 따라 <u>지정된 (**⑤**)응급의료센터, (**⑥**)응급의료센터, (**⑦**)응급의료센터</u> 및 지역응급의료기관을 말한다. 6. "구급차등"이란 응급환자의 이송 등 응급의료의 목적에 이용되는 자동차, 선박 및 항공기 등의 이송수단을 말한다. 7. "응급의료기관등"이란 응급의료기관, 구급차등의 운용자 및 응급의료지원센터를 말한다. 8. "응급환자이송업"이란 구급차등을 이용하여 응급환자 등을 이송하는 업(業)을 말한다.	① 상담 ② 진료 ③ 응급처치 ④ 응급구조사 ⑤ 권역 ⑥ 전문 ⑦ 지역
3조	**(응급의료를 받을 권리)** <u>모든 국민</u>은 성별, 나이, 민족, 종교, 사회적 신분 또는 경제적 사정 등을 이유로 차별받지 아니하고 응급의료를 받을 권리를 가진다. <u>국내에 체류하고 있는 외국인</u>도 또한 같다.	
4조	**(응급의료에 관한 알 권리)** ② <u>모든 국민</u>은 국가나 지방자치단체의 응급의료에 대한 시책에 대하여 알 권리를 가진다.	
5조	**(응급환자에 대한 신고 및 협조 의무)** ① (**①**) 응급환자를 발견하면 즉시 응급의료기관등에 <u>신고하여야</u> 한다.	① 누구든지

조	법문내용	정답

5조의 2
★
	(선의의 응급의료에 대한 면책) 생명이 위급한 응급환자에게 다음 각 호의 어느 하나에 해당하는 응급의료 또는 응급처치를 제공하여 발생한 재산상 손해와 사상에 대하여 고의 또는 중대한 과실이 없는 경우 그 행위자는 민사책임과 (①)에 대한 형사책임을 지지 아니하며 사망에 대한 형사책임은 (②)한다.
	  1. 다음 각 목의 어느 하나에 해당하지 아니하는 자가 한 응급처치
	    가. 응급의료종사자
	    나. 「선원법」 제86조에 따른 선박의 응급처치 담당자, 「119구조·구급에 관한 법률」 제10조에 따른 구급대 등 다른 법령어 따라 응급처치 제공의무를 가진 자
	  2. 응급의료종사자가 업무수행 중이 아닌 때 본인이 받은 면허 또는 자격의 범위에서 한 응급의료
	  3. 제1호 나목에 따른 응급처치 제공의무를 가진 자가 업무수행 중이 아닌 때에 한 응급처치
		① 상해
		② 감면

7조	**(응급환자가 아닌 사람에 대한 조치)** ① 의료인은 응급환자가 아닌 사람을 응급실이 아닌 의료시설에 진료를 의뢰하거나 다른 의료기관에 이송할 수 있다.	
8조	**(응급환자에 대한 우선 응급의료 등)** ② 응급의료종사자는 응급환자가 2명 이상이면 (①)에 따라 더 위급한 환자부터 응급의료를 실시하여야 한다.	① 의학적 판단

9조
★★★
	(응급의료의 설명·동의)
	① 응급의료종사자는 다음 각 호의 어느 하나에 해당하는 경우를 제외하고는 응급환자에게 응급의료에 관하여 설명하고 그 동의를 받아야 한다.
	  1. 응급환자가 의사결정능력이 없는 경우
	  2. 설명 및 동의 절차로 인하여 응급의료가 지체되견 환자의 생명이 위험하여지거나 심신상의 중대한 장애를 가져오는 경우
	② 응급의료종사자는 응급환자가 의사결정능력이 없는 경우 법정대리인이 동행하였을 때에는 그 법정대리인에게 응급의료에 관하여 (①)하고 그 (②)를 받아야 하며, 법정대리인이 동행하지 아니한 경우에는 동행한 사람에게 설명한 후 응급처치를 하고 의사의 의학적 판단에 따라 응급진료를 할 수 있다.
	
	시행규칙 제3조(응급의료에 관한 설명·동의의 내용 및 절차)
	① 법 제9조에 따라 응급환자 또는 그 법정대리인에게 응급의료에 관하여 설명하고 동의를 얻어야 할 내용은 다음 각 호와 같다.
	  1. 환자에게 발생하거나 발생가능한 증상의 진단명
	  2. 응급검사의 내용
	  3. 응급처치의 내용
	  4. 응급의료를 받지 아니하는 경우의 예상결과 또는 예후
	  5. 그 밖에 응급환자가 설명을 요구하는 사항
	③ 응급의료종사자가 의사결정능력이 없는 응급환자의 법정대리인으로부터 제1항에 따른 동의를 얻지 못하였으나 응급환자에게 반드시 응급의료가 필요하다고 판단되는 때에는 의료인 (③)명 이상의 동의를 얻어 응급의료를 할 수 있다.
		① 설명
		② 동의
		
		③ 1

조	법문내용	정답

11조	**(응급환자의 이송)** ③ 의료기관의 장은 이송에 든 비용을 환자에게 청구할 수 있다.
	
	시행규칙 제4조(응급환자의 이송절차 및 의무기록의 이송)
	③ 제1항과 제2항에 따라 응급환자를 이송하는 경우에 제공하여야 하는 의무기록은 다음 각 호와 같다.
	  1. 별지 제2호서식의 <u>응급환자진료의뢰서</u>
	  2. <u>검사기록 등 (①)과 방사선 필름의 사본</u> 그 밖에 응급환자의 진료에 필요하다고 판단되는 자료
	
	시행규칙 제5조(이송비용의 청구) 의료기관의 장이 법 제11조 제3항의 규정에 따라 환자에게 청구할 수 있는 이송에 소요되는 비용은 당해 의료기관의 구급차를 사용한 경우에 그 구급차에 의한 이송처치료를 말한다.
		① 의무기록

12조	**(응급의료 등의 방해 금지)** ① 누구든지 응급의료종사자(「의료기사 등에 관한 법률」 제2조에 따른 의료기사와 <u>「간호법」 제6조에 따른 간호조무사를 포함</u>)와 구급차등의 응급환자에 대한 <u>상담 · 구조 · 이송 · (①)</u> 또는 진료를 폭행, 협박, 위계, 위력, 그 밖의 방법으로 방해하거나 의료기관 등의 응급의료를 위한 의료용 시설 · 기재 · 의약품 또는 그 밖의 기물을 파괴 · 손상하거나 점거하여서는 아니 된다. 〈개정 2025. 12. 23.〉 ② <u>응급의료기관의 장 또는 응급의료기관 개설자는 제1항을 위반하여 응급의료를 방해하거나 의료용 시설 등을 파괴 · 손상 또는 점거한 사실을 알게 된 경우에는 (②)에 즉시 신고하여야 하고</u>, 이후 특별시장 · 광역시장 · 특별자치시장 · 도지사 · 특별자치도지사(이하 "시 · 도지사") 또는 시장 · 군수 · 구청장(자치구의 구청장)에게 통보하여야 한다. 〈신설 2023. 8. 8.〉 ③ <u>응급의료기관의 장 또는 응급의료기관 개설자는 제1항의 위반행위로 인하여 응급의료종사자가 피해를 입은 경우 보건복지부령으로 정하는 바에 따라 보호 조치를 하여야 한다.</u> 〈신설 2025. 12. 23.〉 [시행일 2026. 6. 24.] 제12조	① 응급처치 ② 수사기관
13조	**(응급의료의 제공)** <u>국가 및 지방자치단체는</u> 응급환자의 보호, 응급의료기관등의 지원 및 설치 · 운영, 응급의료종사자의 양성, 응급이송수단의 확보 등 응급의료를 제공하기 위한 시책을 마련하고 시행하여야 한다.	

13조의 2	**(응급의료기본계획 및 연차별 시행계획)**
	① (①)은 제13조에 따른 업무를 수행하기 위하여 제13조의 5에 따른 중앙응급의료위원회의 심의를 거쳐 응급의료기본계획을 5년마다 수립하여야 한다.
	② 기본계획은 「공공보건의료에 관한 법률」 제4조에 따른 (②) 기본계획과 연계하여 수립하여야 하며, 다음 각 호의 사항을 포함하여야 한다. 〈개정 2025. 4. 1.〉
	  1. 국민의 안전한 생활환경 조성을 위한 다음 각 목의 사항
	    가. 국민에 대한 응급처치 및 응급의료 교육 · 홍보 계획
	    나. 생활환경 속의 응급의료 인프라 확충 계획
	    다. 응급의료의 평등한 수혜를 위한 계획
	    라. (③)지역에 대한 응급의료 강화 및 대응 계획
		① 보건복지부장관
		
		② 공공보건의료
		
		③ 응급의료 취약

조	법문내용	정답

2. <u>응급의료의 효과적인 제공을 위한 다음 각 목의 사항</u>
　가. 민간 이송자원의 육성 및 이송체계의 개선 계획
　나. 응급의료기관에 대한 평가 · 지원 및 육성 계획
　다. 응급의료 인력의 공급 및 육성 계획
　라. 응급의료정보통신체계의 구축 · 운영 계획
　마. 응급의료의 질적 수준 개선을 위한 계획
　바. 재난 등으로 다수의 환자 발생 시 (**④**)

3. <u>기본계획의 효과적 달성을 위한 다음 각 목의 사항</u>
　가. 기본계획의 달성목표 및 그 추진방향
　나. 응급의료제도 및 운영체계에 대한 평가 및 개선방향
　다. 응급의료재정의 조달 및 운용
　라. 기본계획 시행을 위한 중앙행정기관의 협조 사항
　[시행 : 2026. 4. 2.]

③ 보건복지부장관은 기본계획을 확정한 때에는 지체 없이 이를 (**⑤**)과 (**⑥**)에게 통보하여야 한다. 〈개정 2023. 8. 8.〉

⑤ 보건복지부장관은 대통령령으로 정하는 바에 따라 기본계획에 따른 연차별 시행계획을 수립하여야 한다.

④ 응급의료 대비· 대응 계획

⑤ 관계 중앙행정기관의 장
⑥ 시·도지사

13조의 3 ★

(지역응급의료시행계획)

① (**①**)는 기본계획에 따라 매년 지역응급의료시행계획을 수립하여 시행하여야 한다.

② 지역응급의료시행계획은 제13조의 2에 따른 기본계획의 지역 내 시행을 위하여 각 시 · 도의 상황에 맞게 수립하되, 다음 각 호의 사항을 포함하여야 한다. 〈신설 2021. 12. 21.〉

1. <u>응급환자 발생 현황, 응급의료 제공 현황 등 지역응급의료 현황</u>
2. 지역 내 응급의료 자원조사 등을 통한 <u>지역응급의료 이송체계 마련</u>
3. 응급의료의 효과적 제공을 위한 지역응급의료 주요 사업 추진계획 수립 및 실적 관리
4. <u>응급의료정책 추진을 위한</u> 인력 · 조직 등의 기반 마련 및 <u>지역 내 응급의료기관 간 협력체계 구축</u>
5. 그 밖에 시 · 도지사가 기본계획의 시행 및 응급의료 발전을 위하여 필요하다고 인정하는 사항

③ 보건복지부장관은 대통령령으로 정하는 바에 따라 지역응급의료시행계획 및 그 시행결과를 평가할 수 있다. 〈개정 2021. 12. 21.〉

시행령 제5조(지역응급의료시행계획의 평가 등)
① 법 제13조의 3 제3항에 따른 평가를 위하여 특별시장 · 광역시장 · 특별자치시장 · 도지사 및 특별자치도지사("시 · 도지사")는 법 제13조의 3 제1항어 따라 수립한 다음 해의 지역응급의료시행계획을 매년 (**②**)까지 보건복지부장관에게 제출해야 한다. 〈개정 2022. 12. 20.〉
② 법 제13조의 3 제3항에 따른 평가를 위하여 시 · 도지사는 지난해의 지역응급의료시행계획 시행결과를 매년 (**③**)까지 보건복지부장관에게 제출해야 한다. 〈개정 2022. 12. 20.〉

① 시·도지사

② 12월 31일
③ 2월 말일

조	법문내용	정답

13조의 5
★★★
	(중앙응급의료위원회)
	① 응급의료에 관한 주요 시책을 심의하기 위하여 (**①**)에 중앙응급의료위원회(이하 "중앙위원회")를 둔다.
	② 중앙위원회는 위원장 1명과 부위원장 1명을 포함한 15명 이내의 위원으로 구성한다.
	③ 중앙위원회의 위원장은 (**②**)이 되고 부위원장은 위원 중 위원장이 지명하며 위원은 당연직 위원과 위촉 위원으로 한다. 〈개정 2025. 10. 1.〉
	④ 당연직 위원은 다음 각 호의 사람으로 한다.
	  1. 교육부 차관
	  2. 국토교통부 차관
	  3. (**③**) 차관
	  4. 소방청장
	  5. 제25조에 따른 중앙응급의료센터의 장
	⑤ 위촉 위원은 다음 각 호의 사람으로서 위원장이 위촉한다.
	  1. 「비영리민간단체 지원법」 제2조에 따른 비영리민간단체를 대표하는 사람 3명
	  2. 응급의료에 관한 학식과 경험이 풍부한 사람 (**④**)명
	  3. 제2조 제5호에 따른 응급의료기관을 대표하는 사람 1명
	  4. 보건의료 관련 업무를 담당하는 지방공무원으로서 특별시 · 광역시를 대표하는 사람 1명
	  5. 보건의료 관련 업무를 담당하는 지방공무원으로서 도(특별자치도를 포함한다)를 대표하는 사람 1명
	⑥ 중앙위원회는 다음 각 호의 사항을 심의한다.
	  1. 제13조의2에 따른 응급의료기본계획 및 (**⑤**)의 수립 및 변경
	  2. 「국가재정법」 제74조에 따라 응급의료기금의 기금운용심의회에서 심의하여야 할 사항
	  3. 응급의료에 관련한 정책 및 사업에 대한 조정
	  4. 응급의료에 관련한 정책 및 사업의 평가 결과
	  5. 지역응급의료시행계획 및 특별시 · 광역시 · 도 · 특별자치도(이하 "시 · 도"라 한다)의 응급의료에 관련한 사업의 평가 결과
	  6. 응급의료의 중기 · 장기 발전방향 및 제도 개선에 관한 사항
	  7. 그 밖에 응급의료에 관하여 보건복지부장관이 부의하는 사항
	
	시행령 제6조(중앙응급의료위원회)
	  ① 법 제13조의5 제5항에 따른 위촉 위원의 임기는 (**⑥**)년으로 한다.
		① 보건복지부
		
		② 보건복지부장관
		
		③ 기획예산처
		
		④ 3
		
		⑤ 연차별 시행계획
		
		⑥ 3

13조의 7 ★	**(응급의료 실태조사)** ① 보건복지부장관은 응급의료 정책 수립에 필요한 기초 자료로 활용하기 위하여 (**①**)년마다 응급의료 실태조사를 실시하고, 그 결과를 공표하여야 한다.	① 5
14조 ★★	**(구조 및 응급처치에 관한 교육)** ① 보건복지부장관 또는 시 · 도지사는 응급의료종사자가 아닌 사람 중에서 다음 각 호의 어느 하나에 해당하는 사람에게 구조 및 응급처치에 관한 교육을 받도록 명할 수 있	

조	법문내용	정답
	다. 이 경우 교육을 받도록 명받은 사람은 정당한 사유가 없으면 이에 따라야 한다. 〈개정 2021. 12. 21.〉 　1. 구급차등의 (①) 　1의2. 제47조의 2 제1항 각 호의 어느 하나에 해당하는 시설 등에서 의료ㆍ구호 또는 안전에 관한 업무에 종사하는 사람 　2. 「여객자동차 운수사업법」 제3조 제1항에 따른 여객자동차운송사업용 자동차의 운전자 　3. 「학교보건법」 제15조에 따른 (②) 　4. 도로교통안전업무에 종사하는 사람으로서 「도로교통법」 제5조에 규정된 경찰공무원등 　5. 「산업안전보건법」 제32조 제1항 각 호 외의 부분 본문에 따른 안전보건교육의 대상자 　6. 「체육시설의 설치ㆍ이용에 관한 법률」 제5조 및 제10조에 따른 체육시설에서 의료ㆍ구호 또는 안전에 관한 업무에 종사하는 사람 　7. 「유선 및 도선 사업법」 제22조에 따른 인명구조요원 　8. 「관광진흥법」 제3조 제1항 제2호부터 제6호까지의 규정에 따른 관광사업에 종사하는 사람 중 의료ㆍ구호 또는 안전에 관한 업무에 종사하는 사람 　9. 「항공안전법」 제2조 제14호 및 제17호에 따른 항공종사자 또는 객실승무원 중 의료ㆍ구호 또는 안전에 관한 업무에 종사하는 사람 　10. 「철도안전법」 제2조 제10호 가목부터 라목까지의 규정에 따른 철도종사자 중 의료ㆍ구호 또는 안전에 관한 업무에 종사하는 사람 　11. 「선원법」 제2조 제1호에 따른 선원 중 의료ㆍ구호 또는 안전에 관한 업무에 종사하는 사람 　12. 「화재예방, 소방시설 설치ㆍ유지 및 안전관리에 관한 법률」 제20조에 따른 소방안전관리자 중 대통령령으로 정하는 사람 　13. 「국민체육진흥법」 제2조 제6호에 따른 체육지도자 　14. 「유아교육법」 제22조 제2항에 따른 교사 　15. 「영유아보육법」 제21조 제2항에 따른 보육교사 ② 보건복지부장관 및 시ㆍ도지사는 대통령령으로 정하는 바에 따라 제4조 제1항에 따른 응급처치 요령 등의 교육ㆍ홍보를 위한 계획을 매년 수립하고 실시하여야 한다. 이 경우 보건복지부장관은 교육ㆍ홍보 계획의 수립 시 (③)과 협의하여야 한다.	① 운전자 ② 보건교사 ③ 소방청장
15조	**(응급의료정보통신망의 구축)** ③ (①)은 응급의료정보통신망을 통한 업무를 수행하기 위하여 필요한 경우 관계 중앙행정기관의 장 또는 지방자치단체의 장 및 응급의료와 관련된 기관ㆍ단체 등("관계 중앙행정기관의 장 등")에 다음 각 호의 정보의 제공을 요청할 수 있다. 다만, 제1호 및 제2호의 정보는 제25조 제1항 제3호ㆍ제5호ㆍ제9호 및 제27조 제2항 제3호ㆍ제6호ㆍ제8호의 업무를 수행하기 위하여 필요한 경우로 한정한다. 〈개정 2024. 1. 30.〉 　1. 응급환자의 인적사항에 관한 정보 　2. 응급환자에 대한 응급의료 내용에 관한 정보	① 보건복지부장관

조	법문내용	정답
	3. 그 밖에 응급의료 이용 실태 파악에 필요한 정보로서 대통령령으로 정하는 정보 ⑤ (②)은 응급의료정보통신망을 통하여 제3항 단서에 따른 업무를 수행하기 위해 불가피한 경우 「개인정보 보호법」 제23조에 따른 건강에 관한 정보 및 같은 법 제24조에 따른 고유식별정보(주민등록번호 포함)가 포함된 자료를 처리할 수 있다. 〈신설 2024. 1. 30.〉	② 보건복지부장관
15조의 2	**(응급의료조사통계사업)** ③ (①)은 응급의료 관련 자료를 지속적이고 체계적으로 수집·분석하여 응급환자의 발생, 분포, 이송, 사망 및 후유 장애 현황 등 응급의료 관련 통계를 산출하기 위한 조사·통계사업을 시행할 수 있다. 이 경우 통계자료의 수집 및 통계의 작성 등에 관하여는 「통계법」을 준용한다. [본조신설 2024. 1. 30.]	① 보건복지부장관
15조의 3	**(비상대응매뉴얼)** ① 국가와 지방자치단체는 「재난 및 안전관리 기본법」 제3조 제1호 및 제2호의 재난 및 해외재난으로부터 국민과 주민의 생명을 보호하기 위하여 응급의료에 관한 기본적인 사항과 응급의료 지원 등에 관한 비상대응매뉴얼을 마련하고 의료인에게 이에 대한 교육을 실시하여야 한다. ② 제1항에 따른 비상대응매뉴얼의 내용, 교육의 대상·방법, 교육 참가자에 대한 비용지원 등에 필요한 사항은 대통령령으로 정한다. [본조신설 2014. 3. 18.] [제15조의 2에서 이동 〈2024. 1. 30.〉]	
18조	**(환자가 여러 명 발생한 경우의 조치)** ① (①), 시·도지사 또는 시장·군수·구청장은 재해 등으로 환자가 여러 명 발생한 경우에는 응급의료종사자에게 응급의료 업무에 종사할 것을 명하거나, 의료기관의 장 또는 구급차등을 운용하는 자에게 의료시설을 제공하거나 응급환자 이송 등의 업무에 종사할 것을 명할 수 있으며, 중앙행정기관의 장 또는 관계 기관의 장에게 협조를 요청할 수 있다. 〈개정 2023. 8. 8.〉	① 보건복지부장관
19조	**(응급의료기금의 설치 및 관리·운용)** **시행령 제12조(기금업무의 위탁)** ① 보건복지부장관은 법 제19조 제2항에 따라 기금의 관리·운용에 관한 사항 중 법 제21조 제1호에 따른 미수금의 대지급 업무를 「국민건강보험법」 제62조에 따른 (①)에 위탁하여야 한다.	① 건강보험심사평가원
20조	**(기금의 조성)** ① 기금은 다음 각 호의 재원으로 조성한다. 　1. 「국민건강보험법」에 따른 요양기관의 업무정지를 갈음하여 보건복지부장관이 요양기관으로부터 과징금으로 징수하는 금액 중 「국민건강보험법」에 따라 지원하는 금액 　2. 응급의료와 관련되는 기관 및 단체의 출연금 및 기부금 　3. 정부의 출연금 　4. 그 밖에 기금을 운용하여 생기는 수익금	

조	법문내용	정답
21조	**(기금의 사용)** 기금은 다음 각 호의 용도로 사용한다. 　1. 응급환자의 진료비 중 제22조에 따른 미수금의 대지급 　2. 응급의료기관등의 육성·발전과 의료기관의 응급환자 진료를 위한 시설 등의 설치에 필요한 자금의 융자 또는 지원 　3. 응급의료 제공체계의 원활한 운영을 위한 보조사업 　4. 대통령령으로 정하는 재해 등이 발생하였을 때의 의료 지원 　5. 구조 및 응급처치 요령 등 응급의료에 관한 교육·홍보 사업 　6. 응급의료의 원활한 제공을 위한 자동심장충격기 등 응급장비의 구비 지원 　7. 응급의료를 위한 조사·연구 사업 　8. 기본계획 및 지역응급의료시행계획의 시행 지원 　9. 응급의료종사자의 양성 등 지원	
22조 ★★★	**(미수금의 대지급)** ⑦ 기금관리기관의 장은 제4항에 따라 대지급금을 구상하였으나 상환받기가 불가능하거나 제22조의 3에 따른 소멸시효가 완성된 대지급금을 결손으로 처리할 수 있다. ⑧ 미수금 대지급의 대상·범위·절차 및 방법, 구상의 절차 및 방법, 상환이 불가능한 대지급금의 범위 및 결손처분 절차 등에 관하여 필요한 사항은 대통령령으로 정한다. 　**시행령 제18조(미수금 대지급의 대상)** 법 제22조에 따른 미수금 대지급의 대상은 다음 각 호의 어느 하나에 해당하지 아니하는 응급환자로 한다. 　1. 다른 법령에 의하여 응급의료행위에 대한 비용(이하 "응급의료비용") 전액을 지급받는 자 　2. 다른 법령에 의하여 응급의료비용의 일부를 지급받는 자로서 그 나머지 응급의료비용을 부담할 능력이 있는 자 　**응급의료비 미수금 대지급청구 심사기준 제5조(대지급청구금의 대상)** 「응급의료에 관한 법률 시행령」 제18조에 따라 의료기관등이 청구할 수 있는 대지급청구금은 응급의료의 제공에 따른 총비용에서 다음 각 호에 해당하는 비용을 공제한 금액을 말한다. 　1. 국민건강보험법령에 의하여 보험자가 부담하는 요양급여비용 　2. 의료급여법령에 의하여 보장기관이 부담하는 의료급여비용 　3. 기타 다른 법령에 의한 부담의무자가 부담하는 비용 　**시행령 제20조(미수금 대지급의 청구 및 심사 절차)** 　① 의료기관과 구급차등을 운용하는 자가 법 제22조 제1항에 따라 미수금의 대지급을 받으려는 경우에는 보건복지부령으로 정하는 바에 따라 (**①**)에게 미수금의 대지급 청구를 하여야 한다. 　**시행령 제21조(대지급금의 구상)** 심사평가원장은 법 제22조 제2항에 따라 미수금을 대지급한 경우에는 지체 없이 그 대지급금 전액에 대하여 법 제22조 제4항에 따라 다음 각 호의 어느 하나에 해당하는 사람("상환의무자")에게 일정한 기간을 정하여 이를 납부하도록 청구해야 한다. 이 경우 상환의무자의 신청에 따라 48개월의 범위에서 분할하여 납부하게 할 수 있다. 〈개정 2025. 7. 29.〉 　1. 응급환자 본인과 그 배우자 　2. 응급환자의 (**②**) 및 그 배우자 　3. 다른 법령에 따른 진료비부담 의무자	① 심사평가원장 ② 1촌의 직계혈족

조	법문내용	정답

	시행령 제23조(상환이 불가능한 대지급금의 처리)
	① 법 제22조 제7항 및 제8항에 따라 결손처분을 할 수 있는 상환이 불가능한 대지급금의 범위는 다음 각 호와 같다. 〈개정 2022. 12. 20.〉
	  1. 상환의무자의 행방을 알 수 없거나 상환할 만한 재산이 없다고 판명된 경우
	  2. 당해권리에 대한 소멸시효가 완성된 경우
	  3. 그 밖에 징수할 가능성이 없다고 심사평가원장이 인정하는 경우	

25조	**(중앙응급의료센터)**
	① 보건복지부장관은 응급의료에 관한 다음 각 호의 업무를 수행하게 하기 위하여 중앙응급의료센터를 설치·운영할 수 있다. 〈개정 2025. 3. 18.〉
	  1. 응급의료기관등에 대한 평가 및 질을 향상시키는 활동에 대한 지원
	  2. 응급의료종사자에 대한 교육훈련
	  3. 응급의료기관등 간의 업무조정 및 지원, 관련 정보의 수집·제공 및 응급환자 현황 파악과 추적 관리
	  4. 응급의료 관련 연구
	  5. 국내외 재난 등의 발생 시 응급의료 관련 업무의 조정, 관련 정보의 수집·제공 및 응급환자 현황 파악과 추적 관리
	  6. 응급의료정보통신망의 구축 및 관리·운영과 그에 따른 업무
	  7. 제15조의 2에 따른 응급의료 관련 조사·통계사업에 관한 업무
	  8. 응급처치 관련 교육 및 응급장비 관리에 관한 지원
	  9. 응급환자 이송체계 운영 및 관리에 관한 지원
	  10. 응급의료분야 의료취약지 관리 업무
	  11. 그 밖에 보건복지부장관이 정하는 응급의료 관련 업무
	
	시행령 제23조의 2(중앙응급의료센터 운영의 위탁) 보건복지부장관은 법 제25조 제2항에 따라 같은 조 제1항에 따른 중앙응급의료센터의 운영에 관한 업무를 「(**①**)의 설립 및 운영에 관한 법률」에 따른 (**①**)에 위탁한다.
	[본조신설 2022. 12. 20.]
		① 국립중앙의료원

26조
★★★
	(권역응급의료센터의 지정)
	① 보건복지부장관은 응급의료에 관한 다음 각 호의 업무를 수행하게 하기 위하여 「의료법」 제3조의 4에 따른 (**①**) 또는 같은 법 제3조의 3에 따른 (**②**)병상을 초과하는 종합병원 중에서 권역응급의료센터를 지정할 수 있다.
	  1. (**③**)환자 중심의 진료
	  2. 재난 대비 및 대응 등을 위한 거점병원으로서 보건복지부령으로 정하는 업무
	  3. 권역 내에 있는 응급의료종사자에 대한 교육·훈련
	  4. 권역 내 다른 의료기관에서 제11조에 따라 이송되는 중증응급환자에 대한 수용
	  5. 그 밖에 보건복지부장관이 정하는 권역 내 응급의료 관련 업무
		① 상급종합병원
		② 300
		③ 중증응급

27조	**(응급의료지원센터의 설치 및 운영)** ② 응급의료지원센터의 업무는 다음 각 호와 같다. 1.~ 2. 삭제 〈2012. 3. 21.〉	

조	법문내용	정답
	3. 응급의료에 관한 각종 정보의 관리 및 제공 4. 삭제 〈2015. 1. 28.〉 5. 지역 내 응급의료종사자에 대한 교육훈련 6. 지역 내 응급의료기관 간 업무조정 및 지원 7. 지역 내 응급의료의 질 향상 활동에 관한 지원 8. 지역 내 재난 등의 발생 시 응급의료 관련 업무의 조정 및 지원 9. 그 밖에 보건복지부령으로 정하는 응급의료 관련 업무 ③ 보건복지부장관은 응급의료지원센터를 효율적으로 운영하기 위하여 필요하다고 인정하면 그 운영에 관한 업무를 대통령령으로 정하는 바에 따라 관계 전문기관·법인·단체에 위탁할 수 있다. **시행령 제23조의 3(응급의료지원센터 운영의 위탁)** ① 법 제27조 제3항에 따라 응급의료지원센터 운영에 관한 업무를 위탁받을 수 있는 관계 전문기관·법인·단체는 다음 각 호와 같다. 〈개정 2022. 12. 20.〉 1. 법 제25조 제1항에 따라 설치된 중앙응급의료센터 2. 법 제26조 제1항에 따라 지정된 권역응급의료센터 3. 「공공기관의 운영에 관한 법률」 제4조에 따른 공공기관 **시행규칙 제14조(응급의료지원센터의 응급의료 관련 업무)** 법 제27조 제2항 제9호에 따른 응급의료지원센터의 응급의료 관련 업무는 다음 각 호와 같다. 1. 응급의료기관등에 대한 평가를 위한 자료수집체계의 수립·운영 2. 응급의료기관등에 대한 평가 지원 3. 응급의료에 관한 실태조사 그 밖에 응급의료의 발전을 위하여 보건복지부장관이 부여하는 업무	
29조 ★★★	**(전문응급의료센터의 지정)** ① 보건복지부장관은 (①)환자, (②)환자 및 (③)환자 등에 대한 응급의료를 위하여 권역응급의료센터, 지역응급의료센터 중에서 분야별로 전문응급의료센터를 지정할 수 있다. 〈개정 2021. 12. 21.〉	① 소아 ② 화상 ③ 독극물중독
30조 ★	**(지역응급의료센터의 지정)** ① (①)는 응급의료에 관한 다음 각 호의 업무를 수행하게 하기 위하여 「의료법」 제3조의 3에 따른 (②) 중에서 지역응급의료센터를 지정할 수 있다. 〈개정 2021. 12. 21.〉 1. 응급환자의 진료 2. 제11조에 따라 응급환자에 대하여 적절한 응급의료를 할 수 없다고 판단한 경우 신속한 이송	① 시·도지사 ② 종합병원
30조의 2	**(권역외상센터의 지정)** ① (①)은 외상환자의 응급의료에 관한 다음 각 호의 업무를 수행하게 하기 위하여 권역응급의료센터, 전문응급의료센터 및 지역응급의료센터 중 권역외상센터를 지정할 수 있다. 1. 외상환자의 진료 2. 외상의료에 관한 연구 및 외상의료표준의 개발 3. 외상의료를 제공하는 의료인의 교육훈련 4. 대형 재해 등의 발생 시 응급의료 지원 5. 그 밖에 보건복지부장관이 정하는 외상의료 관련 업무	① 보건복지부장관

조	법문내용	정답
30조의 3 ★★	**(지역외상센터의 지정)** ① (**①**)는 관할 지역의 주민에게 적정한 외상의료를 제공하기 위하여 <u>응급의료기관</u> <u>중 지역외상센터를 지정할 수 있다.</u> ② 지역외상센터 지정의 기준·방법 및 절차 등에 관한 구체적인 사항은 보건복지부령 으로 정한다.	① 시·도지사

31조
★
	(지역응급의료기관의 지정)
	① (**①**)은 응급의료에 관한 다음 각 호의 업무를 수행하게 하기 위하여 종합병원 중에
	서 <u>지역응급의료기관을 지정할 수 있다.</u> 다만, 시·군의 경우에는 「의료법」 제3조 제2
	항 제3호 가목의 병원 중에서 지정할 수 있다.
	  1. 응급환자의 진료
	  2. 제11조에 따라 응급환자에 대하여 적절한 응급의료를 할 수 없다고 판단한 경우
	    신속한 이송
		① 시장·군수·구청장

33조
★★★
	(예비병상의 확보)
	① 응급의료기관은 응급환자를 위한 예비병상을 확보하여야 하며 예비병상을 응급환
	자가 아닌 사람이 사용하게 하여서는 아니 된다.
	
	  시행규칙 제20조(예비병상의 확보 및 유지)
	    ① <u>응급의료기관이</u> 법 제33조의 규정에 따라 <u>확보하여야 하는 예비병상의 수는</u> 「의료법」
	    제33조 제4항에 따라 <u>허가받은 병상 수의</u> (**①**) <u>이상</u>(병·의원의 경우에는 (**②**)<u>병상 이</u>
	    <u>상</u>)으로 한다.
		① 100분의 1
		② 1

33조의 2 ★	**(응급실 체류 제한)** ① 응급의료기관의 장은 환자의 응급실 체류시간을 최소화하고 입원진료가 필요한 응 급환자는 신속하게 입원되도록 조치하여야 한다. ② <u>권역응급의료센터 및 지역응급의료센터의 장은 24시간을 초과하여 응급실에 체류</u> <u>하는 환자의 비율을 보건복지부령으로 정하는 기준 미만으로 유지하여야 한다.</u> **응급의료에 관한 법률 시행규칙 제20조의 2(응급실 체류 제한)** 법 제33조의 2 제2항에서 "<u>보</u> <u>건복지부령으로 정하는 기준</u>" 이란 <u>연 (**①**)</u>를 말한다.	① 100분의 5
34조의 2 ★	**(야간·휴일 소아 진료기관의 지정)** ① (**①**)는 응급실 과밀화 해소 및 소아환자에 대한 의료 공백 방지를 위하여 「의료법」 제3조에 따른 의료기관 중에서 <u>야간 또는 휴일에 소아환자를 진료하는 야간·휴일 소</u> <u>아 진료기관을 지정할 수 있다.</u> ② <u>보건복지부장관, 시·도지사 또는 시장·군수·구청장은 야간·휴일 소아 진료기</u> <u>관에 대한 행정적·재정적 지원을 할 수 있다.</u> [본조신설 2024. 1. 30.]	① 보건복지부장관 또는 시·도지사
35조	**(응급의료기관의 지정 취소 등)** ① <u>응급의료기관 및 권역외상센터, 지역외상센터가</u> 다음 각 호의 어느 하나에 해당하 는 경우에는 <u>보건복지부장관, 시·도지사 또는 시장·군수·구청장 중</u> (**①**)<u>가 그 지</u> <u>정을 취소할 수 있다.</u>	① 해당 지정권자

조	법문내용	정답
	1. 지정기준에 미달한 경우 2. 이 법에 따른 업무를 수행하지 아니한 경우 3. 이 법 또는 이 법에 따른 처분이나 명령을 위반한 경우 ④ 보건복지부장관은 응급의료기관 및 권역외상센터, 지역외상센터가 제2항에 따른 시정명령을 이행하지 아니한 경우 일정한 기간을 정하여 제23조에 따른 응급의료수가를 차감할 수 있다.	

36조
★★
	(응급구조사의 자격)
	① 응급구조사는 업무의 범위에 따라 1급 응급구조사와 2급 응급구조사로 구분한다.
	② 1급 응급구조사가 되려는 사람은 다음 각 호의 어느 하나에 해당하는 사람으로서 보건복지부장관이 실시하는 시험에 합격한 후 보건복지부장관의 자격인정을 받아야 한다.
	  1. 대학 또는 전문대학에서 응급구조학을 전공하고 졸업한 사람
	  2. 보건복지부장관이 정하여 고시하는 기준에 해당하는 외국의 응급구조사 자격인정을 받은 사람
	  3. 2급 응급구조사로서 응급구조사의 업무에 (**①**)년 이상 종사한 사람
	③ 2급 응급구조사가 되려는 사람은 다음 각 호의 어느 하나에 해당하는 사람으로서 보건복지부장관이 실시하는 시험에 합격한 후 보건복지부장관의 자격인정을 받아야 한다.
	  1. 보건복지부장관이 지정하는 응급구조사 양성기관에서 대통령령으로 정하는 양성과정을 마친 사람
	  2. 보건복지부장관이 정하여 고시하는 기준에 해당하는 외국의 응급구조사 자격인정을 받은 사람
		① 3

37조	**(결격사유)** 다음 각 호의 어느 하나에 해당하는 사람은 응급구조사가 될 수 없다. 〈개정 2020. 4. 7.〉
	  1. 「정신건강증진 및 정신질환자 복지서비스 지원에 관한 법률」 제3조 제1호에 따른 정신질환자. 다만, 전문의가 응급구조사로서 적합하다고 인정하는 사람은 그러하지 아니하다.
	  2. 마약·대마 또는 향정신성의약품 중독자
	  3. 피성년후견인·피한정후견인
	  4. 다음 각 목의 어느 하나에 해당하는 법률을 위반하여 금고 이상의 실형을 선고받고 그 집행이 끝나지 아니하거나 면제되지 아니한 사람
	  가. 이 법
	  나. 「형법」 제233조(허위진단서등의 작성), 제234조(위조사문서등의 행사), 제268조(업무상과실·중과실 치사상 중에서 의료과실만 해당), 제269조(낙태), 제270조(의사 등의 낙태, 부동의낙태) 제1항부터 제3항까지, 제317조(업무상비밀누설) 제1항
	  다. 「보건범죄 단속에 관한 특별조치법」, 「지역보건법」, 「국민건강증진법」, 「후천성면역결핍증 예방법」, 「의료법」, 「의료기사 등에 관한 법률」, 「시체 해부 및 보존 등에 관한 법률」, 「혈액관리법」, 「마약류 관리에 관한 법률」, 「모자보건법」, 「국민건강보험법」	

조	법문내용	정답
39조	**(응급구조사의 준수 사항)** **시행규칙 제32조(응급구조사의 준수사항)** 법 제39조의 규정에 의한 응급구조사의 준수사항은 별표 13과 같다. [별표 13] 응급구조사의 준수사항 1. 구급차내의 장비는 항상 사용할 수 있도록 점검해야 하며, 장비에 이상이 있을 때에는 지체없이 정비하거나 교체하여야 한다. 2. 환자의 응급처치에 사용한 의료용 소모품이나 비품은 소속기관으로 귀환하는 (①) 보충하여야 하며, 유효기간이 지난 의약품 등이 보관되지 아니하도록 하여야 한다. 3. 구급차의 무선장비는 (②) 점검하여 통화가 가능한 상태로 유지하여야 하며, 출동할 때부터 귀환할 때까지 무선을 개방하여야 한다. 4. 응급환자를 구급차에 탑승시킨 이후에는 가급적 경보기를 울리지 아니하고 이동하여야 한다. 5. 응급구조사는 구급차 탑승시 응급구조사의 신분을 알 수 있도록 소속, 성명, 해당자격 등을 기재한 아래 표식을 상의 가슴에 부착하여야 한다.	① 즉시 ② 매일
44조 ★	**(구급차등의 운용자)** ① 다음 각 호의 어느 하나에 해당하는 자 외에는 구급차등을 운용할 수 없다. 1. 국가 또는 지방자치단체 2. 「의료법」 제3조에 따른 의료기관 3. 다른 법령에 따라 구급차등을 둘 수 있는 자 4. 이 법에 따라 응급환자이송업(이하 "이송업"이라 한다)의 허가를 받은 자 5. 응급환자의 이송을 목적사업으로 하여 보건복지부장관의 설립허가를 받은 (①)법인	① 비영리
44조의 2 ★	**(구급차등의 운용신고 등)** ① 제44조 제1항 제1호의 국가 또는 지방자치단체가 구급차등을 운용하고자 할 때에는 해당 구급차등을 관계 법령에 따라 등록한 후 지체 없이 (①)령으로 정하는 바에 따라 (②)에게 통보하여야 한다. 그 통보 후 (①)령으로 정하는 중요 사항을 변경할 때에도 같다. ② 제44조 제1항 제2호부터 제5호까지에 해당하는 자가 구급차등을 운용하고자 할 때에는 해당 구급차등을 관계 법령에 따라 등록한 후 지체 없이 (①)령으로 정하는 바에 따라 (②)에게 신고하여야 한다. 그 신고 후 (①)령으로 정하는 중요 사항을 변경할 때에도 같다.	① 보건복지부 ② 시장·군수·구청장

조	법문내용	정답

45조	**(다른 용도에의 사용 금지)**
	① 구급차등은 다음 각 호의 용도 외에는 사용할 수 없다.
	  1. 응급환자 이송
	  2. 응급의료를 위한 혈액, 진단용 검사대상물 및 진료용 장비 등의 운반
	  3. 응급의료를 위한 응급의료종사자의 운송
	  4. 사고 등으로 현장에서 사망하거나 진료를 받다가 사망한 사람을 의료기관 등에 이송
	  5. 그 밖에 보건복지부령으로 정하는 용도
	
	시행규칙 제37조(구급차등의 용도) 법 제45조 제1항 제5호에서 "보건복지부령으로 정하는 용도"란 다음 각 호의 용도를 말한다.
	  1. 「지역보건법」 제2조 제1호에 따른 지역보건의료기관에서 행하는 보건사업의 수행에 필요한 업무
	  2. 구급차등의 이용이 불가피한 척추장애환자 또는 거동이 불편한 환자의 이송
	  3. 다수인이 모이는 행사 등에서 발생되는 응급환자 이송을 위한 대기	

47조 ★	**(구급차등의 장비)** ① 구급차등에는 응급환자에게 응급처치를 할 수 있도록 의료장비 및 구급의약품 등을 갖추어야 하며, 구급차등이 속한 기관·의료기관 및 응급의료지원센터와 통화할 수 있는 통신장비를 갖추어야 한다. 이 경우 구급의약품의 적정상태를 유지하기 위하여 필요한 조치를 시행하여야 한다. 〈개정 2021. 3. 23.〉 **시행규칙 제38조 제3항(구급차등의 장비 및 관리 등)** 법 제47조 제1항의 규정에 따라 구급차등에 갖추어야 하는 의료장비·구급의약품 및 통신장비의 기준은 별표 16과 같다. [별표 16] 구급차등에 갖추어야 하는 의료장비·구급의약품 및 통신장비의 기준 1. 특수구급차	

1. 특수구급차

구분	장비분류	장비
가. 환자 평가용 의료장비	신체 검진	가) 환자감시장치(환자의 심전도, 혈중산소포화도, 혈압, 맥박, 호흡 등의 측정이 가능하고 모니터로 그 상태를 볼 수 있는 장치) 나) 혈당측정기 다) 체온계(쉽게 깨질 수 있는 유리 등의 재질로 되지 않은 것) 라) 청진기 마) 휴대용 혈압계 바) 휴대용 산소포화농도 측정기
나. 응급 처치용 의료장비	1) 기도 확보 유지	가) 후두경 등 기도삽관장치(기도삽관튜브 등 포함) 나) 기도확보장치(구인두기도기, 비인두기도기 등)
	2) 호흡 유지	가) 의료용 분무기(기관제 확장제 투여용) 나) 휴대용 간이인공호흡기(자동식) 다) 성인용·소아용 산소 마스크(안면용·비재호흡·백밸브) 라) 의료용 산소발생기 및 산소공급장치 마) 전동식 의료용 흡인기 (흡인튜브 등 포함)

	3) 심장 박동 회복	자동심장충격기(Automated External Defibrillator)	
	4) 순환 유지	정맥주사세트	
	5) 외상 처치	가) 부목(철부목, 공기 또는 진공부목 등) 및 기타 고정장치(경추 · 척추보호대 등) 나) <u>외상처치에 필요한 기본 장비</u>(압박붕대, 일반거즈, 반창고, 지혈대, 라텍스장갑, 비닐장갑, 가위 등)	
다. <u>구급 의약품</u>	1) 의약품	가) 비닐 팩에 포장된 수액제제(생리식염수, 5%포도당용액, 하트만용액 등) 나) <u>에피네프린(심폐소생술 사용용도로 한정한다)</u> 다) 아미오다론(심폐소생술 사용용도로 한정한다) 라) 주사용 비마약성진통제 마) <u>주사용 항히스타민제</u> 바) <u>니트로글리세린(설하용)</u> 사) 흡입용 기관지 확장제	
	2) 소독제	가) 생리식염수(상처세척용) 나) 알콜(에탄올) 또는 과산화수소수 다) 포비돈액	
라. 통신 장비		다음의 어느 하나의 장비를 갖추어야 한다. 다만, 「119구조 · 구급에 관한 법률」에 따른 119구조대 및 119구급대의 구급차에 대해서는 소방관계 법령에서 따로 정할 수 있다. 가) 법 제15조에 따라 구축한 응급의료정보통신망 나) 「전파법」에 따라 할당받은 주파수를 사용하는 기간통신 서비스의 이용에 필요한 무선단말기기	

2. <u>일반구급차</u>

구분	장비분류	장비
가. 환자 평가용 의료장비	신체 검진	가) 체온계(쉽게 깨질 수 있는 유리 등의 재질로 되지 않은 것) 나) 청진기 다) 휴대용 혈압계 라) 휴대용 산소포화농도 측정기
나. <u>응급 처치용 의료장비</u>	1) 기도 확보 유지	기도확보장치(구인두기도기, 비인두기도기 등)
	2) 호흡 유지	가) 성인용 · 소아용 산소 마스크(안면용 · 비재호흡 · 백밸브) 나) 의료용 <u>산소발생기 및 산소공급장치</u> 다) 전동식 의료용 <u>흡인기</u>(흡인튜브 등 포함)
	3) 순환 유지	정맥주사세트
	4) 외상 처치	<u>외상처치에 필요한 기본 장비</u>(압박붕대, 일반거즈, 반창고, 지혈대, 라텍스장갑, 비닐장갑, 가위 등)
다. <u>구급의약품</u>	1) 의약품	가) <u>비닐 팩에 포장된 수액제제</u>(생리식염수, 5%포도당용액, 하트만용액 등) 나) 에피네프린(심폐소생술 사용용도로 한정한다) 다) 아미오다론(심폐소생술 사용용도로 한정한다)
	2) 소독제	가) 생리식염수(상처세척용) 나) 알콜(에탄올) 또는 과산화수소수 다) 포비돈액

3. 선박 및 항공기에 갖추어야 하는 의료장비 · 구급의약품 및 통신장비의 기준은 보건복지부 장관이 따로 정하여 고시한다.

조	법문내용	정답

47조의 2

(심폐소생을 위한 응급장비의 구비 등의 의무)

① 다음 각 호의 어느 하나에 해당하는 시설 등의 소유자 · 점유자 또는 관리자는 자동심장충격기 등 심폐소생술을 할 수 있는 응급장비를 갖추어야 한다. 〈개정 2023. 8. 16.〉

  1. 「공공보건의료에 관한 법률」 제2조 제3호에 따른 공공보건의료기관

  2. 「119구조 · 구급에 관한 법률」 제10조에 따른 구급대와 「의료법」 제3조에 따른 의료기관에서 운용 중인 구급차

  3. 「항공안전법」 제2조 제1호에 따른 항공기 중 항공운송사업에 사용되는 여객 항공기 및 「공항시설법」 제2조 제3호에 따른 공항

  4. 「철도산업발전 기본법」 제3조 제4호에 따른 철도차량 중 객차

  5. 「선박법」 제1조의 2 제1항 제1호 및 제2호에 따른 선박 중 <u>총톤수 (①)톤 이상인</u> <u>선박</u>   → ① 20

  6. <u>대통령령으로 정하는 규모 이상</u>의 「건축법」 제2조 제2항 제2호에 따른 <u>공동주택</u>

  6의2. <u>「산업안전보건법」 제18조에 따라 보건관리자를 두어야 하는 사업장 중 상시근로자가 300명 이상인 사업장</u>

  6의3. <u>「관광진흥법」 제52조에 따라 지정된 관광지 및 관광단지 중 실제 운영 중인 관광지 및 관광단지에 소재하는 대통령령으로 정하는 시설</u>

  7. 그 밖에 대통령령으로 정하는 다중이용시설

시행령 제26조의 5(응급장비의 구비의무가 있는 공동주택 등)

  ① 법 제47조의 2 제1항 제6호에서 "<u>대통령령으로 정하는 규모</u>"란 (②)세대를 말한다.   → ② 500

  ② 법 제47조의 2 제1항 제6호의3에서 "대통령령으로 정하는 시설"이란 「관광진흥법 시행령」 제46조 제1항에 따른 관광지 및 관광단지 조성계획에 따라 공공편익시설지구에 설치한 관리사무소 및 안내시설을 말한다. 〈신설 2024. 2. 6.〉

  ③ 법 제47조의 2 제1항 제7호에서 "대통령령으로 정하는 다중이용시설" 이란 다음 각 호의 시설을 말한다. 〈개정 2024. 2. 6.〉

    1. 철도역사(「대도시권 광역교통 관리에 관한 특별법」 제2조 제2호 나목에 따른 광역철도 및 「도시철도법」 제2조 제2호에 따른 도시철도 구간에 있는 철도역사는 제외)의 대합실 중 연면적이 2천제곱미터 이상이거나 전년도 일일 평균이용객수가 1만명 이상인 대합실

    2. 「여객자동차 운수사업법」 제2조 제5호에 따른 여객자동차터미널의 대합실 중 연면적이 2천제곱미터 이상이거나 <u>전년도 일일 평균이용객수가 (③)명 이상인 대합실</u>   → ③ 3천

    3. 「항만법」 제2조 제5호 나목3)에 따른 대합실 중 연면적이 2천제곱미터 이상이거나 전년도 일일 평균이용객수가 1천명 이상인 대합실

    4. 「관광진흥법」 제5조 제1항에 따른 카지노 시설 중 영업장의 전용면적이 2천제곱미터 이상인 카지노 시설

    5. 「한국마사회법」 제4조에 따른 경마장

    6. 「경륜 · 경정법」 제5조 제1항에 따른 경주장

    7. 「형의 집행 및 수용자의 처우에 관한 법률」 제11조에 따른 교도소, 소년교도소 및 구치소, 「출입국관리법」 제2조 제13호에 따른 외국인보호소, 「보호소년 등의 처우에 관한 법률」에 따른 소년원

    8. 「체육시설의 설치 · 이용에 관한 법률」 제5조에 따른 <u>전문체육시설 중 총 관람석 수가 5천석 이상인 운동장 및 종합운동장</u>

    9. 중앙행정기관의 청사 중 보건복지부장관이 정하는 청사

    10. 시 · 도의 청사 중 보건복지부장관이 정하는 청사

조	법문내용	정답

49조	**(출동 및 처치 기록 등)** ① 응급구조사가 출동한 때에는 보건복지부령으로 정하는 바에 따라 지체 없이 출동 사항, 제31조의 4에 따른 응급환자의 중증도 분류 결과, 처치 내용 등을 기록하고 이를 소속 구급차등의 운용자와 해당 응급환자의 진료의사에게 제출하여야 한다. 다만, 응급구조사를 갈음하여 의사나 간호사가 탑승한 경우에는 탑승한 의사(간호사만 탑승한 경우에는 탑승 간호사)가 출동 및 처치 기록과 관련한 응급구조사의 임무를 수행하여야 한다. **시행규칙 제40조(출동 및 처치기록의 내용 및 방법)** ③ 구급차등의 운용자와 의료기관의 장은 제2항에 따라 응급구조사등이 작성하여 제출한 출동 사항, 응급환자의 중증도 분류 결과와 응급처치의 내용에 관한 기록을 (❶)간 보존해야 한다. 〈개정 2023. 2. 24.〉	❶ 3년
51조 ★	**(이송업의 허가 등)** ① 이송업을 하려는 자는 보건복지부와 국토교통부의 공동부령으로 정하는 시설 등을 갖추어 관할 (❶)의 허가를 받아야 한다. 이 경우 둘 이상의 시·도에서 영업을 하려는 경우에는 해당 시·도별로 (❶)의 허가를 받아야 한다.	❶ 시·도지사
60조 ★★	**(벌칙)** ① 「의료법」 제3조에 따른 의료기관의 응급실(응급실 외의 장소에서 응급환자에게 응급의료를 실시하는 경우 해당 장소를 포함한다)에서 응급의료종사자(「의료기사 등에 관한 법률」 제2조에 따른 의료기사와 「간호법」 제6조에 따른 간호조무사를 포함)를 폭행한 사람은 5년 이하의 징역 또는 5천만원 이하의 벌금에 처하고, 폭행하여 상해에 이르게 한 사람은 10년 이하의 징역 또는 1천만원 이상 1억원 이하의 벌금에 처하며, 중상해에 이르게 한 사람은 3년 이상의 유기징역에 처하며, 사망에 이르게 한 사람은 무기 또는 5년 이상의 징역에 처한다. 〈개정 2025. 12. 23.〉 [시행일 2025. 6. 21.] ② 다음 각 호의 어느 하나에 해당하는 자는 5년 이하의 징역 또는 5천만원 이하의 벌금에 처한다. 〈개정 2023. 8. 8.〉 　1. 제12조 제1항을 위반하여 응급의료를 방해하거나 의료용 시설 등을 파괴·손상 또는 점거한 사람 　2. 제36조에 따른 응급구조사의 자격인정을 받지 못하고 응급구조사를 사칭하여 제41조에 따른 응급구조사의 업무를 한 사람 　3. 제51조 제1항을 위반하여 이송업 허가를 받지 아니하고 이송업을 한 자 ③ 다음 각 호의 어느 하나에 해당하는 사람은 3년 이하의 징역 또는 3천만원 이하의 벌금에 처한다. 〈개정 2020. 4. 7.〉 　1. 제6조 제2항을 위반하여 응급의료를 거부 또는 기피한 응급의료종사자 　1의2. 제36조의 2 제3항을 위반하여 다른 사람에게 자기의 성명을 사용하여 제41조에 따른 응급구조사의 업무를 수행하게 한 자	

조	법문내용	정답

1의3. 제36조의 2 제5항을 위반하여 다른 사람에게 자격증을 빌려주거나 빌린 자

1의4. 제36조의 2 제6항을 위반하여 자격증을 빌려주거나 빌리는 것을 알선한 자

2. 제40조의 비밀 준수 의무를 위반한 사람. 다만, 고소가 있어야 공소를 제기할 수 있다.

3. 제42조를 위반하여 의사로부터 구체적인 지시를 받지 아니하고 응급처치를 한 응급구조사

④ 다음 각 호의 어느 하나에 해당하는 자는 <u>1년 이하의 징역 또는 1천만원 이하의 벌금</u>에 처한다. 〈개정 2021. 3. 23.〉

1. <u>제18조 제2항을 위반한 응급의료종사자, 의료기관의 장 및 구급차등을 운용하는 자</u>

2. <u>제44조 제1항을 위반하여 구급차등을 운용한 자</u>

3. <u>제44조의 4(구급차등의 운용자의 명의이용 금지)를 위반하여 자기 명의로 다른 사람에게 구급차등을 운용하게 한 자</u>

4. <u>제45조 제1항을 위반하여 구급차등을 다른 용도에 사용한 자</u>

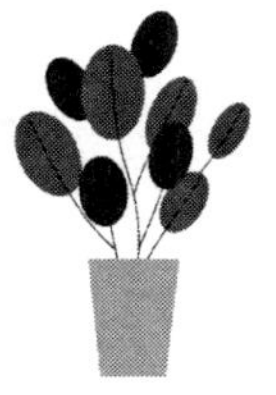

조	법문내용	정답

2조
★★★
	(정의) 이 법에서 사용하는 용어의 뜻은 다음과 같다. 〈개정 2023. 8. 8.〉
	
	1. "감염병"이란 제1급감염병, 제2급감염병, 제3급감염병, 제4급감염병, 기생충감염병, 세계보건기구 감시대상 감염병, 생물테러감염병, 성매개감염병, 인수공통감염병 및 의료관련감염병을 말한다.
	
	2. "제1급감염병"이란 생물테러감염병 또는 치명률이 높거나 집단 발생의 우려가 커서 발생 또는 유행 (①) 신고하여야 하고, 음압격리와 같은 높은 수준의 격리가 필요한 감염병으로서 다음 각 목의 감염병을 말한다. 다만, 갑작스러운 국내 유입 또는 유행이 예견되어 긴급한 예방·관리가 필요하여 질병관리청장이 보건복지부장관과 협의하여 지정하는 감염병을 포함한다. (18개)
	   – 에볼라바이러스병, 마버그열, 라싸열, 크리미안콩고출혈열, 남아메리카출혈열, 리프트밸리열, 두창, 페스트, 탄저, 보툴리눔독소증, 야토병, 신종감염병증후군, 중증급성호흡기증후군(SARS), 중동호흡기증후군(MERS), 동물인플루엔자 인체감염증, 신종인플루엔자, 디프테리아, 니파바이러스감염병
	
	3. "제2급감염병"이란 전파가능성을 고려하여 발생 또는 유행 시 (②) 이내에 신고하여야 하고, 격리가 필요한 다음 각 목의 감염병을 말한다. 다만, 갑작스러운 국내 유입 또는 유행이 예견되어 긴급한 예방·관리가 필요하여 질병관리청장이 보건복지부장관과 협의하여 지정하는 감염병을 포함한다. (21개)
	   – 결핵, 수두, 홍역, 콜레라, 장티푸스, 파라티푸스, 세균성이질, 장출혈성대장균감염증, A형 간염, 백일해, 유행성이하선염, 풍진, 폴리오, 수막구균 감염증, b형헤모필루스인플루엔자, 폐렴구균 감염증, 한센병, 성홍열, 반코마이신내성황색포도알균(VRSA) 감염증, 카바페넴내성장내세균목(CRE) 감염증, E형간염
	
	4. "제3급감염병"이란 그 발생을 계속 감시할 필요가 있어 발생 또는 유행 시 (③) 이내에 신고하여야 하는 다음 각 목의 감염병을 말한다. 다만, 갑작스러운 국내 유입 또는 유행이 예견되어 긴급한 예방·관리가 필요하여 질병관리청장이 보건복지부장관과 협의하여 지정하는 감염병을 포함한다. (29개)
	   – 파상풍, B형간염, 일본뇌염, C형간염, 말라리아, 레지오넬라증, 비브리오패혈증, 발진티푸스, 발진열, 쯔쯔가무시증, 렙토스피라증, 브루셀라증, 공수병, 신증후군출혈열, 후천성면역결핍증(AIDS), 크로이츠펠트–야콥병(CJD) 및 변종크로이츠펠트–야콥병(vCJD), 황열, 뎅기열, 큐열, 웨스트나일열, 라임병, 진드기매개뇌염, 유비저, 치쿤구니야열, 중증열성혈소판감소증후군(SFTS), 지카바이러스 감염증, 매독, 엠폭스
		① 즉시
		
		② 24시간
		
		③ 24시간

– 질병관리청장이 지정하는 감염병의 종류 [질병관리청고시 제2025-10호] 〈개정 2025. 9. 8.〉

> 2. 「감염병의 예방 및 관리에 관한 법률」 제2조 제4호 각 목 외의 부분 단서에 따라 질병관리청장이 보건복지부장관과 협의하여 지정하는 감염병의 종류는 다음과 같다.
> 가. 엠폭스(MPOX)

5. "제4급감염병"이란 제1급감염병부터 제3급감염병까지의 감염병 외에 <u>유행 여부를 조사하기 위하여 (❹) 활동</u>이 필요한 다음 각 목의 감염병을 말한다., <u>다만, 질병관리청장이 지정하는 감염병을 포함한다.</u> (23개)

❹ 표본감시

– 인플루엔자, 회충증, 편충증, 요충증, 간흡충증, <u>폐흡충증</u>, 장흡충증, 수족구병, 임질, 클라미디아감염증, 연성하감, 성기단순포진, 첨규콘딜롬, 반코마이신내성장알균(VRE) 감염증, 메티실린내성황색포도알균(MRSA) 감염증, 다제내성녹농균(MRPA) 감염증, 다제내성아시네토박터바우마니균(MRAB) 감염증, 장관감염증, <u>급성호흡기감염증</u>, 해외유입기생충감염증, 엔테로바이러스감염증, 사람유두종바이러스 감염증, <u>코로나바이러스감염증-19</u>

– 질병관리청장이 지정하는 감염병의 종류 [질병관리청고시 제2025-10호] 〈개정 2025. 9. 8.〉

> 3. 「감염병의 예방 및 관리에 관한 법률」 제2조 제5호 각 목 외의 부분 단서에 따라 질병관리청장이 지정하는 감염병의 종류는 다음과 같다.
> 가. 코로나바이러스감염증-19

6. "기생충감염병"이란 기생충에 감염되어 발생하는 감염병 중 <u>질병관리청장</u>이 고시하는 감염병을 말한다.

7. 삭제 〈2018. 3. 27.〉

8. "세계보건기구 감시대상 감염병"이란 세계보건기구가 국제공중보건의 비상사태에 대비하기 위하여 감시대상으로 정한 질환으로서 <u>질병관리청장</u>이 고시하는 감염병을 말한다.

9. "생물테러감염병"이란 고의 또는 테러 등을 목적으로 이용된 병원체에 의하여 발생된 감염병 중 <u>질병관리청장</u>이 고시하는 감염병을 말한다.

10. "성매개감염병"이란 성 접촉을 통하여 전파되는 감염병 중 <u>질병관리청장</u>이 고시하는 감염병을 말한다.

11. "<u>인수공통감염병</u>"이란 동물과 사람 간에 서로 전파되는 병원체에 의하여 발생되는 감염병 중 (❺)<u>이 고시하는 감염병을 말한다.</u>

❺ 질병관리청장

12. "의료관련감염병"이란 환자나 임산부 등이 의료행위를 적용받는 과정에서 발생한 감염병으로서 감시활동이 필요하여 <u>질병관리청장</u>이 고시하는 감염병을 말한다.

> **질병관리청장이 지정하는 감염병의 종류** [질병관리청고시 제2025-10호] 〈개정 2025. 9. 8.〉
> 1. 「감염병의 예방 및 관리에 관한 법률」 제2조 제2호(제1급감염병) 각 목 외의 부분 단서에 따라 질병관리청장이 보건복지부 장관과 협의하여 지정하는 감염병의 종류는 다음과 같다.
> 가. (❻)

❻ 니파바이러스감염증

<table>
<thead>
<tr><th>조</th><th>법문내용</th><th>정답</th></tr>
</thead>
<tbody>
<tr><td></td><td>

2. 「감염병의 예방 및 관리에 관한 법률」 제2조 제4호(제3급감염병) 각 목 외의 부분 단서에 따라 질병관리청장이 보건복지부 장관과 협의하여 지정하는 감염병의 종류는 다음과 같다.
　　가. 엠폭스(MPOX)
3. 「감염병의 예방 및 관리에 관한 법률」 제2조 제5호(제4급감염병) 각 목 외의 부분 단서에 따라 질병관리청장이 지정하는 감염병의 종류는 다음과 같다.
　　가. 코로나바이러스감염증-19
4. 「감염병의 예방 및 관리에 관한 법률」 제2조 제6호에 따른 기생충감염병(7개)
　　- 회충증, 편충증, 요충증, 간흡충증, 폐흡충증, 장흡충증, 해외유입기생충감염증
5. 「감염병의 예방 및 관리에 관한 법률」 제2조 제8호에 따른 세계보건기구 감시대상 감염병(9개)
　　- 두창, 폴리오, 신종인플루엔자, 중증급성호흡기증후군(SARS), 콜레라, 폐렴형 페스트, 황열, 바이러스성 출혈열, 웨스트나일열
6. 「감염병의 예방 및 관리에 관한 법률」 제2조 제9호에 따른 생물테러감염병(8개)
　　- 탄저, 보툴리눔독소증, 페스트, 마버그열, 에볼라바이러스병, 라싸열, 두창, 야토병
7. 「감염병의 예방 및 관리에 관한 법률」 제2조 제10호에 따른 성매개감염병(7개)
　　- 매독, 임질, 클라미디아감염증, 연성하감, 성기단순포진, 첨규콘딜롬, 사람유두종바이러스 감염증
8. 「감염병의 예방 및 관리에 관한 법률」 제2조 제11호에 따른 인수공통감염병(14개)
　　- 장출혈성대장균감염증, 일본뇌염, 브루셀라증, 탄저, 공수병, 동물인플루엔자 인체감염증, 중증급성호흡기증후군(SARS), 변종크로이츠펠트-야콥병(vCJD), 큐열, 결핵, 중증열성혈소판감소증후군(SFTS), 장관감염증(살모넬라균 감염증, 캄필로박터균 감염증), 니파바이러스감염증
9. 「감염병의 예방 및 관리에 관한 법률」 제2조 제12호에 따른 의료관련감염병(6개)
　　- 반코마이신내성황색포도알균(VRSA) 감염증, 반코마이신내성장알균(VRE) 감염증, 메티실린내성황색포도알균(MRSA) 감염증, 다제내성녹농균(MRPA) 감염증, 다제내성아시네토박터바우마니균(MRAB) 감염증, 카바페넴내성장내세균목(CRE) 감염증
10. 「감염병의 예방 및 관리에 관한 법률」 제41조 제1항에 따른 감염병관리기관, 감염병전문병원 및 감염병관리시설을 갖춘 의료기관에서 입원치료를 받아야 하는 감염병의 종류(6개)
　　- 결핵, 홍역, 콜레라, 폴리오, 수막구균 감염증, 성홍열
　　- 삭제(장티푸스, 파라티푸스, 세균성이질, 장출혈성대장균감염증, A형간염)
11. 「감염병의 예방 및 관리에 관한 법률」 제42조 제1항 제4호에 따라 제3급감염병 중 질병관리청장이 정하는 감염병의 종류는 다음과 같다.
　　가. 엠폭스(MPOX)
12. (재검토기한) 질병관리청장은 이 고시에 대하여 「훈령·예규 등의 발령 및 관리에 관한 규정」에 따라 2024년 1월 1일을 기준으로 매 3년이 되는 시점(매 3년째의 6월 30일까지를 말한다)마다 그 타당성을 검토하여 개선 등의 조치를 하여야 한다.

</td><td></td></tr>
<tr><td></td><td>

13. "감염병(⑦)"란 감염병의 병원체가 인체에 침입하여 증상을 나타내는 사람으로서 제11조 제6항의 진단 기준에 따른 의사, 치과의사 또는 한의사의 진단이나 제16조의 2에 따른 감염병병원체 확인기관의 실험실 검사를 통하여 확인된 사람을 말한다.

</td><td>⑦ 환자</td></tr>
<tr><td></td><td>

14. "감염병(⑧)"란 감염병병원체가 인체에 침입한 것으로 의심이 되나 감염병환자로 확인되기 전 단계에 있는 사람을 말한다.

</td><td>⑧ 의사환자</td></tr>
</tbody>
</table>

| --- | --- | --- |
| | 15. "병원체보유자"란 임상적인 증상은 없으나 감염병병원체를 보유하고 있는 사람을 말한다.
15의2. "감염병(⑨)"란 다음 각 목의 어느 하나에 해당하는 사람을 말한다.
　　가. 감염병환자, 감염병의사환자 및 병원체보유자(이하 "감염병환자등"이라 한다)와 접촉하거나 접촉이 의심되는 사람(이하 "접촉자"라 한다)
　　나. 「검역법」 제2조 제7호 및 제8호에 따른 검역관리지역 또는 중점검역관리지역에 체류하거나 그 지역을 경유한 사람으로서 감염이 우려되는 사람
　　다. 감염병병원체 등 위험요인에 노출되어 감염이 우려되는 사람
16. "감시"란 감염병 발생과 관련된 자료, 감염병병원체·매개체에 대한 자료를 체계적이고 지속적으로 수집, 분석 및 해석하고 그 결과를 제때에 필요한 사람에게 배포하여 감염병 예방 및 관리에 사용하도록 하는 일체의 과정을 말한다.
16의2. "표본감시"란 감염병 중 감염병환자의 발생빈도가 높아 전수조사가 어렵고 중증도가 비교적 낮은 감염병의 발생에 대하여 감시기관을 지정하여 정기적이고 지속적인 의과학적 감시를 실시하는 것을 말한다.
17. "(⑩)"란 감염병환자등이 발생한 경우 감염병의 차단과 확산 방지 등을 위하여 감염병환자등의 발생 규모를 파악하고 감염원을 추적하는 등의 활동과 감염병 예방접종 후 이상반응 사례가 발생한 경우나 감염병 여부가 불분명하나 그 발병원인을 조사할 필요가 있는 사례가 발생한 경우 그 원인을 규명하기 위하여 하는 활동을 말한다.
18. "예방접종 후 이상반응"이란 예방접종 후 그 접종으로 인하여 발생할 수 있는 모든 증상 또는 질병으로서 해당 예방접종과 시간적 관련성이 있는 것을 말한다.
19. "고위험병원체"란 생물테러의 목적으로 이용되거나 사고 등에 의하여 외부에 유출될 경우 국민 건강에 심각한 위험을 초래할 수 있는 감염병병원체로서 보건복지부령으로 정하는 것을 말한다.
20. "관리대상 해외 신종감염병"이란 기존 감염병의 변이 및 변종 또는 기존에 알려지지 아니한 새로운 병원체에 의해 발생하여 국제적으로 보건문제를 야기하고 국내 유입에 대비하여야 하는 감염병으로서 질병관리청장이 보건복지부장관과 협의하여 지정하는 것을 말한다.
21. "의료·방역 물품"이란 「약사법」 제2조에 따른 의약품·의약외품, 「의료기기법」 제2조에 따른 의료기기 등 의료 및 방역에 필요한 물품 및 장비로서 질병관리청장의 지정하는 것을 말한다. | ⑨ 의심자

⑩ 역학조사 |
| **4조**
★★★ | **(국가 및 지방자치단체의 책무)**
② 국가 및 지방자치단체는 감염병의 예방 및 관리를 위하여 다음 각 호의 사업을 수행하여야 한다. 〈개정 2020. 12. 15.〉
1. 감염병의 예방 및 방역대책
2. 감염병환자등의 진료 및 보호
3. 감염병 예방을 위한 예방접종계획의 수립 및 시행
4. 감염병에 관한 교육 및 홍보
5. 감염병에 관한 정보의 수집·분석 및 제공 | |

조	법문내용	정답
	6. 감염병에 관한 조사 · 연구 7. <u>감염병병원체</u>(감염병병원체 확인을 위한 혈액, 체액 및 조직 등 검체를 포함한다) 수집 · 검사 · 보존 · 관리 및 <u>약제내성 감시</u> 8. <u>감염병 예방 및 관리 등을 위한 전문인력의 양성</u> 8의2. <u>감염병 예방 및 관리 등의 업무를 수행한 전문인력의 보호</u> 9. <u>감염병 관리정보 교류 등을 위한 국제협력</u> 10. <u>감염병의 치료 및 예방을 위한 의료 · 방역 물품의 비축</u> 11. <u>감염병 예방 및 관리사업의 평가</u> 12. 기후변화, 저출산 · 고령화 등 인구변동 요인에 따른 감염병 발생조사 · 연구 및 예방대책 수립 13. <u>한센병의 예방 및 진료 업무를 수행하는 법인 또는 단체에 대한 지원</u> 14. 감염병 예방 및 관리를 위한 정보시스템의 구축 및 운영 15. 해외 신종감염병의 국내 유입에 대비한 계획 준비, 교육 및 훈련 16. 해외 신종감염병 발생 동향의 지속적 파악, 위험성 평가 및 관리대상 해외 신종감염병의 지정 17. 관리대상 해외 신종감염병에 대한 병원체 등 정보 수집, 특성 분석, 연구를 통한 예방과 대응체계 마련, 보고서 발간 및 지침(매뉴얼을 포함한다) 고시	
5조 ★	**(의료인 등의 책무와 권리)** ① 「의료법」에 따른 <u>의료인 및 의료기관의 장 등</u>은 감염병 환자의 진료에 관한 정보를 제공받을 권리가 있고, 감염병 환자의 진단 및 치료 등으로 인하여 발생한 피해에 대하여 보상받을 수 있다. ② 「의료법」에 따른 <u>의료인 및 의료기관의 장 등</u>은 감염병 환자의 진단 · 관리 · 치료 등에 최선을 다하여야 하며, <u>보건복지부장관, 질병관리청장 또는 지방자치단체의 장의 행정명령에 적극 협조하여야 한다.</u> ③ 「의료법」에 따른 <u>의료인 및 의료기관의 장 등</u>은 국가와 지방자치단체가 수행하는 <u>감염병의 발생 감시와 예방 · 관리 및 역학조사 업무에 적극 협조하여야 한다.</u>	
6조 ★★	**(국민의 권리와 의무)** ① <u>국민은 감염병으로 격리 및 치료 등을 받은 경우 이로 인한 피해를 보상받을 수 있다.</u> ② <u>국민은 감염병 발생 상황, 감염병 예방 및 관리 등에 관한 정보와 대응방법을 알 권리가 있고</u>, 국가와 지방자치단체는 신속하게 정보를 공개하여야 한다. ③ <u>국민은</u> 의료기관에서 이 법에 따른 <u>감염병에 대한 진단 및 치료를 받을 권리가 있고</u>, <u>국가와 지방자치단체는</u> 이에 소요되는 비용을 부담하여야 한다. ④ <u>국민은 치료 및 격리조치 등</u> 국가와 지방자치단체의 감염병 예방 및 관리를 위한 활동에 <u>적극 협조하여야 한다.</u>	
7조	**(감염병 예방 및 관리 계획의 수립 등)** ① (❶)은 보건복지부장관과 협의하여 감염병의 예방 및 관리에 관한 기본계획을 (❷)년마다 수립 · 시행하여야 한다. ② 기본계획에는 다음 각 호의 사항이 포함되어야 한다. 〈개정 2025. 12. 23.〉 [시행 2026. 6. 24.] 1. 감염병 예방 · 관리의 기본목표 및 추진방향	❶ 질병관리청장 ❷ 5

조	법문내용	정답
	2. 주요 감염병의 예방 · 관리에 관한 사업계획 및 추진방법 2의2. 감염병 대비 의료 · 방역 물품의 비축 긫 관리에 관한 사항 2의3. 기후변화 등으로 인한 감염병 발생에 공동 대비 · 대응하기 위한 사람, 동물 및 환경을 포함한 범부처 · 다분야 · 다학제 간 접근 · 협업 방안(이하 "감염병통합관리 방안"이라 한다) 3. 감염병 전문인력의 양성 방안 3의2.「의료법」제3조 제2항 각 호에 따른 의료기관 종별 감염병 위기대응역량의 강화 방안 4. 감염병 통계 및 정보통신기술 등을 활용한 감염병 정보의 관리 방안 5. 감염병 관련 정보의 의료기관 간 공유 방안 6. 그 밖에 감염병의 예방 및 관리에 필요한 사항 ③ 특별시장 · 광역시장 · 특별자치시장 · 도지사 · 특별자치도지사(이하 "시 · 도지사")와 시장 · 군수 · 구청장(자치구의 구청장을 말한다.)은 기본계획에 따라 시행계획을 수립 · 시행하여야 한다. 〈개정 2023. 6. 13.〉	
8조의 2 ★★★	**(감염병병원)** ① 국가는 감염병의 연구 · 예방, 전문가 양성 및 교육, 환자의 진료 및 치료 등을 위한 시설, 인력 및 연구능력을 갖춘 (①)감염병전문병원을 설립하거나 지정하여 운영한다. 〈개정 2023. 8. 16.〉 **시행령 제1조의 3(감염병전문병원의 지정 등)** ① 법 제8조의 2 제1항에 따른 감염병전문병원(이하 "중앙감염병병원"이라 한다)으로 지정받을 수 있는 의료기관(「의료법」 제3조에 따른 의료기관을 말한다. 이하 "의료기관"이라 한다)은 「의료법」 제3조의 3 또는 제3조의 4에 따른 종합병원 또는 상급종합병원으로서 보건복지부장관이 정하여 고시하는 의료기관으로 한다. **감염병전문병원 지정 의료기관 등** [보건복지부고시 제2020-140호] **제2조(중앙감염병병원의 지정)** 중앙감염병병원으로 지정받을 수 있는 의료기관은「국립중앙의료원의 설립 및 운영에 관한 법률」에 따른 (②)으로 한다. **제5조(운영 시 준수사항)** ① 1병실에는 (③)병상만을 둔다. 다만, 감염병 유행 등으로 병원의 수용 가능 인원을 초과하는 경우에는 예외를 둘 수 있다. ② 평시에 전체 격리병실의 (④)% 이상을 대기상태로 운영하여 감염병환자등이 발생할 경우 지체 없이 진료 및 치료가 가능하도록 한다. ② 중앙감염병병원의 지정기준은 별표 1(중앙감염병병원 지정기준)과 같다. 　3. 장비기준 : 다음 각 목의 장비를 각각 1개 이상 갖추어야 한다. 　　가. 체외순환장치　　　　나. 인공호흡기 　　다. 체외막산소공급기　　라. 이동용 영상촬영장치 　　마. 컴퓨터 단층촬영　　바. 미생물 및 바이러스 등 검사장비 　4. 운영기준 　　가. 원인불명, 신종감염병, 감염병환자등 또는 감염병병원체 등의 오염원 등으로부터 다른 환자, 보호자 및 근무자 등에게 전파되지 않도록 관련 시설 · 인력 · 장비 등을 설치 · 운영한다. 　　나. 전체 음압격리병상 중 보건복지부장관이 정하여 고시하는 병상 수 이상을 감염병 대비를 위한 준비병상으로 운영하여, 감염병환자등이 발생한 경우 지체 없이 진	① 중앙 ② 국립중앙의료원 ③ 1 ④ 20

조	법문내용	정답
	료 · 치료가 가능하도록 한다. 다. 감염병 위기 시 위기대응 매뉴얼에 따라 병상 및 대응인력을 신속히 확충하되, 보건복지부 및 질병관리청과 긴밀히 협력하여 대응한다. 라. 전문의 2명으로 구성된 당직체계를 24시간 운영한다. 마. 그 밖에 보건복지부장관이 감염병의 예방 및 관리 등을 위하여 특히 필요하다고 인정하여 고시하는 절차 및 방법에 따라 운영한다. ⑤ 중앙감염병병원은 매 분기별로 보건복지부장관이 정하는 바에 따라 그 업무추진 현황 등을 (⑤)에게 보고하여야 한다. ⑥ 보건복지부장관은 법 제8조의 2 제3항에 따라 중앙감염병병원에 대해서는 <u>기획예산처장관과 협의하여</u> 건축비용, 운영비용 및 설비비용 등을 지원할 수 있다. 〈개정 2025. 12. 30.〉 ② 국가는 감염병환자의 진료 및 치료 등을 위하여 <u>권역별로 보건복지부령으로 정하는 일정규모 이상의 병상</u>(음압병상 및 격리병상을 포함)을 갖춘 (⑥)감염병전문병원을 <u>설립하거나 지정하여 운영한다.</u> 이 경우 인구 규모, 지리적 접근성 등을 고려하여 권역을 설정하여야 한다. 〈개정 2023. 8. 16.〉 **시행규칙 제5조의 3(권역별 감염병전문병원의 병상규모)** 법 제8조의 2 제2항에서 "<u>보건복지부령으로 정하는 일정규모 이상의 병상</u>"이란 (⑦) 병상 이상의 병상을 말한다. ③ 국가는 예산의 범위에서 제1항 및 제2항에 따른 중앙감염병전문병원 또는 권역별 감염병전문병원을 설립하거나 지정하여 운영하는 데 필요한 예산을 지원할 수 있다. 〈개정 2023. 8. 16.〉 ④ 보건복지부장관은 제1항 및 제2항에 따른 중앙감염병전문병원 및 권역별 감염병전문병원의 효율적인 의료 자원 관리와 감염병 정보의 수집 · 분석 · 활용을 위하여 의료자원정보시스템을 구축 · 운영할 수 있다. 이 경우 의료자원정보시스템은 제40조의 5에 따른 감염병관리통합정보시스템과 연계할 수 있다. 〈신설 2025. 4. 1.〉	⑤ 보건복지부장관 ⑥ 권역별 ⑦ 36
8조의 3 ★★★	**(내성균 관리대책)** ① (①)은 내성균 발생 예방 및 확산 방지 등을 위하여 제9조에 따른 감염병관리위원회의 심의를 거쳐 내성균 관리대책을 (②)년마다 수립 · 추진하여야 한다. ② <u>내성균 관리대책에는</u> 정책목표 및 방향, 진료환경 개선 등 <u>내성균 확산 방지를 위한 사항 및 감시체계 강화에 관한 사항,</u> 그 밖에 내성균 관리대책에 필요하다고 인정되는 사항이 <u>포함되어야 한다.</u>	① 보건복지부장관 ② 5
8조의 5 ★	**(긴급상황실)** ① (①)은 감염병 정보의 수집 · 전파, 상황관리, 감염병이 유입되거나 유행하는 긴급한 경우의 초동조치 및 지휘 등의 업무를 수행하기 위하여 상시 긴급상황실을 설치 · 운영하여야 한다.	① 질병관리청장
9조 ★★	**(감염병관리위원회)** ① 감염병의 예방 및 관리에 관한 주요 시책을 심의하기 위하여 (①)<u>에 감염병관리위원회를 둔다.</u> 〈개정 2020. 8. 11.〉 ② 위원회는 다음 각 호의 사항을 심의한다. 〈개정 2022. 6. 10.〉 　1. 기본계획의 수립	① 질병관리청

2. 감염병 관련 의료 제공

3. 감염병에 관한 조사 및 연구

4. 감염병의 예방·관리 등에 관한 지식 보급 및 감염병환자등의 인권 증진

5. 제20조에 따른 해부명령에 관한 사항

6. 제32조 제3항에 따른 예방접종의 실시기준과 방법에 관한 사항

6의2. 제33조의 2 제1항에 따라 제24조의 필수예방접종 및 제25조의 임시예방접종에 사용되는 의약품(이하 "필수예방접종약품등"이라 한다)의 사전 비축 및 장기 구매에 관한 사항

6의3. 제33조의 2 제2항에 따른 필수예방접종약품등의 공급의 우선순위 등 분배기준, 그 밖에 필요한 사항의 결정

7. 제34조에 따른 감염병 위기관리대책의 수립 및 시행

8. 제40조 제1항 및 제2항에 따른 예방·치료 의료·방역 물품의 사전 비축, 장기 구매 및 생산에 관한 사항

8의2. 제40조의 2에 따른 의료·방역 물품(「약사법」에 따른 의약품 및 「의료기기법」에 따른 의료기기로 한정한다) 공급의 우선순우 등 분배기준, 그 밖에 필요한 사항의 결정

8의3. 제40조의 6에 따른 개발 중인 백신 또는 의약품의 구매 및 공급에 필요한 계약에 관한 사항

9. 제71조에 따른 예방접종 등으로 인한 피해에 대한 국가보상에 관한 사항

10. 내성균 관리대책에 관한 사항

11. 그 밖에 감염병의 예방 및 관리에 관한 사항으로서 위원장이 위원회의 회의에 부치는 사항

10조

(위원회의 구성)

③ 위원회의 업무를 효율적으로 수행하기 위하여 위원회의 위원과 외부 전문가로 구성되는 분야별 전문위원회를 둘 수 있다.

> **시행령 제7조(전문위원회의 구성)**
>
> ① 법 제10조 제3항에 따라 위원회에 다음 각 호의 분야별 전문위원회를 둔다. 〈개정 2022. 10. 4.〉
>
> 1. 예방접종 전문위원회
> 2. 예방접종피해보상 전문위원회
> 3. 후천성면역결핍증 전문위원회
> 4. 결핵 전문위원회
> 5. 역학조사 전문위원회
> 6. 인수공통감염 전문위원회
>
> 6의2. 의료관련감염 전문위원회
>
> 7. 감염병 위기관리 전문위원회
>
> 7의2. 감염병 진단분석 전문위원회
>
> 8. 감염병 연구기획 전문위원회
> 9. 항생제 내성 전문위원회
> 10. 검역 전문위원회
>
> ② 전문위원회는 각각 위원장 1명을 포함한 25명 이내의 위원으로 구성한다. 〈개정 2020. 4. 2.〉

| --- | --- | --- |
| **11조**
★★★ | **(의사 등의 신고)**
① <u>의사, 치과의사 또는 한의사는</u> 다음 각 호의 어느 하나에 해당하는 사실(제16조 제6항에 따라 표본감시 대상이 되는 <u>제4급감염병으로 인한 경우는 제외한다</u>)이 있으면 (**①**)에게 보고하여야 하고, 해당 환자와 그 동거인에게 질병관리청장이 정하는 감염 방지 방법 등을 지도하여야 한다. 다만, <u>의료기관에 소속되지 아니한 의사, 치과의사 또는 한의사</u>는 그 사실을 관할 (**②**)에게 신고하여야 한다. 〈개정 2020. 8. 11.〉
  1. 감염병환자등을 진단하거나 그 사체를 검안한 경우
  2. 예방접종 후 이상반응자를 진단하거나 그 사체를 검안한 경우
  3. 감염병환자등이 <u>제1급감염병부터 제3급감염병까지에 해당하는 감염병으로 사망한 경우</u>
  4. 감염병환자로 의심되는 사람이 <u>감염병병원체 검사를 거부하는 경우</u>
② 제16조의 2에 따른 감염병병원체 확인기관의 소속 직원은 실험실 검사 등을 통하여 보건복지부령으로 정하는 감염병환자등을 발견한 경우 그 사실을 그 기관의 장에게 보고하여야 한다. 〈개정 2020. 3. 4.〉
③ 제1항 및 제2항에 따라 <u>보고를 받은 의료기관의 장 및 제16조의 2에 따른 감염병병원체 확인기관의 장은 제1급감염병의 경우에는 (**③**), 제2급감염병 및 제3급감염병의 경우에는 (**④**) 이내에, 제4급감염병의 경우에는 (**⑤**) 이내에 (**⑥**) 또는 관할 (**⑦**)에게 신고하여야 한다.</u> 〈신설 2020. 8. 11.〉
④ 육군, 해군, 공군 또는 국방부 직할 부대에 소속된 군의관은 제1항 각 호의 어느 하나에 해당하는 사실(제16조 제6항에 따라 표본감시 대상이 되는 제4급감염병으로 인한 경우는 제외한다)이 있으면 소속 부대장에게 보고하여야 하고, <u>보고를 받은 소속 부대장은 제1급감염병의 경우에는 즉시, 제2급감염병 및 제3급감염병의 경우에는 24시간 이내에 관할 (**⑧**)에게 신고하여야 한다.</u>
⑤ 제16조 제1항에 따른 <u>감염병 표본감시기관</u>은 제16조 제6항에 따라 표본감시 대상이 되는 <u>제4급감염병으로 인하여 제1항 제1호 또는 제3호에 해당하는 사실이 있으면</u> 보건복지부령으로 정하는 바에 따라 <u>질병관리청장 또는 관할 보건소장에게 신고하여야 한다.</u> 〈개정 2020. 8. 11.〉 | ① 소속의료기관의 장

② 보건소장

③ 즉시
④ 24시간
⑤ 7일
⑥ 질병관리청장
⑦ 보건소장

⑧ 보건소장 |
| **12조**
★★ | **(그 밖의 신고의무자)**
① <u>다음 각 호의 어느 하나에 해당하는 사람은 제1급감염병부터 제3급감염병까지에 해당하는 감염병 중 보건복지부령으로 정하는 감염병이 발생한 경우에는</u> 의사, 치과의사 또는 한의사의 진단이나 검안을 요구하거나 <u>해당 주소지를 관할하는 보건소장에게 신고하여야 한다.</u> 〈개정 2020. 12. 15.〉
  1. 일반가정에서는 세대를 같이하는 세대주. 다만, 세대주가 부재 중인 경우에는 그 세대원
  2. 학교, <u>사회복지시설</u>, 병원, 관공서, 회사, 공연장, 예배장소, 선박 · 항공기 · 열차 등 운송수단, 각종 사무소 · 사업소, 음식점, 숙박업소 또는 그 밖에 여러 사람이 모이는 장소로서 보건복지부령으로 정하는 장소의 관리인, 경영자 또는 대표자
  3. 「약사법」에 따른 약사 · 한약사 및 약국개설자 | |

조	법문내용	정답

<table>
<tr><td>조</td><td>법문내용</td><td>정답</td></tr>
<tr><td></td><td>

시행규칙 제8조(그 밖의 신고대상 감염병)

① 법 제12조 제1항 각 호 외의 부분 중에서 "보건복지부령으로 정하는 감염병"이란 다음 각 호의 감염병을 말한다.

　1. 결핵　　　　　2. 홍역　　　　　3. 콜레라
　4. 장티푸스　　　5. 파라티푸스　　6. 세균성이질
　7. 장출혈성대장균감염증　　8. A형간염

② 법 제12조 제1항 제2호에서 "보건복지부령으로 정하는 장소"란 다음 각 호의 장소를 말한다. 〈신설 2021.5.24.〉

　1. 「모자보건법」 제2조 제10호에 따른 산후조리원
　2. 「공중위생관리법」 제2조에 따른 목욕장업소, 이용업소, 미용업소

시행규칙 제9조(그 밖의 신고의무자의 신고) 법 제12조 제1항 및 제2항에 따라 그 밖의 신고의무자는 다음 각 호의 사항을 서면, 구두, 전보, 전화 또는 컴퓨터통신의 방법으로 보건소장에게 지체 없이 신고하거나 알려야 한다.

　1. 신고인의 성명, 주소와 감염병환자등 또는 사망자와의 관계
　2. 감염병환자등 또는 사망자의 성명, 주소 및 (①)
　3. 감염병환자등 또는 사망자의 주요 증상 및 (②)

</td><td>

① 직업
② 발병일

</td></tr>
<tr><td>

13조

</td><td>

(보건소장 등의 보고 등)

① 제11조 및 제12조에 따라 신고를 받은 보건소장은 그 내용을 관할 특별자치시장·특별자치도지사 또는 시장·군수·구청장에게 보고하여야 하며, 보고를 받은 특별자치시장·특별자치도지사는 (①)에게, 시장·군수·구청장은 (②) 및 시·도지사에게 이를 각각 보고하여야 한다. 〈개정 2023. 6. 13.〉

</td><td>

① 질병관리청장
② 질병관리청장

</td></tr>
<tr><td>

14조
★

</td><td>

(인수공통감염병의 통보)

① 「가축전염병예방법」 제11조 제1항 제2호에 따라 신고를 받은 국립가축방역기관장, 신고대상 가축의 소재지를 관할하는 시장·군수·구청장 또는 시·도 가축방역기관의 장은 같은 법에 따른 가축전염병 중 다음 각 호의 어느 하나에 해당하는 감염병의 경우에는 즉시 (①)에게 통보하여야 한다. 〈개정 2020. 8. 11.〉

1. 탄저
2. 고병원성조류인플루엔자
3. 광견병
4. 그 밖에 대통령령으로 정하는 인수공통감염병

시행령 제9조(그 밖의 인수공통감염병) 법 제14조 제1항 제4호에서 "대통령령으로 정하는 인수공통감염병"이란 (②)를 말한다.

</td><td>

① 질병관리청장

② 동물인플루엔자

</td></tr>
<tr><td>

16조
★★

</td><td>

(감염병 표본감시 등)

① (①)은 감염병의 표본감시를 위하여 질병의 특성과 지역을 고려하여 「보건의료기본법」에 따른 보건의료기관이나 그 밖의 기관 또는 단체를 감염병 표본감시기관으로 지정할 수 있다. 〈개정 2020. 8. 11.〉

⑥ 제1항에 따른 표본감시의 대상이 되는 감염병은 제(②)급감염병으로 하고, 표본감시기관의 지정 및 지정취소의 사유 등에 관하여 필요한 사항은 보건복지부령으로

</td><td>

① 질병관리청장

② 4

</td></tr>
</table>

<table>
<tr><th>조</th><th>법문내용</th><th>정답</th></tr>
<tr>
<td></td>
<td>

정한다.

⑦ 질병관리청장은 감염병이 발생하거나 유행할 가능성이 있어 관련 정보를 확보할 긴급한 필요가 있다고 인정하는 경우 「공공기관의 운영에 관한 법률」에 따른 공공기관 중 대통령령으로 정하는 공공기관의 장에게 정보 제공을 요구할 수 있다. 이 경우 정보 제공을 요구받은 기관의 장은 정당한 사유가 없는 한 이에 따라야 한다.

시행령 제10조(공공기관) 법 제16조 제7항 전단에서 "대통령령으로 정하는 공공기관"이란 「국민건강보험법」에 따른 (③) 및 (④)을 말한다.

시행규칙 제14조(감염병 표본감시기관의 지정 등)

① 법 제16조 제1항에 따라 질병관리청장은 표본감시 대상 감염병별로 다음 각 호의 구분에 따른 기관·시설·단체 또는 법인 중에서 특별시장·광역시장·특별자치시장·도지사·특별자치도지사(이하 "시·도지사"라 한다)의 추천을 받아 감염병 표본감시기관을 지정할 수 있다. 〈개정 2023. 9. 22.〉

  1. 인플루엔자 : 다음 각 목의 기관·시설·단체 또는 법인

    가. 「지역보건법」 제10조에 따른 보건소 중 보건의료원

    나. 법 제16조의2 제1항 제3호·제5호 및 제9호에 따른 기관

    다. 의료기관 중 소아과·내과·가정의학과·이비인후과 진료과목이 있는 의료기관

  2. 제4급감염병 중 기생충감염병에 해당하는 감염병 : 다음 각 목의 기관·시설·단체 또는 법인

    가. 「지역보건법」 제10조에 따른 보건소

    나. 법 제16조의2 제1항 제3호·제5호 및 제9호에 따른 기관

    다. 의료기관 중 의원·병원 및 종합병원

    라. 기생충감염병에 관한 연구 및 학술발표 등을 목적으로 결성된 학회

    마. 기생충감염병의 예방 및 관리를 목적으로 설립된 비영리법인

  3. 제4급감염병(인플루엔자 및 기생충감염병은 제외) : 다음 각 목의 기관·시설·단체 또는 법인

    가. 「지역보건법」 제10조에 따른 보건소

    나. 법 제16조의2 제1항 제3호·제5호 및 제9호에 따른 기관

    다. 의료기관 중 의원·병원 및 종합병원

    라. 제4급감염병에 관한 연구 및 학술발표 등을 목적으로 결성된 학회

② 질병관리청장은 제1항에 따라 표본감시기관을 지정한 경우에는 해당 표본감시기관에 별지 제5호의2 서식의 표본감시기관 지정서를 발급해야 한다. 〈신설 2023. 7. 13.〉

③ 질병관리청장은 법 제16조 제5항에 따라 표본감시기관이 다음 각 호의 어느 하나에 해당하는 경우에는 그 지정을 취소할 수 있다. 〈개정 2023. 7. 13.〉

  1. 표본감시 업무를 게을리하는 경우

  2. 그 밖에 법 제11조 제5항에 따른 신고 실적이 없는 등 질병관리청장이 표본감시기관으로서 표본감시 업무를 계속하여 수행할 수 없다고 인정하는 경우

  3. 삭제 〈2020. 6. 4.〉

</td>
<td>

③ 건강보험심사평가원
④ 국민건강보험공단

</td>
</tr>
<tr>
<td>

16조의2
★

</td>
<td>

(감염병병원체 확인기관)

① 다음 각 호의 기관(이하 "감염병병원체 확인기관")은 실험실 검사등을 통하여 감염병병원체를 확인할 수 있다. 〈개정 2023. 5. 19.〉

  1. 질병관리청

  2. (①)

</td>
<td>

① 질병대응센터

</td>
</tr>
</table>

조	법문내용	정답

| | 3. 「보건환경연구원법」 제2조에 따른 <u>보건환경연구원</u>
4. 「지역보건법」 제10조에 따른 (②)
5. 「의료법」 제3조에 따른 <u>의료기관 중 진단검사의학과 전문의가 상근하는 기관</u>
6. 「고등교육법」 제4조에 따라 설립된 <u>의과대학 중 진단검사의학과가 개설된 의과대학</u>
7. 「결핵예방법」 제21조에 따라 설립된 (③)(결핵환자의 병원체를 확인하는 경우만 해당)
8. 「민법」 제32조에 따라 <u>한센병환자 등의 치료·재활을 지원할 목적으로 설립된 기관</u>(한센병환자 병원체를 확인하는 경우만 해당)
9. <u>인체에서 채취한 검사물에 대한 검사를 국가, 지방자치단체, 의료기관 등으로부터 위탁받아 처리하는 기관 중 진단검사의학과 전문의가 상근하는 기관</u> | ② 보건소

③ 대한결핵협회 |

(실태조사)

① <u>질병관리청장 및 시·도지사는 감염병의 관리 및 감염 실태와 내성균 실태를 파악하기 위하여 실태조사를 실시하고, 그 결과를 공표하여야 한다.</u> 〈개정 2020. 8. 11.〉

① <u>질병관리청장, 시·도지사 및 시장·군수·구청장은 감염병의 예방 및 관리에 관한 정책을 효과적으로 수립·시행하기 위하여 다음 각 호의 구분에 따라 실태조사를 실시하고, 그 결과를 공표하여야 한다.</u> 〈개정 2024. 1. 30.〉

  1. <u>감염병 및 내성균 발생 등에 대한 실태조사 : 질병관리청장 또는 시·도지사</u>
  2. (①)에 대한 실태조사 : 질병관리청장, 시·도지사 또는 시장·군수·구청장

[시행일 2025. 7. 31.] 제17조

시행규칙 제15조(실태조사의 방법 및 절차 등)

① 법 제17조 제1항에 따른 <u>실태조사에 포함되어야 할 사항</u>은 다음 각 호와 같다. 〈개정 2025. 6. 2.〉

  1. 감염병 실태조사
    가. <u>감염병환자등의 연령별·성별·지역별 분포 등에 관한 사항</u>
    나. 감염병환자등의 임상적 증상 및 경과 등에 관한 사항
    다. 감염병환자등의 진단·검사·처방 등 진료정보에 관한 사항
    라. <u>감염병의 진료 및 연구와 관련된 인력·시설 및 장비 등에 관한 사항</u>
    마. <u>감염병에 대한 각종 문헌 및 자료 등의 조사에 관한 사항</u>
    바. 그 밖에 감염병의 관리를 위하여 <u>질병관리청장</u>이 특히 필요하다고 인정하는 사항
  2. 내성균 실태조사
    가. 항생제 사용 실태에 관한 사항
    나. 내성균의 유형 및 발생경로 등에 관한 사항
    다. 내성균의 연구와 관련된 인력·시설 및 장비 등에 관한 사항
    라. 내성균에 대한 각종 문헌 및 자료 등의 조사에 관한 사항
    마. 그 밖에 내성균의 관리를 위하여 <u>질병관리청장</u>이 특히 필요하다고 인정하는 사항
  3. 의료기관 감염관리 실태조사
    가. 「의료법」 제47조에 따라 의료기관에 두는 감염관리위원회와 감염관리실의 설치·운영 등에 관한 사항
    나. 의료기관의 감염관리 인력·장비 및 시설 등에 관한 사항
    다. 의료기관의 감염관리체계에 관한 사항

17조 ★

① 의료기관의 감염관리 현황

| --- | --- | --- |
| | 라. 의료기관의 감염관리 교육 및 감염예방에 관한 사항
마. 그 밖에 의료기관의 감염관리에 관하여 <u>질병관리청장</u>이 특히 필요하다고 인정하는 사항

② <u>실태조사의 실시 주기는 다음 각 호의 구분에 따른다.</u> 〈개정 2025. 6. 2.〉
　　1. 감염병 실태조사 : 3년
　　2. 내성균 실태조사 : (**②**)년
　　3. 의료기관의 감염관리 실태조사 : 3년
③ <u>질병관리청장, 시·도지사 또는 시장·군수·구청장이 필요하다고 인정하는 경우에는</u> 제2항에도 불구하고 다음 각 호의 구분에 따라 <u>실태조사를 (**③**) 실시할 수 있다.</u> 〈신설 2025. 6. 2.〉
　　1. 감염병 실태조사 : 질병관리청장 또는 시·도지사
　　2. 의료기관 감염관리 실태조사 : 질병관리청장, 시·도지사 또는 시장·군수·구청장 | ② 매

③ 수시로 |
| **18조**
★★★ | **(역학조사)**
① <u>질병관리청장, (①)은 감염병이 발생하여 유행할 우려가 있거나, 감염병 여부가 불분명하나 발병원인을 조사할 필요가 있다고 인정하면 지체 없이 역학조사를 하여야 하고, 그 결과에 관한 정보를 필요한 범위에서 해당 의료기관에 제공하여야 한다.</u> 다만, 지역확산 방지 등을 위하여 필요한 경우 다른 의료기관에 제공하여야 한다. 〈개정 2020. 8. 11.〉
③ <u>누구든지 질병관리청장, (①)이 실시하는 역학조사에서 다음 각 호의 행위를 하여서는 아니 된다.</u> 〈개정 2020. 8. 11.〉
　　1. 정당한 사유 없이 역학조사를 거부·방해 또는 회피하는 행위
　　2. 거짓으로 진술하거나 거짓 자료를 제출하는 행위
　　3. <u>고의적으로 사실을 누락·은폐하는 행위</u>

　시행령 제12조(역학조사의 내용)
　　① <u>법 제18조 제1항에 따른 역학조사에 포함되어야 하는 내용은 다음 각 호와 같다.</u> 〈개정 2021. 12. 14.〉
　　　1. <u>감염병환자등 및 감염병의심자의 인적 사항</u>
　　　2. <u>감염병환자등의 발병일 및 발병 장소</u>
　　　3. <u>감염병의 감염원인 및 감염경로</u>
　　　4. <u>감염병환자등 및 감염병의심자에 관한 진료기록</u>
　　　5. 그 밖에 감염병의 원인 규명과 관련된 사항

　시행령 제13조(역학조사의 시기) 법 제18조 제1항 및 제29조(예방접종에 관한 역학조사)에 따른 역학조사는 다음 각 호의 구분에 따라 해당 사유가 발생하면 실시한다. 〈개정 2020. 9. 11.〉
　　1. <u>질병관리청장이 역학조사를 하여야 하는 경우</u>
　　　가. <u>둘 이상의 시·도에서 역학조사가 동시에 필요한 경우</u>
　　　나. <u>감염병 발생 및 유행 여부 또는 예방접종 후 이상반응에 관한 조사가 긴급히 필요한 경우</u>
　　　다. <u>시·도지사의 역학조사가 불충분하였거나 불가능하다고 판단되는 경우</u>
　　2. <u>시·도지사 또는 시장·군수·구청장(자치구의 구청장을 말한다.)이 역학조사를 하여야 하는 경우</u>
　　　가. <u>관할 지역에서 감염병이 발생하여 유행할 우려가 있는 경우</u> | ① 시·도지사 또는 시장·군수·구청장 |

    나. 관할 지역 밖에서 감염병이 발생하여 유행할 우려가 있는 경우로서 그 감염병이 관할구역과 역학적 연관성이 있다고 의심되는 경우

    다. 관할 지역에서 예방접종 후 이상반응 사례가 발생하여 그 원인 규명을 위한 조사가 필요한 경우

시행령 제15조(역학조사반의 구성)

① 법 제18조 제1항 및 제29조에 따른 역학조사를 하기 위하여 질병관리청에 중앙 역학조사반을 두고, 시·도에 시·도 역학조사반을 두며, 시·군·구(자치구를 말한다.)에 시·군·구 역학조사반을 둔다. 〈개정 2020. 9. 11.〉

② 중앙 역학조사반은 30명 이상, 시·도 역학조사반 및 시·군·구 역학조사반은 각각 10명 이상의 반원으로 구성한다. 〈개정 2021. 12. 14.〉

③ 역학조사반의 반장은 법 제60조에 따른 방역관 또는 법 제60조의2에 따른 역학조사관으로 한다. 〈신설 2021. 12. 14.〉

④ 역학조사반원은 다음 각 호의 어느 하나에 해당하는 사람 중에서 질병관리청장, 시·도지사 및 시장·군수·구청장이 각각 임명하거나 위촉한다. 〈개정 2023. 8. 18.〉

    1. 방역, 역학조사 또는 예방접종 업무를 담당하는 공무원

    2. 법 제60조의2에 따른 역학조사관 또는 수습역학조사관

    3. 「농어촌 등 보건의료를 위한 특별조치법」에 다라 채용된 공중보건의사

    4. 「의료법」 제2조 제1항에 따른 의료인

    5. 그 밖에 감염병 등과 관련된 분야의 전문가 등으로서 질병관리청장, 시·도지사 및 시장·군수·구청장이 역학조사를 위해 필요하다고 인정하는 사람

⑤ 역학조사반은 감염병 분야와 예방접종 후 이상반응 분야로 구분해 운영하되, 분야별 운영에 필요한 사항은 질병관리청장이 정한다. 〈개정 2021. 12. 14.〉

시행령 제16조(역학조사반의 임무 등)

① 역학조사반의 임무는 다음 각 호와 같다.

    1. 중앙 역학조사반

        가. 역학조사 계획의 수립, 시행 및 평가

        나. 역학조사의 실시 기준 및 방법의 개발

        다. 시·도 역학조사반 및 시·군·구역학조사반에 대한 교육·훈련

        라. 감염병에 대한 역학적인 연구

        마. 감염병의 발생·유행 사례 및 예방접종 후 이상반응의 발생 사례 수집, 분석 및 제공

        바. 시·도 역학조사반에 대한 기술지도 및 평가

    2. 시·도 역학조사반

        가. 관할 지역 역학조사 계획의 수립, 시행 및 평가

        나. 관할 지역 역학조사의 세부 실시 기준 및 방법의 개발

        다. 중앙 역학조사반에 관할 지역 역학조사 결과 보고

        라. 관할 지역 감염병의 발생·유행 사례 및 예방접종 후 이상반응의 발생 사례 수집, 분석 및 제공

        마. 시·군·구 역학조사반에 대한 기술지도 및 평가

    3. 시·군·구 역학조사반

        가. 관할 지역 역학조사 계획의 수립 및 시행

        나. 시·도 역학조사반에 관할 지역 역학조사 결과 보고

        다. 관할 지역 감염병의 발생·유행 사례 및 예방접종 후 이상반응의 발생 사례 수집, 분석 및 제공

조	법문내용	정답

19조
★★

(건강진단) 성매개감염병의 예방을 위하여 종사자의 건강진단이 필요한 직업으로 <u>보건복지부령으로 정하는 직업에 종사하는 자</u>와 성매개감염병에 감염되어 그 전염을 매개할 상당한 우려가 있다고 (①)·(②) 또는 시장·군수·구청장이 인정한 사람은 보건복지부령으로 정하는 바에 따라 <u>성매개감염병에 관한 건강진단을 받아야 한다.</u> 〈개정 2023. 6. 13.〉

성매개감염병 및 후천성면역결핍증 건강진단규칙 제3조(정기 건강진단) 「감염병의 예방 및 관리에 관한 법률」 제19조, 「후천성면역결핍증 예방법」 제8조 제2항 제2호 및 같은 법 시행령 제10조에 따라 성매개감염병 및 후천성면역결핍증에 관한 건강진단을 받아야 하는 직업에 종사하는 사람과 그 진단 항목 및 횟수는 별표와 같다.

[별표] <u>성매개감염병 및 후천성면역결핍증 건강진단대상자 및 건강진단 항목 및 횟수</u> 〈개정 2021. 7. 19.〉

성매개감염병 및 후천성면역결핍증 건강진단 대상자	건강진단 항목 및 횟수		
	매독검사	HIV 검사	그 밖의 성매개감염병 검사
1. 「청소년보호법시행령」 제6조 제2항 제1호에 따른 <u>영업소의 여성종업원</u>	<u>1회/6개월</u>		1회/6개월
2. 「식품위생법시행령」 제22조 제1항에 따른 <u>유흥접객원</u>	1회/3개월		1회/3개월
3. 「안마사에관한규칙」 제6조에 따른 <u>안마시술소의 여성종업원</u>	<u>1회/3개월</u>		<u>1회/3개월</u>
4. <u>특별자치도지사·시장·군수·구청장이 불특정 다수를 대상으로 성매개감염병 및 후천성면역결핍증을 감염시킬 우려가 있는 행위를 한다고 인정하는 영업장에 종사하는 사람</u>	<u>1회/3개월</u>		1회/3개월

① 특별자치시장
② 특별자치도지사

20조

(해부명령)

① (①)은 국민 건강에 중대한 위협을 미칠 우려가 있는 <u>감염병으로 사망한 것으로 의심이 되어</u> 시체를 해부하지 아니하고는 감염병 여부의 진단과 사망의 원인규명을 할 수 없다고 인정하면 <u>그 시체의 해부를 명할 수 있다.</u> 〈개정 2020. 8. 11.〉

⑤ 제3항에 따른 해부를 담당하는 의사의 지정, 감염병 종류별로 갖추어야 할 시설의 기준, 해당 시체의 관리 등에 관하여 필요한 사항은 보건복지부령으로 정한다.

시행규칙 제17조(해부시설 기준 등) ① 법 제20조 제5항에 따라 감염병 종류별로 갖추어야 할 시설의 기준이란 크로이츠펠트-야콥병(CJD) 및 변종크로이츠펠트-야콥병(vCJD)의 경우 「유전자변형생물체의 국가간 이동 등에 관한 법률시행령」 제23조 제1항에 따른 안전관리등급 2등급에 해당하는 연구시설을 말한다.

① 질병관리청장

21조
★

(고위험병원체의 분리, 분양·이동 및 이동신고)

① 감염병환자, 식품, 동식물, 그 밖의 환경 등으로부터 고위험병원체를 분리한 자는 지체 없이 고위험병원체의 명칭, 분리된 검체명, 분리 일자 등을 <u>(①)에게 신고하여야 한다.</u> 〈개정 2020. 8. 11.〉

③ <u>고위험병원체를 이동하려는 자는 사전에 고위험병원체의 명칭과 이동계획 등을 질병관리청장에게 신고하여야 한다.</u> 〈신설 2020. 8. 11.〉

① 질병관리청장

조	법문내용	정답
22조 ★	**(고위험병원체의 반입 허가 등)** ① 감염병의 진단 및 학술 연구 등을 목적으로 그위험병원체를 국내로 반입하려는 자는 다음 각 호의 요건을 갖추어 질병관리청장의 (❶)를 받아야 한다. 〈개정 2021. 10. 19.〉 　1. 제23조 제1항에 따른 고위험병원체 취급시설을 설치·운영하거나 고위험병원체 취급시설을 설치·운영하고 있는 자와 고위험병원체 취급시설을 사용하는 계약을 체결할 것 　2. 고위험병원체의 안전한 수송 및 비상조치 계획을 수립할 것 　3. 보건복지부령으로 정하는 요건을 갖춘 고위험병원체 전담관리자를 둘 것 ② 제1항에 따라 허가받은 사항을 변경하려는 자는 질병관리청장의 허가를 받아야 한다. 다만, 대통령령으로 정하는 경미한 사항을 변경하려는 경우에는 질병관리청장에게 신고하여야 한다. 〈개정 2020. 8. 11.〉	❶ 허가
23조 ★★★	**(고위험병원체의 안전관리 등)** ② 고위험병원체 취급시설을 설치·운영하려는 자는 고위험병원체 취급시설의 안전관리 등급별로 질병관리청장의 허가를 받거나 질병관리청장에게 신고하여야 한다. 이 경우 고위험병원체 취급시설을 설치·운영하려는 자가 둘 이상인 경우에는 공동으로 허가를 받거나 신고하여야 한다. 〈개정 2021. 10. 19.〉 ⑨ 제1항부터 제5항까지의 규정에 따른 고위험병원체 취급시설의 안전관리 등급, 설치·운영 허가 및 신고의 기준과 절차, 폐쇄 신고의 기준과 절차 등에 필요한 사항은 대통령령으로 정한다.	
23조의 2 ★★	**(고위험병원체 취급시설의 허가취소 등)** ① (❶)은 제23조 제2항에 따라 고위험병원체 취급시설 설치·운영의 허가를 받거나 신고를 한 자가 다음 각 호의 어느 하나에 해당하는 경우에는 그 허가를 취소하거나 고위험병원체 취급시설의 폐쇄를 명하거나 1년 이내의 기간을 정하여 그 시설의 운영을 정지하도록 명할 수 있다. 다만, 제1호에 해당하는 경우에는 허가를 취소하거나 고위험병원체 취급시설의 폐쇄를 명하여야 한다. 〈개정 2021. 10. 19.〉 　1. 속임수나 그 밖의 부정한 방법으로 허가를 받거나 신고한 경우 　2. 제23조 제3항 또는 제4항에 따른 변경허가를 받지 아니하거나 변경신고를 하지 아니하고 허가 내용 또는 신고 내용을 변경한 경우 　3. 제23조 제7항에 따른 안전관리 준수사항을 지키지 아니한 경우 　4. 제23조 제9항에 따른 허가 또는 신고의 기준에 미달한 경우 ② 제1항에 따라 허가가 취소되거나 고위험병원체 취급시설의 폐쇄명령을 받은 자는 보유하고 있는 고위험병원체를 (❷)일 이내에 폐기하고 그 결과를 질병관리청장에게 보고하여야 한다. 다만, 질병관리청장은 본문에 따라 고위험병원체를 폐기 및 보고하여야 하는 자가 천재지변 등 부득이한 사유로 기한 내에 처리할 수 없어 기한의 연장을 요청하는 경우에는 (❸)일의 범위에서 그 기한을 연장할 수 있다. 〈신설 2021. 10. 19.〉	❶ 질병관리청장 ❷ 90 ❸ 90
23조의 3	**(생물테러감염병병원체의 보유허가 등)** ① 감염병의 진단 및 학술연구 등을 목적으로 생물테러감염병을 일으키는 병원체 중 보건복지부령으로 정하는 병원체(이하 "생물테러감염병병원체")를 보유하고자 하는	

조	법문내용	정답
	자는 사전에 질병관리청장의 허가를 받아야 한다. 다만, 감염병의사환자로부터 생물테러감염병병원체를 분리한 후 보유하는 경우 등 대통령령으로 정하는 부득이한 사정으로 사전에 허가를 받을 수 없는 경우에는 보유 즉시 허가를 받아야 한다. 〈개정 2020. 8. 11.〉	
24조 ★★	**(필수예방접종)** ① 특별자치시장·특별자치도지사 또는 (①)은 다음 각 호의 질병에 대하여 관할 보건소를 통하여 필수예방접종을 실시하여야 한다. 〈개정 2023. 6. 13.〉 　1. 디프테리아　　2. 폴리오　　3. 백일해　　4. 홍역 　5. 파상풍　　6. 결핵　　7. B형간염　　8. 유행성이하선염 　9. 풍진　　10. 수두　　11. 일본뇌염　　12. b형헤모필루스인플루엔자 　13. 폐렴구균　　14. 인플루엔자　　15. A형간염　　16. 사람유두종바이러스 감염증 　17. 그룹 A형 로타바이러스 감염증 　18. 그 밖에 질병관리청장이 감염병의 예방을 위하여 필요하다고 인정하여 지정하는 감염병 [질병관리청고시 제2023-13호, 필수예방접종이 필요한 감염병 지정 등] [2023. 9. 25.] 제1조(필수예방접종이 필요한 감염병) 「감염병의 예방 및 관리에 관한 법률」 제24조 제1항 제18호에 따라 질병관리청장이 감염병의 예방을 위하여 필수예방접종이 필요하다고 인정하여 지정하는 감염병은 다음 각 호와 같다. 1. 장티푸스 2. 신증후군출혈열	① 시장·군수·구청장
25조	**제25조(임시예방접종)** ① 특별자치시장·특별자치도지사 또는 시장·군수·구청장은 다음 각 호의 어느 하나에 해당하면 관할 보건소를 통하여 임시예방접종을 하여야 한다. 〈개정 2023. 6. 13.〉 　1. (①)이 감염병 예방을 위하여 특별자치시장·특별자치도지사 또는 시장·군수·구청장에게 예방접종을 실시할 것을 요청한 경우 　2. 특별자치시장·특별자치도지사 또는 시장·군수·구청장이 감염병 예방을 위하여 예방접종이 필요하다고 인정하는 경우	① 질병관리청장
27조	**(예방접종증명서)** ① (①), 특별자치시장·특별자치도지사 또는 (②)은 필수예방접종 또는 임시예방접종을 받은 사람 본인 또는 법정대리인에게 보건복지부령으로 정하는 바에 따라 예방접종증명서를 발급하여야 한다. 〈개정 2023. 6. 13.〉 ② 특별자치시장·특별자치도지사나 시장·군수·구청장이 아닌 자가 이 법에 따른 예방접종을 한 때에는 질병관리청장, 특별자치시장·특별자치도지사 또는 시장·군수·구청장은 보건복지부령으로 정하는 바에 따라 해당 (③)로 하여금 예방접종증명서를 발급하게 할 수 있다. 〈개정 2023. 6. 13.〉	① 질병관리청장 ② 시장·군수·구청장 ③ 예방접종을 한 자

조	법문내용	정답

28조
★★
	(예방접종 기록의 보존 및 보고 등)
	① 특별자치시장·특별자치도지사 또는 시장·군수·구청장은 필수예방접종 및 임시예방접종을 하거나, 제2항에 따라 보고를 받은 경우에는 보건복지부령으로 정하는 바에 따라 예방접종에 관한 기록을 작성·보관하여야 하고, 특별자치시장·특별자치도지사는 (①)에게, 시장·군수·구청장은 (②) 및 (③)에게 그 내용을 각각 보고하여야 한다. 〈개정 2023. 6. 13.〉
	② 특별자치시장·특별자치도지사나 시장·군수·구청장이 아닌 자가 이 법에 따른 예방접종을 하면 보건복지부령으로 정하는 바에 따라 특별자치시장·특별자치도지사 또는 시장·군수·구청장에게 보고하여야 한다. 〈개정 2023. 6. 13.〉
	
	시행규칙 제23조(예방접종에 관한 기록의 작성 및 보고)
	① 법 제28조 제1항에 따라 특별자치시장·특별자치도지사 또는 시장·군수·구청장은 필수예방접종 및 임시예방접종을 한 경우 별지 제17흐서식의 예방접종 실시 기록 및 보고서(전자문서를 포함한다.)에 예방접종에 관한 기록을 작성하여야 한다. 〈개정 2023. 9. 22.〉
	② 법 제28 조 제2항에 따라 특별자치시장·특별자치도지사나 시장·군수·구청장이 아닌 자가 예방접종을 실시하면 별지 제17호서식의 예방접종 실시 기록 및 보고서에 예방접종에 관한 기록을 작성하고, 예방접종 실시 기록 및 보고서를 특별자치시장·특별자치도지사 또는 시장·군수·구청장에게 제출하여야 한다. 〈개정 2023. 9. 22.〉
	③ 특별자치시장·특별자치도지사 또는 시장·군수·구청장은 제1항에 따라 예방접종에 관한 기록을 작성하거나 제2항에 따라 제출받은 예방접종 실시 기록 및 보고서를 시·도지사 및 질병관리청장에게 각각 제출하여야 한다. 〈개정 2023. 9. 22.〉
	④ 질병관리청장은 필수예방접종 또는 임시예방접종을 받은 사람(미성년자의 경우에는 그 부모를 말한다)에게 제3항에 따라 제출받은 예방접종에 관한 기록을 인터넷 홈페이지를 통하여 열람하게 하거나 전자문서를 이용하여 예방접종증명서를 발급할 수 있다. 〈신설 2020. 9. 11.〉
	⑤ 질병관리청장은 예방접종 대상자의 중복접종 등을 예방하기 위하여 다음 각 호의 어느 하나에 해당하는 사람에게 제3항에 따라 제출받은 예방접종에 관한 기록을 열람하게 할 수 있다. 〈신설 2020. 9. 11.〉
	  1. 법 제24조 제1항 및 제25조 제1항에 따라 예방접증을 실시하는 보건소에서 예방접종을 하는 의료인
	  2. 법 제24조 제2항 및 제25조 제2항에 따라 예방접종을 실시하는 의료기관에서 예방접종을 하는 의료인
	  3. 「영유아보육법」 제31조의3에 따라 영유아의 예방접종 여부를 확인하여야 하는 어린이집의 원장
		① 질병관리청장
		② 질병관리청장
		③ 시·도지사

29조
★★
	(예방접종에 관한 역학조사) 질병관리청장, 시·도지사 또는 시장·군수·구청장은 다음 각 호의 구분에 따라 조사를 실시하고, 예방접종 후 이상반응 사례가 발생하면 그 원인을 밝히기 위하여 제18조에 따라 역학조사를 하여야 한다. 〈개정 2020. 8. 11.〉
	  1. 질병관리청장 : (①)및 예방접종 후 이상반응에 관한 조사
	  2. 시·도지사 또는 시장·군수·구청장 : 예방접종 후 이상반응에 관한 조사
		① 예방접종의 효과

조	법문내용	정답
29조의 2	**(예방접종 후 이상반응에 대한 검사)** ① 「의료법」에 따른 <u>의료인 및 의료기관의 장</u>은 필수예방접종 또는 임시예방접종 후 <u>혈소판감소성 혈전증 등 보건복지부령으로 정하는 이상반응이 나타나거나 의심되는 사람을 발견한 경우에는 (①)</u>에게 이상반응에 대한 검사를 의뢰할 수 있다. ② 제1항에 따라 의뢰받은 (①)은 검사를 실시하여야 한다. ③ 제1항 및 제2항에 따른 검사항목, 검사의뢰 방법 및 절차, 검사방법은 (①)이 정한다. [본조신설 2023. 9. 14.]	① 질병관리청장
30조	**제30조(예방접종피해조사반)** ① 제71조 제1항 및 제2항에 규정된 <u>예방접종으로 인한 질병·장애·사망의 원인 규명 및 피해 보상 등을 조사하고 제72조 제1항에 따른 제3자의 고의 또는 과실 유무를 조사하기 위하여 (①)</u>에 예방접종피해조사반을 둔다. **시행령 제21조(예방접종피해조사반의 구성 등)** 　① 법 제30조 제1항에 따른 예방접종피해조사반은 감염병 예방접종 후 이상반응의 발생 건 수 등을 고려하여 필요한 경우 <u>둘 이상으로</u> 설치할 수 있다. 〈신설 2025. 9. 16.〉	① 질병관리청
31조 ★★★	**(예방접종 완료 여부의 확인)** ① 특별자치시장·특별자치도지사 또는 시장·군수·구청장은 <u>초등학교와 중학교의 장에게 「학교보건법」 제10조에 따른 예방접종 완료 여부에 대한 검사 기록을 제출하도록 요청할 수 있다.</u> 〈개정 2023. 6. 13.〉 ② 특별자치시장·특별자치도지사 또는 시장·군수·구청장은 「유아교육법」에 따른 <u>유치원의 장과 「영유아보육법」에 따른 어린이집의 원장에게 보건복지부령으로 정하는 바에 따라 영유아의 예방접종 여부를 확인하도록 요청할 수 있다.</u> 〈개정 2023. 6. 13.〉 ③ 특별자치시장·특별자치도지사 또는 시장·군수·구청장은 제1항에 따른 제출 기록 및 제2항에 따른 확인 결과를 확인하여 예방접종을 끝내지 못한 영유아, 학생 등이 있으면 <u>그 영유아 또는 학생 등에게 예방접종을 하여야 한다.</u> 〈개정 2023. 6. 13.〉	
32조 ★	**(예방접종의 실시주간 및 실시기준 등)** ① (①)은 국민의 예방접종에 대한 관심을 높여 감염병에 대한 예방접종을 활성화하기 위하여 <u>예방접종주간을 설정할 수 있다.</u> 〈개정 2020. 8. 11.〉 [질병관리청고시 제2025-3호, 예방접종의 실시기준 및 방법] [시행 2025. 3. 7] 　제3조(대상 및 표준접종시기) 　　① 제2조 제1호에 따른 국가예방접종 대상 및 표준접종시기는 별표 1과 같다. 　　② 제2조 제2호에 따른 국가가 보조하는 임시예방접종 대상 및 표준접종시기는 질병관리청장이 별도로 정할 수 있다. 　[별표 1] 국가예방접종 대상 및 표준접종시기 　⑦ <u>그룹 A형 로타바이러스 감염증</u> 　　• 대상 : 12세 이하 모든 영유아 　　• 표준접종시기 : <u>사람-소 재배열백신은 생후 2, 4, 6개월, 사람 로타바이러스 백신은 생후 2, 4개월에</u> 접종을 실시한다.	① 질병관리청

조	법문내용	정답
33조 ★	**(예방접종약품의 계획 생산)** **시행규칙 제27조(예방접종약품의 계획 생산)** ① 법 제33조 제1항에 따라 질병관리청장이 의약품 제조업자로 하여금 예방접종약품을 미리 생산하게 할 수 있는 경우는 다음 각 호와 같다. 〈개정 2020. 9. 11.〉 　1. 예방접종약품의 원료를 외국으로부터 수입하여야 하는 경우 　2. 시범접종에 사용할 목적으로 생산하게 하는 경우 　3. 예방접종약품의 생산기간이 (①)개월 이상 걸릴 경우 　4. 예방접종약품의 국내 공급이 부족하다고 판단될 경우 ② 질병관리청장은 법 제33조 제2항에 따라 예방접종약품의 생산에 드는 비용을 다음 각 호의 구분에 따라 의약품 제조업자에게 미리 지급할 수 있다. 〈개정 2020. 9. 11.〉 　1. 제1항 제1호에 따른 원료의 수입에 드는 금액의 전액 　2. 제1항 제2호에 따른 예방접종약품의 제조에 드는 금액의 전액 　3. 제1항 제3호에 따른 예방접종약품의 제조에 드는 금액의 (②)	① 6 ② 2분의 1
34조	**(감염병 위기관리대책의 수립ㆍ시행)** ① 보건복지부장관 및 질병관리청장은 감염병의 확산 또는 해외 신종감염병의 국내 유입으로 인한 재난상황에 대처하기 위하여 위원회의 심의를 거쳐 감염병 위기관리대책을 수립ㆍ시행하여야 한다. 〈개정 2020. 8. 11.〉 ② 감염병 위기관리대책에는 다음 각 호의 사항이 포함되어야 한다. 〈개정 2023. 9. 14.〉 　1. 재난상황 발생 및 해외 신종감염병 유입에 대한 대응체계 및 기관별 역할 　2. 재난 및 위기상황의 판단, 위기경보 결정 및 관리체계 　3. 감염병위기 시 동원하여야 할 의료인 등 전문인력, 시설, 의료기관의 명부 작성 　4. 의료ㆍ방역 물품의 비축방안 및 조달방안 　5. 재난 및 위기상황별 국민행동요령, 동원 대상 인력, 시설, 기관에 대한 교육 및 도상연습, 제1급감염병 등 긴급한 대처가 필요한 감염병에 대한 위기대응 등 실제 상황대비 훈련 　5의2. 감염취약계층에 대한 유형별 보호조치 방안 및 사회복지시설의 유형별ㆍ전파 상황별 대응방안 　6. 그 밖에 재난상황 및 위기상황 극복을 위하여 필요하다고 보건복지부장관 및 질병관리청장이 인정하는 사항	
34조의 2 ★	**(감염병위기 시 정보공개)** ① 질병관리청장, 시ㆍ도지사 및 시장ㆍ군수ㆍ구청장은 국민의 건강에 위해가 되는 감염병 확산으로 인하여 「재난 및 안전관리 기본법」 제38조 제2항에 따른 (①) 이상의 위기경보가 발령되면 감염병 환자의 이동경로, 이동수단, 진료의료기관 및 접촉자 현황, 감염병의 지역별ㆍ연령대별 발생 및 검사 현황 등 국민들이 감염병 예방을 위하여 알아야 하는 정보를 정보통신망 게재 또는 보도자료 배포 등의 방법으로 신속히 공개하여야 한다. 다만, 성별, 나이, 그 밖에 감염병 예방과 관계없다고 판단되는 정보로서 대통령령으로 정하는 정보는 제외하여야 한다. 〈개정 2021. 3. 9.〉 ③ 누구든지 제1항에 따라 공개된 사항이 다음 각 호의 어느 하나에 해당하는 경우에는 질병관리청장, 시ㆍ도지사 또는 시장ㆍ군수ㆍ구청장에게 서면이나 말로 또는 정보통	① 주의

조	법문내용	정답

신망을 이용하여 이의신청을 할 수 있다. 〈신설 2020. 9. 29.〉

 1. 공개된 사항이 사실과 다른 경우

 2. 공개된 사항에 관하여 의견이 있는 경우

36조

(감염병관리기관의 지정 등)

① (①), (②) 또는 시·도지사는 보건복지부령으로 정하는 바에 따라 「의료법」 제3조에 따른 의료기관을 감염병관리기관으로 지정하여야 한다. 〈신설 2020. 8. 11.〉

② 시장·군수·구청장은 보건복지부령으로 정하는 바에 따라 「의료법」에 따른 의료기관을 감염병관리기관으로 지정할 수 있다. 〈개정 2020. 3. 4.〉

③ 제1항 및 제2항에 따라 지정받은 의료기관(이하 "감염병관리기관"이라 한다)의 장은 감염병을 예방하고 감염병환자등을 진료하는 시설(이하 "감염병관리시설"이라 한다)을 설치하여야 한다. 이 경우 보건복지부령으로 정하는 일정규모 이상의 감염병관리기관에는 감염병의 전파를 막기 위하여 전실 및 음압시설 등을 갖춘 1인 병실을 보건복지부령으로 정하는 기준에 따라 설치하여야 한다. 〈개정 2020. 3. 4.〉

④ 보건복지부장관, 질병관리청장, 시·도지사 또는 시장·군수·구청장은 감염병관리시설의 설치 및 운영에 드는 비용을 감염병관리기관에 지원하여야 한다. 〈개정 2020. 8. 11.〉

⑤ 감염병관리기관이 아닌 의료기관이 감염병관리시설을 설치·운영하려면 보건복지부령으로 정하는 바에 따라 특별자치시장·특별자치도지사 또는 시장·군수·구청장에게 신고하여야 한다. 이 경우 특별자치시장·특별자치도지사 또는 시장·군수·구청장은 그 내용을 검토하여 이 법에 적합하면 신고를 수리하여야 한다. 〈개정 2023. 6. 13.〉

⑥ 보건복지부장관, 질병관리청장, 시·도지사 또는 시장·군수·구청장은 감염병 발생 등 긴급상황 발생 시 감염병관리기관에 진료개시 등 필요한 사항을 지시할 수 있다. 〈신설 2020. 8. 11.〉

> **시행규칙 제28조(감염병관리기관의 지정)**
> ① 법 제36조 제1항 및 제2항에 따른 감염병관리기관은 「의료법」 제3조 제2항 제3호 가목 및 바목에 따른 병원 및 (종합병원 중에서 지정한다. 〈개정 2021.5.24.〉

> **시행규칙 제31조(감염병관리시설 등의 설치 기준 등)**
> ① 법 제36조 제3항 및 법 제39조에 따른 감염병관리시설, 격리소·요양소 또는 진료소의 설치 기준은 다음 각 호와 같으며, 그 밖의 세부 사항은 질병관리청장이 정한다. 〈개정 2020. 10. 7.〉
>   1. 감염병관리시설 : 다음 각 목의 구분에 따른다.
>   가. 300개 이상의 병상을 갖춘 감염병관리기관 : 별표 4의2의 기준에 적합한 (③)을 1개 이상 설치할 것
>   나. 300개 미만의 병상을 갖춘 감염병관리기관 : 외부와 격리된 진료실 또는 격리된 병실을 (④)개 이상 설치할 것
>   2. 격리소·요양소 : 「의료법 시행규칙」 제34조에 따른 의료기관의 시설 기준 중 (⑤)에 해당하는 시설을 갖추거나 임시숙박시설 및 간이진료시설을 갖출 것
>   3. 진료소 : 「의료법 시행규칙」 제34조에 따른 의료기관의 시설 기준 중 (⑥)에 해당하는 시설을 갖추거나 「지역보건법」 제13조에 따른 (⑦)일 것

정답:
① 보건복지부장관
② 질병관리청장
③ 음압병실
④ 1
⑤ 의원
⑥ 의원
⑦ 보건지소

[별표 4의2] 음압병실 설치 · 운영 기준 〈개정 2022. 1. 28.〉

> 1. 설치기준 : 다음 각 목의 구분에 따라 설치할 것
>   가. 음압병상
>   1) 음압병동의 음압병상 : 1인실은 10㎡, 다인실은 음압병상마다 6.3㎡ 이상의 면적을 확보할 것. 이 경우 다인실은 음압병상 간 간격이 1.5m 이상이고, 벽으로부터 0.6m 이상 떨어져 있을 것
>   2) 그 밖의 음압병상 : 15㎡ 이상의 면적을 확보할 것
>   나. 전실 : 음압병상이 있는 음압구역과 비음압구역을 물리적으로 구분할 수 있는 장소에 설치할 것
>   다. 화장실 : 음압병상이 있는 공간에 설치할 것. 다만, 중환자실인 음압병상에는 설치하지 않을 수 있다.
>   라. 음압용 공급 · 배출 시설 : 다른 공급 · 배출시설과 구분하여 설치하고, 헤파필터(HEPA filter)를 설치할 것
>   마. 음압용 역류방지시설 : 음압병상이 있는 공간의 배관에 설치할 것
>   바. 음압용 배수처리집수조 시설 : 다른 배수처리집수조 시설과 구분하여 설치할 것
> 2. 운영기준
>   가. 음압병상이 있는 공간과 전실 간에, 전실과 비음압구역 간의 음압차를 각각 −2.5 pa(−0.255 mmAq) 이상 유지할 것
>   나. 음압병상이 있는 공간과 전실은 1시간에 6회 이상 환기할 것
>   다. 배수처리집수조에 있는 물은 소독하거나 멸균한 후 방류할 것

37조 ★

(감염병위기 시 감염병관리기관의 설치 등)
① 보건복지부장관, 질병관리청장, 시 · 도지사 또는 시장 · 군수 · 구청장은 감염병환자가 대량으로 발생하거나 제36조에 따라 지정된 감염병관리기관만으로 감염병환자등을 모두 수용하기 어려운 경우에는 다음 각 호의 조치를 취할 수 있다. 〈개정 2020. 8. 11.〉
  1. 제36조에 따라 지정된 감염병관리기관이 아닌 의료기관을 일정 기간 동안 감염병관리기관으로 지정
  2. 격리소 · 요양소 또는 진료소의 설치 · 운영

38조

(감염병환자등의 입소 거부 금지) 감염병관리기관은 정당한 사유 없이 감염병환자등의 입소를 거부할 수 없다.

39조의 3 ★

(감염병의심자 격리시설 지정)
① 시 · 도지사 또는 시장 · 군수 · 구청장은 감염병 발생 또는 유행 시 감염병의심자를 격리하기 위한 "감염병의심자 격리시설"을 지정하여야 한다. 다만, 「의료법」 제3조에 따른 의료기관은 감염병의심자 격리시설로 지정할 수 없다. 〈개정 2024. 1. 30.〉
[시행일 2025. 7. 31.] 제39조의3
② (①) 또는 시 · 도지사는 감염병의심자가 대량으로 발생하거나 제1항에 따라 지정된 감염병의심자 격리시설만으로 감염병의심자를 모두 수용하기 어려운 경우에는 제1항에 따라 감염병의심자 격리시설로 지정되지 아니한 시설을 일정기간 동안 감염병의심자 격리시설로 지정할 수 있다. 〈개정 2020. 12. 15.〉

① 질병관리청장

시행규칙 제31조의 3(접촉자 격리시설 지정 기준 등)

① 법 제39조의 3 제1항 및 제2항에 따른 감염병의심자를 격리하기 위한 "감염병의심자 격리시설"의 지정 기준은 다음 각 호와 같다. 〈개정 2023. 9. 22.〉

  1. 독립된 건물로서 여러 개의 방으로 구획되어 있을 것

  2. 구획된 각 방마다 샤워시설과 화장실이 모두 구비되어 있을 것

  3. 음압병상을 보유한 「의료법」에 따른 의료기관에 근접하여, 감염병의심자의 이송이 가능한 거리에 위치할 것

  4. 감염병의심자 격리시설의 규모는 해당 특별시 · 광역시 · 특별자치시 · 도 · 특별자치도의 인구, 지리적 여건, 교통 등을 고려하여 정할 것

② 시 · 도지사 또는 시장 · 군수 · 구청장은 감염병 확산을 방지하기 위하여 감염병의심자와 다른 사람과의 접촉을 차단하여야 하며, 격리기간 동안 감염병의심자의 생활에 불편함이 없도록 필요한 조치를 하여야 한다. 〈개정 2025. 6. 2.〉

40조 ★

(생물테러감염병 등에 대비한 의료 · 방역 물품의 비축)

① (**①**)은 생물테러감염병 및 그 밖의 감염병의 대유행이 우려되면 위원회의 심의를 거쳐 예방 · 치료 의료 · 방역 물품의 품목을 정하여 미리 비축하거나 장기 구매를 위한 계약을 미리 할 수 있다. 〈개정 2020. 12. 15.〉

감염병 치료용 비축의약품 관리규정 제2조(감염병 치료용 비축의약품의 종류)

〈개정 2023.5.7.〉

[별표 1] 치료용 비축의약품

의약품명	대상감염병
퀴닌 염화이수화물 주사제	(**②**)
메글루민 안티모네이트 주사제	리슈만편모충증
니퍼티목스 정제	샤가스병
이버멕틴 정제	사상충증
아르테수네이트 주사제	(**③**)
벤즈니다졸 정제	샤가스병
디프테리아 항독소	디프테리아
파비피라비르 정제	에볼라바이러스병

정답: ① 질병관리청장 / ② 말라리아 / ③ 말라리아

40조의 3 ★

(수출금지 등)

① (**①**)은 제1급감염병의 유행으로 그 예방 · 방역 및 치료에 필요한 의료 · 방역 물품 중 보건복지부령으로 정하는 물품의 급격한 가격상승 또는 공급부족으로 국민건강을 현저하게 저해할 우려가 있을 때에는 그 물품의 수출이나 국외 반출을 금지할 수 있다. 〈개정 2020. 12. 15.〉

시행규칙 제31조의 4(수출금지 등) 법 제40조의 3 제1항에서 "의료 · 방역 물품 중 보건복지부령으로 정하는 물품"이란 다음 각 호의 어느 하나에 해당하는 물품을 말한다. 〈개정 2021. 5. 24.〉

  1. 「약사법」 제2조 제7호에 따른 의약외품에 해당하는 마스크

  2. 「약사법」 제2조 제7호에 따른 의약외품에 해당하는 손 소독용 외용 소독제

  3. 감염병 예방을 위하여 착용하는 보호장비

  4. 그 밖에 제1급감염병의 예방 · 방역 및 치료에 필요한 물품으로서 보건복지부장관이 정하여 고시하는 물품

정답: ① 보건복지부장관

조	법문내용	정답

41조

(감염병환자등의 관리)

① 감염병 중 특히 전파 위험이 높은 감염병으로서 제1급감염병 및 질병관리청장이 고시한 감염병에 걸린 감염병환자등은 감염병관리기관, (①)감염병전문병원, (②) 감염병전문병원 및 감염병관리시설을 갖춘 "감염병관리기관등"에서 입원치료를 받아야 한다. 〈개정 2023. 8. 16.〉

> **질병관리청장이 지정하는 감염병의 종류**[질병관리청 고시 제2025-10호] 〈개정 2025. 9. 8.〉
>
> 10. 「감염병의 예방 및 관리에 관한 법률」 제41조 제1항에 따른 감염병관리기관, 감염병전문병원 및 감염병관리시설을 갖춘 의료기관에서 입원치료를 받아야 하는 감염병의 종류(6개) : 결핵, 홍역, 콜레라, 폴리오, 수막구균 감염증, 성홍열
>   − 삭제(장티푸스, 파라티푸스, 세균성이질, 장출혈성대장균감염증, A형간염
>   〈2025. 9. 8.〉

② 질병관리청장, 시·도지사 또는 시장·군수·구청장은 다음 각 호의 어느 하나에 해당하는 사람에게 자가치료, 제37조 제1항 제2호에 따라 설치·운영하는 시설에서의 "시설치료" 또는 의료기관 입원치료를 하게 할 수 있다. 〈개정 2020. 8. 12.〉
  1. 제1항에도 불구하고 의사가 자가치료 또는 시설치료가 가능하다고 판단하는 사람
  2. 제1항에 따른 입원치료 대상자가 아닌 사람
  3. 감염병의심자

③ 보건복지부장관, 질병관리청장, 시·도지사 또는 시장·군수·구청장은 다음 각 호의 어느 하나에 해당하는 경우 제1항 또는 제2항에 따라 치료 중인 사람을 다른 감염병관리기관등이나 감염병관리기관등이 아닌 의료기관으로 전원하거나, 자가 또는 제37조 제1항 제2호에 따라 설치·운영하는 시설로 이송(이하 "전원등")하여 치료받게 할 수 있다. 〈신설 2020.9.29.〉
  1. 중증도의 변경이 있는 경우
  2. 의사가 입원치료의 필요성이 없다고 판단하는 경우
  3. 격리병상이 부족한 경우 등 질병관리청장이 전원등의 조치가 필요하다고 인정하는 경우

④ 감염병환자등은 제3항에 따른 조치를 따라야 하며, 정당한 사유 없이 이를 거부할 경우 치료에 드는 비용은 본인이 부담한다. 〈신설 2020. 8. 12.〉

정답: ① 중앙 ② 권역별

42조 ★★★

(감염병에 관한 강제처분)

① (①), 시·도지사 또는 시장·군수·구청장은 해당 공무원으로 하여금 다음 각 호의 어느 하나에 해당하는 감염병환자등이 있다고 인정되는 주거시설, 선박·항공기·열차 등 운송수단 또는 그 밖의 장소에 들어가 필요한 조사나 진찰을 하게 할 수 있으며, 그 진찰 결과 감염병환자등으로 인정될 때에는 동행하여 치료받게 하거나 입원시킬 수 있다. 〈개정 2020. 8. 11.〉
  1. 제1급감염병 : 총 17개
     − 에볼라바이러스병, 마버그열, 라싸열, 크리미안콩고출혈열, 남아메리카출혈열, 리프트밸리열, 두창, 페스트, 탄저, 보툴리눔독소증, 야토병, 신종감염병증후군, 중증급성호흡기증후군(SARS), 중동호흡기증후군(MERS), 동물인플루엔자 인체감염증, 신종인플루엔자, 디프테리아

정답: ① 질병관리청장

조	법문내용	정답
	2. 제2급감염병 중 결핵, 홍역, 콜레라, 장티푸스, 파라티푸스, 세균성이질, 장출혈성대장균감염증, A형간염, 수막구균 감염증, 폴리오, 성홍열 또는 질병관리청장의 정하는 감염병 : 총 11개 질병관리청장이 지정하는 감염병의 종류[질병관리청고시 제2023-8호, 2023. 8. 31. 일부개정] [시행 2023. 8. 31.] 1. 「감염병의 예방 및 관리에 관한 법률」 제2조 제3호 각 목 외의 부분 단서에 따라 질병관리청장이 보건복지부장관과 협의하여 지정하는 감염병의 종류는 다음과 같다. 가. 엠폭스(MPOX) 3. 삭제 〈2018. 3. 27.〉 4. 제3급감염병 중 질병관리청장이 정하는 감염병(엠폭스) 질병관리청장이 지정하는 감염병의 종류[질병관리청고시 제2025-10호] 〈개정 2025. 9. 8.〉 11. 「감염병의 예방 및 관리에 관한 법률」 제42조 제1항 제4호에 따라 제3급감염병 중 질병관리청장이 정하는 감염병의 종류는 다음과 같다. 가. 엠폭스(MPOX) 5. 세계보건기구 감시대상 감염병 : 총 9개 – 두창, 폴리오, 신종인플루엔자, 중증급성호흡기증후군(SARS), 콜레라, 폐렴형 페스트, 황열, 바이러스성 출혈열, 웨스트나일열 6. 삭제 〈2018. 3. 27.〉	
43조	**(감염병환자등의 입원 통지)** ① 질병관리청장, 시·도지사 또는 시장·군수·구청장은 감염병환자등이 제41조에 따른 입원치료가 필요한 경우에는 그 사실을 입원치료 대상자와 그 보호자에게 통지하여야 한다. 〈개정 2010. 1. 18., 2020. 8. 11.〉	
43조의 2	**(격리자에 대한 격리 통지)** ① 질병관리청장, 시·도지사 또는 시장·군수·구청장은 제42조 제2항·제3항 및 제7항, 제47조 제3호 또는 제49조 제1항 제14호에 따른 입원 또는 격리 조치를 할 때에는 그 사실을 입원 또는 격리 대상자와 그 보호자에게 통지하여야 한다. 〈개정 2020. 8. 11.〉	
45조 ★★★	**(업무 종사의 일시 제한)** ① 감염병환자등은 보건복지부령으로 정하는 바에 따라 업무의 성질상 일반인과 접촉하는 일이 많은 직업에 종사할 수 없고, 누구든지 감염병환자등을 그러한 직업에 고용할 수 없다. **시행규칙 제33조(업무 종사의 일시 제한)** ① 법 제45조 제1항에 따라 일시적으로 업무 종사의 제한을 받는 감염병환자등은 다음 각 호의 감염병에 해당하는 감염병환자등으로 하고, 그 제한 기간은 (**①**)이 소멸되는 날까지로 한다. 〈개정 2019. 11. 22.〉 1. 콜레라　　2. 장티푸스　　3. 파라티푸스 4. 세균성이질　　5. 장출혈성대장균감염증　　6. A형간염	① 감염력

조	법문내용	정답

| 46조 | **(건강진단 및 예방접종 등의 조치)** 질병관리청장, 시·도지사 또는 시장·군수·구청장은 보건복지부령으로 정하는 바에 따라 다음 각 호의 어느 하나에 해당하는 사람에게 건강진단을 받거나 감염병 예방에 필요한 여방접종을 받게 하는 등의 조치를 할 수 있다. 〈개정 2020. 8. 11.〉
1. 감염병환자등의 가족 또는 그 동거인
2. 감염병 발생지역에 거주하는 사람 또는 그 지역에 출입하는 사람으로서 감염병에 감염되었을 것으로 의심되는 사람
3. 감염병환자등과 접촉하여 감염병에 감염되었을 것으로 의심되는 사람 | |

(건강진단 및 예방접종 등의 조치) 질병관리청장, 시·도지사 또는 시장·군수·구청장은 보건복지부령으로 정하는 바에 따라 다음 각 호의 어느 하나에 해당하는 사람에게 건강진단을 받거나 감염병 예방에 필요한 여방접종을 받게 하는 등의 조치를 할 수 있다. 〈개정 2020. 8. 11.〉

1. 감염병환자등의 가족 또는 그 동거인
2. 감염병 발생지역에 거주하는 사람 또는 그 지역에 출입하는 사람으로서 감염병에 감염되었을 것으로 의심되는 사람
3. 감염병환자등과 접촉하여 감염병에 감염되었을 것으로 의심되는 사람

47조 ★★★

(감염병 유행에 대한 방역 조치) 질병관리청장, 시·도지사 또는 시장·군수·구청장은 감염병이 유행하면 감염병 전파를 막기 위하여 다음 각 호에 해당하는 모든 조치를 하거나 그에 필요한 일부 조치를 하여야 한다. 〈개정 2020. 8. 11.〉

1. 감염병환자등이 있는 장소나 감염병병원체에 오염되었다고 인정되는 장소에 대한 다음 각 목의 조치
   가. 일시적 폐쇄
   나. 일반 공중의 출입금지
   다. 해당 장소 내 이동제한
   라. 그 밖에 통행차단을 위하여 필요한 조치
2. 의료기관에 대한 업무 정지
3. 감염병의심자를 적당한 장소에 일정한 기간 입원 또는 격리시키는 것
4. 감염병병원체에 오염되었거나 오염되었다고 의심되는 물건을 사용·접수·이동하거나 버리는 행위 또는 해당 물건의 세척을 금지하거나 태우거나 폐기처분하는 것
5. 감염병병원체에 오염된 장소에 대한 소독이나 그 밖에 필요한 조치를 명하는 것
6. 일정한 장소에서 세탁하는 것을 막거나 오물을 일정한 장소에서 처리하도록 명하는 것

49조 ★★

(감염병의 예방 조치)

① 질병관리청장, 시·도지사 또는 시장·군수·구청장은 감염병을 예방하기 위하여 다음 각 호에 해당하는 모든 조치를 하거나 그에 필요한 일부 조치를 하여야 하며, 보건복지부장관은 감염병을 예방하기 위하여 제2호, 제2호의2부터 제2호의4까지, 제12호 및 제12호의2에 해당하는 조치를 할 수 있다. 〈개정 2021. 3. 9.〉

1. 관할 지역에 대한 교통의 전부 또는 일부를 차단하는 것
2. 흥행, 집회, 제례 또는 그 밖의 여러 사람의 집합을 제한하거나 금지하는 것
2의2. 감염병 전파의 위험성이 있는 장소 또는 시설의 관리자·운영자 및 이용자 등에 대하여 출입자 명단 작성, 마스크 착용 등 방역지침의 준수를 명하는 것
2의3. 버스·열차·선박·항공기 등 감염병 전파가 우려되는 운송수단의 이용자에 대하여 마스크 착용 등 방역지침의 준수를 명하는 것
2의4. 감염병 전파가 우려되어 지역 및 기간을 정하여 마스크 착용 등 방역지침 준수를 명하는 것

3. 건강진단, 시체 검안 또는 해부를 실시하는 것

4. 감염병 전파의 위험성이 있는 음식물의 판매 · 수령을 금지하거나 그 음식물의 폐기나 그 밖에 필요한 처분을 명하는 것

5. 인수공통감염병 예방을 위하여 살처분에 참여한 사람 또는 인수공통감염병에 드러난 사람 등에 대한 예방조치를 명하는 것

6. 감염병 전파의 매개가 되는 물건의 소지 · 이동을 제한 · 금지하거나 그 물건에 대하여 폐기, 소각 또는 그 밖에 필요한 처분을 명하는 것

7. 선박 · 항공기 · 열차 등 운송 수단, 사업장 또는 그 밖에 여러 사람이 모이는 장소에 의사를 배치하거나 감염병 예방에 필요한 시설의 설치를 명하는 것

8. 공중위생에 관계있는 시설 또는 장소에 대한 소독이나 그 밖에 필요한 조치를 명하거나 상수도 · 하수도 · 우물 · 쓰레기장 · 화장실의 신설 · 개조 · 변경 · 폐지 또는 사용을 금지하는 것

9. 쥐, 위생해충 또는 그 밖의 감염병 매개동물의 구제 또는 구제시설의 설치를 명하는 것

10. 일정한 장소에서의 어로 · 수영 또는 일정한 우물의 사용을 제한하거나 금지하는 것

11. 감염병 매개의 중간 숙주가 되는 동물류의 포획 또는 생식을 금지하는 것

12. 감염병 유행기간 중 의료인 · 의료업자 및 그 밖에 필요한 의료관계요원을 동원하는 것

12의2. 감염병 유행기간 중 의료기관 병상, 연수원 · 숙박시설 등 시설을 동원하는 것

13. 감염병병원체에 오염되었거나 오염되었을 것으로 의심되는 시설 또는 장소에 대한 소독이나 그 밖에 필요한 조치를 명하는 것

14. 감염병의심자를 적당한 장소에 일정한 기간 입원 또는 격리시키는 것

② 시 · 도지사 또는 시장 · 군수 · 구청장은 제1항 제8호 및 제10호에 따라 식수를 사용하지 못하게 하려면 그 사용금지기간 동안 별도로 식수를 공급하여야 하며, 제1항 제1호 · 제2호 · 제6호 · 제8호 · 제10호 및 제11호에 따른 조치를 하려면 그 사실을 주민에게 미리 알려야 한다.

조	법문내용	정답
49조의 3 ★	**(의료인, 환자 및 의료기관 보호를 위한 한시적 비대면 진료)** ① 의료업에 종사하는 의료인(「의료법」 제2조에 따른 의료인 중 의사 · 치과의사 · 한의사만 해당한다.)은 감염병과 관련하여 「재난 및 안전관리 기본법」 제38조 제2항에 따른 (①) 단계 이상의 위기경보가 발령된 때에는 환자, 의료인 및 의료기관 등을 감염의 위험에서 보호하기 위하여 필요하다고 인정하는 경우 「의료법」 제33조 제1항에도 불구하고 보건복지부장관이 정하는 범위에서 유선 · 무선 · 화상통신, 컴퓨터 등 (②)을 활용하여 의료기관 외부에 있는 환자에게 건강 또는 질병의 지속적 관찰, 진단, 상담 및 처방을 할 수 있다.	① 심각 ② 정보통신기술
51조 ★★★	**(소독 의무)** ① 특별자치시장 · 특별자치도지사 또는 시장 · 군수 · 구청장은 감염병을 예방하기 위하여 청소나 소독을 실시하거나 쥐, 위생해충 등의 구제조치(이하 "소독")를 하여야 한다. 이 경우 소독은 사람의 건강과 자연에 유해한 영향을 최소화하여 안전하게 실시하	

여야 한다. 〈개정 2023. 6. 13.〉

③ 공동주택, 숙박업소 등 여러 사람이 거주하거나 이용하는 시설 중 대통령령으로 정하는 시설을 관리·운영하는 자는 보건복지부령으로 정하는 바에 따라 감염병 예방에 필요한 소독을 하여야 한다. 〈개정 2020. 3. 4.〉

④ 제3항에 따라 소독을 하여야 하는 시설의 관리·운영자는 제52조 제1항에 따라 소독업의 신고를 한 자에게 소독하게 하여야 한다. 다만, 「공동주택관리법」 제2조 제1항 제15호에 따른 주택관리업자가 제52조 제1항에 따른 소독장비를 갖추었을 때에는 그가 관리하는 공동주택은 직접 소독할 수 있다. 〈개정 2020. 3. 4.〉

시행령 제24조(소독을 해야 하는 시설) 법 제51조 제3항에 따라 감염병 예방에 필요한 소독을 해야 하는 시설은 다음 각 호와 같다. 〈개정 2022. 11. 29〉

1. 「공중위생관리법」에 따른 숙박업소(객실 수 (**①**)실 이상인 경우만 해당한다), 「관광진흥법」에 따른 관광숙박업소
2. 「식품위생법 시행령」 제21조 제8호(마목은 제외)에 따른 식품접객업 업소 중 연면적 300제곱미터 이상의 업소
3. 「여객자동차 운수사업법」에 따른 시내버스·농어촌버스·마을버스·시외버스·전세버스·장의자동차, 「항공안전법」에 따른 항공기 및 「공항시설법」에 따른 공항시설, 「해운법」에 따른 여객선, 「항만법」에 따른 연면적 300제곱미터 이상의 대합실, 「철도사업법」 및 「도시철도법」에 따른 여객운송 철도차량과 역사 및 역 시설
4. 「유통산업발전법」에 따른 대형마트, 전문점, 백화점, 쇼핑센터, 복합쇼핑몰, 그 밖의 대규모 점포와 「전통시장 및 상점가 육성을 위한 특별법」에 따른 전통시장
5. 「의료법」 제3조 제2항 제3호에 따른 (**②**)급 의료기관
6. 「식품위생법」 제2조 제12호에 따른 집단급식소(한 번에 (**③**)명 이상에게 계속적으로 식사를 공급하는 경우만 해당)
6의2. 「식품위생법 시행령」 제21조 제8호 마목에 따른 위탁급식영업을 하는 식품접객업소 중 연면적 (**④**)제곱미터 이상의 업소
7. 「건축법 시행령」 별표 1 제2호 라목에 따른 기숙사
7의2. 「소방시설 설치 및 관리에 관한 법률 시행령」 별표 2 제8호 가목에 따른 합숙소((**⑤**)명 이상을 수용할 수 있는 경우만 해당)
8. 「공연법」에 따른 공연장(객석 수 (**⑥**)석 이상인 경우만 해당)
9. 「초·중등교육법」 제2조 및 「고등교육법」 제2조에 따른 학교
10. 「학원의 설립·운영 및 과외교습에 관한 법률」에 따른 연면적 (**⑦**)천제곱미터 이상의 학원
11. 연면적 2천제곱미터 이상의 사무실용 건축물 및 복합용도의 건축물
12. 「영유아보육법」에 따른 어린이집 및 「유아교육법」에 따른 유치원(**⑧**)명 이상을 수용하는 어린이집 및 유치원만 해당)
13. 「공동주택관리법」에 따른 공동주택(**⑨**)세대 이상인 경우만 해당)

시행규칙 제36조(방역기동반의 운영 및 소독의 기준 등)

① 법 제51조 제1항에 따라 특별자치시장·특별자치도지사 또는 시장·군수·구청장은 청소나 소독을 실시하거나 쥐, 위생해충 등의 구제조치(이하 "소독"이라 한다)를 실시하기 위하여 관할 보건소마다 (**⑩**)을 편성·운영할 수 있다. 〈개정 2023. 9. 22.〉

④ 법 제51조 제3항에 따라 소독을 하여야 하는 시설을 관리·운영하는 자는 별표 7의 소독횟수 기준에 따라 소독을 하여야 한다.

정답

① 20

② 병원
③ 100
④ 300

⑤ 50
⑥ 300
⑦ 1천

⑧ 50
⑨ 300

⑩ 방역기동반

[별표 7] <u>소독횟수 기준</u>(제36조 제4항 관련) 〈개정 2021.5.24.〉

소독을 해야 하는 시설의 종류	소독횟수	
	4월부터 9월까지	10월부터 3월까지
1. 「공중위생관리법」에 따른 <u>숙박업소(객실 수 20실 이상인 경우만 해당)</u>, 「관광진흥법」에 따른 관광숙박업소 2. 「식품위생법 시행령」제21조 제8호(마목은 제외)에 따른 식품접객업 업소 중 연면적 300제곱미터 이상의 업소 3. 「여객자동차 운수사업법」에 따른 시내버스 · 농어촌버스 · 마을버스 · 시외버스 · 전세버스 · 장의자동차, 「항공법」에 따른 항공기와 공항시설, 「해운법」에 따른 여객선, 「항만법」에 따른 연면적 300제곱미터 이상의 대합실, 「철도사업법」 및 「도시철도법」에 따른 <u>여객운송 철도 차량과 역사 및 역 시설</u> 4. 「유통산업발전법」에 따른 <u>대형마트, 전문점, 백화점, 쇼핑센터</u>, 복합쇼핑몰, 그 밖의 대규모 점포와 「전통시장 및 상점가 육성을 위한 특별법」에 따른 전통시장 5. <u>「의료법」 제3조 제2항 제3호에 따른 병원급 의료기관</u> 6. 「식품위생법」 제2조 제12호에 따른 집단급식소(한 번에 100명 이상에게 계속적으로 식사를 공급하는 경우만 해당)	<u>1회 이상/ 1개월</u>	<u>1회 이상/ 2개월</u>
6의2. 「식품위생법 시행령」 제21조 제8호 마목에 따른 위탁급식영업을 하는 식품접객업소 중 연면적 300제곱미터 이상의 업소 7. 「건축법 시행령」 별표 1 제2호 라목에 따른 기숙사 7의2. 「소방시설 설치 · 유지 및 안전관리에 관한 법률 시행령」 별표 2 제8호 가목에 따른 합숙소(50명 이상을 수용할 수 있는 경우만 해당한다) 8. 「공연법」에 따른 <u>공연장(객석 수 300석 이상인 경우만 해당)</u> 9. 「초 · 중등교육법」 제2조 및 「고등교육법」 제2조에 따른 학교 10. 「학원의 설립 · 운영 및 과외교습에 관한 법률」에 따른 연면적 1천제곱미터 이상의 학원 11. 연면적 2천제곱미터 이상의 사무실용 건축물 및 복합용도의 건축물 12. 「영유아보육법」에 따른 어린이집 및 「유아교육법」에 따른 유치원(50명 이상을 수용하는 어린이집 및 유치원만 해당)	<u>1회 이상/ 2개월</u>	<u>1회 이상/ 3개월</u>
13. 「주택법」에 따른 <u>공동주택</u>(300세대 이상인 경우만 해당)	1회 이상/ 3개월	1회 이상/ 6개월

(소독업의 신고 등)

① 소독을 업으로 하려는 자(제51조 제4항 단서에 따른 주택관리업자는 제외)는 보건복지부령으로 정하는 시설 · 장비 및 인력을 갖추어 특별자치시장 · 특별자치도지사 또는 시장 · 군수 · 구청장에게 신고하여야 한다. 신고한 사항을 변경하려는 경우에도 또한 같다. 〈개정 2023. 6. 13.〉

52조

54조

(소독의 실시 등)

① 소독업자는 보건복지부령으로 정하는 기준과 방법에 따라 소독하여야 한다. 〈개정 2010. 1. 18.〉

시행규칙 제40조(소독의 기준 및 소독에 관한 사항의 기록 등)

① 법 제54조 제1항에 따른 소독의 기준과 방법은 각각 별표 5 및 별표 6과 같다.

[별표 6] <u>소독의 방법</u>

1. 청소
   오물 또는 오염되었거나 오염이 의심되는 물건을 수집하여 「폐기물관리법」에 따라 위생적인 방법으로 안전하게 처리해야 한다.
2. 소독
   가. 소각 : 오염되었거나 오염이 의심되는 소독대상 물건 중 소각해야 할 물건을 불에 완전히 태워야 한다.
   나. 증기소독 : 유통증기를 사용하여 소독기 안의 공기를 빼고 1시간 이상 섭씨 100도 이상의 증기소독을 해야 한다. 다만, 증기 소독을 할 경우 더럽혀지고 손상될 우려가 있는 물건은 다른 방법으로 소독을 해야 한다.
   다. <u>끓는 물 소독 : 소독할 물건을 30분 이상 섭씨 100도 이상의 물속에 넣어 살균</u>해야 한다.
   라. 약물소독 : 다음의 약품을 소독대상 물건에 뿌려야 한다.
      1) 석탄산수(석탄산 3% 수용액)
      2) 크레졸수(크레졸액 3% 수용액)
      3) 승홍수(승홍 0.1%, 식염수 0.1%, 물 99.8% 혼합액)
      4) 생석회(대한약전 규격품)
      5) 크롤칼키수(크롤칼키 5% 수용액)
      6) 포르마린(대한약전 규격품)
      7) 그 밖의 소독약을 사용하려는 경우에는 석탄산 3% 수용액에 해당하는 소독력이 있는 약제를 사용해야 한다.
   마. 일광소독 : 의류, 침구, 용구, 도서, 서류나 그 밖의 물건으로서 가목부터 라목까지의 규정에 따른 소독방법을 따를 수 없는 경우에는 일광소독을 해야 한다.
3. 질병매개곤충 방제
4. 쥐의 방제
5. 소독약품의 사용

59조

(영업정지 등)

① 특별자치시장 · 특별자치도지사 또는 시장 · 군수 · 구청장은 소독업자가 다음 각 호의 어느 하나에 해당하면 영업소의 폐쇄를 명하거나 6개월 이내의 기간을 정하여 영업의 정지를 명할 수 있다. <u>다만, 제5호에 해당하는 경우에는 영업소의 폐쇄를 명하여야 한다.</u> 〈개정 2023. 6. 13.〉

1. 제52조 제1항 후단에 따른 변경 신고를 하지 아니하거나 제53조 제1항 및 제2항에 따른 휴업, 폐업 또는 재개업 신고를 하지 아니한 경우
2. 제54조 제1항에 따른 소독의 기준과 방법에 따르지 아니하고 소독을 실시하거나

조	법문내용	정답
	같은 조 제2항을 위반하여 소독실시 사항을 기록 · 보존하지 아니한 경우 3. 제57조에 따른 관계 서류의 제출 요구에 따르지 아니하거나 소속 공무원의 검사 및 질문을 거부 · 방해 또는 기피한 경우 4. 제58조에 따른 시정명령에 따르지 아니한 경우 5. 영업정지기간 중에 소독업을 한 경우	
60조 ★★	**(방역관)** ① 질병관리청장 및 시 · 도지사는 감염병 예방 및 방역에 관한 업무를 담당하는 방역관을 소속 공무원 중에서 임명한다. 다만, 감염병 예방 및 방역에 관한 업무를 처리하기 위하여 필요한 경우에는 시장 · 군수 · 구청장이 방역관을 소속 공무원 중에서 임명할 수 있다. 〈개정 2020. 8. 11.〉 ② 방역관은 제4조 제2항 제1호부터 제7호까지의 업무를 담당한다. 다만, 질병관리청 소속 방역관은 같은 항 제8호의 업무도 담당한다. 〈개정 2020. 8. 11.〉 ③ 방역관은 감염병의 국내 유입 또는 유행이 예견되어 긴급한 대처가 필요한 경우 제4조 제2항 제1호 및 제2호에 따른 업무를 수행하기 위하여 통행의 제한 및 주민의 대피, 감염병의 매개가 되는 음식물 · 물건 등의 폐기 · 소각, 의료인 등 감염병 관리인력에 대한 임무부여 및 방역물자의 배치 등 감염병 발생지역의 현장에 대한 조치 권한을 가진다. ④ 감염병 발생지역을 관할하는 「국가경찰과 자치경찰의 조직 및 운영에 관한 법률」 제12조 및 제13조에 따른 경찰관서 및 「소방기본법」 제3조에 따른 소방관서의 장, 「지역보건법」 제10조에 따른 보건소의 장 등 관계 공무원 및 그 지역 내의 법인 · 단체 · 개인은 정당한 사유가 없으면 제3항에 따른 방역관의 조치에 협조하여야 한다. 〈개정 2020. 12. 22.〉 **시행령 제25조(방역관의 자격 및 직무 등)** ① 법 제60조 제1항에 따른 방역관은 감염병 관련 분야의 경험이 풍부한 (①)급 이상 공무원 중에서 임명한다. 다만, 시 · 군 · 구 소속 방역관은 감염병 관련 분야의 경험이 풍부한 (②)급 이상 공무원 중에서 임명할 수 있다.	① 4 ② 5
60조의 2 ★★	**(역학조사관)** ① 감염병 역학조사에 관한 사무를 처리하기 위하여 질병관리청 소속 공무원으로 (①)명 이상, 시 · 도 소속 공무원으로 각각 (②)명 이상의 역학조사관을 두어야 한다. 이 경우 시 · 도 역학조사관 중 1명 이상은 「의료법」 제2조 제1항에 따른 의료인 중 (③)로 임명하여야 한다. 〈개정 2020. 8. 11.〉 ③ 제1항 및 제2항에 따른 역학조사관은 다음 각 호의 어느 하나에 해당하는 사람으로서 제18조의 3에 따른 역학조사 교육 · 훈련 과정을 이수한 사람 중에서 임명한다. 〈개정 2023. 5. 19.〉 1. 방역, 역학조사 또는 예방접종 업무를 담당하는 공무원 2. 「의료법」 제2조 제1항에 따른 의료인 3. 그 밖에 「약사법」 제2조 제2호에 따른 약사, 「수의사법」 제2조 제1호에 따른 수의	① 100 ② 2 ③ 의사

	사 등 감염병 · 역학 관련 분야의 전문가 ⑤ 역학조사관은 감염병의 확산이 예견되는 긴급한 상황으로서 즉시 조치를 취하지 아니하면 감염병이 확산되어 공중위생에 심각한 위해를 가할 것으로 우려되는 경우 일시적으로 제47조 제1호 각 목의 조치를 할 수 있다. 다만, 수습역학조사관은 방역관 또는 역학조사관의 지휘를 받는 경우에 한정하여 일시적으로 제47조 제1호 각 목의 조치를 할 수 있다. 〈개정 2023. 5. 19.〉 　**제47조(감염병 유행에 대한 방역 조치)** 질병관리청장, 시 · 도지사 또는 시장 · 군수 · 구청장은 감염병이 유행하면 감염병 전파를 막기 위하여 다음 각 호에 해당하는 모든 조치를 하거나 그에 필요한 일부 조치를 하여야 한다. 　　1. 감염병환자등이 있는 장소나 감염병병원체에 오염되었다고 인정되는 장소에 대한 다음 각 목의 조치 　　　가. 일시적 (　④　) 　　　나. 일반 공중의 (　⑤　) 　　　다. 해당 장소 내 이동제한 　　　라. 그 밖에 통행차단을 위하여 필요한 조치	④ 폐쇄 ⑤ 출입금지
60조의 3	**(한시적 종사명령)** ① 질병관리청장, 시 · 도지사 또는 시장 · 군수 · 구청장은 감염병의 유입 또는 유행이 우려되거나 이미 발생한 경우 기간을 정하여 「의료법」 제2조 제1항의 의료인에게 제36조 및 제37조에 따라 감염병관리기관으로 지정된 의료기관 또는 제8조의 2에 따라 설립되거나 지정된 중앙감염병전문병원 또는 권역별 감염병전문병원에서 방역업무에 종사하도록 명할 수 있다. 〈개정 2024. 1. 30.〉 [시행일 2025. 7. 31.] 제60조의 3 제1항 ② 질병관리청장, 시 · 도지사 또는 시장 · 군수 · 구청장은 감염병이 유입되거나 유행하는 긴급한 경우 제60조의 2 제3항 제2호 또는 제3호에 해당하는 자를 기간을 정하여 방역관으로 임명하여 방역업무를 수행하게 할 수 있다. 〈개정 2020. 9. 29.〉 ③ 질병관리청장, 시 · 도지사 또는 시장 · 군수 · 구청장은 감염병의 유입 또는 유행으로 역학조사인력이 부족한 경우 제60조의 2 제3항 제2호 또는 제3호에 해당하는 자를 기간을 정하여 역학조사관으로 임명하여 역학조사에 관한 직무를 수행하게 할 수 있다. 〈개정 2020. 8. 11.〉	
61조 ★★	**(검역위원)** ① 시 · 도지사는 감염병을 예방하기 위하여 필요하면 검역위원을 두고 검역에 관한 사무를 담당하게 하며, 특별히 필요하면 운송수단 등을 검역하게 할 수 있다. ② 검역위원은 제1항에 따른 사무나 검역을 수행하기 위하여 운송수단 등에 무상으로 승선하거나 승차할 수 있다. 　**시행규칙 제43조(검역위원의 임명 및 직무)** 　① 법 제61조 제1항에 따라 시 · 도지사는 보건 · 위생 분야에 종사하는 소속 공무원 중에서 검역위원을 임명할 수 있다.	

조	법문내용	정답

조	법문내용	정답
62조	**(예방위원)** ① 특별자치시장 · 특별자치도지사 또는 시장 · 군수 · 구청장은 감염병이 유행하거나 유행할 우려가 있으면 특별자치시 · 특별자치도 또는 시 · 군 · 구(자치구를 말한다.)에 감염병 예방 사무를 담당하는 예방위원을 둘 수 있다. 〈개정 2023. 6. 13.〉 ② 제1항에 따른 예방위원은 무보수로 한다. 다만, 특별자치시 · 특별자치도 또는 시 · 군 · 구의 인구 2만명당 1명의 비율로 (①)위원을 둘 수 있다. 〈개정 2023. 6. 13.〉 **시행규칙 제44조(예방위원의 임명 및 직무)** 　① 법 제62조 제1항에 따라 특별자치시장 · 특별자치도지사 또는 시장 · 군수 · 구청장은 다음 각 호의 어느 하나에 해당하는 사람 중에서 예방위원을 임명 또는 위촉할 수 있다. 〈개정 2023. 9. 22.〉 　　1. 의사, 한의사, 수의사, 약사 또는 간호사 　　2. 「고등교육법」 제2조에 따른 학교에서 공중보건 분야 학과를 졸업한 사람 　　3. 공중보건 분야에 근무하고 있는 소속 공무원 　　4. 그 밖에 공중보건 분야에 관한 학식과 경험이 풍부하다고 인정하는 사람	① 유급
64조	**(특별자치시 · 특별자치도 · 시 · 군 · 구가 부담할 경비)** 다음 각 호의 경비는 특별자치시 · 특별자치도와 시 · 군 · 구가 부담한다. 〈개정 2020. 9. 29., 2024. 1. 30.〉 　1. 제4조 제2항 제13호에 따른 한센병의 예방 및 진료 업무를 수행하는 법인 또는 단체에 대한 지원 경비의 일부 　2. 제24조(필수예방접종) 제1항 및 제25조(임시예방접종) 제1항에 따른 예방접종에 드는 경비 　3. 제24조 제2항 및 제25조 제2항에 따라 의료기관이 예방접종을 하는 데 드는 경비의 전부 또는 일부 　4. 제36조에 따라 특별자치시장 · 특별자치도지사 또는 시장 · 군수 · 구청장이 지정한 감염병관리기관의 감염병관리시설의 설치 · 운영에 드는 경비 　5. 제37조에 따라 특별자치시장 · 특별자치도지사 또는 시장 · 군수 · 구청장이 설치한 격리소 · 요양소 또는 진료소 및 같은 조에 따라 지정된 감염병관리기관의 감염병관리시설 설치 · 운영에 드는 경비 　5의2. 제39조의3에 따라 시장 · 군수 · 구청장이 지정한 감염병의심자 격리시설의 설치 · 운영에 드는 경비 　6. 제47조 제1호 및 제3호에 따른 교통 차단 또는 입원으로 인하여 생업이 어려운 사람에 대한 「국민기초생활 보장법」 제2조 제6호에 따른 최저보장수준 지원 　7. 제47조, 제48조, 제49조 제1항 제8호 · 제9호 · 제13호 및 제51조 제1항에 따라 특별자치시 · 특별자치도 · 시 · 군 · 구에서 실시하는 소독이나 그 밖의 조치에 드는 경비 　8. 제49조 제1항 제7호 및 제12호에 따라 특별자치시장 · 특별자치도지사 또는 시장 · 군수 · 구청장이 의사를 배치하거나 의료인 · 의료업자 · 의료관계요원 등을 동원하는 데 드는 수당 · 치료비 또는 조제료 　8의2. 제49조 제1항 제12호의2에 따라 특별자치시장 · 특별자치도지사 또는 시장 ·	

조	법문내용	정답

군수 · 구청장이 동원한 의료기관 병상, 연수원 · 숙박시설 등 시설의 운영비 등 경비

9. 제49조 제2항에 따른 식수 공급에 드는 경비

9의2. 제60조의3 제1항부터 제3항까지에 따라 시장 · 군수 · 구청장이 의료인 등을 방역업무에 종사하게 하는 데 드는 수당 등 경비

10. 제62조에 따른 예방위원의 배치에 드는 경비

10의2. 제70조의 6 제1항에 따라 특별자치시장 · 특별자치도지사 또는 시장 · 군수 · 구청장이 실시하는 심리지원에 드는 경비

10의3. 제70조의 6 제2항에 따라 특별자치시장 · 특별자치도지사 또는 시장 · 군수 · 구청장이 위탁하여 관계 전문기관이 심리지원을 실시하는 데 드는 경비

11. 그 밖에 이 법에 따라 특별자치시 · 특별자치도 · 시 · 군 · 구가 실시하는 감염병 예방 사무에 필요한 경비

[시행일 2025. 7. 31.] 제64조 제5의2호, 제9의2호

65조
★★

(시 · 도가 부담할 경비) 다음 각 호의 경비는 시 · 도가 부담한다. 〈개정 2024. 1. 30.〉

1. 제4조 제2항 제13호에 따른 한센병의 예방 및 진료 업무를 수행하는 법인 또는 단체에 대한 지원 경비의 일부

1의2. 제35조(시 · 도별 감염병 위기관리대책의 수립) 제2항에 따른 시 · 도의 위기대응 훈련에 드는 경비

2. 제36조에 따라 시 · 도지사가 지정한 감염병관리기관의 감염병관리시설의 설치 · 운영에 드는 경비

3. 제37조에 따른 시 · 도지사가 설치한 격리소 · 요양소 또는 진료소 및 같은 조에 따라 지정된 감염병관리기관의감염병관리시설 설치 · 운영에 드는 경비

3의2. 제39조의 3에 따라 시 · 도지사가 지정한 감염병의심자 격리시설의 설치 · 운영에 드는 경비

4. 제41조 및 제42조에 따라 내국인 감염병환자등의 입원치료, 조사, 진찰 등에 드는 경비

5. 제46조에 따른 건강진단, 예방접종 등에 드는 경비

6. 제49조 제1항 제1호에 따른 교통 차단으로 생업이 어려운 자에 대한 「국민기초생활 보장법」 제2조 제6호에 따른 최저보장수준 지원

6의2. 제49조 제1항 제12호에 따라 시 · 도지사가 의료인 · 의료업자 · 의료관계요원 등을 동원하는 데 드는 수당 · 치료비 또는 조제료

6의3. 제49조 제1항 제12호의 2에 따라 시 · 도지사가 동원한 의료기관 병상, 연수원 · 숙박시설 등 시설의 운영비 등 경비

7. 제49조 제2항에 따른 식수 공급에 드는 경비

7의2. 제60조의 3 제1항부터 제3항까지에 따라 시 · 도지사가 의료인 등을 방역업무에 종사하게 하는 데 드는 수당 등 경비

8. 제61조에 따른 검역위원의 배치에 드는 경비

8의2. 제70조의 6 제1항에 따라 시 · 도지사가 실시하는 심리지원에 드는 경비

조	법문내용	정답
	8의3. 제70조의 6 제2항에 따라 시 · 도지사가 위탁하여 관계 전문기관이 심리지원을 실시하는 데 드는 경비 9. 그 밖에 이 법에 따라 시 · 도가 실시하는 감염병 예방 사무에 필요한 경비 [시행일 2025. 7. 31.] 제65조 제7의2호	
66조	**(시 · 도가 보조할 경비)** 시 · 도(특별자치시 · 특별자치도는 제외)는 제64조에 따라 시 · 군 · 구가 부담할 경비에 관하여 대통령령으로 정하는 바에 따라 보조하여야 한다. 〈개정 2023. 6. 13.〉 **시행령 제27조(시 · 도의 보조 비율)** 법 제66조에 따른 시 · 도(특별자치시 및 특별자치도(관할 구역 안에 지방자치단체인 시 · 군이 없는 특별자치도를 말한다. 는 제외)의 경비 보조액은 시 · 군 · 구가 부담하는 금액의 (**①**)로 한다. 〈개정 2023. 9. 26.〉	① 3분의 2
67조 ★★★	**(국고 부담 경비)** 다음 각 호의 경비는 국가가 부담한다. 〈개정 2023. 9. 14.〉 1. 제4조 제2항 제2호에 따른 감염병환자등의 진료 및 보호에 드는 경비 2. 제4조 제2항 제4호에 따른 감염병 교육 및 홍보를 위한 경비 3. 제4조 제2항 제8호에 따른 감염병 예방을 위한 전문인력의 양성에 드는 경비 4. 제16조 제4항에 따른 표본감시활동에 드는 경비 4의2. 제18조의 3에 따른 교육 · 훈련에 드는 경비 5. 제20조에 따른 해부에 필요한 시체의 운송과 해부 후 처리에 드는 경비 5의2. 제20조의 2에 따라 시신의 장사를 치르는 데 드는 경비 6. 제33조에 따른 예방접종약품의 생산 및 연구 등에 드는 경비 6의2. 제33조의 2 제1항에 따른 필수예방접종약품등의 비축에 드는 경비 6의3. 제34조(감염병 위기관리대책의 수립 · 시행) 제2항 제5호에 따른 국가의 위기대응 훈련에 드는 경비 6의4. 제36조 제1항에 따라 보건복지부장관 또는 질병관리청장이 지정한 감염병관리기관의 감염병관리시설의 설치 · 운영에 드는 경비 7. 제37조에 따라 보건복지부장관 및 질병관리청장이 설치한 격리소 · 요양소 또는 진료소 및 같은 조에 따라 지정된 감염병관리기관의감염병관리시설 설치 · 운영에 드는 경비 7의2. 제39조의 3에 따라 질병관리청장이 지정한 감염병의심자 격리시설의 설치 · 운영에 드는 경비 8. 제40조 제1항에 따라 위원회의 심의를 거친 품목의 비축 또는 장기구매를 위한 계약에 드는 경비 9. 삭제 〈2020. 8. 12.〉 9의2. 제49조 제1항 제12호에 따라 국가가 의료인 · 의료업자 · 의료관계요원 등을 동원하는 데 드는 수당 · 치료비 또는 조제료 9의3. 제49조 제1항 제12호의2에 따라 국가가 동원한 의료기관 병상, 연수원 · 숙박시설 등 시설의 운영비 등 경비	

조	법문내용	정답
	9의4. 제60조의 3 제1항부터 제3항까지에 따라 국가가 의료인 등을 방역업무에 종사하게 하는 데 드는 수당 등 경비 9의5. 제70조의 6 제1항에 따라 국가가 실시하는 심리지원에 드는 경비 9의6. 제70조의 6 제2항에 따라 국가가 위탁하여 관계 전문기관이 심리지원을 실시하는 데 드는 경비 10. 제71조에 따른 <u>예방접종 등으로 인한 피해보상을 위한 경비</u>	
68조	<u>(국가가 보조할 경비)</u> 국가는 다음 각 호의 경비를 보조하여야 한다. 1. 제4조 제2항 제13호에 따른 <u>한센병의 예방 및 진료 업무를 수행하는 법인 또는 단체에 대한 지원 경비</u>의 일부 2. 제65조 및 제66조에 따라 <u>시ㆍ도가 부담할 경비의 (①)이상</u>	① 2분의 1
69조	<u>(본인으로부터 징수할 수 있는 경비)</u> 특별자치시장ㆍ특별자치도지사 또는 시장ㆍ군수ㆍ구청장은 보건복지부령으로 정하는 바에 따라 제41조 및 제42조에 따른 입원치료비 외에 본인의 지병이나 본인에게 새로 발병한 질환 등으로 입원, 진찰, 검사 및 치료 등에 드는 경비를 본인이나 그 보호자로부터 징수할 수 있다. 〈개정 2023. 6. 13.〉	
71조 ★★★	**(예방접종 등에 따른 피해의 국가보상)** ① 국가는 제24조 및 제25조에 따라 <u>예방접종을 받은 사람</u> 또는 제40조 제2항에 따라 <u>생산된 예방ㆍ치료 의약품을 투여받은 사람</u>이 그 예방접종 또는 예방ㆍ치료 의약품으로 인하여 질병에 걸리거나 장애인이 되거나 사망하였을 때에는 대통령령으로 정하는 기준과 절차에 따라 다음 각 호의 구분에 따른 보상을 하여야 한다. 1. 질병으로 진료를 받은 사람 : 진료비 전액 및 정액 간병비 2. 장애인이 된 사람 : (①) 3. 사망한 사람 : 대통령령으로 정하는 유족에 대한 일시보상금 및 (②) ③ 질병관리청장은 제1항에 따른 <u>보상청구가 있은 날부터 (③)일 이내</u>에 제2항에 따른 질병, 장애 또는 사망에 해당하는지를 결정하여야 한다. 이 경우 미리 위원회의 의견을 들어야 한다. 〈개정 2020. 8. 11.〉 **시행령 제29조(예방접종 등에 따른 피해의 보상 기준)** 법 제71조 제1항에 따라 보상하는 보상금의 지급 기준 및 신청기한은 다음 각 호의 구분과 같다. 〈개정 2020. 9. 11.〉 1. 진료비 가. 지급 기준 : 예방접종피해로 발생한 질병의 진료비 중 「국민건강보험법」에 따라 보험자가 부담하거나 지급한 금액을 제외한 잔액 또는 「의료급여법」에 따라 의료급여기금이 부담한 금액을 제외한 잔액. 다만, 제3호에 따른 일시보상금을 지급받은 경우에는 진료비를 지급하지 않는다. 나. 신청 기한 : 해당 예방접종피해가 발생한 날부터 5년 이내	① 일시보상금 ② 장제비 ③ 120

조	법문내용	정답
	2. <u>간병비 : 입원진료의 경우에 한정하여 1일당 (④)원</u> 　3. <u>장애인이 된 사람에 대한 일시보상금</u> 　　가. 지급 기준 　　　1)「장애인복지법」에 따른 장애인 중 장애의 정도가 심한 장애인 : 사망한 사람에 대한 일시보상금의 100분의 100 　　　2)「장애인복지법」에 따른 <u>장애인 중 장애의 정도가 심하지 않은 장애인 : 사망한 사람에 대한 일시보상금의 100분의 55</u> 　　　3) 1) 및 2) 외의 장애인으로서「국민연금법」, 「공무원연금법」, 「공무원 재해보상법」 및 「산업재해보상보험법」등 질병관리청장이 정하여 고시하는 법률에서 정한 장애 등급이나 장해 등급에 해당하는 장애인 : 사망한 사람에 대한 일시보상금의 100분의 20 범위에서 해당 장애 등급이나 장해 등급의 기준별로 질병관리청장이 정하여 고시하는 금액 　　나. <u>신청 기한 : 장애진단을 받은 날부터 (⑤)년 이내</u> 　4. <u>사망한 사람에 대한 일시보상금</u> 　　가. 지급 기준 : 사망 당시의「최저임금법」에 따른 월 최저임금액에 (⑥)을 곱한 금액에 <u>상당하는 금액</u> 　　나. 신청 기한 : 사망한 날부터 5년 이내 　5. <u>장제비 : (⑦)원</u> **시행령 제31조(예방접종 등에 따른 피해의 보상 절차)** ① 법 제71조 제1항에 따라 <u>보상을 받으려는 사람은 보건복지부령으로 정하는 바에 따라 보상청구서에 피해에 관한 증명서류를 첨부하여 관할 특별자치시장 · 특별자치도지사 또는 시장 · 군수 · 구청장에게 제출하여야 한다.</u> 〈개정 2023. 8. 18.〉 ④ <u>질병관리청장은 제3항에 따라 보상을 하기로 결정한 사람에 대하여 제29조의 보상 기준에 따른 보상금을 지급한다.</u> 〈개정 2020. 9. 11.〉 **시행규칙 제7조(의사 등의 예방접종 후 이상반응 신고)** ① 법 제11조 제1항 각 호 외의 부분 단서, 제3항 및 제4항에 따라 같은 조 제1항 제2호에 해당하는 사실을 신고하려는 의사, 치과의사, 한의사, 의료기관의 장 또는 소속 부대장은 별지 제2호 서식의 예방접종 후 이상반응 발생신고서(전자문서로 된 신고서를 포함)를 (⑧)에게 정보시스템을 이용하여 제출하거나 이상반응자의 소재지를 관할하는 보건소장에게 정보시스템 또는 팩스를 이용하여 제출해야 한다. 〈개정 2020. 9. 11.〉	④ 5만 ⑤ 5 ⑥ 240 ⑦ 30만 ⑧ 질병관리청장
72조	**(예방접종 등에 따른 피해의 보상 절차)** ① (①)는 예방접종약품의 이상이나 예방접종 행위자, 예방 · 치료 의약품의 투여자 등 <u>제3자의 고의 또는 과실로 인하여 제71조에 따른 피해보상을 하였을 때에는 보상액의 범위에서 보상을 받은 사람이 제3자에 대하여 가지는 손해배상청구권을 대위한다.</u>	① 국가
72조의 2	**(손해배상청구권)** (①), (②), 시 · 도지사 및 시장 · 군수 · 구청장은 이 법을 위반하여 감염병을 확산시키거나 확산 위험성을 증대시킨 자에 대하여 입원치료비, 격리비, 진단검사비, 손실보상금 등 이 법에 따른 예방 및 관리 등을 위하여 <u>지출된 비용에 대해 손해배상을 청구할 권리를 갖는다.</u> [본조신설 2021. 3. 9.]	① 보건복지부장관 ② 질병관리청장

조	법문내용	정답

76조	**(위임 및 위탁)**
	① 이 법에 따른 보건복지부장관의 권한 또는 업무는 대통령령으로 정하는 바에 따라 그 일부를 질병관리청장 또는 시·도지사에게 위임하거나 관련 기관 또는 관련 단체에 위탁할 수 있다.
	
	시행령 제32조(권한의 위임 및 업무의 위탁)
	① 보건복지부장관은 법 제76조 제1항에 따라 다음 각 호의 권한을 질병관리청장에게 위임한다. 〈개정 2025. 9. 30.〉
	  1. 법 제8조의2(감염병병원) 제1항·제3항 및 이 영 제1조의3(감염병전문병원의 지정 등)에 따른 중앙감염병병원의 운영 및 지원
	  2. 법 제8조의2(감염병병원) 제4항에 따른 의료자원정보시스템의 운영
	  3. 법 제8조의3(내성균 관리대책) 및 이 영 제1조의6(내성균 관리대책의 수립)에 따른 내성균 관리대책의 수립·추진
	  4. 법 제8조의4(업무의 협조)에 따른 의견 청취 및 자료 제출 요청 등 협조 요청	

77조
★★★
	(벌칙) 다음 각 호의 어느 하나에 해당하는 자는 5년 이하의 징역 또는 5천만원 이하의 벌금에 처한다. 〈개정 2020. 12. 15.〉
	  1. 제22조(고위험병원체의 반입 허가 등) 제1항 또는 제2항을 위반해 고위험병원체의 반입 허가를 받지 아니하고 반입한 자
	  2. 제23조의3(생물테러감염병병원체의 보유허가 등) 제1항을 위반해 보유허가를 받지 아니하고 생물테러감염병병원체를 보유한 자
	  3. 제40조의3(수출금지 등) 제1항을 위반해 의료·방역 물품을 수출하거나 국외로 반출한 자	

78조
★
	(벌칙) 다음 각 호의 어느 하나에 해당하는 자는 3년 이하의 징역 또는 3천만원 이하의 벌금에 처한다. 〈개정 2020. 9. 29.〉
	  1. 제23조 제2항에 따른 허가를 받지 아니하거나 같은 조 제3항 본문에 따른 변경허가를 받지 아니하고 고위험병원체 취급시설을 설치·운영한 자
	  2. 제23조의3 제3항에 따른 변경허가를 받지 아니한 자
	  3. 제74조를 위반하여 업무상 알게 된 비밀을 누설하거나 업무목적 외의 용도로 사용한 자	

79조
★
	(벌칙) 다음 각 호의 어느 하나에 해당하는 자는 2년 이하의 징역 또는 2천만원 이하의 벌금에 처한다. 〈개정 2021. 3. 9.〉
	  1. 제18조(역학조사) 제3항을 위반한 자
	  2. 제21조(고위험병원체의 분리, 분양·이동 및 이동신고) 제1항부터 제3항까지 또는 제22조(고위험병원체의 반입 허가 등) 제3항에 따른 신고를 하지 아니하거나 거짓으로 신고한 자
	  2의2. 제21조 제5항에 따른 현장조사를 정당한 사유 없이 거부·방해 또는 기피한 자	

조	법문내용	정답
	2의3. 제23조(고위험병원체의 안전관리 등) 제2항에 따른 신고를 하지 아니하고 고위험병원체 취급시설을 설치 · 운영한 자 3. 제23조 제8항에 따른 안전관리 점검을 거부 · 방해 또는 기피한 자 3의2. 제23조의 2(고위험병원체 취급시설의 허가취소 등)에 따른 고위험병원체 취급시설의 폐쇄명령 또는 운영정지명령을 위반한 자 3의3. 제49조(감염병의 예방 조치) 제4항을 위반하여 정당한 사유 없이 폐쇄 명령에 따르지 아니한 자 4. 제60조(방역관) 제4항을 위반한 자(다만, 공무원은 제외한다) 5. 제76조의 2(정보 제공 요청 및 정보 확인 등) 제6항을 위반한 자	
79조의 2	**(벌칙)** 다음 각 호의 어느 하나에 해당하는 자는 1년 이하의 징역 또는 2천만원 이하의 벌금에 처한다. 〈개정 2023. 5. 19.〉 1. 제18조의 4(자료제출 요구등) 제4항을 위반하여 같은 조 제2항에 따른 질병관리청장 또는 시 · 도지사의 자료제출 요구를 받고 이를 거부 · 방해 · 회피하거나, 거짓자료를 제출하거나 또는 고의적으로 사실을 누락 · 은폐한 자 2. 제23조의 4(고위험병원체의 취급기준) 제1항을 위반하여 고위험병원체를 취급한 자 3. 제23조의 4 제2항을 위반하여 고위험병원체를 취급하게 한 자 4. 제76조의 2(정보제공 요청 및 정보 확인 등)의 제1항을 위반하여 질병관리청장 또는 시 · 도지사의 요청을 거부하거나 거짓자료를 제공한 의료기관 및 약국, 법인 · 단체 · 개인 5. 제76조의 2 제2항 후단을 위반하여 경찰관서의 장의 요청을 거부하거나 거짓자료를 제공한 자	
80조	**(벌칙)** 다음 각 호의 어느 하나에 해당하는 자는 300만원 이하의 벌금에 처한다. 〈개정 2020. 8. 12.〉 1. 제3급감염병 및 제4급감염병에 대하여 제11조(의사 등의 신고)에 따른 보고 또는 신고 의무를 위반하거나 거짓으로 보고 또는 신고한 의사, 치과의사, 한의사, 군의관, 의료기관의 장, 감염병병원체 확인기관의 장 또는 감염병 표본감시기관 2. 제3급감염병 및 제4급감염병에 대하여 제11조(의사 등의 신고)에 따른 의사, 치과의사, 한의사, 군의관, 의료기관의 장, 감염병병원체 확인기관의 장 또는 감염병 표본감시기관의 보고 또는 신고를 방해한 자 2의2. 제13조(보건소장 등의 보고 등) 제2항에 따른 감염병병원체 검사를 거부한 자 3. 제37조(감염병위기 시 감염병관리기관의 설치 등) 제4항을 위반하여 감염병관리시설을 설치하지 아니한 자 4. 삭제 〈2020. 3. 4.〉 5. 제42조(감염병에 관한 강제처분)에 따른 강제처분에 따르지 아니한 자(제42조 제1항 · 제2항 제1호 · 제3항 및 제7항에 따른 입원 또는 격리 조치를 거부한 자는 제외한다) 6. 제45조(업무 종사의 일시 제한)를 위반하여 일반인과 접촉하는 일이 많은 직업에 종사한 자 또는 감염병환자등을 그러한 직업에 고용한 자	

조	법문내용	정답
	7. 제47조(감염병 유행에 대한 방역 조치 : 같은 조 제3호는 제외) 또는 제49조(감염병의 예방 조치) 제1항(같은 항 제2호의2부터 제2호의4까지 및 제3호 중 건강진단에 관한 사항과 같은 항 제14호는 제외)에 따른 조치에 위반한 자 8. 제52조(소독업의 신고 등) 제1항에 따른 소독업 신고를 하지 아니하거나 거짓이나 그 밖의 부정한 방법으로 신고하고 소독업을 영위한 자 9. 제54조(소독의 실시 등) 제1항에 따른 기준과 방법에 따라 소독하지 아니한 자	
83조	**(과태료)** ⑤ 제1항부터 제4항까지에 따른 과태료는 대통령령으로 정하는 바에 따라 (①), (②), 관할 시 · 도지사 또는 시장 · 군수 · 구청장이 부과 · 징수한다. 〈개정 2023. 6. 13.〉	① 보건복지부장관 ② 질병관리청장

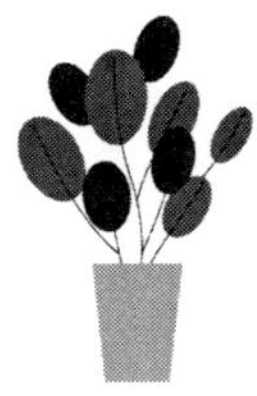

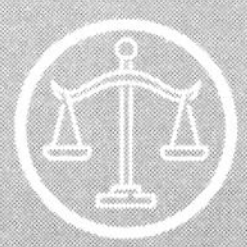

조	법문내용	정답
2조 ★	**(정의)** 이 법에서 사용하는 용어의 뜻은 다음과 같다. 〈개정 2020. 8. 11.〉 1. "검역감염병"이란 다음 각 목의 어느 하나에 해당하는 것을 말한다. 　가. ① 　나. 페스트 　다. 황열 　라. 중증 급성호흡기 증후군(SARS) 　마. 동물인플루엔자 인체감염증 　바. ② 　사. 중동 호흡기 증후군(MERS) 　아. ③ 　자. 가목에서 아목까지의 것 외의 감염병으로서 외국에서 발생하여 국내로 들어올 우려가 있거나 우리나라에서 발생하여 외국으로 번질 우려가 있어 질병관리청장이 긴급 검역조치가 필요하다고 인정하여 고시하는 감염병 7. "검역관리지역"이란 검역감염병이 유행하거나 유행할 우려가 있어 국내로 유입될 가능성이 있는 지역으로서 제5조에 따라 지정된 지역을 말한다. 8. "(④)"이란 검역관리지역 중 유행하거나 유행할 우려가 있는 검역감염병이 치명적이고 감염력이 높아 집중적인 검역이 필요한 지역으로서 제5조에 따라 지정된 지역을 말한다.	① 콜레라 ② 신종인플루엔자 ③ 에볼라바이러스병 ④ 중점검역관리지역
4조의 2	**(검역관리 기본계획의 수립·시행 등)** ① (①)은 검역전문위원회(「감염병의 예방 및 관리에 관한 법률」 제9조 및 제10조 제3항에 따라 감염병관리위원회에 설치한 검역 분야 전문위원회를 말한다.)의 심의를 거쳐 검역관리 기본계획을 (②)년마다 수립·시행하여야 한다. 〈개정 2020. 8. 11.〉	① 질병관리청장 ② 5
5조	**(검역관리지역등의 지정 및 해제)** **시행규칙 제2조(검역관리지역등의 지정 절차 등)** ① (①)은 법 제5조에 따라 다음 각 호의 어느 하나에 해당하는 지역을 검역관리지역 및 중점검역관리지역으로 지정할 수 있다. 〈개정 2021. 3. 5.〉 1. (②)가 「국제보건규칙(IHR)」에 따라 검역감염병 발생 정보를 제공한 국가 또는 지역 2. 검역감염병이 유행하거나 유행할 우려가 있어 국내로 검역감염병을 유입·확산시킬 가능성이 있는 국가 또는 지역 3. 치명적이고 감염력이 높은 검역감염병이 발생하거나 발생할 우려가 있어 집중적인 검역이 필요한 국가 또는 지역	① 질병관리청장 ② 세계보건기구(WHO)

조	법문내용	정답

6조 ★

(검역조사의 대상 등)

③ 제1항과 제2항에도 불구하고 <u>검역감염병 환자등과 사망자가 없는 운송수단으로서</u> 다음 <u>각 호의 어느 하나에 해당하는 운송수단</u>은 대통령령으로 정하는 바에 따라 <u>검역조사의 전부 또는 일부를 생략할 수 있다.</u>

  1. 외국으로 나가는 운송수단으로서 질병관리청장이 우리나라에서 검역감염병이 발생하여 국외로 번질 우려가 없다고 인정하는 운송수단(출입국자 및 화물을 포함한다)

  2. 연료나 자재 및 생활필수품 등을 공급받을 목적으로 <u>우리나라에 일시 머무르는 운송수단 중 보건복지부령으로 정하는 운송수단</u>

  3. 군용 운송수단으로서 해당 운송수단의 장이 운송수단 안에 검역감염병 환자등과 감염병 매개체가 없다는 사실을 통보한 군용 운송수단

  4. 「남북교류협력에 관한 법률」 제23조 제2항에 따른 통일부장관이 요청하는 운송수단(이 경우 검역조사 또는 그 절차의 일부를 생략할 수 있다)

  5. 관계 중앙행정기관의 장이 검역조사의 생략을 요청하는 운송수단으로서 질병관리청장이 인정하는 운송수단

시행규칙 제3조(검역조사의 생략 등)

① 법 제6조 제3항 제2호에서 "보건복지부령으로 정하는 운송수단"이란 <u>다음 각 호의 어느 하나의 사유로 우리나라에 일시 머무르는 운송수단</u>을 말한다. 〈개정 2021. 3. 5.〉

  1. (**①**) 또는 급수를 위한 경우

  2. 운행에 필요한 물품을 공급받기 위한 경우

  3. 도착 또는 출발 증명서를 받기 위한 경우

  4. <u>운송수단을 (**②**)하기 위한 경우</u>

  5. <u>태풍 등 기상악화의 경우</u>

정답: ① 급유   ② 수리

9조

(검역 통보)

① 제6조에 따른 검역조사의 대상이 되는 운송수단의 장은 해당 운송수단이 검역 장소에 접근하였을 때에는 해당 검역 장소를 관할하는 (**①**)에게 검역감염병 환자등의 유무와 위생 상태 등 보건복지부령으로 정하는 사항을 보건복지부령으로 정하는 바에 따라 통보하여야 한다. 다만, 운송수단이 긴급한 위난을 피하기 위하여 부득이하게 검역 장소가 아닌 곳에 도착한 경우에는 그 도착장소와 가장 가까운 검역구역을 관할하는 검역소장에게 통보하여야 한다. 〈개정 2020. 3. 4.〉

정답: ① 검역소장

10조 ★

(검역 장소)

① <u>질병관리청장은 관계 중앙행정기관의 장과 협의하여 검역 장소를 정한다.</u> 〈개정 2020. 8. 11.〉

② <u>검역을 받으려는 출입국자 및 운송수단은 검역 장소에 도착하여 검역조사를 받아야</u> 한다. 다만, 검역 장소에서 검역조사를 받기 어렵거나 검역조사가 완료되기 어려운 경우 보건복지부령으로 정하는 검역구역에서 검역조사를 받을 수 있다. 〈개정 2020. 3. 4.〉

③ 제2항에도 불구하고 다음 각 호의 어느 하나에 해당하는 경우는 (**①**)이 정하는 장소에서 검역조사를 받을 수 있다. 〈개정 2020. 3. 4.〉

정답: ① 검역소장

| --- | --- | --- |
	1. 나포, 귀순, 조난 및 응급환자 발생 등 부득이한 경우 2. 날씨나 그 밖의 부득이한 사유로 보건복지부령으로 정하는 경우	
11조 ★	**(검역 시각)** ② 검역소장은 제6조에 따른 검역조사의 대상이 검역 장소에 도착하는 (①) 검역조사를 하여야 한다. 다만, 즉시 검역조사를 하지 못하는 보건복지부령으로 정하는 부득이한 사유가 있는 경우에는 검역 장소에 대기하거나 격리할 것을 조건으로 승객, 승무원 및 화물을 내리게 할 수 있다. 〈개정 2020. 3. 4.〉 ③ 외국으로 나가는 운송수단의 장은 검역소장에게 출발 예정 시각을 통보하여야 한다. ④ 검역소장은 제3항에 따라 통보받은 출발 예정 시각 전에 검역조사를 마쳐야 한다.	① 즉시
12조 ★	**(검역조사)** ① 검역소장은 다음 각 호의 사항에 대하여 검역조사를 한다. 다만, (①)의 경우에는 제2호 외의 사항을 생략할 수 있다. 〈개정 2020. 3. 4.〉 1. 운송수단 및 화물의 보건ㆍ위생 상태에 대한 경과와 현황 2. 출입국자의 검역감염병 감염ㆍ위험요인 여부 및 예방관리에 관한 사항 3. 운송수단의 식품 보관 상태 4. 감염병 매개체의 서식 유무와 번식 상태	① 자동차
12조의 2	**(신고의무 및 조치 등)** ① 다음 각 호의 어느 하나에 해당하는 사람은 해당 검역관리지역 또는 중점검역관리지역을 출발한 후 제17조 제3항에 따른 검역감염병의 (①) 잠복기간이 경과하지 아니한 경우 그 사실을 보건복지부령으로 정하는 바에 따라 (②)에게 건강 상태 등을 신고하여야 한다. 1. 검역관리지역에 체류하거나 그 지역을 경유하여 국내에 입국하는 사람 중 검역감염병을 의심할 수 있는 증상이 있는 사람 2. 중점검역관리지역에 체류하거나 그 지역을 경유하여 국내에 입국하는 사람 ③ 검역소장은 검역감염병의 전파가 우려될 경우에는 제1항에 따라 신고하는 사람에게 다음 각 호의 조치를 할 수 있다. 1. 여행지역과 시기에 관한 정보의 요구 2. 검역감염병 관련 건강 상태에 관한 정보의 요구 3. 예방접종을 증명할 수 있는 서류의 요구 4. 검역감염병의 감염 여부를 파악하기 위한 검사 또는 검진 5. 그 밖에 검역감염병의 전파를 방지하기 위하여 필요한 조치로서 보건복지부령으로 정하는 조치	① 최대 ② 검역소장
12조의 5	**(육로 검역조사)** ① 육로를 통하여 들어오는 출입국자 및 운송수단은 보건복지부령으로 정하는 바에 따라 검역조사를 받아야 한다. ② (①)은 육로를 통하여 들어오는 출입국자 및 운송수단에 대하여 통일부장관이 「남북교류협력에 관한 법률」 제23조 제2항 단서에 따른 협의를 요청할 때에는 보건복지부령으로 정하는 바에 따라 제9조 제1항에 따른 검역통보 절차의 일부를 생략할 수 있다.	① 질병관리청장

조	법문내용	정답
13조	**(검역 전의 승선 · 탑승)** ① 검역조사를 받아야 할 운송수단에 검역조사가 완료되어 검역증이 발급되기 전에는 제30조에 따른 (①)이 아닌 사람은 승선하거나 탑승할 수 없다. 다만, 미리 보건복지부령으로 정하는 바에 따라 검역소장의 (②)를 받은 경우에는 그러하지 아니한다. 〈개정 2020. 3. 4.〉	① 검역공무원 ② 허가

15조	**(검역조치)**
	① (①)은 검역감염병 유입과 전파를 차단하기 위하여 검역감염병에 감염되었거나 감염된 것으로 의심되는 사람, 검역감염병 병원체에 오염되었거나 오염된 것으로 의심되거나 감염병 매개체가 서식하는 것으로 의심되는 운송수단이나 화물에 대하여 다음 각 호의 전부 또는 일부의 조치를 할 수 있다. 〈개정 2020. 8. 11.〉
	  1. 검역감염병 환자등을 감시하거나 격리시키는 것
	  2. 검역감염병 접촉자 또는 보건복지부령으로 정하는 검역감염병 위험요인에 노출된 사람을 감시하거나 격리시키는 것
	  3. 검역감염병 병원체에 오염되었거나 오염된 것으로 의심되는 화물을 소독 또는 폐기하거나 옮기지 못하게 하는 것
	  4. 검역감염병 병원체에 오염되었거나 오염된 것으로 의심되는 곳을 소독하거나 사용을 금지 또는 제한하는 것
	  4의2. 검역감염병 병원체 오염 여부를 확인할 필요가 있다고 인정되는 운송수단 및 화물을 검사하는 것
	  5. 삭제 〈2020. 3. 4.〉
	  6. 감염병 매개체가 서식하거나 서식하는 것으로 의심되는 운송수단과 화물을 소독하고 감염병 매개체를 없애도록 운송수단의 장이나 화물의 소유자 또는 관리자에게 명하는 것
	  7. 검역감염병의 감염 여부를 확인할 필요가 있다고 인정되는 사람을 진찰하거나 검사하는 것
	  8. 검역감염병의 예방이 필요한 사람에게 예방접종을 하는 것
	③ 제1항 제6호에 따른 명령을 받은 운송수단의 장이나 화물의 소유자 또는 관리자는 보건복지부령으로 정하는 자격이 있는 자에게 소독 등의 업무를 대신하게 하고 그 결과를 검역소장에게 제출하여 검역소장의 확인을 받아야 한다. 〈개정 2020. 3. 4.〉
		① 질병관리청장

16조
★★★
	(검역감염병 환자등의 격리)
	① (①)은 제15조 제1항 제1호에 따라 검역감염병 환자등을 다음 각 호의 어느 하나에 해당하는 시설에 격리한다. 다만, 사람 간 전파가능성이 낮은 경우 등 질병관리청장이 정하는 경우는 격리 대상에서 제외할 수 있다. 〈개정 2021. 12. 21.〉
	  1. 검역소에서 관리하는 격리시설로서 질병관리청장이 지정한 시설
	  2. 「감염병의 예방 및 관리에 관한 법률」 제36조 또는 제37조에 따른 감염병관리기관, 격리소 · 요양소 또는 진료소
	  3. (②)
		① 질병관리청장
		
		② 자가

<table>
<tr><th>조</th><th>법문내용</th><th>정답</th></tr>
<tr>
<td></td>
<td>

4. 「감염병의 예방 및 관리에 관한 법률」 제8조의 2에 따른 감염병전문병원

5. 국내에 거주지가 없는 경우 질병관리청장이 지정하는 시설 또는 장소

② 질병관리청장은 검역감염병 환자등이 많이 발생하여 제1항에 따른 격리시설이나 감염병관리기관 등이 부족한 경우에는 보건복지부령으로 정하는 바에 따라 임시 격리시설을 설치ㆍ운영할 수 있다. 〈개정 2020. 8. 11.〉

③ 질병관리청장은 제1항에 따른 격리조치(이송을 포함)를 할 때에 필요하면 특별시장ㆍ광역시장ㆍ특별자치시장ㆍ도지사ㆍ특별자치도지사(이하“시ㆍ도지사”) 또는 시장ㆍ군수ㆍ구청장(자치구의 구청장을 말한다.)에게 협조를 요청할 수 있다. 이 경우 시ㆍ도지사 또는 시장ㆍ군수ㆍ구청장은 특별한 사유가 없으면 협조하여야 한다. 〈개정 2020. 8. 11.〉

④ <u>검역감염병 환자등의 격리 기간은 검역감염병 환자등의 (③)이 없어질 때까지로 하고, 격리기간이 지나면 즉시 해제하여야 한다.</u> 〈개정 2020. 3. 4.〉

⑤ 제4항에 따른 <u>격리 기간 동안 격리된 사람은 (④)의 허가를 받지 아니하고는 다른 사람과 접촉할 수 없다.</u>

⑥ <u>(⑤)은 검역감염병 환자등을 격리하였을 때에는 보건복지부령으로 정하는 바에 따라 격리 사실을 격리 대상자 및 격리 대상자의 가족, 보호자 또는 격리 대상자가 지정한 사람에게 알려야 한다.</u> 〈개정 2020. 3. 4.〉

</td>
<td>

③ 감염력
④ 검역소장
⑤ 검역소장

</td>
</tr>
<tr>
<td>17조</td>
<td>

(검역감염병 접촉자에 대한 감시 등)

① 질병관리청장은 제15조 제1항 제2호에 따라 검역감염병 접촉자 또는 검역감염병 위험요인에 노출된 사람이 입국 후 거주하거나 체류하는 지역의 특별자치도지사ㆍ시장ㆍ군수ㆍ구청장에게 건강 상태를 감시하거나 「감염병의 예방 및 관리에 관한 법률」 제49조 제1항에 따라 격리시킬 것을 요청할 수 있다. 〈개정 2020. 8. 11.〉

③ 제1항에 따른 감시 또는 격리 기간은 보건복지부령으로 정하는 해당 검역감염병의 최대 잠복기간을 초과할 수 없다. 〈개정 2020. 3. 4.〉

   시행규칙 제14조의 3(검역감염병의 최대 잠복기간) 법 제17조 제3항에 따른 검역감염병의 최대 잠복기간은 다음 각 호의 구분에 따른다.

    1. 콜레라 : 5일

    2. 페스트 : (①)일

    3. 황열 : 6일

    4. 중증 급성호흡기 증후군(SARS) : (②)일

    5. 동물인플루엔자 인체감염증 : 10일

    6. 중동 호흡기 증후군(MERS) : (③)일

    7. 에볼라바이러스병 : (④)일

    8. 법 제2조 제1호 바목 및 자목에 해당하는 검역감염병 : 법 제4조의 2 제1항에 따른 검역전문위원회에서 정하는 (⑤) 잠복기간

   [본조신설 2021.3.5.]

</td>
<td>

① 6
② 10
③ 14
④ 21
⑤ 최대

</td>
</tr>
</table>

조	법문내용	정답
20조 ★	(검역감염병 외의 감염병에 대한 예방조치) 검역소장은 검역조사에서 다음 각 호를 발견한 경우에는 보건복지부령으로 정하는 바에 따라 (①), 검사, 소독 및 그 밖에 필요한 예방조치를 할 수 있다. 〈개정 2020. 3. 4.〉 　1. 검역감염병 외의 감염병 환자 　2. 검역감염병 외의 감염병 의사환자 　3. 검역감염병 외의 감염병으로 죽은 사람의 시체 　4. 검역감염병 외의 감염병 병원체에 오염되었거나 오염되었을 가능성이 있는 운송수단	① 진찰
24조	(출입국의 금지 또는 정지 요청) 질병관리청장은 공중보건상 큰 위해를 끼칠 염려가 있다고 인정되는 다음 각 호에 해당하는 사람에 대하여는 (①)장관에게 출국 또는 입국의 금지 또는 정지를 요청할 수 있다. 다만, 입국의 금지 또는 정지의 요청은 (②)의 경우에만 해당한다. 〈개정 2020. 8. 11.〉 　1. 검역감염병 환자등 　2. 검역감염병 접촉자 　3. 검역감염병 위험요인에 노출된 사람 　4. 검역관리지역등에서 입국하거나 이 지역을 경유하여 입국하는 사람	① 법무부 ② 외국인
28조의 2 ★	(국제공인예방접종) ① (①)은 외국으로 나가는 사람의 요청이 있을 경우에는 검역감염병의 예방접종을 실시하고 국제공인예방접종증명서를 내주어야 한다. 〈개정 2020. 8. 11.〉 ③ 제28조의3의 국제공인예방접종기관의 장은 검역감염병의 예방접종을 수행한 경우 예방접종증명서를 발급하여야 하며, (②)은 예방접종증명서의 사실을 확인한 후 국제공인예방접종증명서를 발급한다.	① 질병관리청장 ② 검역소장
29조	(검역구역의 보건위생관리) ① (①)은 검역감염병이나 검역감염병 외의 감염병이 유행하거나 유행할 우려가 있다고 인정하면 보건복지부령으로 정하는 바에 따라 검역구역 내 운송수단, 시설, 건물, 물품 및 그 밖의 장소와 그 관계인에 대하여 보건위생관리에 필요한 다음 각 호의 조치를 하거나 필요한 지시를 할 수 있다. 〈개정 2020. 8. 11.〉 　1. 검역감염병 및 검역감염병 외의 감염병에 관한 역학조사 　2. 살충·살균을 위한 소독과 감염병 매개체를 없애는 일 　3. 검역감염병 보균자 및 검역감염병 외의 감염병 보균자 색출 검사와 예방접종 　4. 운송수단에 실리는 식재료, 식품 및 식수검사 　5. 어패류와 식품을 다루는 사람에 대한 위생지도와 교육·홍보 　6. 검역구역 안의 감염병 매개체의 서식 분포 등에 대한 조사 　7. 선박의 균형을 유지하기 위하여 선박에 실은 물에 대한 조사 　8. 그 밖에 질병관리청장이 검역감염병 및 검역감염병 외의 감염병을 예방하기 위하여 필요하다고 인정하는 사항	① 질병관리청장

조	법문내용	정답

29조의 2	**(검역정보시스템의 구축·운영)**
	③ 질병관리청장은 검역감염병 전파 방지 등 검역업무를 위하여 제1항에 따른 시스템을 다음 각 호의 정보시스템과 전자적으로 연계하여 활용할 수 있다. 이 경우 연계를 통하여 수집·제공할 수 있는 정보는 입국정보, 건강상태 등 대통령령으로 정한다. 〈신설 2024. 2. 20.〉
	  1. 「감염병의 예방 및 관리에 관한 법률」 제33조의 4에 따른 <u>예방접종</u> 통합관리시스템
	  2. 「감염병의 예방 및 관리에 관한 법률」 제40조의 5에 따른 <u>감염병관리</u> 통합정보시스템
	  3. 그 밖에 보건복지부령으로 정하는 정보시스템
	
	시행령 제4조의 2(정보시스템 간 연계를 통하여 수집·제공할 수 있는 정보의 범위) 법 제29조의2 제3항 후단에 따라 수집·제공할 수 있는 정보의 범위는 다음 각 호와 같다.
	  1. 검역대상자의 <u>입국정보</u>에 관한 사항
	  2. 검역대상자의 <u>건강상태</u>에 관한 사항
	  3. 검역대상자의 (①) 실시 내역에 관한 사항
	  4. 검역대상자에 대한 (②) 결과에 관한 사항
	  5. 그 밖에 검역감염병의 예방 및 관리 등을 위하여 질병관리청장이 필요하다고 인정하는 사항
	[본조신설 2024. 5. 20.]
		① 예방접종
		② 역학조사

29조의 4	**(승객예약자료의 요청)**
	① (①)은 다음 각 호의 업무를 수행하기 위하여 필요한 경우에는 운송수단의 장에게 운송수단의 장이 보유하고 있는 승객예약자료를 정보통신망을 통하여 열람할 수 있도록 하거나 지체 없이 문서(전자문서 포함)로 제출할 것을 요청할 수 있다. 〈개정 2020. 8. 11.〉
	  1. 검역감염병 발생국가에서 입국하거나 검역감염병 발생국가를 경유하여 입국한 것으로 의심되는 사람에 대한 검역업무
	  2. 검역감염병에 감염되었거나 감염되었을 것으로 우려되는 사람이 출국 또는 입국하는 경우의 검역업무
	  3. 제12조에 따른 검역조사 업무
	  4. 제12조의 2 제3항에 따른 조치 업무
		① 질병관리청장

29조의 6	**(안내·교육)**
	② 검역소장은 검역관리지역등에 대한 안내와 검역감염병의 예방에 관한 교육 등이 필요한 경우 운송수단의 장에게 출입국자를 대상으로 다음 각 호의 사항에 관하여 안내 및 교육을 실시하도록 요청하여야 한다. 이 경우 검역소장은 운송수단의 장에게 실시할 안내 및 교육의 구체적인 내용을 영상물 등 시각적인 매체의 형태를 포함하여 제공하여야 하고, 요청을 받은 운송수단의 장은 정당한 사유가 없으면 이에 따라야 한다. 〈개정 2020. 3. 4.〉
	  1. 검역관리지역등의 위치
	  2. 검역관리지역등에서 발생하고 있는 검역감염병의 종류, 그 위험성 및 예방방법
	  3. 검역감염병에 감염되었거나 감염이 의심되는 경우 조치방법
	  4. 건강 상태 신고 및 발열여부 검사에 관한 사항
	  5. 제12조의 2에 따른 신고의 절차·방법 등에 관한 사항
	  6. 그 밖에 검역소장이 필요하다고 인정하여 안내 및 교육을 요청하는 사항	

조	법문내용	정답
30조	**(검역공무원)** **시행규칙 제26조(검역공무원의 자격 등)** ① 법 제30조 제1항에 따른 검역관은 의무직 · (①)직 · 약무직 · 간호직 또는 (②)직 공무원으로서 질병관리청장이 정한 검역 관련 전문교육을 이수한 사람이어야 한다. 〈개정 2021. 3. 5.〉	① 보건 ② 의료기술
41조	**(과태료)** ① 다음 각 호의 어느 하나에 해당하는 자에게는 1천만원 이하의 과태료를 부과한다. 〈신설 2020.3.4.〉 　1. 제12조의 2(신고의무 및 조치 등) 제1항을 위반하여 신고를 하지 아니하거나 허위로 신고한 자 　2. 제29조의 4(승객예약자료의 요청)에 따른 승객예약자료 제공 요청에 불응하거나 거짓 자료를 제출한 자 ② 다음 각 호의 어느 하나에 해당하는 자에게는 500만원 이하의 과태료를 부과한다. 〈개정 2020. 3. 4.〉 　1. 삭제 〈2020. 3. 4.〉 　2. 제9조(신고의무 및 조치 등)에 따른 검역 통보를 하지 아니하거나 거짓으로 통보한 운송수단의 장 　2의2. 제12조의 2(신고의무 및 조치 등) 제3항에 따른 조치에 따르지 아니한 자 　3. 제13조(검역 전의 승선 · 탑승)를 위반하여 검역 전에 승선하거나 탑승한 자 　4. 제16조(검역감염병 환자등의 격리) 제5항을 위반하여 격리 기간 동안 다른 사람과 접촉한 격리 대상자 　5. 삭제 〈2020. 3. 4.〉 　6. 제29조(검역구역의 보건위생관리) 제1항에 따른 조치나 지시에 따르지 아니한 자 　7. 제29조의 6(안내 · 교육) 제2항을 위반하여 정당한 사유 없이 요청에 응하지 아니한 자	

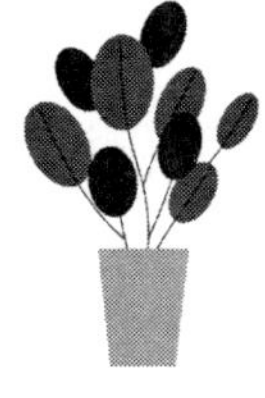

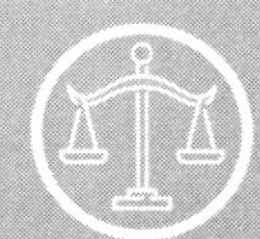

조	법문내용	정답
2조	**(정의)** 이 법에서 사용하는 용어의 뜻은 다음과 같다. 　1. "감염인"이란 인체면역결핍바이러스에 감염된 사람을 말한다. 　2. "후천성면역결핍증환자"란 감염인 중 (❶)령으로 정하는 후천성면역결핍증 특유의 임상증상이 나타난 사람을 말한다. 　　**시행령 제2조(임상증상)** 「후천성면역결핍증 예방법」 제2조 제2호에서 "대통령령으로 정하는 후천성면역결핍증 특유의 임상증상"이란 세포면역기능에 결함이 있고, 주폐포자충폐렴, (❷) 등의 기회감염 또는 기회질환이 있는 경우를 말한다.	① 대통령 ② 결핵
5조 ★★★	**(의사 또는 의료기관 등의 신고)** ① 감염인을 진단하거나 감염인의 사체를 검안한 (❶) 또는 의료기관은 보건복지부령으로 정하는 바에 따라 (❷)시간 이내에 진단 · 검안 사실을 관할 (❸)에게 신고하고, 감염인과 그 배우자(사실혼 관계에 있는 사람을 포함.) 및 성 접촉자에게 후천성면역결핍증의 전파 방지에 필요한 사항을 알리고 이를 준수하도록 지도하여야 한다. 이 경우 가능하면 감염인의 의사를 참고하여야 한다. ② 학술연구 또는 제9조에 따른 혈액 및 혈액제제에 대한 검사에 의하여 감염인을 발견한 사람이나 해당 연구 또는 검사를 한 기관의 장은 보건복지부령으로 정하는 바에 따라 24시간 이내에 (❹)에게 신고하여야 한다. 〈개정 2020. 8. 11.〉 ③ 감염인이 사망한 경우 이를 처리한 의사 또는 의료기관은 보건복지부령으로 정하는 바에 따라 24시간 이내에 관할 (❺)에게 신고하여야 한다. ④ 제1항 및 제3항에 따라 신고를 받은 보건소장은 특별자치시장 · 특별자치도지사 · (❻)(자치구의 구청장을 말한다.)에게 이를 보고하여야 하고, 보고를 받은 특별자치시장 · 특별자치도지사는 질병관리청장에게, 시장 · 군수 · 구청장은 특별시장 · 광역시장 또는 도지사를 거쳐 질병관리청장에게 이를 보고하여야 한다. 〈개정 2020. 8. 11.〉	① 의사 ② 24 ③ 보건소장 ④ 질병관리청장 ⑤ 보건소장 ⑥ 시장·군수·구청장
7조	**(비밀 누설 금지)** 다음 각 호의 어느 하나에 해당하는 사람은 이 법 또는 이 법에 따른 명령이나 다른 법령에서 정하고 있는 경우 또는 본인의 동의가 있는 경우를 제외하고는 재직 중에는 물론 퇴직 후에도 감염인에 대하여 업무상 알게 된 비밀을 누설하여서는 아니 된다. 　1. 국가 또는 지방자치단체에서 후천성면역결핍증의 예방 · 관리와 감염인의 보호 · 지원에 관한 사무에 종사하는 사람 　2. 감염인의 진단 · 검안 · 진료 및 간호에 참여한 사람 　3. 감염인에 관한 기록을 유지 · 관리하는 사람	

조	법문내용	정답
8조 ★★★	**(검진)** ① 질병관리청장, 특별시장 · 광역시장 · 특별자치시장 · 도지사 또는 특별자치도지사 (이하 "시 · 도지사"), 시장 · 군수 · 구청장은 (①)에 종사하는 사람으로서 제2항에 따른 검진 대상이 되는 사람에 대하여 후천성면역결핍증에 관한 정기검진 또는 수시검진을 하여야 한다. 〈개정 2020. 8. 11.〉 ② 질병관리청장, 시 · 도지사, 시장 · 군수 · 구청장은 후천성면역결핍증에 감염되었다고 판단되는 충분한 사유가 있는 사람 또는 후천성면역결핍증에 감염되기 쉬운 환경에 있는 사람으로서 다음 각 호의 어느 하나에 해당하는 사람에 대하여 후천성면역결핍증에 관한 검진을 할 수 있다. 〈개정 2020. 8. 11.〉 　1. 감염인의 (②) 및 성 접촉자 　2. 그 밖에 후천성면역결핍증의 예방을 위하여 검진이 필요하다고 질병관리청장이 인정하는 사람 ③ 해외에서 입국하는 외국인 중 대통령령으로 정하는 장기체류자는 입국 전 (③)개월 이내에 발급받은 후천성면역결핍증 음성확인서를 질병관리청장에게 보여주어야 한다. 이를 보여주지 못하는 경우에는 입국 후 (④)시간 이내에 검진을 받아야 한다. 〈개정 2020. 8. 11.〉 ④ 후천성면역결핍증에 관한 검진을 하는 자는 검진 전에 검진 대상자에게 이름 · 주민등록번호 · 주소 등을 밝히지 아니하거나 가명을 사용하여 검진(이하 "익명검진")할 수 있다는 사실을 알려 주어야 하고, 익명검진을 신청하는 경우에도 검진을 하여야 한다. ⑤ 제4항에 따른 검진을 하는 자는 검진 결과 감염인으로 밝혀진 사람이 있는 경우에는 보건복지부령으로 정하는 바에 따라 관할 보건소장에게 신고하여야 한다. 이 경우 감염인의 정보는 익명으로 관리하여야 한다. 　**시행령 제11조(정기검진)** 법 제8조 제1항에 따른 정기검진은 (⑤)개월 간격으로 1년에 (⑥)회 실시한다. 　**시행규칙 제7조(검진절차 및 신고 등)** 　② 검사기관은 검사 결과 감염이 의심되는 검사물을 발견한 때에는 다음 각 호의 어느 하나에 해당하는 "확인검사기관의 장"에게 검사를 의뢰하여 확인검사를 받아야 한다. 〈개정 2025. 4. 1.〉 　　1. 질병관리청장 　　2. 「보건환경연구원법」에 제2조에 따른 보건환경연구원의 장 　　3. 「의료법」 제3조에 따른 의료기관 중 진단검사의학과 전문의가 상근하는 의료기관의 장 　　4. 「고등교육법」 제4조에 따라 설립된 의과대학 중 진단검사의학과가 개설된 의과대학의 장 　　5. 질병관리청장이 지정 · 고시하는 확인검사기관의 장	① 공중과 접촉이 많은 업소 ② 배우자 ③ 1 ④ 72 ⑤ 6 ⑥ 2
8조의 2 ★★★	**(검진 결과의 통보)** ① 후천성면역결핍증에 관한 검진을 한 자는 검진 대상자 본인 외의 사람에게 검진 결과를 통보할 수 없다. 다만, 검진 대상자가 군, 교정시설 등 공동생활자인 경우에는 (①)에게 통보하고, 미성년자, 심신미약자, 심신상실자인 경우에는 그 (②)에게 통보한다.	① 해당 기관의 장 ② 법정대리인

조	법문내용	정답
	② 제1항에 따른 검진 결과 통보의 경우 감염인으로 판정을 받은 사람에게는 (**③**) 등 검진 결과의 비밀이 유지될 수 있는 방법으로 하여야 한다. ③ 사업주는 근로자에게 후천성면역결핍증에 관한 검진결과서를 제출하도록 요구할 수 (**④**).	③ 면접통보 ④ 없다
9조 ★★	**(혈액 · 장기 · 조직 등의 검사)** ① 「혈액관리법」 제2조 제3호의 혈액원과 같은 조 제8호의 혈액제제[혈액과 혈장을 포함한다.]를 수입하는 자는 해당 혈액원에서 채혈된 혈액이나 수입 혈액제제에 대하여 보건복지부령으로 정하는 바에 따라 인체면역결핍바이러스의 감염 여부를 검사하여야 한다. 다만, 인체면역결핍바이러스에 감염되어 있지 아니하다는 해당 제품 수출국가의 증명서류가 첨부되어 있는 수입 혈액제제로서 질병관리청장이 그 검사가 필요 없다고 인정하는 경우에는 그러하지 아니하다. 〈개정 2020. 8. 11.〉 ② 의사 또는 의료기관은 다음 각 호의 어느 하나에 해당하는 행위를 하기 전에 보건복지부령으로 정하는 바에 따라 인체면역결핍바이러스의 감염 여부를 검사하여야 한다. 　1. 장기(인공장기를 포함한다.) · 조직의 이식 　2. 정액의 제공 　3. 그 밖에 인체면역결핍바이러스 감염의 위험이 있는 매개체의 사용 ③ 제1항과 제2항에 따른 검사를 받지 아니하거나 검사를 한 결과 인체면역결핍바이러스에 감염된 것으로 나타난 혈액 · 수입 혈액제제 · 장기 · 조직 · 정액 · 매개체는 이를 유통 · 판매하거나 사용하여서는 아니 된다. 　**시행규칙 제8조(혈액 · 장기 · 조직등의 검사)** 　② 수입혈액제제 또는 원료혈액제제를 수입하는 자가 법 제9조 제1항 단서의 규정에 해당하는 서류를 첨부하지 아니하고 당해제품을 수입한 때에는 통관 이전에 (**①**)의 검사를 받아야 한다. 　**시행규칙 제9조(확인검사)** 확인검사기관의 장은 제7조 제2항 및 제8조 제1항의 규정에 의하여 검사기관 또는 의료기관등으로부터 후천성면역결핍증 감염여부의 확인검사를 의뢰받은 때에는 지체없이 검사를 실시하고 검사결과를 의뢰기관에 통지하며, 감염 사실을 발견한 때에는 즉시 (**②**)에게 보고하여야 한다. 〈개정 2020. 9. 11.〉	 ① 식품의약품안전처장 ② 질병관리청장
10조	**(역학조사)** (**①**)은 감염인 및 감염이 의심되는 충분한 사유가 있는 사람에 대하여 후천성면역결핍증에 관한 검진이나 전파 경로의 파악 등을 위한 역학조사를 할 수 있다. 〈개정 2020. 8. 11.〉	① 질병관리청장, 시·도지사, 시장·군수·구청장
13조 ★	**(전문진료기관 등의 설치)** ① (**①**)은 후천성면역결핍증의 예방 · 관리와 그 감염인의 보호 · 지원 또는 치료를 위하여 필요한 전문진료기관 또는 연구기관을 설치 · 운영할 수 있다. 〈개정 2020. 8. 11.〉	① 질병관리청장
15조	**(치료 및 보호조치 등)** ① (**①**), 시 · 도지사 또는 시장 · 군수 · 구청장은 제14조에 따른 (**②**)에 따르지 아니하는 감염인 중 감염인의 주의 능력과 주위 환경 등으로 보아 다른 사람에게 감염시킬 우려가 높다고 인정되는 감염인에 대하여는 치료 및 보호조치를 강제할 수 있다. 〈개정 2020. 8. 11.〉	① 질병관리청장 ② 치료 권고

조	법문내용	정답
16조	**(요양시설 등의 설치 · 운영)** ① 질병관리청장 또는 시 · 도지사는 감염인의 요양 및 치료 등을 위한 "요양시설"과 감염인에 대한 정보 제공, 상담 및 자활 등을 위한 시설(이하 " ① ")을 설치 · 운영할 수 있다. 〈개정 2020. 8. 11.〉	① 쉼터
17조의 2	**(예방치료기술의 확보 등)** ① (①)은 후천성면역결핍증의 예방과 치료를 위한 의약품 및 기술을 확보하기 위하여 노력하여야 한다. 〈개정 2020. 8. 11.〉	① 질병관리청장
18조	**(취업의 제한)** ① 감염인은 제8조 제1항에 따라 그 종사자가 (ⓒ)을 받아야 하는 업소에 종사할 수 없다. ② 제8조 제1항에 따른 업소를 경영하는 자는 감염인 또는 검진을 받지 아니한 사람을 그 업소에 종사하게 하여서는 아니 된다.	① 정기검진
19조	**(전파매개행위의 금지)** 감염인은 혈액 또는 체액을 통하여 다른 사람에게 전파매개행위를 하여서는 아니 된다.	
25조 ★	**(벌칙)** 다음 각 호의 어느 하나에 해당하는 사람은 3년 이하의 징역에 처한다. 　1. 제9조(혈액 · 장기 · 조직 등의 검사) 제3항을 위반하여 혈액 · 수입 혈액제제 · 장기 · 조직 · 정액 또는 매개체를 유통 · 판매하거나 사용한 사람 　2. 제19조(전파매개행위의 금지)를 위반하여 (①)행위를 한 사람	① 전파매개
26조 ★	**(벌칙)** 다음 각 호의 어느 하나에 해당하는 자는 3년 이하의 징역 또는 3천만원 이하의 벌금에 처한다. 　1. 제7조(비밀 누설 금지)를 위반하여 비밀을 누설한 사람 　2. 제9조(혈액 · 장기 · 조직 등의 검사) 제1항 또는 제2항을 위반하여 검사를 하지 아니한 자 　3. 제18조(취업의 제한) 제2항을 위반하여 감염인을 해당 업소에 종사하도록 한 자	
27조	**(벌칙)** 다음 각 호의 어느 하나에 해당하는 자는 1년 이하의 징역 또는 1천만원 이하의 벌금에 처한다. 　1. 제5조(의사 또는 의료기관 등의 신고)를 위반하여 신고를 하지 아니하거나 거짓으로 신고를 한 자 　2. 제8조(검진)에 따른 검진 또는 제10조에 따른 역학조사에 응하지 아니한 사람 　3. 제8조의 2(검진 결과의 통보) 제1항 및 제2항을 위반하여 검진 결과를 통보하거나 같은 조 제3항을 위반하여 검진결과서 제출을 요구한 자 　4. 제15조(치료 및 보호조치 등) 제1항에 따른 치료 및 보호조치에 응하지 아니한 사람 　5. 제18조(취업의 제한) 제1항을 위반하여 취업이 제한되는 업소에 종사한 사람 또는 같은 조 제2항을 위반하여 검진을 받지 아니한 사람을 해당 업소에 종사하도록 한 자	

조	법문내용	정답
1조	**(목적)** 이 법은 국민의 질병 · 부상에 대한 예방 · 진단 · 치료 · 재활과 출산 · 사망 및 (①)에 대하여 <u>보험급여를 실시함으로써</u> 국민보건 향상과 사회보장 증진에 이바지함을 목적으로 한다.	① 건강증진
2조	**(관장)** 이 법에 따른 건강보험사업은 (①)이 맡아 주관한다.	① 보건복지부장관
3조 ★	**(정의)** 이 법에서 사용하는 용어의 뜻은 다음과 같다. 1. "<u>근로자</u>"란 직업의 종류와 관계없이 <u>근로의 대가로 보수를 받아 생활하는 사람</u>((①)와 그 밖의 임원을 포함한다)으로서 공무원 및 교직원을 (②)한 사람을 말한다. 2. "사용자"란 다음 각 목의 어느 하나에 해당하는 자를 말한다. 　가. 근로자가 소속되어 있는 사업장의 사업주 　나. 공무원이 소속되어 있는 기관의 장으로서 대통령령으로 정하는 사람 　다. 교직원이 소속되어 있는 사립학교(「사립학교교직원 연금법」 제3조에 규정된 사립학교를 말한다. 이하 이 조에서 같다)를 <u>설립 · 운영하는 자</u> 3. "사업장"이란 사업소나 사무소를 말한다. 4. "공무원"이란 국가나 지방자치단체에서 상시 공무에 종사하는 사람을 말한다. 5. "<u>교직원</u>"이란 <u>사립학교나 사립학교의 경영기관에서 근무하는 교원과 직원을 말한다.</u>	① 법인의 이사 ② 제외
3조의 2	**(국민건강보험종합계획의 수립 등)** ② 종합계획에는 다음 각 호의 사항이 포함되어야 한다. 1. 건강보험정책의 기본목표 및 추진방향 2. 건강보험 보장성 강화의 추진계획 및 추진방법 3. 건강보험의 중장기 재정 전망 및 운영 4. <u>보험료 부과체계에 관한 사항</u> 5. 요양급여비용에 관한 사항 6. <u>건강증진 사업에 관한 사항</u> 7. 취약계층 지원에 관한 사항 8. <u>건강보험에 관한 통계 및 정보의 관리에 관한 사항</u> 9. 그 밖에 건강보험의 개선을 위하여 필요한 사항으로 대통령령으로 정하는 사항 **시행령 제2조의 3(종합계획에 포함될 사항)** 법 제3조의 2 제2항 제9호에서 "대통령령으로 정하는 사항"이란 다음 각 호의 사항을 말한다. 　1. 건강보험의 제도적 기반 조성에 관한 사항 　2. 건강보험과 관련된 국제협력에 관한 사항 　3. 그 밖에 건강보험의 개선을 위하여 보건복지부장관이 특히 필요하다고 인정하는 사항	

조	법문내용	정답

(건강보험정책심의위원회)

① 건강보험정책에 관한 다음 각 호의 사항을 심의·의결하기 위하여 (①) 소속으로 건강보험정책심의위원회를 둔다. 〈개정 2024. 2. 6.〉

　1. 제3조의 2 제1항 및 제3항에 따른 종합계획 및 시행계획에 관한 사항((②)은 제외한다)

　2. 제41조 제3항에 따른 요양급여의 기준

　3. 제45조 제3항 및 제46조에 따른 요양급여비용에 관한 사항

　4. 제73조 제1항에 따른 직장가입자의 보험료율

　5. 제73조 제3항에 따른 지역가입자의 보험료율과 재산보험료부과점수당 금액

　5의2. 보험료 부과 관련 제도 개선에 관한 다음 각 목의 사항((③)은 제외한다)

　　가. 건강보험 가입자의 소득 파악 실태에 관한 조사 및 연구에 관한 사항

　　나. 가입자의 소득 파악 및 소득에 대한 보험료 부과 강화를 위한 개선 방안에 관한 사항

　　다. 그 밖에 보험료 부과와 관련된 제도 개선 사항으로서 심의위원회 위원장이 회의에 부치는 사항

　6. 그 밖에 건강보험에 관한 주요 사항으로서 대통령령으로 정하는 사항

② 심의위원회는 위원장 1명과 부위원장 1명을 포함하여 (④)명의 위원으로 구성한다.

③ 심의위원회의 위원장은 (⑤)이 되고, 부위원장은 제4항 제4호의 위원 중에서 (⑥)이 지명하는 사람이 된다.

④ 심의위원회의 위원은 다음 각 호에 해당하는 사람을 보건복지부장관이 임명 또는 위촉한다.

　1. 근로자단체 및 사용자단체가 추천하는 각 (⑦)명

　2. 시민단체(「비영리민간단체지원법」 제2조에 따른 비영리민간단체를 말한다.), 소비자단체, 농어업인단체 및 자영업자단체가 추천하는 각 1명

　3. 의료계를 대표하는 단체 및 약업계를 대표하는 단체가 추천하는 8명

　4. 다음 각 목에 해당하는 8명

　　가. 대통령령으로 정하는 중앙행정기관 소속 공무원 2명

　　나. 국민건강보험공단의 이사장 및 건강보험심사평가원의 원장이 추천하는 각 1명

　　다. 건강보험에 관한 학식과 경험이 풍부한 4명

⑤ 심의위원회 위원(제4항 제4호 가목에 따른 위원은 제외)의 임기는 (⑧)년으로 한다. 다만, 위원의 사임 등으로 새로 위촉된 위원의 임기는 전임위원 임기의 남은 기간으로 한다.

⑥ 보건복지부장관은 심의위원회가 제1항 제5호의2에 따라 심의한 사항을 국회에 보고하여야 한다. 〈신설 2024. 1. 9.〉

⑦ 심의위원회의 운영 등에 필요한 사항은 대통령령으로 정한다.

　시행령 제3조(심의위원회의 심의·의결사항) 법 제4조 제1항 제6호에서 "대통령령으로 정하는 사항"이란 다음 각 호의 사항을 말한다. 〈개정 2024. 1. 2.〉

　1. 제21조 제2항에 따른 요양급여 각 항목에 대한 상대가치점수

　2. 제22조에 따른 약제·치료재료별 요양급여비용의 상한

　3. 그 밖에 제23조에 따른 부가급여에 관한 사항 등 건강보험에 관한 주요사항으로서 법 제4조에 따른 건강보험정책심의위원회의 위원장이 회의에 부치는 사항

4조 ★★★

① 보건복지부장관
② 의결
③ 의결
④ 25
⑤ 보건복지부차관
⑥ 위원장
⑦ 2
⑧ 3

<table>
<tr><th>조</th><th>법문내용</th><th>정답</th></tr>
<tr><td rowspan="2">5조
★★★</td><td>

(적용 대상 등)

① (①)은 건강보험의 가입자 또는 피부양자가 된다. 다만, 다음 각 호의 어느 하나에 해당하는 사람은 제외한다.

  1. 「의료급여법」에 따라 의료급여를 받는 사람("수급권자")

  2. 「독립유공자 예우에 관한 법률」 및 「국가유공자 등 예우 및 지원에 관한 법률」에 따라 의료보호를 받는 사람("유공자등 의료보호대상자"). 다만, 다음 각 목의 어느 하나에 해당하는 사람은 가입자 또는 피부양자가 된다.

    가. 유공자등 의료보호대상자 중 건강보험의 적용을 보험자에게 신청한 사람

    나. 건강보험을 적용받고 있던 사람이 유공자등 의료보호 대상자로 되었으나 건강보험의 적용배제 신청을 보험자에게 하지 아니한 사람

② 제1항의 피부양자는 다음 각 호의 어느 하나에 해당하는 사람 중 (②)가입자에게 주로 생계를 의존하는 사람으로서 소득 및 재산이 보건복지부령으로 정하는 기준 이하에 해당하는 사람을 말한다.

  1. 직장가입자의 배우자

  2. 직장가입자의 직계존속(배우자의 직계존속을 포함)

  3. 직장가입자의 직계비속(배우자의 직계비속을 포함)과 그 (③)

  4. 직장가입자의 (④)

시행규칙 제2조(피부양자 자격의 인정기준 등)

  ① 「국민건강보험법」 제5조 제2항에 따른 피부양자 자격의 인정기준은 다음 각호의 요건을 모두 충족하는 것으로 한다.

    1. 별표 1에 따른 부양요건에 해당할 것

[별표1] 피부양자 자격의 인정기준 중 부양요건(제2조 제1항 제1호 관련)

가입자와의 관계	부양요건	
	동거 시	비동거 시
1. 배우자	부양 인정	부양 인정
2. 부모인 직계존속		
가. 부모(아버지 또는 어머니와 재혼한 배우자 포함)	부양 인정	부모(아버지 또는 어머니와 재혼한 배우자 포함)와 동거하고 있는 형제자매가 없거나, 있어도 보수 또는 소득이 없는 경우 부양 인정
나. 법률상의 부모가 아닌 친생부모	부양 인정	친생부모의 배우자 또는 동거하고 있는 직계비속이 없거나, 있어도 보수 또는 소득이 없는 경우 부양 인정
3. 자녀(법률상의 자녀가 아닌 친생자녀 포함)인 직계비속	부양 인정	미혼(이혼·사별한 경우 포함)인 경우 부양 인정. 다만, 이혼·사별 한 경우 자녀인 직계비속이 없거나, 있어도 보수 또는 소득이 없는 경우 부양 인정
4. 조부모·외조부모 이상인 직계존속	부양 인정	조부모·외조부모 이상인 직계존속과 동거하고 있는 직계비속이 없거나, 있어도 보수 또는 소득이 없는 경우 부양 인정
5. 손·외손 이하인 직계비속	부모가 없거나, 아버지 또는 어머니가 있어도 보수 또는 소득이 없는 경우 부양 인정	미혼(이혼·사별한 경우 포함)으로서 부모가 없는 경우 부양 인정. 다만, 이혼·사별한 경우 자녀인 직계비속이 없거나, 있어도 보수 또는 소득이 없는 경우 부양 인정

</td><td>

① 국내에 거주하는 국민

② 직장

③ 배우자
④ 형제·자매

</td></tr>
</table>

가입자와의 관계	부양요건	
	동거 시	비동거 시
6. 직계비속의 배우자	부양 인정	부양 불인정
7. 배우자의 부모인 직계존속 (배우자의 아버지 또는 어머니와 재혼한 배우자 포함)	부양 인정	배우자의 부모(아버지 또는 어머니와 재혼한 배우 자 포함)와 동거하고 있는 배우자의 형제자매가 없거나, 있어도 보수 또는 소득이 없는 경우 부양 인정
8. 배우자의 조부모 · 외조부모 이상인 직계존속	부양 인정	배우자의 조부모 · 외조부모 이상인 직계존속과 동거하고 있는 직계 비속이 없거나, 있어도 보수 또는 소득이 없는 경우 부양 인정
9. 배우자의 직계비속	미혼(이혼 · 사별한 경우 포함)인 경우 부양 인정. 다만 이혼 · 사별한 경우 자녀인 직계비속이 없거나, 있어도 보수 또는 소득이 없는 경우 부양 인정	부양 불인정
10. 다음 각 목의 어느 하나에 해당하는 형제 · 자매 가. 30세 미만 나. 65세 이상 다. 장애인 라. 국가유공자등으로서 상이 등급 판정을 받은 사람 마. 보훈보상대상자로서 상이 등급 판정을 받은 사람	미혼(이혼 · 사별한 경우 포함)으로 부모가 없거나, 있어도 부모가 보수 또는 소득이 없는 경우 부양 인정. 다만, 이혼 · 사별한 경우 자녀인 직계비속이 없거나, 있어도 보수 또는 소득이 없는 경우 부양 인정	미혼(이혼 · 사별한 경우 포함)으로 부모 및 직장 가입자 외의 다른 형제 · 자매가 없거나, 있어도 부모 및 동거하고 있는 형제 · 자매가 보수 또는 소득이 없는 경우 부양 인정. 다만, 이혼 · 사별한 경우 자녀인 직계비속이 없거나, 있어도 보수 또는 소득이 없는 경우 부양 인정

6조
★

(가입자의 종류)

① 가입자는 직장가입자와 지역가입자로 구분한다.

② 모든 사업장의 근로자 및 사용자와 공무원 및 교직원은 (❶)가입자가 된다. 다만, 다음 각 호의 어느 하나에 해당하는 사람은 제외한다.

1. 고용 기간이 (❷)개월 미만인 일용근로자

2. 「병역법」에 따른 현역병(지원에 의하지 아니하고 임용된 하사를 포함), 전환복무된 사람 및 군간부후보생

3. 선거에 당선되어 취임하는 공무원으로서 매월 보수 또는 보수에 준하는 급료를 (❸)는 사람

4. 그 밖에 사업장의 특성, 고용 형태 및 사업의 종류 등을 고려하여 대통령령으로 정하는 사업장의 근로자 및 사용자와 공무원 및 교직원

시행령 제9조(직장가입자에서 제외되는 사람) 법 제6조 제2항 제4호에서 "대통령령으로 정하는 사업장의 근로자 및 사용자와 공무원 및 교직원"이란 다음 각 호의 어느 하나에 해당하는 사람을 말한다.

정답:
① 직장
② 1
③ 받지 아니하

조	법문내용	정답
	1. 비상근 근로자 또는 1개월 동안의 소정근로시간이 (**④**)시간 미만인 단시간근로자 2. 비상근 교직원 또는 1개월 동안의 소정근로시간이 (**⑤**)시간 미만인 시간제공무원 및 교직원 3. 소재지가 일정하지 아니한 사업장의 근로자 및 사용자 4. 근로자가 없거나 제1호에 해당하는 근로자만을 고용하고 있는 사업장의 사업주 ③ 지역가입자는 직장가입자와 그 피부양자를 제외한 가입자를 말한다.	④ 60 ⑤ 60
9조 ★★	**(자격의 변동 시기 등)** ① 가입자는 다음 각 호의 어느 하나에 해당하게 된 날에 그 자격이 변동된다. 　1. 지역가입자가 적용대상사업장의 사용자로 되거나, 근로자 · 공무원 또는 교직원 (이하 "근로자등"이라 한다)으로 사용된 날 　2. 직장가입자가 다른 적용대상사업장의 사용자로 되거나 근로자등으로 사용된 (　**①**　) 　3. 직장가입자인 근로자등이 그 사용관계가 끝난 (　**②**　) 　4. 적용대상사업장에 제7조 제2호(휴업 · 폐업 등)에 따른 사유가 발생한 날의 다음 날 　5. 지역가입자가 다른 세대로 전입한 날	① 날 ② 날의 다음 날
10조 ★★★	**(자격의 상실 시기 등)** ① 가입자는 다음 각 호의 어느 하나에 해당하게 된 날에 그 자격을 잃는다. 　1. 사망한 (　**①**　) 　2. 국적을 잃은 (　**②**　) 　3. 국내에 거주하지 아니하게 된 날의 다음 날 　4. 직장가입자의 피부양자가 된 날 　5. 수급권자가 된 (**③**) 　6. 건강보험을 적용받고 있던 사람이 유공자등 의료보호대상자가 되어 건강보험의 적용배제신청을 한 날	① 날의 다음 날 ② 날의 다음 날 ③ 날
14조 ★★★	**(업무 등)** ① 공단은 다음 각 호의 업무를 관장한다. 　1. 가입자 및 피부양자의 자격 관리 　2. 보험료와 그 밖에 이 법에 따른 징수금의 부과 · 징수 　3. (**①**) 　4. 가입자 및 피부양자의 질병의 조기발견 · 예방 및 건강관리를 위하여 요양급여 실시 현황과 건강검진 결과 등을 활용하여 실시하는 (**②**)사업으로서 대통령령으로 정하는 사업 　5. 보험급여 비용의 지급 　6. 자산의 관리 · 운영 및 증식사업 　7. 의료시설의 운영 　8. 건강보험에 관한 교육훈련 및 홍보	① 보험급여의 관리 ② 예방

9. 건강보험에 관한 조사연구 및 국제협력
10. 이 법에서 공단의 업무로 정하고 있는 사항
11. 「국민연금법」, 「고용보험 및 산업재해보상보험의 보험료징수 등에 관한 법률」, 「임금채권보장법」 및 「석면피해구제법」(이하 "징수위탁근거법"이라 한다)에 따라 위탁받은 업무
12. 그 밖에 이 법 또는 다른 법령에 따라 위탁받은 업무
13. 그 밖에 건강보험과 관련하여 보건복지부장관이 필요하다고 인정한 업무

시행령 제9조의 2(공단의 업무) 법 제14조 제1항 제4호에서 "대통령령으로 정하는 사업"이란 다음 각 호의 사업을 말한다.
1. 가입자 및 피부양자의 건강관리를 위한 전자적 건강정보시스템의 구축·운영
2. 생애주기별·사업장별·직능별 건강관리 프로그램 또는 서비스의 개발 및 제공
3. 연령별·성별·직업별 주요 질환에 대한 정보 수집, 분석·연구 및 관리방안 제공
4. 고혈압·당뇨 등 주요 만성질환에 대한 정보 제공 및 건강관리 지원
5. 「지역보건법」 제2조 제1호에 따른 지역보건의료기관과의 연계·협력을 통한 지역별 건강관리 사업 지원
6. 그 밖에 제1호부터 제5호까지에 준하는 사업으로서 가입자 및 피부양자의 건강관리를 위하여 보건복지부장관이 특히 필요하다고 인정하는 사업

41조
★★★

(요양급여)
① 가입자와 피부양자의 질병, 부상, 출산 등에 대하여 다음 각 호의 요양급여를 실시한다.
1. (①)
2. 약제·치료재료의 지급
3. 처치·수술 및 그 밖의 치료
4. (②)
5. 입원
6. (③)
7. (④)
② 제1항에 따른 요양급여의 범위(이하 "요양급여대상"이라 한다)는 다음 각 호와 같다. 〈신설 2016. 2. 3.〉
1. 제1항 각 호의 요양급여(제1항 제2호의 (⑤)는 제외) : 제4항에 따라 보건복지부장관이 비급여대상으로 정한 것을 제외한 일체의 것
2. 제1항 제2호의 약제 : 제41조의 3에 따라 요양급여대상으로 보건복지부장관이 결정하여 고시한 것

정답:
① 진찰·검사
② 예방·재활
③ 간호
④ 이송

⑤ 약제

41조의 3

(행위·치료재료 및 약제에 대한 요양급여대상 여부의 결정 및 조정)
② 「약사법」에 따른 약제의 제조업자·수입업자 등 보건복지부령으로 정하는 자(이하 "약제의 제조업자 등")는 요양급여대상에 포함되지 아니한 제41조 제1항 제2호의 약제에 대하여 (①)에게 요양급여대상 여부의 결정을 신청할 수 있다. 〈개정 2023. 5. 19.〉
⑤ 보건복지부장관은 제41조 제2항 제2호에 따라 요양급여대상으로 결정하여 고시한 약제에 대하여 보건복지부령으로 정하는 바에 따라 요양급여대상 여부, 범위, 요양급여비용 상한금액 등을 직권으로 (②)할 수 있다. 〈신설 2023. 5. 19.〉

정답:
① 보건복지부장관

② 조정

조	법문내용	정답
41조의 4 ★★★	**(선별급여)** ① 요양급여를 결정함에 있어 <u>경제성 또는 치료효과성 등이 불확실하여 그 검증을 위하여 추가적인 근거가 필요하거나, 경제성이 낮아도 가입자와 피부양자의 건강회복에 잠재적 이득이 있는 등 대통령령으로 정하는 경우에는 예비적인 요양급여인 (　①　)로</u> 지정하여 실시할 수 있다. ② (　②　)은 대통령령으로 정하는 절차와 방법에 따라 제1항에 따른 선별급여에 대하여 <u>주기적으로 요양급여의 적합성을 평가하여 요양급여 여부를 다시 결정하고</u>, 제41조 제3항에 따른 요양급여의 기준을 조정하여야 한다. **시행령 제18조의4(선별급여)** ② 법 제41조의 4 제2항에 따른 <u>선별급여의 적합성평가는</u> 다음 각 호의 구분에 따른다. 　1. <u>평가주기 : 선별급여를 실시한 날부터 (　③　)년마다 평가할 것.</u> 다만, 보건복지부장관은 해당 선별급여의 내용·성격 또는 효과 등을 고려하여 신속한 평가가 필요하다고 인정하는 경우에는 그 평가주기를 달리 정할 수 있다. 　2. <u>평가항목 : 다음 각 목의 사항을 평가할 것</u> 　　가. 치료 효과 및 치료 과정의 개선에 관한 사항 　　나. 비용 효과에 관한 사항 　　다. 다른 요양급여와의 대체가능성에 관한 사항 　　라. 국민건강에 대한 (　④　)에 관한 사항 　　마. 그 밖에 가목부터 라목까지의 규정에 준하는 사항으로서 보건복지부장관이 적합성 평가를 위하여 특히 필요하다고 인정하는 사항	① 선별급여 ② 보건복지부장관 ③ 5 ④ 잠재적 이득
41조의 5 ★★	**(방문요양급여)** <u>가입자 또는 피부양자가 질병이나 부상으로 거동이 불편한 경우 등 보건복지부령으로 정하는 사유에 해당하는 경우에는 가입자 또는 피부양자를 직접 방문하여 제41조에 따른 요양급여를 실시할 수 있다.</u> [보건복지부령 제1096호 : 국민건강보험 요양급여의 기준에 관한 규칙(약칭: 건강보험요양급여규칙)]〈개정 2025. 3. 1.〉 **제8조의 3(방문요양급여 실시 사유)** 법 제41조의 5에서 "<u>질병이나 부상으로 거동이 불편한 경우 등 보건복지부령으로 정하는 사유에 해당하는 경우</u>"란 다음 각 호의 어느 하나에 해당하여 의료기관을 방문하기 어려운 경우를 말한다. 　1. 「장애인건강권 및 의료접근성보장에 관한 법률」 제16조 제1항에 따른 장애인 건강주치의 제도의 대상이 되는 (　①　)장애인 　2. 「호스피스·완화의료 및 임종과정에 있는 환자의 연명의료결정에 관한 법률」 제2조 제3호에 따른 (　②　) 환자 　3. <u>가정형인공호흡기를 사용하는 등 일정수준 이상의 의료적 요구가 있어 방문요양급여를 제공받을 필요가 있는 (　③　)세 미만 환자</u> 　4. <u>그 밖에 질병, 부상, (　④　) 등으로 거동이 불편하여 방문요양급여가 필요하다고 보건복지부장관이 정하여 고시하는 경우에 해당하는 사람</u>	① 중증 ② 말기 ③ 18 ④ 출산

조	법문내용	정답

조	법문내용	정답
42조 ★★★	**(요양기관)** ① 요양급여(간호와 이송은 제외)는 다음 각 호의 요양기관에서 실시한다. 이 경우 보건복지부장관은 공익이나 국가정책에 비추어 요양기관으로 적합하지 아니한 대통령령으로 정하는 의료기관 등은 요양기관에서 제외할 수 있다. 　1. 「의료법」에 따라 개설된 (①) 　2. 「약사법」에 따라 등록된 (②) 　3. 「약사법」 제91조에 따라 설립된 한국희귀·필수의약품센터 　4. 「지역보건법」에 따른 보건소·보건의료원 및 (③) 　5. 「농어촌 등 보건의료를 위한 특별조치법」에 따라 설치된 (④) 　**시행령 제18조(요양기관에서 제외되는 의료기관 등)** 　① 법 제42조 제1항 각 호 외의 부분 후단에서 "대통령령으로 정하는 의료기관 등"이란 다음 각 호의 의료기관 또는 약국을 말한다. 　　1. 「의료법」 제35조에 따라 개설된 (⑤) 　　2. 「사회복지사업법」 제34조에 따른 사회복지시설에 수용된 사람의 진료를 주된 목적으로 개설된 의료기관 　　3. 제19조 제1항에 따른 본인일부부담금을 받지 아니하거나 경감하여 받는 등의 방법으로 가입자나 피부양자를 유인하는 행위 또는 이와 관련하여 과잉 진료행위를 하거나 부당하게 많은 진료비를 요구하는 행위를 하여 다음 각 목의 어느 하나에 해당하는 업무정지 처분 등을 받은 의료기관 　　　가. 법 제98조에 따른 업무정지 또는 법 제99조에 따른 과징금 처분을 5년 동안 2회 이상 받은 의료기관 　　　나. 「의료법」 제66조에 따른 면허자격정지 처분을 5년 동안 2회 이상 받은 의료인이 개설·운영하는 의료기관 　　4. 법 제98조에 따른 업무정지 처분 절차가 진행 중이거나 업무정지 처분을 받은 요양기관의 개설자가 개설한 의료기관 또는 약국	① 의료기관 ② 약국 ③ 보건지소 ④ 보건진료소 ⑤ 부속의료기관
43조	**(요양기관 현황에 대한 신고)** ① 요양기관은 제47조에 따라 요양급여비용을 최초로 청구하는 때에 요양기관의 시설·장비 및 인력 등에 대한 현황을 제62조에 따른 (①)에 신고하여야 한다.	① 건강보험심사평가원
44조 ★★	**(비용의 일부부담)** ① 요양급여를 받는 자는 대통령령으로 정하는 바에 따라 비용의 일부(이하 "본인일부부담금")를 본인이 부담한다. 이 경우 선별급여에 대해서는 다른 요양급여에 비하여 본인일부부담금을 상향 조정할 수 있다. ② 본인이 연간 부담하는 다음 각호의 금액의 합계액이 대통령령으로 정하는 금액(이하 이 조에서 "본인부담상한액")을 초과한 경우에는 (①)이 그 초과 금액을 부담하여야 한다. 이 경우 (①)은 당사자에게 그 초과 금액을 통보하고, 이를 지급하여야 한다. 〈개정 2024. 2. 20.〉 　1. 본인일부부담금의 총액 　2. 제49조 제1항에 따른 요양이나 출산의 비용으로 부담한 금액(요양이나 출산의 비용으로 부담한 금액이 보건복지부장관이 정하여 고시한 금액보다 큰 경우에는 그 고시한 금액으로 한다)에서 같은 항에 따라 요양비로 지급받은 금액을 제외한 금액	① 공단

시행령 제19조(비용의 본인부담)

① 법 제44조 제1항에 따른 본인일부부담금(이하 "본인일부부담금"이라 한다)의 부담률 및 부담액은 별표 2와 같다.

[별표 2] <u>본인일부부담금의 부담률 및 부담액</u>(제19조 제1항 관련) 〈개정 2024. 12. 10.〉

1. 가입자 또는 피부양자는 요양급여비용 중 다음 각 목의 어느 하나에 해당하는 금액(100원 미만은 제외)을 부담한다. 다만, 입원진료의 경우에는 100원 미만의 금액도 부담한다.

나. 외래진료의 경우 및 보건복지부장관이 정하는 의료장비 · 치료재료를 이용한 진료의 경우에는 다음 표의 구분에 따라 계산한 금액

기관 종류	소재지	환자 구분	본인일부부담금
상급종합병원	모든 지역	일반환자	진찰료 총액 + (요양급여비용 총액−진찰료총액) × 60 / 100. 다만, 임신부 외래진료의 경우에는 요양급여비용 총액의 40 / 100, 1세 미만 영유아 외래진료의 경우에는 요양급여비용 총액의 20 / 100으로 한다.
		의약분업 예외환자	진찰료 총액 + (요양급여비용 총액 − 약값 총액 − 진찰료 총액) × 60/100 + 약값 총액 × 30 / 100. 다만, 임신부 외래진료의 경우에는 (요양급여비용 총액 − 약값 총액) × 40 / 100 + 약값 총액 × 30 / 100, 1세 미만 영유아 외래진료의 경우에는 (요양급여비용 총액 − 약값 총액) × 20 / 100 + 약값 총액 × 21 /100로 한다.
종합병원	동 지역	일반환자	요양급여비용 총액 × (②)(임신부 외래진료의 경우에는 30 / 100, 1세 미만 영유아 외래진료의 경우에는 15 / 100)
		의약분업 예외환자	(요양급여비용 총액 − 약값 총액) × 50 / 100(임신부 외래진료의 경우에는 30 / 100, 1세 미만 영유아 외래진료의 경우에는 15 / 100) + 약값 총액 × 30 / 100(1세 미만 영유아의 경우에는 21 / 100)
	읍 · 면 지역	일반환자	요양급여비용 총액 × (③)(임신부 외래진료의 경우에는 30 / 100, 1세 미만 영유아 외래진료의 경우에는 15 / 100)
		의약분업 예외환자	(요양급여비용 총액 − 약값 총액) × 45 / 100(임신부 외래진료의 경우에는 30 / 100, 1세 미만 영유아 외래진료의 경우에는 15 / 100) + 약값 총액 × 30 / 100(1세 미만 영유아의 경우에는 21 / 100)
병원, 치과병원, 한방병원, 요양병원, 정신병원	동 지역	일반환자	요양급여비용 총액 × 40 / 100(임신부 외래진료의 경우에는 20 / 100, 1세 미만 영유아 외래진료의 경우에는 10 / 100)
		의약분업 예외환자	(요양급여비용 총액 − 약값 총액) × 40 / 100(임신부 외래진료의 경우에는 20 / 100, 1세 미만 영유아 외래진료의 경우에는 10 / 100) + 약값 총액 × 30 / 100(1세 미만 영유아의 경우에는 21 / 100)
	읍 · 면 지역	<u>일반환자</u>	<u>요양급여비용 총액 × (④)(임신부 외래진료의 경우에는 20/100, 1세 미만 영유아 외래진료의 경우에는 10 / 100)</u>
		의약분업 예외환자	(요양급여비용 총액 − 약값 총액) × 35 / 100(임신부 외래진료의 경우에는 20 / 100, 1세 미만 영유아 외래진료의 경우에는 10 / 100) + 약값 총액 × 30 / 100(1세 미만 영유아의 경우에는 21 / 100)

정답 ② 50/100

정답 ③ 45/100

정답 ④ 35/100

의원, 치과의원, 한의원, 보건의료원	모든 지역	일반환자	요양급여비용 총액 × 30 / 100(임신부 외래진료의 경우에는 10 / 100, 1세 미만 영유아 외래진료의 경우에는 5 / 100). 다만, 요양급여를 받는 사람이 65세 이상이면서 해당 요양급여비용 총액이 보건복지부령으로 정하는 금액을 넘지 않으면 보건복지부령으로 정하는 금액을 본인일부부담금으로 한다.
		의약분업 예외환자	(요양급여비용 총액 – 약값 총액) × 30 / 100(임신부 외래진료의 경우에는 10 / 100, 1세 미만 영유아 외래진료의 경우에는 5 / 100) + 약값 총액 × 30 / 100(1세 미만 영유아의 경우에는 21 / 100). 다만, 요양급여를 받는 사람이 65세 이상이면서 해당 요양급여비용 총액이 보건복지부령으로 정하는 금액을 넘지 않으면 보건복지부령으로 정하는 금액을 본인일부부담금으로 한다.
보건소, 보건지소, 보건진료소	모든 지역		요양급여비용 총액 × 30 / 100. 다만, 요양급여비용 총액이 보건복지부령으로 정하는 금액을 넘지 않으면 보건복지부령으로 정하는 금액을 본인일부부담금으로 한다.

비고

1. 위 표에서 "의약분업 예외환자"란 「약사법」 제23조 제4항 제3호 중 조현병 또는 조울증 등으로 자신 또는 타인을 해칠 우려가 있는 정신질환자, 같은 항 제4호 중 「감염병의 예방 및 관리에 관한 법률」에 따른 제1군감염병환자 및 같은 항 제8호 · 제9호에 해당하는 환자를 말한다. 다만, 제1호 가목에 따라 요양급여비용 총액의 100분의 20을 적용받는 사람은 제외한다.
2. 위 표에서 "약값 총액"이란 요양기관이 해당 약제를 구입한 금액의 총액을 말한다.
3. 보건복지부장관이 정하는 의료장비를 이용한 입원진료인 경우의 요양급여비용 총액은 의료장비를 이용한 비용의 총액으로 한정한다.
4. 요양기관의 외래진료를 통하여 주기적으로 의사의 처방에 따라 구입(사용)하여야 하는 치료재료 중 보건복지부장관이 정하여 고시하는 치료재료의 경우에는 해당 치료재료 비용 및 관련 행위(교체를 위한 직접적 행위에 한정) 비용을 제외한 요양급여비용 총액을 위 표의 요양급여비용 총액으로 하여 위 표에 따라 산정한 금액에 해당 치료재료 비용 및 관련 행위 비용의 100분의 20(1세 미만 영유아의 경우에는 14 / 100)을 더한 금액을 본인일부부담금으로 한다. 다만, 제3호 마목이 적용되는 중증질환자는 제외한다.
5. 보건복지부장관이 정하는 질병의 환자가 요양기관(의원으로 한정)에 보건복지부장관이 정하는 절차 또는 방법에 따라 외래진료를 지속적으로 받겠다는 의사를 표시한 경우에는 해당 질병에 대하여 그 다음 진료부터 (진찰료 총액 × 20 / 100) + [(요양급여비용 총액–진찰료 총액) × 30 / 100]에 해당하는 금액을 본인일부부담금으로 한다. 다만, 요양급여를 받는 사람이 65세 이상인 경우에는 요양급여비용 총액이 보건복지부령으로 정하는 금액을 넘지 않으면 보건복지부령으로 정하는 금액을 본인일부부담금으로 한다.
6. 임신부가 유산 또는 사산을 한 경우 해당 유산 또는 사산에 따른 외래진료는 위 표에 따른 임신부 외래진료에 포함한다.

5의2. 제1호, 제3호(너목은 제외한다) 및 제4호에도 불구하고 <u>연간 외래진료 횟수가 365회를 초과하는 사람</u>은 <u>그 초과 외래진료에 대한 요양급여비용 총액의 100분의 90을 부담한다.</u> 다만, 다음 각 목의 어느 하나에 해당하는 경우에는 그렇지 않다.

가. 「아동복지법」에 따른 (⑤)

나. 「모자보건법」에 따른 (⑥)

다. 다음의 사람 중에서 보건복지부장관이 정하여 고시하는 사람

    1) 「장애인복지법」 제2조 제2항에 따른 장애인

    2) <u>희귀난치성질환등을 가진 사람</u>

    3) 제3호 마목에 따른 중증질환자

    4) 그 밖에 1)부터 3)까지의 규정에 준하는 사람으로서 불가피하게 연간 365회를 초과하는 외래진료가 필요한 사람

⑤ 아동
⑥ 임산부

조	법문내용	정답
45조 ★	**(요양급여비용의 산정 등)** ① 요양급여비용은 공단의 (❶)과 대통령령으로 정하는 (❷)를 대표하는 사람들의 계약으로 정한다. 이 경우 계약기간은 (❸)년으로 한다. ② 제1항에 따라 계약이 체결되면 그 계약은 공단과 각 요양기관 사이에 체결된 것으로 본다. ③ 제1항에 따른 계약은 그 직전 계약기간 만료일이 속하는 연도의 5월 31일까지 체결하여야 하며, 그 기한까지 계약이 체결되지 아니하는 경우 보건복지부장관이 그 직전 계약기간 만료일이 속하는 연도의 (❹)까지 심의위원회의 의결을 거쳐 요양급여비용을 정한다. 이 경우 보건복지부장관이 정하는 요양급여비용은 제1항 및 제2항에 따라 계약으로 정한 요양급여비용으로 본다. ④ 제1항 또는 제3항에 따라 요양급여비용이 정해지면 보건복지부장관은 그 요양급여비용의 명세를 지체 없이 고시하여야 한다. ⑤ 공단의 이사장은 제33조에 따른 (❺)의 심의ㆍ의결을 거쳐 제1항에 따른 계약을 체결하여야 한다. **시행령 제20조(요양급여비용계약의 당사자)** 법 제45조 제1항에 따른 요양급여비용의 계약 당사자인 의약계를 대표하는 사람은 다음 각 호와 같다. 〈개정 2025. 6. 20〉 　1. 「의료법」 제3조에 따른 의원에 대한 요양급여비용 : 같은 법 제28조에 따른 의사회의 장 　2. 「의료법」 제3조에 따른 치과의원 및 치과병원에 대한 요양급여비용 : 같은 법 제28조에 따른 치과의사회의 장 　3. 「의료법」 제3조에 따른 한의원 및 한방병원에 대한 요양급여비용 : 같은 법 제28조에 따른 한의사회의 장 　4. 「의료법」 제3조에 제2항 제2호에 따른 조산원에 대한 요양급여비용 : 같은 법 제28조 제1항에 따른 조산사회 또는 (❻)의 장 중 1명 　5. 「의료법」 제3조에 따른 병원ㆍ요양병원ㆍ정신병원 및 종합병원에 대한 요양급여비용 : 같은 법 제52조에 따른 단체의 장 　6. 「약사법」 제2조에 따른 약국 및 같은 법 제91조에 따른 한국희귀ㆍ필수의약품센터에 대한 요양급여비용 : 대한약사회의 장 　7. 「지역보건법」에 따른 보건소ㆍ보건의료원 및 보건지소와 「농어촌 등 보건의료를 위한 특별조치법」에 따라 설치된 보건진료소에 대한 요양급여비용 : 보건복지부장관이 지정하는 사람	① 이사장 ② 의약계 ③ 1 ④ 6월 30일 ⑤ 재정운영위원회 ⑥ 「간호법」 제18조에 따른 간호사중앙회
47조	**(요양급여비용의 청구와 지급 등)** ① 요양기관은 공단에 요양급여비용의 지급을 청구할 수 있다. 이 경우 제2항에 따른 요양급여비용에 대한 심사청구는 공단에 대한 요양급여비용의 청구로 본다. ② 제1항에 따라 요양급여비용을 청구하려는 요양기관은 심사평가원에 요양급여비용의 심사청구를 하여야 하며, 심사청구를 받은 심사평가원은 이를 심사한 후 지체 없이 그 내용을 공단과 요양기관에 알려야 한다. ③ 제2항에 따라 심사 내용을 통보받은 공단은 지체 없이 그 내용에 따라 요양급여비용을 요양기관에 지급한다. 이 경우 이미 낸 본인일부부담금이 제2항에 따라 통보된 금액보다 더 많으면 요양기관에 지급할 금액에서 더 많이 낸 금액을 공제하여 해당 (❶)에게 지급하여야 한다.	① 가입자

조	법문내용	정답
	④ 공단은 제3항 전단에 따라 요양급여비용을 요양기관에 지급하는 경우 해당 요양기관이 제77조 제1항 제1호에 따라 공단에 납부하여야 하는 보험료 또는 그 밖에 이 법에 따른 징수금을 체납한 때에는 요양급여비용에서 이를 공제하고 지급할 수 있다. 〈신설 2022. 12. 27.〉 ⑤ 공단은 제3항 후단에 따라 가입자에게 지급하여야 하는 금액을 그 가입자가 내야 하는 보험료와 그 밖에 이 법에 따른 징수금(이하 "보험료등")과 (②) 할 수 있다.	② 상계
48조 ★	**(요양급여 대상 여부의 확인 등)** ① 가입자나 피부양자는 본인일부부담금 외에 자신이 부담한 비용이 제41조 제4항에 따라 요양급여 대상에서 제외되는 비용인지 여부에 대하여 (①)에 확인을 요청할 수 있다.	① 심사평가원
49조	**(요양비)** ① 공단은 가입자나 피부양자가 보건복지부령으로 정하는 긴급하거나 그 밖의 부득이한 사유로 요양기관과 비슷한 기능을 하는 기관으로서 보건복지부령으로 정하는 기관(제98조 제1항에 따라 업무정지기간 중인 요양기관을 포함. 이하 "준요양기관")에서 질병·부상·출산 등에 대하여 요양을 받거나 요양기관이 아닌 장소에서 (①)한 경우에는 그 요양급여에 상당하는 금액을 보건복지부령으로 정하는 바에 따라 가입자나 피부양자에게 (②)로 지급한다. 〈개정 2020. 12. 29.〉 **시행규칙 제23조(요양비)** ① 법 제49조 제1항에서 "보건복지부령으로 정하는 긴급하거나 그 밖의 부득이한 사유"란 다음 각 호의 어느 하나에 해당하는 경우를 말한다. 〈개정 2022. 10. 26.〉 1. 요양기관을 이용할 수 없거나 요양기관이 없는 경우 2. 만성신부전증 환자가 의사의 요양비처방전(의사의 소견이나 처방기간 등을 적은 서류로서 보건복지부장관이 정하여 고시하는 서류)에 따라 복막관류액 또는 자동복막투석에 사용되는 소모성 재료를 요양기관 외의 의약품판매업소에서 구입·사용한 경우 3. 산소치료를 필요로 하는 환자가 의사의 산소치료 요양비처방전에 따라 보건복지부장관이 정하여 고시하는 방법으로 산소치료를 받는 경우 4. 당뇨병 환자가 의사의 요양비처방전에 따라 혈당검사 또는 인슐린주사에 사용되는 소모성 재료나 당뇨병 관리기기를 요양기관 외의 의료기기판매업소에서 구입·사용한 경우 5. 신경인성 방광환자가 의사의 요양비처방전에 따라 자가도뇨에 사용되는 소모성 재료를 요양기관 외의 의료기기판매업소에서 구입·사용한 경우 6. 보건복지부장관이 정하여 고시하는 질환이 있는 사람으로서 인공호흡기 또는 기침유발기를 필요로 하는 환자가 의사의 요양비처방전에 따라 인공호흡기 또는 기침유발기를 대여받아 사용하는 경우 7. 수면무호흡증 환자가 의사의 요양비처방전에 따라 양압기(수면 중 좁아진 기도에 지속적으로 공기를 불어 넣어 기도를 확보해 주는 기구)를 대여받아 사용하는 경우	① 출산 ② 요양비
50조 ★★	**(부가급여)** 공단은 이 법에서 정한 요양급여 외에 대통령령으로 정하는 바에 따라 (①), 장제비, 상병수당, 그 밖의 급여를 실시할 수 있다. **시행령 제23조(부가급여)** ① 법 제50조에 따른 부가급여는 임신·출산(유산 및 사산을 포함) 진료비로 한다.	① 임신·출산 진료비

조	법문내용	정답

	② 제1항에 따른 임신·출산 진료비 지원 대상은 다음 각 호와 같다. 〈개정 2021. 6. 29.〉
	  1. 임신·출산한 가입자 또는 피부양자
	  2. (❷)세 미만인 가입자 또는 피부양자(이하 "2세 미만 영유아")의 법정대리인(출산한 가입자 또는 피부양자가 사망한 경우 한정)
	③ 공단은 제2항 각 호의 어느 하나에 해당하는 사람에게 다음 각 호의 구분에 따른 비용을 결제할 수 있는 임신·출산 진료비 이용권을 발급할 수 있다. 〈개정 2021. 6. 29.〉
	  1. 임신·출산한 가입자 또는 피부양자의 진료에 드는 비용
	  2. 임신·출산한 가입자 또는 피부양자의 약제·치료재료의 구입에 드는 비용
	  3. 2세 미만 영유아의 진료에 드는 비용
	  4. 2세 미만 영유아에게 처방된 약제·치료재료의 구입에 드는 비용
	⑥ 이용권을 사용할 수 있는 기간은 제5항에 따라 이용권을 발급받은 날부터 다음 각 호의 구분에 따른 날까지로 한다.
	  1. 임신·출산한 가입자 또는 피부양자: 출산일(유산 및 사산의 경우 그 해당일)부터 (❸)년이 되는 날
	  2. 2세 미만 영유아의 법정대리인: 2세 미만 영유아의 출생일부터 2년이 되는 날
	⑦ 이용권으로 결제할 수 있는 금액의 상한은 다음 각 호의 구분에 따른다. 다만, 보건복지부장관이 필요하다고 인정하여 고시하는 경우에는 다음 각 호의 상한을 초과하여 결제할 수 있다.
	  1. 하나의 태아를 임신·출산한 경우: (❹)만원
	  2. 둘 이상의 태아를 임신·출산한 경우: (❺)만원
		② 2
		
		③ 2
		
		④ 100
		⑤ 140

52조
★★★
	(건강검진)
	① 공단은 가입자와 피부양자에 대하여 질병의 조기 발견과 그에 따른 요양급여를 하기 위하여 건강검진을 실시한다.
	② 제1항에 따른 건강검진의 종류 및 대상은 다음 각 호와 같다.
	  1. 일반건강검진 : 직장가입자, 세대주인 지역가입자, (❶)세 이상인 지역가입자 및 (❷)세 이상인 피부양자
	  2. 암검진 :「암관리법」제11조 제2항에 따른 암의 종류별 검진주기와 연령 기준 등에 해당하는 사람
	  3. 영유아건강검진 : 6세 미만의 가입자 및 피부양자
	
	시행령 제25조 제3항 제2호(건강검진) 공단은 건강검진을 실시하려면 건강검진의 실시에 관한 사항을 다음 각 호의 구분에 따라 통보해야 한다.
	1. 일반건강검진 및 암검진
	  – 직장가입자에게 실시하는 건강검진의 경우에는 해당 사용자에게 통보
	  – 직장가입자의 피부양자 및 지역가입자에게 실시하는 건강검진의 경우에는 검진을 받는 사람에게 통보
	2. 영유아건강검진
	  – 직장가입자의 피부양자인 영유아에게 실시하는 건강검진의 경우에는 (❸)에게 통보
	  – 지역가입자인 영유아에게 실시하는 건강검진의 경우에는 (❹)에게 통보
	
	건강검진기본법 제3조 제3호(정의) "국가건강검진"이란 제11조 및 제12조에 따라 국가와 지방자치단체가 시행하는 건강검진으로 다음 각 목과 같다.
		① 20
		② 20
		
		③ 그 직장가입자
		④ 해당 세대주

조	법문내용	정답

가. 「모자보건법」에 따른 영유아에 대한 건강검진
나. 「영유아보육법」에 따른 영유아에 대한 건강검진
다. 「학교보건법」에 따른 초·중·고등학교 학생의 건강검사
라. 「청소년복지지원법」에 따른 청소년 건강진단
마. 「국민건강보험법」에 따른 건강검진
바. 「산업안전보건법」에 따른 일반건강진단
사. 「의료급여법」에 따른 건강검진
아. 「암관리법」에 따른 암검진
자. 「노인복지법」에 따른 건강진단
차. 그 밖에 보건복지부령으로 정하는 건강검진

건강검진기본법 제5조(국가와 지방자치단체의 의무)
② 국가는 (⑤)별 건강위험을 고려하여 국가건강검진을 계획하여야 한다.

⑤ 성·연령

건강검진기본법 제18조(검진자료의 활용)
① 보건복지부장관 및 관계 중앙행정기관의 장은 국가건강검진을 통하여 얻은 검진자료를 다음 각 호의 목적으로 활용할 수 있다.
1. 건강정책 수립 및 이를 위한 통계자료의 작성
2. (⑥) 건강증진사업
3. (⑦) 관리 및 지원 사업
4. 국가건강검진 검사항목 및 검진주기의 평가 및 지침 개발
5. 국가건강검진제도 개선 및 평가를 위한 연구사업

⑥ 지역사회
⑦ 만성질환

암관리법 시행령 제8조(암검진사업 대상 암의 종류·검진주기 등)
② 암의 종류별 검진주기와 연령 기준 등은 별표 1과 같다.

[별표 1] 암의 종류별 검진주기와 연령 기준 등(제8조 제2항 관련) 〈개정 2019. 5. 14.〉

암의 종류	검진주기	연령 기준 등
위암	2년	40세 이상의 남·여
간암	(⑧)	40세 이상의 남·여 중 간암 발생 고위험군
대장암	1년	(⑨)세 이상의 남·여
유방암	2년	40세 이상의 여성
자궁경부암	2년	(⑩)세 이상의 여성
폐암	2년	(⑪)세 이하의 남·여 중 폐암 발생 고위험군

비 고
1. "간암 발생 고위험군"이란 간경변증, B형간염 항원 양성, C형간염 항체 양성, B형 또는 C형 간염 바이러스에 의한 만성 간질환 환자를 말한다.
2. "폐암 발생 고위험군"이란 (⑫)갑년[하루 평균 담배소비량(갑)×흡연기간(년)] 이상의 흡연력을 가진 현재 흡연자와 폐암 검진의 필요성이 높아 보건복지부장관이 정하여 고시하는 사람을 말한다.

⑧ 6개월
⑨ 50
⑩ 20
⑪ 54세 이상 74세
⑫ 30

53조
★★

(급여의 제한)
① 공단은 보험급여를 받을 수 있는 사람이 다음 각 호의 어느 하나에 해당하면 보험급여를 하지 아니한다.
1. 고의 또는 중대한 과실로 인한 범죄행위에 그 원인이 있거나 고의로 사고를 일으킨 경우
2. 고의 또는 중대한 과실로 공단이나 요양기관의 요양에 관한 지시에 따르지 아니한

조	법문내용	정답
	경우 3. 고의 또는 중대한 과실로 제55조에 따른 문서와 그 밖의 물건의 제출을 거부하거나 질문 또는 진단을 기피한 경우 4. 업무 또는 공무로 생긴 질병·부상·재해로 다른 법령에 따른 보험급여나 보상 또는 보상을 받게 되는 경우 ② 공단은 보험급여를 받을 수 있는 사람이 <u>다른 법령에 따라</u> 국가나 지방자치단체로부터 <u>보험급여에 상당하는 급여를 받거나 보험급여에 상당하는 비용을 지급받게 되는 경우에는</u> 그 한도에서 보험급여를 하지 아니한다. ③ 공단은 가입자가 대통령령으로 정하는 기간 이상 다음 각 호의 <u>보험료를 체납한 경우 그 체납한 보험료를 완납할 때까지 그 가입자 및 피부양자에 대하여 보험급여를 실시하지 아니할 수 있다.</u> 다만, 월별 보험료의 총체납횟수(이미 납부된 체납보험료는 총체납횟수에서 제외하며, 보험료의 체납기간은 고려하지 아니한다)가 대통령령으로 정하는 횟수 미만이거나 가입자 및 피부양자의 소득·재산 등이 대통령령으로 정하는 기준 미만인 경우에는 그러하지 아니다. 〈개정 2024. 2. 6.〉 1. 제69조 제4항 제2호에 따른 <u>보수 외</u> 소득월액보험료 2. 제69조 제5항에 따른 세대단위의 보험료	
54조 ★★	**(급여의 정지)** 보험급여를 받을 수 있는 사람이 다음 각 호의 어느 하나에 해당하면 <u>그 기간에는 보험급여를 하지 아니한다.</u> 다만, 제3호 및 제4호의 경우에는 제60조에 따른 요양급여를 실시한다. 〈개정 2020. 4. 7.〉 1. 삭제 〈2020. 4. 7.〉 2. ① 3. 제6조 제2항 제2호(「병역법」에 따른 현역병(지원에 의하지 아니하고 임용된 하사 포함), 전환복무된 사람 및 군간부후보생)에 해당하게 된 경우 4. <u>교도소</u>, 그 밖에 이에 준하는 시설에 수용되어 있는 경우	① 국외에 체류하는 경우
57조의 2 ★	**(부당이득 징수금 체납자의 인적사항등 공개)** ① 공단은 제57조 제2항 각 호의 어느 하나에 해당하여 같은 조 제1항 및 제2항에 따라 <u>징수금을 납부할 의무가 있는 요양기관 또는 요양기관을 개설한 자가</u> 제79조 제1항에 따라 납입 고지 문서에 기재된 <u>납부기한의 다음 날부터 (①)년이 경과한 징수금을 (②)원 이상 체납한 경우</u> 징수금 발생의 원인이 되는 위반행위, 체납자의 인적사항 및 체납액 등 대통령령으로 정하는 사항(이하 이 조에서 <u>"인적사항등"이라 한다)을 공개할 수 있다.</u> 다만, 체납된 징수금과 관련하여 제87조에 따른 이의신청, 제88조에 따른 심판청구가 제기되거나 행정소송이 계류 중인 경우 또는 그 밖에 체납된 금액의 일부 납부 등 대통령령으로 정하는 사유가 있는 경우에는 그러하지 아니다.	① 1 ② 1억
63조 ★★★	**(업무 등)** ① 심사평가원은 다음 각 호의 업무를 관장한다. 〈개정 2022. 6. 10.〉 1. <u>요양급여비용의 (①)</u> 2. <u>요양급여의 (②) 평가</u> 3. <u>심사기준 및 평가기준의 개발</u>	① 심사 ② 적정성

<table>
<tr><th>조</th><th>법문내용</th><th>정답</th></tr>
</table>

4. 제1호부터 제3호까지의 규정에 따른 업무와 관련된 <u>조사연구 및 국제협력</u>

5. 다른 법률에 따라 지급되는 급여비용의 심사 또는 의료의 적정성 평가에 관하여 위탁받은 업무

6. <u>그 밖에 이 법 또는 다른 법령에 따라 위탁받은 업무</u>

7. <u>건강보험과 관련하여 보건복지부장관이 필요하다고 인정한 업무</u>

8. 그 밖에 <u>보험급여 비용의 심사와 보험급여의 적정성 평가와 관련하여 대통령령으로 정하는 업무</u>

시행령 제28조 : 업무

① 법 제63조 제1항 제8호에서 "대통령령으로 정하는 업무"란 다음 각 호의 업무를 말한다. 〈개정 2022. 12. 27.〉

  1. 법 제47조에 따른 요양급여비용의 심사청구와 관련된 소프트웨어의 개발·공급·검사 등 전산 관리

  2. <u>법 제47조의4에 따른 요양급여의 적정성 평가 결과의 공개</u>

  3. 법 제49조 제1항에 따라 지급되는 요양비 중 보건복지부령으로 정하는 기관에서 받은 요양비에 대한 심사

  4. 법 제63조 제1항 제1호부터 <u>제7호</u>까지 및 이 항 제1호부터 제3호까지의 업무를 수행하기 위한 <u>환자 분류체계 및 요양급여 관련 질병·부상 분류체계의 개발·관리</u>

  5. 법 제63조 제1항 제1호부터 제7호까지 및 이 항 제1호부터 제4호까지의 업무와 관련된 교육·홍보

② 제1항 제1호·<u>제2호</u>·제4호에 따른 전산 관리, 적정성 평가 결과의 공개, <u>환자 분류체계 및 요양급여 관련 질병·부상 분류체계의 개발·관리의 절차·기준·방법과 그 밖에 필요한 사항은 보건복지부장관이 정하여 고시한다.</u> 〈개정 2022. 12. 27.〉

69조

(보험료)

④ <u>직장가입자의 월별 보험료액은 다음 각 호에 따라 산정한 금액으로 한다.</u> 〈개정 2024. 2. 6.〉

  1. (**①**)<u>보험료</u> : 제70조에 따라 산정한 <u>보수월액에</u> 제73조 제1항 또는 제2항에 따른 <u>보험료율을 곱하여 얻은 금액</u>

  2. (**②**)<u>보험료</u> : 제71조 <u>제1항</u>에 따라 산정한 <u>보수 외 소득월액에</u> 제73조 제1항 또는 제2항에 따른 <u>보험료율을 곱하여 얻은 금액</u>

⑤ 지역가입자의 월별 보험료액은 다음 각 호의 구분에 따라 산정한 금액을 합산한 금액으로 한다. 이 경우 보험료액은 세대 단위로 산정한다. 〈개정 2024. 2. 6.〉

  1. 소득 : 제71조 제2항에 따라 산정한 <u>지역가입자의 소득월액에</u> 제73조 제3항에 따른 (**③**)을 곱하여 얻은 금액

  2. 재산 : 제72조에 따라 산정한 <u>재산보험료 부과점수에</u> 제73조 제3항에 따른 <u>재산보험료</u> (**④**)당 금액을 곱하여 얻은 금액

⑥ 제4항 및 제5항에 따른 월별 보험료액은 가입자의 보험료 평균액의 일정비율에 해당하는 금액을 고려하여 대통령령으로 정하는 기준에 따라 상한 및 하한을 정한다.

시행령 제32조(월별 보험료액의 상한과 하한) 법 제69조 제6항에 따른 월별 보험료액의 상한 및 하한은 다음 각 호의 구분에 따른다. 〈개정 2024. 5. 7.〉

정답 (69조):
① 보수월액
② 보수 외 소득월액
③ 보험료율
④ 부과점수

조	법문내용	정답
	1. 월별 보험료액의 상한은 다음 각 목과 같다. 　가. 직장가입자의 보수월액보험료 : 보험료가 부과되는 연도의 전전년도 직장가입자 평균 보수월액보험료(이하 "전전년도 평균 보수월액보험료"의 30배에 해당하는 금액을 고려하여 보건복지부장관이 정하여 고시하는 금액 　나. 직장가입자의 보수 외 소득월액보험료 및 지역가입자의 월별 보험료액 : 보험료가 부과되는 연도의 전전년도 평균 보수월액보험료의 15배에 해당하는 금액을 고려하여 보건복지부장관이 정하여 고시하는 금액 2. 월별 보험료액의 하한은 다음 각 목과 같다. 　가. 직장가입자의 보수월액보험료 : 보험료가 부과되는 연도의 전전년도 평균 보수월액보험료의 1천분의 50 이상 1천분의 85 미만의 범위에서 보건복지부장관이 정하여 고시하는 금액 　나. 지역가입자의 월별 보험료액 : 가목에 따른 보수월액보험료의 100분의 90 이상 100분의 100 이하의 범위에서 보건복지부장관이 정하여 고시하는 금액	
71조 ★	**(소득월액)** ① 직장가입자의 보수 외 소득월액은 제70조에 따른 보수월액의 산정에 포함된 보수를 제외한 직장가입자의 " ❶ "이 대통령령으로 정하는 금액을 초과하는 경우 다음의 계산식에 따른 값을 보건복지부령으로 정하는 바에 따라 평가하여 산정한다. 〈개정 2024. 2. 6.〉 (연간 보수외소득 − 대통령령으로 정하는 금액) × 1/12 ② 지역가입자의 소득월액은 지역가입자의 연간 소득을 12개월로 나눈 값을 보건복지부령으로 정하는 바에 따라 평가하여 산정한다. 〈신설 2024. 2. 6.〉	❶ 보수외소득
72조 ★★★	**(재산보험료부과점수)** ① 제69조 제5항 제2호에 따른 재산보험료 부과점수는 지역가입자의 재산을 기준으로 산정한다. 다만, 대통령령으로 정하는 지역가입자가 실제 거주를 목적으로 대통령령으로 정하는 기준 이하의 주택을 구입 또는 임차하기 위하여 「금융실명거래 및 비밀보장에 관한 법률」 제2조 제1호에 따른 금융회사등으로부터 대출을 받고 그 사실을 공단에 통보하는 경우에는 해당 대출금액을 대통령령으로 정하는 바에 따라 평가하여 재산보험료 부과점수 산정 시 제외한다. 〈개정 2024. 2. 20.〉 1. 「금융실명거래 및 비밀보장에 관한 법률」 제2조 제1호에 따른 금융회사등으로부터 받은 대출 2. 「주택도시기금법」에 따른 주택도시기금을 재원으로 하는 대출 등 보건복지부장관이 정하여 고시하는 대출 **시행령 제42조(보험료부과점수의 산정기준)** ① 법 제72조 제1항에 따른 재산보험료 부과점수는 다음 각 호의 사항을 고려하여 산정하되, 구체적인 산정방법은 별표 4와 같다. 1. 「지방세법」 제105조에 따른 재산세의 과세대상이 되는 토지, 건축물, 주택, (❶). 다만, 종중재산, 마을 공동재산, 그 밖에 이에 준하는 공동의 목적으로 사용하는 건축물 및 토지는 제외한다. 2. 주택을 소유하지 않은 지역가입자의 경우에는 임차주택에 대한 (❷) 및 월세금액	❶ 선박 및 항공기 ❷ 보증금

조	법문내용	정답

② 제1항에서 규정한 사항 외에 재산보험료부과점수의 산정에 필요한 세부 사항은 공단의 정관으로 정한다.

[전문개정 2024.5.7.]

[별표 4] 보험료부과점수의 산정방법(제42조 제1항 관련) 〈개정 2024. 5. 7.〉

1. 재산보험료 부과점수는 지역가입자가 속한 세대의 재산보험료 부담능력을 표시하는 점수로서, 다음 각 목의 금액을 합산한 금액에서 1억원 및 제42조의2 제3항 각 호의 구분에 따른 금액을 뺀 금액을 등급별로 구분하여 산정한다. 이 경우 재산의 등급별 점수는 제3호의 표에 따른다.
   가. 제42조 제1항 제1호에 따른 토지, 건축물, 주택, 선박 및 항공기의 재산세 과세표준금액
   나. 제42조 제1항 제2호에 따른 임차주택에 대한 보증금 및 월세금액을 보건복지부령으로 정하는 기준에 따라 평가한 금액

73조 ★★

(보험료율 등)

① 직장가입자의 보험료율은 (　①　)의 범위에서 (　②　)의 의결을 거쳐 대통령령으로 정한다.

② 국외에서 업무에 종사하고 있는 직장가입자에 대한 보험료율은 제1항에 따라 정해진 보험료율의 (　③　)으로 한다.

③ 지역가입자의 보험료율과 재산보험료부과점수당 금액은 (　④　)의 의결을 거쳐 대통령령으로 정한다. 〈개정 2024. 2. 6.〉

시행령 제44조(보험료율 및 재산보험료부과점수당 금액)

① 법 제73조 제1항에 따른 직장가입자의 보험료율 및 같은 조 제3항에 따른 지역가입자의 보험료율은 1만분의 719로 한다. 〈개정 2025. 12. 23.〉

② 법 제73조 제3항에 따른 지역가입자의 재산보험료부과점수당 금액은 211.5원으로 한다. 〈개정 2025. 12. 23.〉

[시행일 2026. 1. 2.]

정답: ① 1천분의 80 / ② 심의위원회 / ③ 100분의 50 / ④ 심의위원회

74조

(보험료의 면제)

① 공단은 직장가입자가 제54조 제2호부터 제4호까지의 어느 하나에 해당하는 경우(같은 조 제2호에 해당하는 경우에는 1개월 이상의 기간으로서 대통령령으로 정하는 기간 이상 국외에 체류하는 경우에 한정한다.) 그 가입자의 보험료를 면제한다. 다만, 제54조 제2호에 해당하는 직장가입자의 경우에는 국내에 거주하는 (　①　)가 없을 때에만 보험료를 면제한다. 〈개정 2020. 4. 7.〉

② 지역가입자가 제54조 제2호부터 제4호까지의 어느 하나에 해당하면 그 가입자가 속한 세대의 보험료를 산정할 때 그 가입자의 제71조 제2항에 따른 소득월액 및 제72조에 따른 보험료부과점수를 제외한다. 〈개정 2024. 2. 6.〉

③ 제1항에 따른 보험료의 면제나 제2항에 따라 보험료의 산정에서 제외되는 소득월액 및 재산보험료부과점수에 대하여는 제54조 제2호부터 제4호까지의 어느 하나에 해당하는 급여정지 사유가 생긴 날이 속하는 달의 다음 달부터 사유가 없어진 날이 속하는 달까지 적용한다. 다만, 다음 각 호의 어느 하나에 해당하는 경우에는 그 달의 보험료를 면제하지 아니하거나 보험료의 산정에서 소득월액 및 재산보험료부과점수를 제외하지 아니한다. 〈개정 2024. 2. 6.〉

정답: ① 피부양자

조	법문내용	정답
	1. 급여정지 사유가 매월 (❷)일에 없어진 경우 2. 제54조 제2호에 해당하는 가입자 또는 그 피부양자가 국내에 입국하여 입국일이 속하는 달에 보험급여를 받고 그 달에 출국하는 경우	❷ 1
75조 ★★	**(보험료의 경감 등)** ① 다음 각 호의 어느 하나에 해당하는 가입자 중 보건복지부령으로 정하는 가입자에 대하여는 그 가입자 또는 그 가입자가 속한 세대의 보험료의 일부를 경감할 수 있다. 1. 섬·벽지·농어촌 등 대통령령으로 정하는 지역에 거주하는 사람 2. (❶)세 이상인 사람 3. 「장애인복지법」에 따라 등록한 장애인 4. 「국가유공자 등 예우 및 지원에 관한 법률」 제4조 제1항 제4호, 제6호, 제12호, 제15호 및 제17호에 따른 국가유공자 5. (❷) 6. 그 밖에 생활이 어렵거나 천재지변 등의 사유로 보험료를 경감할 필요가 있다고 보건복지부장관이 정하여 고시하는 사람 **보건복지부고시 제2023-316호, 2022. 12. 30., 일부개정 [시행 2023. 1. 1]** **제1조(목적)** 이 고시는 「국민건강보험법」 제75조, 제110조, 「국민건강보험법 시행령」 제45조 및 「국민건강보험법 시행규칙」 제46조에 따라 보험료 경감대상, 요건, 방법 및 절차 등을 정함을 목적으로 한다. **제2조(보험료 경감 적용방법)** ① 보험료 경감액(「농어촌주민의 보건복지증진을 위한 특별법」 제27조에 따른 농어업인에 대한 보험료 지원을 포함한다)은 가입자 또는 세대별 보험료액의 100분의 50에 해당하는 금액을 넘지 아니한다. 다만, 육아휴직자에 대하여 제8조 단서에 따라 경감하는 경우에는 100분의 50을 넘는 금액을 경감할 수 있다. ② 경감적용 후 보험료가 2,000원 미만인 경우에는 2,000원으로 한다 **제3조(섬·벽지지역 경감)** ① 「국민건강보험법 시행령」 제45조 제1호의 규정에 따른 별표 1의 섬·벽지지역에 거주하는 가입자(제5조 제3항에 따라 경감을 받는 가입자를 제외한다)에 대하여는 그 세대별 또는 가입자 (❸)의 100분의 50을 경감한다. ② 섬·벽지지역에 소재하는 사업장에 근무하는 직장가입자(제5조 제3항에 따라 경감을 받는 가입자를 제외한다)에 대하여는 그 가입자 (❹)의 100분의 50을 경감한다. **제8조(휴직자 경감)** 규칙 제46조 제5호에 해당하는 직장가입자의 휴직기간 중 보수월액보험료는 휴직사유 발생 전월에 영 제34조 제1항에 따라 적용되는 정산 전 보수월액(휴직전월의 보수월액이 없는 자는 휴직 당월의 보수월액)을 기준으로 산정한 보수월액보험료와 휴직기간에 해당 사업장에서 지급받은 보수를 기준으로 산정한 보험료 차액의 100분의 50을 경감한다. 다만, 육아휴직자는 휴직기간 중 사업장에서 지급받은 보수와 관계없이 휴직전월 정산 전 보수월액을 기준으로 산정한 보수월액보험료와 법 제69조 제6항에 따른 직장가입자의 보수월액보험료 하한 금액을 적용하여 산정한 보수월액보험료와의 차액만큼을 경감한다.	❶ 65 ❷ 휴직자 ❸ 보험료액 ❹ 보수월액보험료액

조	법문내용	정답
76조 ★	(보험료의 부담) ① 직장가입자의 보수월액보험료는 직장가입자와 다음 각 호의 구분에 따른 자가 각각 보험료액의 100분의 50씩 부담한다. 다만, 직장가입자가 교직원으로서 사립학교에 근무하는 교원이면 보험료액은 그 직장가입자가 (①)을, 제3조 제2호 다목에 해당하는 사용자가 (②)을, 국가가 (③)을 각각 부담한다. 　1. 직장가입자가 근로자인 경우에는 제3조 제2호 가목에 해당하는 사업주 　2. 직장가입자가 공무원인 경우에는 그 공무원이 소속되어 있는 국가 또는 지방자치단체 　3. 직장가입자가 교직원(사립학교에 근무하는 교원은 제외한다)인 경우에는 제3조 제2호 다목에 해당하는 사용자 ② 직장가입자의 보수 외 소득월액보험료는 직장가입자가 부담한다. 〈개정 2024. 2. 6.〉 ③ 지역가입자의 보험료는 그 가입자가 속한 세대의 지역가입자 전원이 연대하여 부담한다. ④ 직장가입자가 교직원인 경우 제3조 제2호 다목에 해당하는 사용자가 부담액 전부를 부담할 수 없으면 그 부족액을 학교에 속하는 회계에서 부담하게 할 수 있다.	① 100분의 50 ② 100분의 30 ③ 100분의 20
83조 ★	(고액·상습체납자의 인적사항 공개) ① 공단은 이 법에 따른 납부기한의 다음 날부터 1년이 경과한 보험료, 연체금과 체납처분비(제84조에 따라 결손처분한 보험료, 연체금과 체납처분비로서 징수권 소멸시효가 완성되지 아니한 것을 포함한다)의 총액이 (①)원 이상인 체납자가 납부능력이 있음에도 불구하고 체납한 경우 그 인적사항·체납액 등을 공개할 수 있다. 다만, 체납된 보험료, 연체금과 체납처분비와 관련하여 제87조에 따른 이의신청, 제88조에 따른 심판청구가 제기되거나 행정소송이 계류 중인 경우 또는 그 밖에 체납된 금액의 일부 납부 등 대통령령으로 정하는 사유가 있는 경우에는 그러하지 아니하다.	① 1천만
91조	(시효) ① 다음 각 호의 권리는 (①)년 동안 행사하지 아니하면 소멸시효가 완성된다. 　1. 보험료, 연체금 및 가산금을 징수할 권리 　2. 보험료, 연체금 및 가산금으로 과오납부한 금액을 환급받을 권리 　3. 보험급여를 받을 권리 　4. 보험급여 비용을 받을 권리 　5. 제47조 제3항 후단에 따라 과다납부된 본인일부부담금을 돌려받을 권리 　6. 제61조에 따른 근로복지공단의 권리	① 3
108조의 2 ★	(보험재정에 대한 정부지원) ① 국가는 매년 예산의 범위에서 해당 연도 보험료 예상 수입액의 100분의 14에 상당하는 금액을 국고에서 공단에 지원한다. ② 공단은 「국민건강증진법」에서 정하는 바에 따라 같은 법에 따른 국민건강증진기금에서 자금을 지원받을 수 있다.	

조	법문내용	정답

③ 공단은 제1항에 따라 지원된 재원을 다음 각 호의 사업에 사용한다.
1. 가입자 및 피부양자에 대한 보험급여
2. 건강보험사업에 대한 (　①　)
3. 제75조 및 제110조 제4항에 따른 보험료 경감에 대한 지원

④ 공단은 제2항에 따라 지원된 재원을 다음 각 호의 사업에 사용한다.
1. (　②　) 등 건강증진에 관한 사업
2. 가입자와 피부양자의 (　③　)으로 인한 질병에 대한 보험급여
3. 가입자와 피부양자 중 (　④　)에 대한 보험급여

정답: ① 운영비 / ② 건강검진 / ③ 흡연 / ④ 65세 이상 노인

109조

(외국인 등에 대한 특례)

① 정부는 외국 정부가 사용자인 사업장의 근로자의 건강보험에 관하여는 외국 정부와 한 합의에 따라 이를 따로 정할 수 있다.

② 국내에 체류하는 재외국민 또는 외국인(이하 "국내체류 외국인등")의 적용대상사업장의 근로자, 공무원 또는 교직원이고 제6조 제2항 각 호의 어느 하나에 해당하지 아니하면서 다음 각 호의 어느 하나에 해당하는 경우에는 제5조에도 불구하고 직장가입자가 된다. 〈개정 2016. 3. 22.〉
1. 「주민등록법」 제6조 제1항 제3호에 따라 등록한 사람
2. 「재외동포의 출입국과 법적 지위에 관한 법률」 제6조에 따라 국내거소신고를 한 사람
3. 「출입국관리법」 제31조에 따라 외국인등록을 한 사람

③ 제2항에 따른 직장가입자에 해당하지 아니하는 국내체류 외국인등이 다음 각 호의 요건을 모두 갖춘 경우에는 제5조에도 불구하고 지역가입자가 된다. 〈신설 2019. 1. 15.〉
1. 보건복지부령으로 정하는 기간 동안 국내에 거주하였거나 해당 기간 동안 국내에 지속적으로 거주할 것으로 예상할 수 있는 사유로서 보건복지부령으로 정하는 사유에 해당될 것
2. 다음 각 목의 어느 하나에 해당할 것
  가. 제2항 제1호 또는 제2호에 해당하는 사람
  나. 「출입국관리법」 제31조에 따라 외국인등록을 한 사람으로서 보건복지부령으로 정하는 체류자격이 있는 사람

④ 제2항 각 호의 어느 하나에 해당하는 국내체류 외국인등이 다음 각 호의 요건을 모두 갖춘 경우에는 제5조에도 불구하고 공단에 신청하면 피부양자가 될 수 있다. 〈개정 2024. 1. 2.〉
1. 직장가입자와의 관계가 제5조 제2항 각 호의 어느 하나에 해당할 것
2. 제5조 제3항에 따른 피부양자 자격의 인정 기준에 해당할 것
3. 국내 거주기간 또는 거주사유가 제3항 제1호에 따른 기준에 해당할 것. 다만, 직장가입자의 배우자 및 19세 미만 자녀(배우자의 자녀를 포함한다)에 대해서는 그러하지 아니하다.

조	법문내용	정답

시행규칙 제61조의 2(외국인 등의 지역가입자 자격취득 신고 등)

① 법 제109조 제3항 제1호에서 "보건복지부령으로 정하는 기간"이란 (①)개월 이상의 기간을 말하고, "보건복지부령으로 정하는 사유"란 다음 각 호의 어느 하나에 해당하는 경우를 말한다. 〈개정 2021. 10. 4.〉

1. 「출입국관리법」 제10조 제2호에 따른 영주자격을 받은 경우
2. 「출입국관리법 시행령」 별표 1의2 제21호에 따른 비전문취업(E-9)의 체류자격을 받은 경우
3. 「출입국관리법 시행령」 별표 1의2 제27호에 따른 결혼이민의 체류자격을 받은 경우
4. 보건복지부장관이 정하여 고시하는 유학 또는 일반연수의 체류자격을 받은 경우

정답: ① 6

115조 ★★

(벌칙)

① 제102조 제1호를 위반하여 가입자 및 피부양자의 개인정보를 누설하거나 직무상 목적 외의 용도로 이용 또는 정당한 사유 없이 제3자에게 제공한 자는 (①)년 이하의 징역 또는 (①)천만원 이하의 벌금에 처한다.

② 다음 각 호의 어느 하나에 해당하는 자는 (②)년 이하의 징역 또는 (②)천만원 이하의 벌금에 처한다.

1. 대행청구단체의 종사자로서 거짓이나 그 밖의 부정한 방법으로 요양급여비용을 청구한 자
2. 제102조 제2호를 위반하여 업무를 수행하면서 알게 된 정보(개인정보 제외)를 누설하거나 직무상 목적 외의 용도로 이용 또는 제3자에게 제공한 자

정답: ① 5 / ② 3

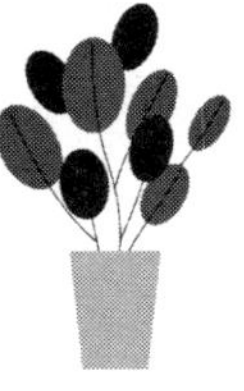

조	법문내용	정답
1조	**(목적)** 이 법은 국민에게 건강에 대한 가치와 책임의식을 함양하도록 건강에 관한 바른 (❶)을 보급하고 스스로 건강생활을 실천할 수 있는 (❷)을 조성함으로써 국민의 (❸)을 증진함을 목적으로 한다.	① 지식 ② 여건 ③ 건강
2조 ★★★	**(정의)** 이 법에서 사용하는 용어의 정의는 다음과 같다. 1. "국민건강증진사업"이라 함은 (❶), 질병예방, 영양개선, (❷), 건강관리 및 건강생활의 실천등을 통하여 국민의 건강을 증진시키는 사업을 말한다. 2. "(❸)"이라 함은 개인 또는 집단으로 하여금 건강에 유익한 행위를 자발적으로 수행하도록 하는 교육을 말한다. 3. "영양개선"이라 함은 개인 또는 집단이 균형된 식생활을 통하여 건강을 개선시키는 것을 말한다. 4. "(❹)"란 개인 또는 집단이 일상생활 중 신체의 근육을 활용하여 에너지를 소비하는 모든 활동을 자발적으로 적극 수행하도록 장려하는 것을 말한다. 5. "건강관리"란 개인 또는 집단이 건강에 유익한 행위를 지속적으로 수행함으로써 건강한 상태를 유지하는 것을 말한다. 6. "건강친화제도"란 근로자의 건강증진을 위하여 직장 내 문화 및 환경을 건강친화적으로 조성하고, 근로자가 자신의 건강관리를 적극적으로 수행할 수 있도록 교육, 상담 프로그램 등을 지원하는 것을 말한다.	① 보건교육 ② 신체활동장려 ③ 보건교육 ④ 신체활동장려
3조의 2 ★	**(보건의 날)** ① 보건에 대한 국민의 이해와 관심을 높이기 위해 매년 (❶)을 보건의 날로 정하며, 보건의 날부터 1주간을 건강주간으로 한다.	① 4월 7일
4조 ★★★	**(국민건강증진종합계획의 수립)** ① (❶)은 제5조의 규정에 따른 국민건강증진정책심의위원회의 심의를 거쳐 국민건강증진종합계획을 (❷)년마다 수립하여야 한다. 이 경우 미리 관계중앙행정기관의 장과 협의를 거쳐야 한다. ② 종합계획에 포함되어야 할 사항은 다음과 같다. 1. 국민건강증진의 기본목표 및 추진방향 2. 국민건강증진을 위한 주요 추진과제 및 추진방법 3. 국민건강증진에 관한 인력의 관리 및 소요재원의 조달방안 4. 제22조의 규정에 따른 국민건강증진기금의 운용방안	① 보건복지부장관 ② 5

조	법문내용	정답
	4의2. 아동 · 여성 · 노인 · 장애인 등 건강취약 집단이나 계층에 대한 (③)방안 5. 국민건강증진 관련 통계 및 정보의 관리 방안 6. 그 밖에 국민건강증진을 위하여 필요한 사항 **시행령 제2조(국민건강증진종합계획의 수립 등)** ③ 보건복지부장관은 확정된 종합계획을 관계 중앙행정기관의 장과 특별시장 · 광역시장 · 특별자치시장 · 도지사 · 특별자치도지사(이하 "(④)"라 한다)에게 통보해야 한다.	③ 건강증진 지원 ④ 시 · 도지사
4조의 2	**(실행계획의 수립 등)** ① 보건복지부장관, 관계중앙행정기관의 장, 특별시장 · 광역시장 · 특별자치시장 · 도지사 · 특별자치도지사(이하 "시 · 도지사") 및 시장 · 군수 · 구청장(자치구의 구청장에 한한다.)은 종합계획을 기초로 하여 소관 주요시책의 실행계획을 매년 수립 · 시행하여야 한다. ② 국가는 실행계획의 시행에 필요한 비용의 전부 또는 일부를 지방자치단체에 보조할 수 있다.	
5조 ★★	**(국민건강증진정책심의위원회)** ① 국민건강증진에 관한 주요사항을 심의하기 위하여 보건복지부에 국민건강증진정책심의위원회를 둔다. ② 위원회는 다음 각 호의 사항을 심의한다. 1. 종합계획 2. 제22조의 규정에 따른 국민건강증진기금의 연도별 운용계획안 · 결산 및 평가 3. 2 이상의 중앙행정기관이 관련되는 주요 국민건강증진시책에 관한 사항으로서 관계중앙행정기관의 장이 심의를 요청하는 사항 4. 「국민영양관리법」 제9조에 따른 심의사항 5. 다른 법령에서 위원회의 심의를 받도록 한 사항 6. 그 밖에 위원장이 심의에 부치는 사항 **시행령 제4조(국민건강증진정책심의위원회 위원의 임기 및 운영 등)** ① 법 제5조에 따른 국민건강증진정책심의위원회 위원의 임기는 (①)년으로 하되, 연임할 수 있다. 다만, 공무원인 위원의 임기는 그 (②)기간으로 한다.	① 2 ② 재직
5조의 2 ★★	**(위원회의 구성과 운영)** ① 위원회는 위원장 1인 및 부위원장 1인을 포함한 (①)인 이내의 위원으로 구성한다. ② 위원장은 (②)이 되고, 부위원장은 위원장이 공두원이 아닌 위원 중에서 지명한 자가 된다. ③ 위원은 국민건강증진 · 질병관리에 관한 학식과 경험이 풍부한 자, 「소비자기본법」에 따른 소비자단체 및 「비영리민간단체 지원법」에 따른 비영리민간단체가 추천하는 자, 관계공무원 중에서 보건복지부장관이 위촉 또는 지명한다. ④ 그 밖에 위원회의 구성 · 운영 등에 관하여 필요한 사항은 대통령령으로 정한다.	① 15 ② 보건복지부차관

조	법문내용	정답
5조의 3 ★★★	**(한국건강증진개발원의 설립 및 운영)** ① 보건복지부장관은 제22조에 따른 국민건강증진기금의 효율적인 운영과 국민건강증진사업의 원활한 추진을 위하여 필요한 정책 수립의 지원과 사업평가 등의 업무를 수행할 수 있도록 한국건강증진개발원을 설립한다. ② 개발원은 다음 각 호의 업무를 수행한다. 　1. 국민건강증진 정책수립을 위한 자료개발 및 정책분석 　2. 종합계획 수립의 지원 　3. 위원회의 운영지원 　4. 제24조에 따른 기금의 관리·운용의 지원 업무 　5. 제25조 제1항 제1호부터 제10호까지의 사업에 관한 업무 　6. 국민건강증진사업의 관리, 기술 지원 및 평가 　7. 「지역보건법」 제7조부터 제9조까지에 따른 지역보건의료계획에 대한 기술 지원 　8. 「지역보건법」 제24조에 따른 보건소의 설치와 운영에 필요한 비용의 보조 　9. 국민건강증진과 관련된 연구과제의 기획 및 평가 　10.「농어촌 등 보건의료를 위한 특별조치법」 제2조의 공중보건의사의 효율적 활용을 위한 지원 　11. 지역보건사업의 원활한 추진을 위한 지원 　12. 그 밖에 국민건강증진과 관련하여 보건복지부장관이 필요하다고 인정한 업무 ③ 개발원은 법인으로 하고, 주된 사무소의 소재지에 설립등기를 함으로써 성립한다. ④ 개발원은 다음 각 호를 재원으로 한다. 　1. 제22조에 따른 기금 　2. 정부출연금 　3. 기부금 　4. 그 밖의 수입금	
6조의2 ★	**(건강친화기업 인증)** ① 보건복지부장관은 건강친화 환경의 조성을 촉진하기 위하여 건강친화제도를 모범적으로 운영하고 있는 기업에 대하여 건강친화인증을 할 수 있다. 　**시행령 제7조(건강친화기업 인증의 기준)** 　① 보건복지부장관은 법 제6조의 2 제1항에 따라 건강친화인증을 하려는 경우 다음 각 호의 사항을 심사·평가해야 한다. 　　1. 건강친화 환경 조성을 위한 경영의 (①) 　　2. 직원의 건강증진을 위한 (②) 조성 　　3. 건강친화 프로그램의 수립 및 실시 　　4. 그 밖에 보건복지부장관이 건강친화 환경의 조성을 촉진하는 데 필요하다고 인정하여 고시하는 사항	① 적극성 ② 근로 환경
6조의3 ★	**(인증의 유효기간)** ① 인증의 유효기간은 인증을 받은 날부터 (①)년으로 하되, 대통령령으로 정하는 바에 따라 그 기간을 연장할 수 있다.	① 3

조	법문내용	정답
6조의 5	**(건강도시의 조성 등)** ① (❶)는 지역사회 구성원들의 건강을 실현하도록 시민의 건강을 증진하고 도시의 물리적·사회적 환경을 지속적으로 조성·개선하는 도시(이하 "건강도시"라 한다)를 이루도록 노력하여야 한다. ② (❷)은 지방자치단체가 건강도시를 구현할 수 있도록 (❸)를 작성하여 보급하여야 한다. ③ (❹)은 건강도시 조성 활성화를 위하여 지방자치단체에 행정적·재정적 지원을 할 수 있다. ④ 그 밖에 건강도시지표의 작성 및 보급 등에 관하여 필요한 사항은 보건복지부령으로 정한다. [본조신설 2021. 12. 21.] [시행일 2023. 12. 22.] 제6조의 5	① 국가와 지방자치단체 ② 보건복지부장관 ③ 건강도시지표 ④ 보건복지부장관

7조	**(광고의 금지 등)**
	① (❶) 또는 시·도지사는 국민건강의식을 잘못 이끄는 광고를 한 자에 대하여 그 내용의 변경 등 시정을 요구하거나 금지를 명할 수 있다. 〈개정 2024. 1. 30.〉
	② 제1항의 규정에 따라 보건복지부장관 또는 시·도지사가 광고내용의 변경 또는 광고의 금지를 명할 수 있는 광고는 다음 각 호와 같다. 〈개정 2024. 1. 30.〉
	  1. 삭제 〈2020. 12. 29.〉
	  2. 의학 또는 과학적으로 검증되지 아니한 건강비법 또는 심령술의 광고
	  3. 그 밖에 건강에 관한 잘못된 정보를 전하는 광고로서 대통령령이 정하는 광고
	[시행일 2025. 7. 31.] 제7조
		① 보건복지부장관

8조 ★★	**(금연 및 절주운동등)** ① 국가 및 지방자치단체는 국민에게 담배의 (❶) 또는 간접흡연과 과다한 음주가 국민건강에 해롭다는 것을 교육·홍보하여야 한다. ④「주류 면허 등에 관한 법률」에 의하여 주류제조의 면허를 받은 자 또는 주류를 수입하여 판매하는 자는 대통령령이 정하는 주류의 판매용 용기에 과다한 음주는 건강에 해롭다는 내용, (❷)은 자신과 다른 사람의 생명을 위태롭게 할 수 있다는 내용과 임신 중 음주는 태아의 건강을 해칠 수 있다는 내용의 경고문구 또는 경고그림을 표기하여야 한다. 〈개정 2025. 3. 18.〉 **시행령 제13조(경고문구의 표기대상 주류)** 법 제8조 제4항에 따라 그 판매용 용기에 과다한 음주는 건강에 해롭다는 내용의 경고문구를 표기해야 하는 주류는 국내에 판매되는 「주세법」에 따른 주류 중 알코올분 (❸)도 이상의 음료를 말한다. **시행규칙 제4조(과음에 관한 경고문구의 표시내용 등)** ① 법 제8조 제4항에 따른 경고문구 표기는 과다한 음주가 건강에 해롭다는 사실을 명확하게 알릴 수 있도록 하되, 그 구체적인 표시내용은 보건복지부장관이 정하여 고시한다. 보건복지부고시 제2021-2호 : 과음 경고문구 표기내용 [시행 2021. 1. 5.] • 알코올은 발암물질로 지나친 음주는 간암, 위암 등을 일으킵니다. 임신 중 음주는 기형아 출생 위험을 높입니다.	① 직접흡연 ② 음주운전 ③ 1

조	법문내용	정답

조	법문내용	정답
	• 지나친 음주는 암 발생의 원인이 됩니다. 청소년 음주는 성장과 뇌 발달을 저해하며, 임신 중 음주는 태아의 기형 발생이나 유산의 위험을 높입니다. • 지나친 음주는 뇌졸중, 기억력 손상이나 치매를 유발합니다. 임신 중 음주는 기형아 출생 위험을 높입니다.	
8조의 2 ★★	**(주류광고의 제한·금지 특례)** ① 「주류 면허 등에 관한 법률」에 따라 주류 제조면허나 주류 판매업면허를 받은 자 및 주류를 수입하는 자를 제외하고는 주류에 관한 광고를 하여서는 아니 된다. ② 제1항에 따른 광고 또는 그에 사용되는 광고물은 다음 각 호의 사항을 준수하여야 한다. 〈개정 2025. 3. 18.〉 　1. 음주자에게 주류의 품명·종류 및 특징을 알리는 것 외에 주류의 (①)을 위하여 경품 및 금품을 제공한다는 내용을 표시하지 아니할 것 　2. 직접적 또는 간접적으로 음주를 (②) 또는 유도하거나 (③) 또는 미성년자의 인물, 목소리 혹은 음주하는 행위를 묘사하지 아니할 것 　3. 운전이나 작업 중에 음주하는 행위를 묘사하지 아니할 것 　4. 제8조 제4항에 따른 경고문구 또는 경고그림을 광고와 주류의 용기에 표기하여 광고할 것. 다만, 경고문구 또는 경고그림이 표기되어 있지 아니한 부분을 이용하여 광고를 하고자 할 때에는 경고문구 또는 경고그림을 주류의 용기하단에 별도로 표기하여야 한다. 　5. 음주가 체력 또는 운동 능력을 향상시킨다거나 질병의 치료 또는 정신건강에 도움이 된다는 표현 등 국민의 건강과 관련하여 검증되지 아니한 내용을 주류광고에 표시하지 아니할 것 　6. 그 밖에 대통령령으로 정하는 광고의 기준에 관한 사항 ③ 보건복지부장관은 「주세법」에 따른 주류의 광고가 제2항 각 호의 기준을 위반한 경우 그 내용의 변경 등 시정을 요구하거나 금지를 명할 수 있다. [본조신설 2020. 12. 29.] [시행일 2026. 3. 19.] 제8조의2 **시행령10조(주류광고의 기준)** 법 제8조의2 제2항 제6호에서 "대통령령으로 정하는 광고의 기준"이란 별표 1에 따른 기준을 말한다. 　[전문개정 2021.6.15.] [별표 1] 주류광고의 기준(제10조 관련) 〈개정 2021. 6. 15.〉	① 판매촉진 ② 권장 ③ 임산부

	정답
1. 음주행위를 지나치게 미화하는 표현을 하지 않을 것	
2. 알코올분 (④)도 이상의 주류를 방송광고하지 않을 것	④ 17
3. 주류의 판매촉진을 위해 광고노래를 사용하지 않을 것	
4. 다음 각 목의 어느 하나에 해당하는 방송광고를 하지 않을 것	
가. 「방송법」에 따른 텔레비전방송, 데이터방송, 이동멀티미디어방송 및 「인터넷 멀티미디어 방송사업법」에 따른 인터넷 멀티미디어 방송을 통한 7시부터 (⑤)시까지	⑤ 22

조	법문내용	정답
	의 방송광고 나. 「방송법」에 따른 <u>라디오방송을 통한 17시부터 다음 날 8시까지의 방송광고 및 8시</u> 　　<u>부터 17시까지 미성년자를 대상으로 하는</u> 프로그램 전후의 방송광고 5. 「영화 및 비디오물의 진흥에 관한 법률」에 따른 영화상영관에서 같은 법 제29조 제2항 　　제1호부터 제3호까지의 규정에 따른 상영등급으로 분류된 영화의 상영 전후에 광고를 　　상영하지 않을 것 6. <u>다음 각 목의 시설, 장소나 행사에서 광고를 하지 않을 것</u> 　　가. 「대중교통의 육성 및 이용촉진에 관한 법률」 제2조 제2호에 따른 대중교통수단 또 　　　는 같은 조 제3호에 따른 대중교통시설 　　나. 「택시운송사업의 발전에 관한 법률」 제2조 제1호에 따른 <u>택시운송사업에 사용되는</u> 　　　<u>자동차 또는 해당 자동차에 승객을 승차·하차시키거나 승객을 태우기 위해 대기</u> 　　　<u>하는 장소 또는 구역</u> 　　다. 「청소년 보호법」 제2조 제1호에 따른 청소년을 대상으로 개최하는 행사 7. 「옥외광고물 등의 관리와 옥외광고산업 진흥에 관한 법률 시행령」 제3조 제1호에 따른 　　벽면 이용 간판 또는 같은 조 제5호에 따른 옥상간판을 이용하여 7시부터 22시까지 　　동영상 광고를 하지 않을 것. 다만, 「주류 면허 등에 관한 법률」 제3조에 따라 주류 제 　　조면허를 받은 자가 주류 제조장 시설의 간판을 이용하여 자사의 주류를 광고하는 경 　　우는 제외한다.	
8조의 3	**(절주문화 조성 및 알코올 남용·의존 관리 등)** ① <u>국가 및 지방자치단체는 절주문화 조성,</u> (　**①**　) 예방 및 알코올 남용·의존의 예방 및 치료를 위하여 노력하여야 하며, 이를 위한 조사·연구 또는 사업을 추진할 수 있다. 〈개정 2025. 3. 18.〉 ③ <u>보건복지부장관은</u> (**②**)년마다 「정신건강증진 및 정신질환자 복지서비스 지원에 관한 법률」 제10조에 따른 실태조사와 연계하여 <u>알코올 남용·의존 실태조사를 실시</u> 하여야 한다. [제목개정 2025. 3. 18.] [시행일 2026. 1. 1.] 제8조의3	① 음주폐해 ② 5
8조의 4 ★	**(금주구역 지정)** ① <u>지방자치단체는</u> 음주폐해 예방과 주민의 건강증진을 위하여 필요하다고 인정하는 경우 (**①**)로 다수인이 모이거나 오고가는 관할구역 안의 일정한 장소를 <u>금주구역으로</u> <u>지정할 수 있다.</u>	① 조례
9조 ★★★	**(금연을 위한 조치)** ② 담배사업법에 의한 지정소매인 <u>기타 담배를 판매하는 자는</u> (**①**)령이 정하는 장소 외에서 담배자동판매기를 설치하여 담배를 판매하여서는 아니된다. ③ 제2항의 규정에 따라 <u>대통령령이 정하는 장소에 담배자동판매기를 설치하여 담배</u> <u>를 판매하는 자는</u> 보건복지부령이 정하는 바에 따라 (**②**)를 부착하여야 한다. ④ <u>다음 각 호의 공중이 이용하는</u> 시설의 소유자·점유자 또는 관리자는 해당 <u>시설의</u>	① 대통령 ② 성인인증장치

전체를 금연구역으로 지정하고 금연구역을 알리는 표지를 설치하여야 한다. 이 경우 흡연자를 위한 (❸)을 설치할 수 있으며, 금연구역을 알리는 표지와 흡연실을 설치하는 기준·방법 등은 보건복지부령으로 정한다. 〈개정 2025. 4. 1.〉

1. 국회의 청사
2. 정부 및 지방자치단체의 청사
3. 「법원조직법」에 따른 법원과 그 소속 기관의 청사
4. 「공공기관의 운영에 관한 법률」에 따른 공공기관의 청사
5. 「지방공기업법」에 따른 지방공기업의 청사
6. 「유아교육법」·「초·중등교육법」에 따른 학교[교사와 운동장 등 모든 구역을 포함]
6의2. 「대안교육기관에 관한 법률」에 따른 대안교육기관(교사와 운동장 등 모든 구역을 포함한다)
7. 「고등교육법」에 따른 학교의 교사
8. 「의료법」에 따른 (❹), 「지역보건법」에 따른 보건소·보건의료원·(❺)
9. 「영유아보육법」에 따른 어린이집
10. 「청소년활동 진흥법」에 따른 청소년수련관, 청소년수련원, 청소년문화의집, 청소년특화시설, 청소년야영장, 유스호스텔, 청소년이용시설 등 청소년활동시설
11. 「도서관법」에 따른 도서관
12. 「어린이놀이시설 안전관리법」에 따른 (❻)
13. 「학원의 설립·운영 및 과외교습에 관한 법률」에 따른 학원 중 학교교과교습학원과 연면적 1천제곱미터 이상의 학원
14. 공항·여객부두·철도역·여객자동차터미널 등 교통 관련 시설의 대기실·승강장, 지하보도 및 16인승 이상의 교통수단으로서 여객 또는 화물을 유상으로 운송하는 것
15. 「자동차관리법」에 따른 어린이운송용 승합자동차
16. 연면적 1천제곱미터 이상의 사무용건축물, 공장 및 복합용도의 건축물
17. 「공연법」에 따른 공연장으로서 객석 수 (❼)석 이상의 공연장
18. 「유통산업발전법」에 따라 개설등록된 대규모점포와 같은 법에 따른 상점가 중 지하도에 있는 상점가
19. 「관광진흥법」에 따른 관광숙박업소
20. 「체육시설의 설치·이용에 관한 법률」에 따른 체육시설로서 1천명 이상의 관객을 수용할 수 있는 체육시설과 같은 법 제10조에 따른 체육시설업에 해당하는 체육시설로서 실내에 설치된 체육시설
21. 「사회복지사업법」에 따른 사회복지시설
22. 「공중위생관리법」에 따른 목욕장
23. 「게임산업진흥에 관한 법률」에 따른 청소년게임제공업소, 일반게임제공업소, 인터넷컴퓨터게임시설제공업소 및 복합유통게임제공업소
24. 「식품위생법」에 따른 식품접객업 중 영업장의 넓이가 보건복지부령으로 정하는 넓이 이상인 휴게음식점영업소, 일반음식점영업소 및 제과점영업소와 같은 법에 따른 식품소분·판매업 중 보건복지부령으로 정하는 넓이 이상인 실내 휴게공간

정답:
③ 흡연실
④ 의료기관
⑤ 보건지소
⑥ 어린이놀이시설
⑦ 300

을 마련하여 운영하는 식품자동판매기 영업소

25. 「청소년보호법」에 따른 만화대여업소

26. 그 밖에 보건복지부령으로 정하는 시설 또는 기관

⑤ 특별자치시장 · 특별자치도지사 · 시장 · 군수 · 구청장은 「주택법」 제2조 제3호에 따른 공동주택의 거주 세대 중 (⑧)이상이 그 공동주택의 복도, 계단, 엘리베이터 및 지하주차장의 전부 또는 일부를 금연구역으로 지정하여 줄 것을 신청하면 그 구역을 금연구역으로 지정하고, 금연구역임을 알리는 안내표지를 설치하여야 한다. 이 경우 금연구역 지정 절차 및 금연구역 안내표지 설치 방법 등은 보건복지부령으로 정한다.

⑧ 2분의 1

⑥ 특별자치시장 · 특별자치도지사 · 시장 · 군수 · 구청장은 흡연으로 인한 피해 방지와 주민의 건강 증진을 위하여 다음 각 호에 해당하는 장소를 금연구역으로 지정하고, 금연구역임을 알리는 안내표지를 설치하여야 한다. 이 경우 금연구역 안내표지 설치 방법 등에 필요한 사항은 보건복지부령으로 정한다. 〈개정 2023. 8. 16.〉

1. 「유아교육법」에 따른 유치원 시설의 경계선으로부터 (⑨)미터 이내의 구역(일반 공중의 통행 · 이용 등에 제공된 구역)

2. 「영유아보육법」에 따른 어린이집 시설의 경계선으로부터 (⑩)미터 이내의 구역 (일반 공중의 통행 · 이용 등에 제공된 구역)

3. 「초 · 중등교육법」에 따른 학교 시설의 경계선으로부터 (⑪)미터 이내의 구역(일반 공중의 통행 · 이용 등에 제공된 구역)

⑨ 30
⑩ 30
⑪ 30

⑦ 지방자치단체는 흡연으로 인한 피해 방지와 주민의 건강 증진을 위하여 필요하다고 인정하는 경우 조례로 다수인이 모이거나 오고가는 관할 구역 안의 일정한 장소를 금연구역으로 지정할 수 있다.

⑧ 누구든지 제4항부터 제7항까지의 규정에 따라 지정된 금연구역에서 흡연하여서는 아니 된다.

⑨ 특별자치시장 · 특별자치도지사 · 시장 · 군수 · 구청장은 제4항 각 호에 따른 시설의 소유자 · 점유자 또는 관리자가 다음 각 호의 어느 하나에 해당하면 일정한 기간을 정하여 그 시정을 명할 수 있다.

1. 제4항 전단을 위반하여 금연구역을 지정하지 아니하거나 금연구역을 알리는 표지를 설치하지 아니한 경우

2. 제4항 후단에 따른 금연구역을 알리는 표지 또는 흡연실의 설치 기준 · 방법 등을 위반한 경우

시행령 제15조(담배자동판매기의 설치장소)

① 법 제9조 제2항에 따라 담배자동판매기의 설치가 허용되는 장소는 다음 각 호와 같다.

1. 미성년자등을 보호하는 법령에서 (⑫)세 미만의 자의 출입이 금지되어 있는 장소

2. 지정소매인 기타 담배를 판매하는 자가 운영하는 점포 및 영업장의 (⑬)

3. 법 제9조 제4항 각 호 외의 부분 후단에 따라 공중이 이용하는 시설 중 흡연자를 위해 설치한 흡연실. 다만, 담배자동판매기를 설치하는 자가 19세 미만의 자에게 담배자동판매기를 이용하지 못하게 할 수 있는 흡연실로 한정한다.

② 제1항의 규정에 불구하고 미성년자등을 보호하는 법령에서 담배자동판매기의 설치를 금지하고 있는 장소에 대하여는 담배자동판매기의 설치를 허용하지 아니한다.

⑫ 19
⑬ 내부

<table>
<tr><th>조</th><th>법문내용</th><th>정답</th></tr>
<tr>
<td></td>
<td>

시행규칙 제5조의 2(성인인증장치) 법 제9조 제3항의 규정에 따라 담배자동판매기에 부착하여야 하는 <u>성인인증장치는</u> 다음 각호의 1에 해당하는 장치로 한다.

　　1. <u>담배자동판매기 이용자의 (⑭)(주민등록증 또는 운전면허증에 한한다)을</u> 인식하는 방법에 의하여 이용자가 성인임을 인증할 수 있는 장치

　　2. 담배자동판매기 이용자의 신용카드 · 직불카드 등 금융신용거래를 위한 장치를 이용하여 이용자가 성인임을 인증할 수 있는 장치

　　3. 그 밖에 이용자가 성인임을 인증할 수 있는 장치로서 보건복지부장관이 정하여 고시하는 장치

시행규칙 제6조(금연구역 등)

　① 법 제9조 제4항 제24호에 따라 <u>해당 시설의 전체를 금연구역으로 지정하여야 하는 휴게음식점영업소</u>, 일반음식점영업소 및 제과점영업소는 다음 각 호의 구분에 따른 영업소로 한다. 〈개정 2018. 6. 29.〉

　　1. 2013년 12월 31일까지 : 150제곱미터 이상인 영업소

　　2. 2014년 1월 1일부터 2014년 12월 31일까지 : 100제곱미터 이상인 영업소

　　3. <u>2015년 1월 1일부터 : 모든 영업소</u>

　③ 법 제9조 제4항 제26호에서 "보건복지부령으로 정하는 시설 또는 기관"이란 「도로법」 제2조 제2호 가목에 따른 <u>휴게시설 중 (⑮)</u>국도에 설치한 휴게시설(주유소, 충전소 및 교통 · 관광안내소를 포함한다) 및 그 부속시설(지붕이 없는 건물 복도나 통로, 계단을 포함한다)을 말한다.

　④ 법 제9조 제4항 후단 및 제6항 후단에 따른 금연구역을 알리는 표지와 흡연실을 설치하는 기준 · 방법은 별표 2와 같다.

> [별표 2] 금연구역을 알리는 표지와 흡연실을 설치하는 기준 · 방법 〈개정 2025. 9. 11.〉
>
> 　2. 흡연실을 설치하는 기준 및 방법
> 　　가. 흡연실의 설치 위치
> 　　　1) 법 제9조 제4항 <u>제6호(학교), 제6호의2(대안교육기관), 제8호(의료기관, 보건소 · 보건의료원 · 보건지소), 제9호(어린이집), 제10호(청소년활동시설), 제11호(도서관), 제12호(어린이놀이시설) 및 제15호(어린이운송용 승합자동차)에 해당하는 시설의 소유자 · 점유자 또는 관리자가 흡연실을 설치하는 경우에는</u> 의료기관 등의 이용자 및 어린이 · 청소년의 간접흡연 피해를 예방하기 위해 <u>실외에 흡연실을 설치하여야</u> 한다. 이 경우 <u>흡연실은 옥상에 설치하거나 각 시설의 출입구로부터 (⑯)미터 이상의 거리에 설치하여야</u> 한다.
> 　　　2) 법 제9조 제4항 각 호의 어느 하나에 해당하는 시설 중 1)에 따른 시설 외 시설의 소유자 · 점유자 또는 관리자는 가급적 실외에 흡연실을 설치하되, 부득이한 경우 건물 내에 흡연실을 설치할 수 있다.

</td>
<td>

⑭ 신분증

⑮ 고속

⑯ 10

</td>
</tr>
<tr>
<td>

9조의 2
★★★

</td>
<td>

(담배에 관한 경고문구 등 표시)

① 「담배사업법」에 따른 <u>담배의 제조자 또는 수입판매업자(이하 "제조자등")는 담배갑포장지 앞면 · 뒷면 · 옆면 및 대통령령으로 정하는 광고(판매촉진 활동을 포함)에 다음 각 호의 내용을 인쇄하여 표기하여야 한다. 다만, 제(①)호의 표기는 담배갑포장지에 한정하되 앞면과 뒷면에 하여야 한다.</u>

　1. <u>흡연의 폐해를 나타내는 내용의 경고그림</u>(사진을 포함)

　2. <u>흡연이 폐암 등 질병의 원인이 될 수 있다는 내용 및 다른 사람의 건강을 위협할</u>

</td>
<td>

① 1

</td>
</tr>
</table>

조	법문내용	정답
	수 있다는 내용의 경고문구 3. (②) 흡입량은 흡연자의 흡연습관에 따라 다르다는 내용의 경고문구 4. 담배에 포함된 다음 각 목의 발암성물질 가. (③)　　　나. 니켈　　　다. 벤젠 라. 비닐 크롤라이드　　　마. 비소　　　바. (④) 5. 보건복지부령으로 정하는 금연상담전화의 전화번호(1544-9030) ② 제1항에 따른 경고그림과 경고문구는 담배갑포장지의 경우 그 넓이의 (⑤) 이상에 해당하는 크기로 표기하여야 한다. 이 경우 경고그림은 담배갑포장지 앞면, 뒷면 각각의 넓이의 (⑥) 이상에 해당하는 크기로 하여야 한다. **시행령 제16조(담배갑포장지에 대한 경고그림등의 표기내용 및 표기방법)** ③ 보건복지부장관은 제2항에 따라 경고그림 및 경고문구의 구체적 표기내용을 고시하는 경우에는 다음 각 호의 구분에 따른다. 이 경우 해당 고시의 시행에 6개월 이상의 유예기간을 두어야 한다. 1. 정기 고시 : 10개 이하의 경고그림 및 경고문구를 (⑦)개월 마다 고시한다. 2. 수시 고시 : 경고그림 및 경고문구의 표기내용을 새로 정하거나 변경하는 경우에는 수시로 고시한다. **시행령 제16조의 2(전자담배 등에 대한 경고그림등의 표기내용 및 표기방법)** ② 법 제9조의2 제4항에 따라 이 조 제1항 각 호에 해당하는 담배의 담배갑포장지에 표기하는 경고그림 및 경고문구의 표기내용은 흡연의 폐해, 흡연이 니코틴 의존 및 중독을 유발시킬 수 있다는 사실과 담배 특성에 따른 다음 각 호의 구분에 따른 사실 등을 명확하게 알릴 수 있어야 한다. 1. 제27조의2 제2호의 (⑧) : 담배 특이 니트로사민(tobacco specific nitrosamines), 포름알데히드(formaldehyde) 등이 포함되어 있다는 내용 2. 제27조의2 제6호의 씹는 담배 및 제27조의2 제9호의 머금는 담배 : 구강암 등 질병의 원인이 될 수 있다는 내용 3. 제27조의2 제8호의 물담배 : 타르 검출 등 궐련과 동일한 위험성이 있다는 내용과 사용 방법에 따라 결핵 등 호흡기 질환에 감염될 위험성이 있다는 내용	② 타르 ③ 나프틸아민 ④ 카드뮴 ⑤ 100분의 50 ⑥ 100분의 30 ⑦ 24 ⑧ 전자담배
9조의3 ★	**(가향물질 함유 표시 제한)** 제조자등은 담배에 연초 외의 식품이나 향기가 나는 물질(이하 "가향물질"이라 한다)을 포함하는 경우 이를 표시하는 문구나 그림·사진을 제품의 포장이나 광고에 사용하여서는 아니 된다.	
9조의 4 ★★	**(담배에 관한 광고의 금지 또는 제한)** ① 담배에 관한 광고는 다음 각 호의 방법에 한하여 할 수 있다. 1. 지정소매인의 영업소 내부에서 보건복지부령으로 정하는 광고물을 전시 또는 부착하는 행위. 다만, 영업소 외부에 그 광고내용이 보이게 전시 또는 부착하는 경우에는 그러하지 아니하다. 2. 품종군별로 연간 10회 이내(1회당 2쪽 이내)에서 잡지[「잡지 등 정기간행물의 진흥에 관한 법률」에 따라 등록 또는 신고되어 주 1회 이하 정기적으로 발행되는 제책된 정기간행물 및 「신문 등의 진흥에 관한 법률」에 따라 등록된 주 1회 이하 정기	

조	법문내용	정답
	적으로 발행되는 신문과 「출판문화산업 진흥법」에 따른 (①)간행물로서 동일한 제호로 연 1회 이상 정기적으로 발행되는 것(이하 "외국정기간행물")을 말하며, 여성 또는 청소년을 대상으로 하는 것은 제외]에 광고를 게재하는 행위. 다만, 보건복지부령으로 정하는 판매부수 이하로 국내에서 판매되는 외국정기간행물로서 외국문자로만 쓰여져 있는 잡지인 경우에는 광고게재의 제한을 받지 아니한다. 3. 사회·문화·음악·체육 등의 행사[(②)을 대상으로 하는 행사는 제외]를 후원하는 행위. 이 경우 후원하는 자의 명칭을 사용하는 외에 제품광고를 하여서는 아니 된다. 4. 국제선의 항공기 및 여객선, 그 밖에 보건복지부령으로 정하는 장소 안에서 하는 광고 ③ 제1항에 따른 광고 또는 그에 사용되는 광고물은 다음 각 호의 사항을 준수하여야 한다. 1. 흡연자에게 담배의 품명·종류 및 특징을 알리는 정도를 넘지 아니할 것 2. 비흡연자에게 직접적 또는 간접적으로 흡연을 권장 또는 유도하거나 여성 또는 청소년의 인물을 묘사하지 아니할 것 3. 제9조의 2에 따라 표기하는 흡연 경고문구의 내용 및 취지에 반하는 내용 또는 형태가 아닐 것 4. 국민의 건강과 관련하여 검증되지 아니한 내용을 표시하지 아니할 것. 이 경우 광고 내용의 사실 여부에 대한 검증 방법·절차 등 필요한 사항은 대통령령으로 정한다.	① 외국 ② 여성 또는 청소년
9조의 5 ★	(금연지도원) ② 금연지도원의 직무는 다음 각 호와 같다. 1. 금연구역의 시설기준 이행 상태 점검 2. 금연구역에서의 흡연행위 감시 및 계도 3. 금연을 위한 조치를 위반한 경우 관할 행정관청에 신고하거나 그에 관한 자료 제공 4. 그 밖에 금연 환경 조성에 관한 사항으로서 대통령령으로 정하는 사항 ③ 금연지도원은 제2항의 직무를 단독으로 수행하려면 미리 (①)의 승인을 받아야 하며, (①)은 승인서를 교부하여야 한다.	① 시·도지사 또는 시장·군수·구청장
12조 ★★★	(보건교육의 실시 등) ① 국가 및 지방자치단체는 모든 국민이 올바른 보건의료의 이용과 건강한 생활습관을 실천할 수 있도록 그 대상이 되는 개인 또는 집단의 특성·건강상태·건강의식 수준등에 따라 적절한 보건교육을 실시한다. **시행령 제17조(보건교육의 내용)** 법 제12조에 따른 보건교육에는 다음 각 호의 사항이 포함되어야 한다. 1. 금연·절주등 건강생활의 실천에 관한 사항 2. 만성퇴행성질환등 질병의 예방에 관한 사항 3. 영양 및 식생활에 관한 사항 4. 구강건강에 관한 사항 5. 공중위생에 관한 사항	

조	법문내용	정답
	6. 건강증진을 위한 체육활동에 관한 사항 7. 그 밖에 건강증진사업에 관한 사항 **시행규칙 제8조(보건교육의 평가방법 및 내용)** ③ 영 제17조 제7호에서 "기타 건강증진사업에 관한 사항"이라 함은 「산업안전보건법」에 의한 산업보건에 관한 사항 기타 국민의 건강을 증진시키는 사업에 관한 사항을 말한다.	
12조의 2 ★★	**(보건교육사자격증의 교부 등)** ① 보건복지부장관은 국민건강증진 및 보건교육에 관한 전문지식을 가진 자에게 보건교육사의 자격증을 교부할 수 있다. ② 다음 각호의 1에 해당하는 자는 보건교육사가 될 수 없다. 1. 피성년후견인 2. 삭제 〈2013. 7. 30.〉 3. 금고 이상의 실형의 선고를 받고 그 집행이 종료되지 아니하거나 그 집행을 받지 아니하기로 확정되지 아니한 자 4. 법률 또는 법원의 판결에 의하여 자격이 상실 또는 정지된 자 ③ 제1항의 규정에 의한 보건교육사의 등급은 (①)으로 하고, 등급별 자격기준 및 자격증의 교부절차 등에 관하여 필요한 사항은 대통령령으로 정한다. ⑥ 제1항에 따라 자격증을 교부받은 사람은 다른 사람에게 그 자격증을 빌려주어서는 아니 되고, 누구든지 그 자격증을 빌려서는 아니 된다. 〈신설 2020. 4. 7.〉	① 1급 내지 3급
12조의 3	**(국가시험)** ① 제12조의 2 제4항의 규정에 의한 국가시험은 보건복지부장관이 시행한다. 다만, 보건복지부장관은 국가시험의 관리를 대통령령이 정하는 바에 의하여 「한국보건의료인국가시험원법」에 따른 한국보건의료인국가시험원에 위탁할 수 있다.	
12조의 5	**(보건교육사의 자격취소)** 보건복지부장관은 보건교육사가 제12조의 2 제6항을 위반하여 다른 사람에게 자격증을 빌려준 경우에는 그 자격을 (①)하여야 한다. [본조신설 2020. 4. 7.]	① 취소
13조	**(보건교육의 평가)** ① (①)은 정기적으로 국민의 보건교육의 성과에 관하여 평가를 하여야 한다.	① 보건복지부장관
16조 ★★★	**(국민건강영양조사등)** ① (①)은 보건복지부장관과 협의하여 국민의 건강상태 · 식품섭취 · 식생활조사등 국민의 건강과 영양에 관한 조사(이하 "국민건강영양조사")를 정기적으로 실시한다. 〈개정 2023. 3. 28.〉 ② 특별시 · 광역시 및 도에는 국민건강영양조사와 영양에 관한 지도업무를 행하게 하기 위한 공무원을 두어야 한다. 〈개정 2023. 3. 28.〉 ④ 국민건강영양조사의 내용 및 방법 기타 국민건강영양조사와 영양에 관한 지도에 관하여 필요한 사항은 대통령령으로 정한다. 〈개정 2023. 3. 28.〉 [제목개정 2023. 3. 28.]	① 질병관리청장

시행령 제20조(조사대상)

① (②)은 보건복지부장관과 협의하여 (③)년 구역과 기준을 정하여 선정한 가구 및 그 가구원에 대하여 국민건강영양조사를 실시한다. 〈개정 2023. 9. 26.〉

② 질병관리청장은 보건복지부장관과 협의하여 노인·임산부등 특히 건강 및 영양개선이 필요하다고 판단되는 사람에 대해서는 따로 조사기간을 정하여 국민건강영양조사를 실시할 수 있다. 〈개정 2023. 9. 26.〉

③ (④) 또는 질병관리청장의 요청을 받은 (⑤)는 제1항에 따라 조사대상으로 선정된 가구와 제2항에 따라 조사대상이 된 사람에게 이를 통지해야 한다. 〈개정 2023. 9. 26.〉

② 질병관리청장
③ 매

④ 질병관리청장
⑤ 시·도지사

시행령 제21조(조사항목)

① 국민건강영양조사는 건강조사와 영양조사로 구분하여 실시한다.

② 건강조사는 국민의 건강 수준을 파악하기 위하여 다음 각 호의 사항에 대하여 실시한다.

  1. 가구에 관한 사항

  2. (⑥)에 관한 사항

  3. (⑦)에 관한 사항

③ 영양조사는 국민의 영양 수준을 파악하기 위하여 다음 각 호의 사항에 대하여 실시한다.

  1. (⑧)에 관한 사항

  2. (⑨)에 관한 사항

[전문개정 2023. 9. 26.]

⑥ 건강상태
⑦ 건강행태
⑧ 식품섭취
⑨ 식생활

시행령 제22조(국민건강영양조사원 및 영양지도원)

① (⑩)은 국민건강영양조사를 담당하는 사람(이하 "국민건강영양조사원")으로 건강조사원 및 영양조사원을 두어야 한다. 이 경우 건강조사원 및 영양조사원은 다음 각 호의 구분에 따른 요건을 충족해야 한다. 〈개정 2024. 11. 26.〉

  1. 건강조사원 : 다음 각 목의 어느 하나에 해당할 것

    가. 「의료법」 제2조 제1항에 따른 의료인

    나. 「약사법」 제2조 제2호에 따른 약사 또는 한약사

    다. 「의료기사 등에 관한 법률」 제2조 제1항에 따른 의료기사

    라. 「고등교육법」 제2조에 따른 학교에서 보건의료 관련 학과 또는 학부를 졸업한 사람(졸업 예정인 사람을 포함) 또는 이와 같은 수준 이상의 학력이 있다고 인정되는 사람

  2. 영양조사원 : 다음 각 목의 어느 하나에 해당할 것

    가. 「국민영양관리법」 제15조에 따른 영양사

    나. 「고등교육법」 제2조에 따른 학교에서 식품영양 관련 학과 또는 학부를 졸업한 사람(졸업 예정인 사람을 포함) 또는 이와 같은 수준 이상의 학력이 있다고 인정되는 사람

② 특별자치시장·특별자치도지사·(⑪)은 법 제15조 및 법 제16조의 영양개선사업을 수행하기 위한 국민영양지도를 담당하는 사람(이하 "영양지도원")을 두어야 하며 그 영양지도원은 영양사의 자격을 가진 사람으로 임명한다. 다만, 영양사의 자격을 가진 사람이 없는 경우에는 「의료법」 제2조 제1항에 따른 의사 또는 「간호법」 제2조 제1호에 따른 간호사의 자격을 가진 사람 중에서 임명할 수 있다. 〈개정 2025. 6. 20.〉

③ 국민건강영양조사원 및 영양지도원의 직무에 관하여 필요한 사항은 보건복지부령으로 정한다. 〈개정 2023. 9. 26.〉

④ 질병관리청장, 또는 특별자치시장·특별자치도지사·시장·군수·구청장은 국민건강영양조사원 또는 영양지도원의 원활한 업무 수행을 위하여 필요하다고 인정하는 경우에는 그

⑩ 질병관리청장

⑪ 시장·군수·구청장

<table>
<tr><th>조</th><th>법문내용</th><th>정답</th></tr>
<tr><td></td><td>

업무 지원을 위한 구체적 조치를 마련·시행할 수 있다. 〈신설 2023. 9. 26.〉

시행규칙 제12조(조사내용)
① 영 제21조 제2항에 따른 건강조사의 세부내용은 다음 각 호와 같다.
  1. 가구에 관한 사항 : 가구유형, 주거형태, 소득수준, 경제활동상태 등
  2. 건강상태에 관한 사항 : 신체계측, 질환별 유병 및 치료 여부, 의료 이용 정도 등
  3. 건강행태에 관한 사항 : 흡연·음주 행태, 신체활동 정도, 안전의식 수준 등
  4. 그 밖에 건강상태 및 건강행태에 관하여 질병관리청장이 정하는 사항
② 영 제21조 제3항에 따른 영양조사의 세부 내용은 다음 각 호와 같다.
  1. 식품섭취에 관한 사항 : 섭취 식품의 종류 및 섭취량 등
  2. 식생활에 관한 사항 : 식사 횟수 및 외식 빈도 등
  3. 그 밖에 식품섭취 및 식생활에 관하여 질병관리청장이 정하는 사항
[전문개정 2023. 9. 27.]

시행규칙 제17조(영양지도원) 영 제22조 제2항에 따른 영양지도원의 업무는 다음 각 호와 같다. 〈개정 2023. 9. 27.〉
1. 영양지도의 기획·분석 및 평가
2. 지역주민에 대한 영양상담·영양교육 및 영양평가
3. 지역주민의 건강상태 및 식생활 개선을 위한 세부 방안 마련
4. 집단급식시설에 대한 현황 파악 및 급식업무 지도
5. 영양교육자료의 개발·보급 및 홍보
6. 그 밖에 제1호부터 제5호까지의 규정에 준하는 업무로서 지역주민의 영양관리 및 영양개선을 위하여 특히 필요한 업무

</td><td></td></tr>
<tr><td>

18조
★

</td><td>

(구강건강사업)
① 국가 및 지방자치단체는 국민의 구강질환의 예방과 구강건강의 증진을 위하여 다음 각호의 사업을 행한다. 〈개정 2024. 2. 20.〉
  1. 구강건강에 관한 교육사업
  2. 수돗물불소농도조정사업
  3. 구강건강에 관한 조사·연구사업
  4. 아동·노인·장애인·임산부 등 건강취약계층을 위한 구강건강증진사업
  5. 기타 구강건강의 증진을 위하여 대통령령이 정하는 사업

시행령 제23조(구강건강사업) 법 제18조 제1항 제5호에서 "대통령령이 정하는 사업"이란 다음 각 호의 사업을 말한다.
  1. 충치예방을 위한 치아홈메우기사업
  2. 불소용액양치사업
  3. 구강건강의 증진을 위하여 보건복지부령이 정하는 사업

</td><td></td></tr>
<tr><td>

19조
★★★

</td><td>

(건강증진사업 등)
② 특별자치시장·특별자치도지사·시장·군수·구청장은 지역주민의 건강증진을 위하여 보건복지부령이 정하는 바에 의하여 (❶)으로 하여금 다음 각호의 사업을 하게 할 수 있다.
  1. (❷) 및 건강상담

</td><td>

❶ 보건소장
❷ 보건교육

</td></tr>
</table>

조	법문내용	정답

조	법문내용	정답
	2. 영양관리 3. 신체활동장려 4. 구강건강의 관리 5. 질병의 조기발견을 위한 검진 및 처방 6. 지역사회의 보건문제에 관한 조사 · 연구 7. 기타 (③)의 운영등 건강증진사업에 관한 사항	③ 건강교실

22조
★★★
	(기금의 설치 등)
	① (①)은 국민건강증진사업의 원활한 추진에 필요한 재원을 확보하기 위하여 국민건강증진기금을 설치한다.
	② 기금은 다음 각호의 재원으로 조성한다.
	  1. 제23조 제1항의 규정에 의한 부담금
	  2. 기금의 운용 수익금
		① 보건복지부장관

23조
★★★
	(국민건강증진부담금의 부과 · 징수 등)
	① 보건복지부장관은 「지방세법」 제47조 제4호 및 제6호에 따른 제조자 및 수입판매업자가 판매하는 같은 조 제1호에 따른 담배(같은 법 제54조에 따라 담배소비세가 면제되는 것, 같은 법 제63조 제1항 제1호 및 제2호에 따라 담배소비세액이 공제 또는 환급되는 것은 제외한다. 이하 이 조 및 제23조의 2에서 같다)에 다음 각 호의 구분에 따른 부담금을 부과 · 징수한다. 〈개정 2021. 7. 27.〉
	  1. 궐련 : 20개비당 (①)원
	  2. 전자담배
	    가. 니코틴 용액을 사용하는 경우 : 1밀리터당 (②)원
	    나. 연초 및 연초 고형물을 사용하는 경우 :
	      1) 궐련형 : 20개비당 750원
	      2) 기타 유형 : 1그램당 (③)원
	  3. 파이프담배 : 1그램당 (④)원
	  4. 엽궐련 : 1그램당 (⑤)원
	  5. 각련 : 1그램당 30.2원
	  6. 씹는 담배 : 1그램당 (⑥)원
	  7. 냄새 맡는 담배 : 1그램당 21.4원
	  8. 물담배 : 1그램당 (⑦)원
	  9. 머금는 담배 : 1그램당 (⑧)원
	② 제1항에 따른 제조자 및 수입판매업자는 매월 1일부터 말일까지 제조장 또는 보세구역에서 반출된 담배의 수량과 산출된 부담금의 내역에 관한 자료를 다음 달 15일까지 보건복지부장관에게 제출하여야 한다. 〈개정 2021. 7. 27.〉
	③ 보건복지부장관은 제2항에 따른 자료를 제출 받은 때에는 그 날부터 5일 이내에 부담금의 금액과 납부기한 등을 명시하여 해당 제조자 및 수입판매업자에게 납부고지를 하여야 한다. 〈개정 2021. 7. 27.〉
	⑤ 보건복지부장관은 부담금을 납부하여야 할 자가 제4항의 규정에 의한 납부기한 이내에 부담금을 내지 아니하는 경우 납부기한이 지난 후 10일 이내에 30일 이상의 기간
		① 841
		② 525
		③ 73
		④ 30.2
		⑤ 85.8
		⑥ 34.4
		⑦ 1050.1
		⑧ 534.5

| --- | --- | --- |
	을 정하여 독촉장을 발부하여야 하며, 체납된 부담금에 대해서는 「국세기본법」 제47조의 4를 준용하여 가산금을 징수한다.	

23조의 2
★
	(부담금의 납부담보)
	① 보건복지부장관은 부담금의 납부 보전을 위하여 대통령령이 정하는 바에 따라 제23조 제1항에 따른 제조자 및 수입판매업자에게 담보의 제공을 요구할 수 있다.
	
	시행령 제27조의 3(국민건강증진부담금의 납부담보)
	 ② 담보의 종류는 다음 각 호의 어느 하나에 해당하는 것에 한한다.
	  1. 금전
	  2. 국채 또는 지방채
	  3. 보건복지부장관이 정하여 고시하는 유가증권
	  4. 납부보증보험증권
	  5. (①)
	  6. 보험에 든 등기 또는 등록된 건물 · 공장재단 · 광업재단 · 선박 · 항공기나 건설기계
		① 토지

24조 ★	**(기금의 관리 · 운용)** ① 기금은 (①)이 관리 · 운용한다.	① 보건복지부장관
25조 ★★★	**(기금의 사용 등)** ① 기금은 다음 각호의 사업에 사용한다. 〈개정 2025. 3. 18〉 1. 금연교육 및 광고, 흡연피해 예방 및 흡연피해자 지원, 절주교육 및 광고, 음주폐해 예방 등 국민건강관리사업 2. 건강생활의 지원사업 3. 보건교육 및 그 자료의 개발 4. 보건통계의 작성 · 보급과 보건의료관련 조사 · 연구 및 개발에 관한 사업 5. 질병의 예방 · 검진 · 관리 및 암의 치료를 위한 사업 6. 국민영양관리사업 7. 신체활동장려사업 8. 구강건강관리사업 9. 시 · 도지사 및 시장 · 군수 · 구청장이 행하는 건강증진사업 10. 공공보건의료 및 건강증진을 위한 시설 · 장비의 확충 11. 기금의 관리 · 운용에 필요한 경비 12. 그 밖에 국민건강증진사업에 소요되는 경비로서 대통령령이 정하는 사업 **시행령 제30조(기금의 사용)** 법 제25조 제1항 제12호에서 "대통령령이 정하는 사업"이란 다음 각 호의 사업을 말한다. 〈개정 2021. 11. 30.〉 1. (①)질환의 관리사업 2. 법 제27조의 규정에 의한 지도 · 훈련사업 3. 건강증진을 위한 신체활동 지원사업 4. 금연지도원 제도 운영 등 지역사회 금연 환경 조성 사업 5. 건강친화인증 기업 지원 사업 6. 절주문화 조성 사업	① 만성퇴행성

조	법문내용	정답
31조 ★	**(벌칙)** 제21조(검진결과의 공개금지)를 위반하여 정당한 사유 없이 건강검진의 결과를 공개한 자는 (①)년 이하의 징역 또는 (②)원 이하의 벌금에 처한다.	① 3 ② 3천만원
31조의 2 ★	**(벌칙)** 다음 각 호의 어느 하나에 해당하는 자는 (①)년 이하의 징역 또는 (②)원 이하의 벌금에 처한다. 〈개정 2025. 3. 18.〉 　1. 정당한 사유 없이 제8조의 2(주류광고의 제한·금지 특례) 제3항에 따른 광고내용의 변경 등 명령이나 광고의 금지 명령을 이행하지 아니한 자 　2. 제8조(금연 및 절주운동등) 제4항을 위반하여 경고문구 또는 경고그림을 표기하지 아니하거나 이와 다른 경고문구 또는 경고그림을 표기한 자 　3. 제9조의 2(담배에 관한 경고문구 등 표시)를 위반하여 경고그림·경고문구·발암성물질·금연상담전화번호를 표기하지 아니하거나 이와 다른 경고그림·경고문구·발암성물질·금연상담전화번호를 표기한 자 　4. 제9조의 4(담배에 관한 광고의 금지 또는 제한)를 위반하여 담배에 관한 광고를 한 자 　5. 제12조의 2(보건교육사자격증의 교부 등) 제6항을 위반하여 다른 사람에게 자격증을 빌려주거나 빌린 자 　6. 제12조의 2(보건교육사자격증의 교부 등) 제7항을 위반하여 자격증을 빌려주거나 빌리는 것을 알선한 자	① 1 ② 1천만
34조	**(과태료)** ① 다음 각 호의 어느 하나에 해당하는 자에게는 500만원 이하의 과태료를 부과한다. 〈개정 2019. 12. 3.〉 　1. 거짓이나 그 밖의 부정한 방법으로 제6조의 2 제1항에 따른 인증을 받은 자 　1의2. 제6조의 2 제4항을 위반하여 인증표시 또는 이와 유사한 표시를 한 자 　1의3. 제9조 제2항의 규정에 위반하여 담배자동판매기를 설치하여 담배를 판매한 자 　2. 제9조 제9항에 따른 시정명령을 따르지 아니한 자 　3. 제9조의 3을 위반하여 가향물질을 표시하는 문구나 그림·사진을 제품의 포장이나 광고에 사용한 자 　4. 제23조 제2항의 규정에 위반하여 자료를 제출하지 아니하거나 허위의 자료를 제출한 자 ② 다음 각 호의 1에 해당하는 자는 300만원 이하의 과태료에 처한다. 〈신설 2011. 6. 7.〉 　1. 제9조 제3항의 규정에 위반하여 성인인증장치가 부착되지 아니한 담배자동판매기를 설치하여 담배를 판매한 자 　2. 삭제 〈2011. 6. 7.〉 　3. 제28조의 규정에 의한 보고를 하지 아니하거나 허위로 보고한 자와 관계공무원의 검사를 거부·방해 또는 기피한 자 ③ 다음 각 호의 어느 하나에 해당하는 자에게는 (①)만원 이하의 과태료를 부과한다. 〈신설 2020. 12. 29.〉 　1. 제8조의 4 제2항을 위반하여 금주구역에서 음주를 한 사람 　2. 제9조 제8항을 위반하여 금연구역에서 흡연을 한 사람	① 10

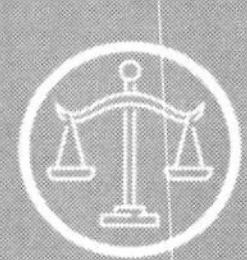

조	법문내용	정답
1조	**(목적)** 이 법은 (①) 등 지역보건의료기관의 설치 · 운영에 관한 사항과 보건의료 관련기관 · 단체와의 연계 · 협력을 통하여 지역보건의료기관의 기능을 효과적으로 수행하는 데 필요한 사항을 규정함으로써 (②)을 효율적으로 추진하여 지역주민의 건강 증진에 이바지함을 목적으로 한다.	① 보건소 ② 지역보건의료정책
2조 ★★★	**(정의)** 이 법에서 사용하는 용어의 뜻은 다음과 같다. 　1. "지역보건의료기관"이란 지역주민의 건강을 증진하고 질병을 예방 · 관리하기 위하여 이 법에 따라 설치 · 운영하는 보건소, (①), (②) 및 (③)를 말한다. 　**농어촌 등 보건의료를 위한 특별조치법 제2조** 　4. "(④)"란 의사가 배치되어 있지 아니하고 계속하여 의사를 배치하기 어려울 것으로 예상되는 의료 취약지역에서 보건진료 전담공무원으로 하여금 의료행위를 하게 하기 위하여 시장 · 군수가 설치 · 운영하는 보건의료시설을 달한다. 　2. "지역보건의료서비스"란 지역주민의 건강을 증진하고 질병을 예방 · 관리하기 위하여 (⑤)이 직접 제공하거나 보건의료 관련기관 · 단체를 통하여 제공하는 서비스로서 (⑥)(「보건의료기본법」 제3조 제3호에 따른)이 행하는 모든 활동을 말한다.	① 보건의료원 ② 보건지소 ③ 건강생활지원센터 ④ 보건진료소 ⑤ 지역보건의료기관 ⑥ 보건의료인
3조	**(국가와 지방자치단체의 책무)** ① 국가 및 지방자치단체는 지역보건의료에 관한 조사 · 연구, 정보의 수집 · 관리 · 활용 · 보호, 인력의 양성 · 확보 및 고용 안정과 자질 향상 등을 위하여 노력하여야 한다.	
4조 ★★★	**(지역사회 건강실태조사)** ① (①)과 특별자치시장 · 특별자치도지사 · 시장 · 군수 · 구청장(구청장은 자치구의 구청장을 말하며, 이하 "시장 · 군수 · 구청장"이라 한다)은 지역주민의 건강 상태 및 (②)등을 파악하기 위하여 (③)년 지역사회 건강실태조사를 실시하여야 한다. 〈개정 2023. 3. 28.〉 ② 질병관리청장은 제1항에 따라 지역사회 건강실태조사를 실시할 때에는 미리 (④)과 협의하여야 한다. 〈신설 2023. 3. 28.〉 ③ 제1항에 따른 지역사회 건강실태조사의 방법, 내용 등에 관하여 필요한 사항은 대통령령으로 정한다. 　**시행령 제2조(지역사회 건강실태조사의 방법 및 내용)** 　① (⑤)은 보건복지부장관과 협의하여 「지역보건법」 제4조 제1항에 따른 지역사회 건강실	① 질병관리청장 ② 건강 문제의 원인 ③ 매 ④ 보건복지부장관 ⑤ 질병관리청장

	태조사를 매년 지방자치단체의 장에게 협조를 요청하여 <u>실시한다.</u> 〈개정 2020. 9. 11.〉 ② 제1항에 따라 협조 요청을 받은 <u>지방자치단체의 장은 매년 (⑥)(보건의료원을 포함)를</u> 통하여 지역 주민을 대상으로 지역사회 건강실태조사를 실시하여야 한다. 이 경우 지방자치단체의 장은 <u>지역사회 건강실태조사의 결과를 (⑦)</u>에게 통보하여야 한다. 〈개정 2020. 9. 11.〉 ③ 지역사회 건강실태조사는 (⑧)를 원칙으로 하되, 필요한 경우에는 전수조사를 할 수 <u>있다.</u> ④ <u>지역사회 건강실태조사의 내용에는 다음 각 호의 사항이 포함되어야 한다.</u> 〈개정 2020. 9. 11.〉 　1. 흡연, 음주 등 건강 관련 생활습관에 관한 사항 　2. <u>건강검진 및 예방접종 등 질병 예방에 관한 사항</u> 　3. 질병 및 보건의료서비스 이용 실태에 관한 사항 　4. <u>사고 및 중독에 관한 사항</u> 　5. 활동의 제한 및 삶의 질에 관한 사항 　6. 그 밖에 지역사회 건강실태조사에 포함되어야 한다고 <u>질병관리청장이</u> 정하는 사항	⑥ 보건소 ⑦ 질병관리청장 ⑧ 표본조사
5조	**(자료 또는 정보의 처리 및 이용 등)** <u>① 보건복지부장관은 지역보건의료기관</u>(「농어촌 등 보건의료를 위한 특별조치법」제2조 제4호에 따른 보건진료소를 포함)의 기능 및 업무를 수행하는 데 필요한 각종 자료 및 정보의 효율적 처리(「개인정보 보호법」제2조 제2호의 처리를 말한다.)를 위하여 지역보건의료정보시스템을 구축·운영할 수 있다. 〈개정 2023. 3. 28.〉 ③ 누구든지 정당한 접근 권한 없이 또는 허용된 접근 권한을 넘어 지역보건의료정보시스템의 정보를 훼손·멸실·변경·위조·유출하거나 검색·복제하여서는 아니 된다. ⑤ 보건복지부장관은 제1항에 따라 지역보건의료정보시스템을 통해 처리하는 자료 또는 정보를 지역주민의 건강 증진 및 질병의 예방·관리를 위하여 관계 중앙행정기관의 장과 특별시장·광역시장·도지사(이하 "시·도지사"라 한다) 또는 시장·군수·구청장에게 제공할 수 있다. 〈신설 2023. 3. 28.〉 ⑥ 시·도지사 또는 시장·군수·구청장은 필요한 경우 제5항에 따라 보건복지부장관으로부터 제공받은 자료 또는 정보를 제19조 제2항에 따른 서비스대상자 및 부양의무자의 동의를 받아 제30조 제3항에 따른 보건의료 관련기관·단체 또는 의료인에게 제공할 수 있다. 이 경우 이용 목적을 고려하여 필요 최소한의 정보를 제공하여야 한다. 〈신설 2023. 3. 28.〉 ⑦ 관계 중앙행정기관의 장, 시·도지사 또는 시장·군수·구청장이 제4항 및 제5항에 따라 지역보건의료정보시스템을 이용하거나 연계하고자 하는 경우에는 지역보건의료정보시스템을 이용하여 처리하고자 하는 자료 또는 정보와 그 범위, 처리 목적·방식, 해당 자료 또는 정보의 보유기관 등을 특정하여 (①)과 미리 협의하여야 한다. 〈신설 2023. 3. 28.〉 [제목개정 2023. 3. 28.]	① 보건복지부장관
6조 ★★	**(지역보건의료심의위원회)** ① 지역보건의료에 관한 다음 각 호의 <u>사항을</u> 심의하기 위하여 특별시·광역시·도(이하 "시·도") 및 특별자치시·특별자치도·시·군·구(구는 자치구를 말하며, 이하 "시·군·구"라 한다)에 <u>지역보건의료심의위원회를</u> 둔다. 　1. 지역사회 건강실태조사 등 지역보건의료의 실태조사에 관한 사항 　2. <u>지역보건의료계획 및 연차별 시행계획의 수립·시행 및 평가에 관한 사항</u>	

조	법문내용	정답

조	법문내용	정답
	3. 지역보건의료계획의 효율적 시행을 위하여 보건의료 관련기관·단체, 학교, 직장 등과의 협력이 필요한 사항 4. 그 밖에 지역보건의료시책의 추진을 위하여 필요한 사항	
7조 ★★★	**(지역보건의료계획의 수립 등)** ① 시·도지사 또는 시장·군수·구청장은 지역주민의 건강 증진을 위하여 다음 각 호의 사항이 포함된 지역보건의료계획을 (**①**)년마다 제3항 및 제4항에 따라 수립하여야 한다. 〈개정 2023. 3. 28.〉 　1.(**②**) 　2. 지역보건의료서비스에 관한 장기·단기 공급대책 　3. 인력·조직·재정 등 보건의료자원의 조달 및 관리 　4. 지역보건의료서비스의 제공을 위한 전달체계 구성 방안 　5. 지역보건의료에 관련된 통계의 수집 및 정리 ② 시·도지사 또는 시장·군수·구청장은 (**③**)년 제1항에 따른 지역보건의료계획에 따라 연차별 시행계획을 수립하여야 한다. ⑤ 제3항 및 제4항에 따른 지역보건의료계획은 「사회보장기본법」 제16조에 따른 사회보장 기본계획, 「사회보장급여의 이용·제공 및 수급권자 발굴에 관한 법률」에 따른 (**④**) 및 「국민건강증진법」 제4조에 따른 (**⑤**)과 연계되도록 하여야 한다. ⑥ 특별자치시장·특별자치도지사, 시·도지사 또는 시장·군수·구청장은 제3항 또는 제4항에 따라 지역보건의료계획을 수립하는 데에 필요하다고 인정하는 경우에는 보건의료 관련기관·단체, 학교, 직장 등에 중복·유사 사업의 조정 등에 관한 의견을 듣거나 자료의 제공 및 협력을 요청할 수 있다. 이 경우 요청을 받은 해당 기관은 정당한 사유가 없으면 그 요청에 협조하여야 한다. ⑦ 지역보건의료계획의 내용에 관하여 필요하다고 인정하는 경우 (**⑥**)은 특별자치시장·특별자치도지사 또는 시·도지사에게, (**⑦**)는 시장·군수·구청장에게 각각 보건복지부령으로 정하는 바에 따라 그 조정을 권고할 수 있다. **시행령 제4조(지역보건의료계획의 세부 내용)** ① 시·도지사 및 특별자치시장·특별자치도지사는 법 제7조 제1항에 따라 수립하는 지역보건의료계획에 다음 각 호의 내용을 포함시켜야 한다. 〈개정 2023. 9. 26.〉 　1. 지역보건의료계획의 달성 목표 　2.(**⑧**) 　3. 지역보건의료기관과 보건의료 관련기관·단체 간의 기능 분담 및 발전 방향 　4. 법 제11조에 따른 보건소의 기능 및 업무의 추진계획과 추진현황 　5. 지역보건의료기관의 인력·시설 등 자원 확충 및 정비 계획 　6. 취약계층의 건강관리 및 지역주민의 건강 상태 격차 해소를 위한 추진계획 　7. 지역보건의료와 사회복지사업 사이의 연계성 확도 계획 　8. (**⑨**)의 병상의 수요·공급 　9. (**⑩**) 등의 치료를 위한 전문치료시설의 수요·공급 　10. 특별자치시·특별자치도·시·군·구(구는 자치구를 말하며, 이하 "시·군·구") 지역보건의료기관의 설치·운영 지원	① 4 ② 보건의료 수요의 측정 ③ 매 ④ 지역사회보장계획 ⑤ 국민건강증진 종합계획 ⑥ 보건복지부장관 ⑦ 시·도지사 ⑧ 지역현황과 전망 ⑨ 의료기관 ⑩ 정신질환

조	법문내용	정답
	11. 시·군·구 지역보건의료기관 인력의 교육훈련 12. 지역보건의료기관과 보건의료 관련기관·단체 간의 협력·연계 13. 그 밖에 시·도지사 및 특별자치시장·특별자치도지사가 지역보건의료계획을 수립함에 있어서 필요하다고 인정하는 사항 ② 시장·군수·구청장은 지역보건의료계획에 다음 각 호의 내용을 포함시켜야 한다. 〈개정 2023. 9. 26.〉 　1. 제1항 제1호부터 제7호까지의 내용 　2. 그 밖에 시장·군수·구청장이 지역보건의료계획을 수립함에 있어서 필요하다고 인정하는 사항 **시행령 제5조(지역보건의료계획의 수립 방법 등)** ③ 시·도지사 또는 시장·군수·구청장은 지역보건의료계획을 수립하는 경우에 그 주요 내용을 시·도 또는 시·군·구의 홈페이지 등에 (⑪) 이상 공고하여 지역주민의 의견을 수렴하여야 한다. **시행령 제6조(지역보건의료계획의 제출 시기 등)** ① 시장·군수·구청장(특별자치시장·특별자치도지사는 제외, 이하 이 조 및 제7조에서 같다)은 법 제7조 제3항에 따라 지역보건의료계획(연차별 시행계획을 포함)을 계획 시행연도 (⑫)까지 시·도지사에게 제출하여야 한다.	⑪ 2주 ⑫ 1월 31일
9조 ★	**(지역보건의료계획 시행 결과의 평가)** ① 제8조 제1항에 따라 지역보건의료계획을 시행한 때에는 (①)은 특별자치시·특별자치도 또는 시·도의 지역보건의료계획의 시행 결과를, (②)는 시·군·구(특별자치시·특별자치도는 제외)의 지역보건의료계획의 시행 결과를 대통령령으로 정하는 바에 따라 각각 평가할 수 있다. **시행령 제7조(지역보건의료계획 시행 결과의 평가)** ① 시장·군수·구청장은 법 제9조 제1항에 따른 지역보건의료계획 시행 결과의 평가를 위하여 해당 시·군·구 지역보건의료계획의 연차별 시행계획에 따른 시행 결과를 매 시행연도 다음 해 (③)까지 시·도지사에게 제출하여야 한다. ② 시·도지사(특별자치시장·특별자치도지사를 포함)는 법 제9조 제1항에 따른 지역보건의료계획 시행 결과의 평가를 위하여 해당 시·도 지역보건의료계획의 연차별 시행계획에 따른 시행 결과를 매 시행연도 다음 해 (④)일까지 보건복지부장관에게 제출하여야 한다. ③ 보건복지부장관 또는 시·도지사는 제1항 또는 제2항에 따라 제출받은 지역보건의료계획의 연차별 시행계획에 따른 시행 결과를 평가하려는 경우에는 다음 각 호의 기준에 따라 평가하여야 한다. 　1. 지역보건의료계획 내용의 충실성 　2. 지역보건의료계획 시행 결과의 (⑤) 　3. 보건의료자원의 (⑥) 정도 　4. 지역주민의 (⑦)와 만족도 　5. 그 밖에 지역보건의료계획의 연차별 시행계획에 따른 시행 결과를 평가하기 위하여 보건복지부장관이 필요하다고 정하는 기준	① 보건복지부장관 ② 시·도지사 ③ 1월 31일 ④ 2월 말 ⑤ 목표달성도 ⑥ 협력 ⑦ 참여도
10조 ★★★	**(보건소의 설치)** ① 지역주민의 건강을 증진하고 질병을 예방·관리하기 위하여 (①)에 1개소의 보건	① 시·군·구

조	법문내용	정답

소(보건의료원을 포함)를 설치한다. 다만, 시·군·구의 인구가 (**②**)만 명을 초과하는 등 지역주민의 보건의료를 위하여 특별히 필요하다고 인정되는 경우에는 (**③**)령으로 정하는 기준에 따라 해당 (**④**)로 보건소를 추가로 설치할 수 있다. 〈개정 2021. 8. 17.〉

② 동일한 시·군·구에 2개 이상의 보건소가 설치되어 있는 경우 해당 (**⑤**)로 정하는 바에 따라 업무를 총괄하는 보건소를 지정하여 운영할 수 있다.

시행령 제8조(보건소의 설치)
① 법 제10조 제1항 단서에 따라 보건소를 추가로 설치할 수 있는 경우는 다음 각 호의 어느 하나에 해당하는 경우로 한다. 〈개정 2022. 8. 9.〉
  1. 해당 시·군·구의 인구가 (**⑥**)만명을 초과하는 경우
  2. 해당 시·군·구의 「보건의료기본법」에 따른 보건의료기관 현황 등 보건의료 여건과 아동·여성·노인·장애인 등 보건의료 취약계층의 보건의료 수요 등을 고려하여 보건소를 추가로 설치할 필요가 있다고 인정되는 경우
② 법 제10조 제1항 단서 및 이 조 제1항에 따라 보건소를 추가로 설치하려는 경우에는 「지방자치법 시행령」 제73조에 따른다. 이 경우 (**⑦**)은 보건복지부장관과 미리 협의하여야 한다. 〈개정 2022. 11. 1.〉
[제목개정 2022. 8. 9.]

지방자치법 시행령 제73조(직속기관의 설치) 지방자치단체는 소관 사무의 성격상 별도의 전문기관에서 수행하는 것이 효율적인 경우에는 법 제126조에 따라 조례로 직속기관을 설치할 수 있다.

정답: ② 30 / ③ 대통령 / ④ 지방자치단체의 조례 / ⑤ 지방자치단체의 조례 / ⑥ 30 / ⑦ 해당 지방자치단체의 장

11조 ★★★

(보건소의 기능 및 업무)
① 보건소는 해당 지방자치단체의 관할 구역에서 다음 각 호의 기능 및 업무를 수행한다.
  1. 건강 친화적인 지역사회 여건의 조성
  2. 지역보건의료정책의 (**①**)
  3. 보건의료인 및 「보건의료기본법」 제3조 제4호에 따른 보건의료기관 등에 대한 지도·관리·육성과 국민보건 향상을 위한 지도·관리
  4. 보건의료 관련기관·단체, 학교, 직장 등과의 협력체계 구축
  5. 지역주민의 건강증진 및 질병예방·관리를 위한 다음 각 목의 지역보건의료서비스의 제공
    가. 국민건강증진·구강건강·영양관리사업 및 보건교육
    나. 감염병의 예방 및 관리
    다. 모성과 영유아의 건강유지·증진
    라. 여성·노인·장애인 등 보건의료 취약계층의 건강유지·증진
    마. (**②**)증진 및 생명존중에 관한 사항
    바. 지역주민에 대한 진료, 건강검진 및 만성질환 등의 질병관리에 관한 사항
    사. 가정 및 사회복지시설 등을 방문하여 행하는 보건의료 및 건강관리사업
    아. (**③**)의 예방 및 관리
② 보건복지부장관이 지정하여 고시하는 의료취약지의 보건소는 제1항 제5호 아목 중 대통령령으로 정하는 업무를 수행할 수 있다. 〈신설 2019. 12. 3.〉

정답: ① 기획, 조사·연구 및 평가 / ② 정신건강 / ③ 난임

조	법문내용	정답
	시행령 제9조(보건소의 기능 및 업무의 세부 사항)	
	① 법 제11조 제1항 제2호에 따른 지역보건의료정책의 기획, 조사·연구 및 평가의 세부 사항은 다음 각 호와 같다.	④ 중장기
	1. 지역보건의료계획 등 보건의료 및 건강증진에 관한 (④) 계획 및 실행계획의 수립·시행 및 평가에 관한 사항	
	2. 지역사회 건강실태조사 등 보건의료 및 건강증진에 관한 조사·연구에 관한 사항	
	3. 보건에 관한 실험 또는 검사에 관한 사항	
	② 법 제11조 제1항 제3호에 따른 보건의료인 및 「보건의료기본법」 제3조 제4호에 따른 보건의료기관 등에 대한 지도·관리·육성과 국민보건 향상을 위한 지도·관리의 세부 사항은 다음 각 호와 같다.	
	1. 의료인 및 의료기관에 대한 지도 등에 관한 사항	
	2. 의료기사·보건의료정보관리사 및 안경사에 대한 지도 등에 관한 사항	
	3. (⑤)에 관한 사항	⑤ 응급의료
	4. 「농어촌 등 보건의료를 위한 특별조치법」에 따른 공중보건의사, 보건진료 전담공무원 및 보건진료소에 대한 지도 등에 관한 사항	
	5. 약사에 관한 사항과 (⑥)의약품의 관리에 관한 사항	⑥ 마약·향정신성
	6. 공중위생 및 식품위생에 관한 사항	
	③ 법 제11조 제2항에서 "대통령령으로 정하는 업무"란 난임시술 주사제 투약에 관한 지원 및 정보 제공을 말한다. 〈신설 2020.6.2.〉	
	건강검진기본법 제14조(검진기관의 지정)	
	① 「의료법」 제3조에 따른 의료기관 및 「지역보건법」 제10조에 따른 보건소(보건의료원을 포함)가 국가건강검진을 수행하고자 하는 경우에는 (⑦)으로부터 검진기관으로 지정을 받아야 한다.	⑦ 보건복지부장관
12조	**(보건의료원)** 보건소 중 「의료법」 제3조 제2항 제3호 가목에 따른 (①)의 요건을 갖춘 보건소는 보건의료원이라는 명칭을 사용할 수 있다.	① 병원
13조 ★★	**(보건지소의 설치)** 지방자치단체는 보건소의 업무수행을 위하여 필요하다고 인정하는 경우에는 (①)령으로 정하는 기준에 따라 해당 (②)로 보건소의 지소(이하 "보건지소")를 설치할 수 있다.	① 대통령 ② 지방자치단체의 조례
	시행령 제10조(보건지소의 설치) 법 제13조에 따른 보건지소는 (③)(보건소가 설치된 읍·면은 제외)마다 1개씩 설치할 수 있다. 다만, 지역주민의 보건의료를 위하여 특별히 필요하다고 인정되는 경우에는 필요한 지역에 보건지소를 설치·운영하거나 여러 개의 보건지소를 통합하여 설치·운영할 수 있다.	③ 읍·면

조	법문내용	정답
14조 ★★★	**(건강생활지원센터의 설치)** 지방자치단체는 보건소의 업무 중에서 특별히 지역주민의 만성질환 예방 및 건강한 (①) 형성을 지원하는 건강생활지원센터를 대통령령으로 정하는 기준에 따라 해당 (②)로 설치할 수 있다. 　**시행령 제11조(건강생활지원센터의 설치)** 법 제14조에 따른 건강생활지원센터는 (③) (보건소가 설치된 읍·면·동은 제외한다)마다 1개씩 설치할 수 있다.	① 생활습관 ② 지방자치단체의 조례 ③ 읍·면·동
15조 ★★★	**(지역보건의료기관의 조직)** ① 지역보건의료기관의 조직은 대통령령으로 정하는 사항 외에는「지방자치법」제125조에 따른다. 〈개정 2024. 1. 2.〉 ② 보건소에 보건소장(보건의료원의 경우에는 원장을 말한다) 1명을 두되, 의사 면허가 있는 사람 중에서 보건소장을 임용한다. 다만, 의사 면허가 있는 사람 중에서 임용하기 어려운 경우에는「의료법」제2조 제2항에 따른 치과의사·한의사·(①)·(②),「간호법」제12조에 따른 간호사,「약사법」제2조 제2호에 따른 약사 또는 보건소에서 실제로 보건 등과 관련된 업무를 하는 공무원으로서 대통령령으로 정하는 자격을 갖춘 사람을 보건소장으로 임용할 수 있다. 〈개정 2024. 9. 20.〉 　**시행령 제12조(지역보건의료기관의 조직 기준)** 　① 행정안전부장관은 법 제15조 제1항에 따라 지역보건의료기관의 조직 기준을 정하는 경우에 미리 (③)과 협의하여야 한다. 　② 행정안전부장관은 제1항에 따른 지역보건의료기관의 조직 기준을 정하는 경우에 해당 시·군·구의 인구 규모, 지역 특성, 보건의료 수요 등을 고려하여야 하고, 다른 지방자치단체와의 균형을 유지하도록 합리적으로 정하여야 한다. 　③ 지역보건의료기관의 기능과 업무량이 변경될 경우에는 그에 따라 지역보건의료기관의 조직과 정원도 조정하여야 한다.	① 간호사 ② 조산사 ③ 보건복지부장관
16조 ★★★	**(전문인력의 적정 배치 등)** ② (①)(특별자치시장·특별자치도지사를 포함)는 지역보건의료기관의 전문인력을 적정하게 배치하기 위하여 필요한 경우「지방공무원법」제30조의 2 제2항에 따라 지역보건의료기관 간에 전문인력의 교류를 할 수 있다. ③ 보건복지부장관과 시·도지사(특별자치시장·특별자치도지사를 포함)는 지역보건의료기관의 전문인력의 자질 향상을 위하여 필요한 교육훈련을 시행하여야 한다. ④ (②)은 지역보건의료기관의 전문인력의 배치 및 운영 실태를 조사할 수 있으며, 그 배치 및 운영이 부적절하다고 판단될 때에는 그 시정을 위하여 시·도지사 또는 시장·군수·구청장에게 권고할 수 있다. 　**시행령 제13조(보건소장)** 　① 법 제15조 제2항 단서에서 "대통령령으로 정하는 자격을 갖춘 사람"이란 다음 각 호의 구분에 따른 자격을 갖춘 사람을 말한다. 〈개정 2024. 7. 2.〉 　　1. 4급 공무원으로 임용하는 경우 : 다음 각 목의 구분에 따른 요건을 갖출 것	① 시·도지사 ② 보건복지부장관

가. 치과의사 · 한의사 · 간호사 · 조산사 · 약사 면허 소지자
  1) 보건 · 식품위생 · 의료기술 · 의무 · 약무 · 간호 · 보건진료(이하 "보건등"이라 한다) 분야에서의 근무 연구 경력이 (③)년 이상이면서 치과의사 · 한의사 · 간호사 · 조산사 · 약사 면허를 취득한 이후의 근무 · 연구 경력이 (④)년 이상인 사람
  2) 보건등 분야에서의 근무 · 연구 경력이 2년 이상이면서 법인 또는 「비영리민간단체 지원법」 제4조에 따라 등록된 비영리민간단체에서 보건소장 직위에 상응하는 직위의 근무 경력이 있는 사람

③ 4
④ 2

나. 보건소에서 실제로 보건 등과 관련된 업무를 하는 공무원
1) 보건등 분야에서의 근무 경력이 1년 이상이면서 4급 또는 이에 상응하는 공무원(「지방공무원 임용령」 별표 1에 따른 보건등 직렬의 공무원으로 한정한다)으로 근무한 경력이 있는 사람
2) 보건등 분야에서의 근무 경력이 3년 이상이면서 5급 또는 이에 상응하는 공무원(「지방공무원 임용령」 별표 1에 따른 보건등 직렬의 공무원으로 한정한다)으로 근무한 경력이 있는 사람
3) 보건등 분야에서의 근무 · 연구 경력이 2년 이상이면서 법인 또는 「비영리민간단체 지원법」 제4조에 따라 등록된 비영리민간단체에서 보건소장 직위에 상응하는 직위의 근무 경력이 있는 사람

③ 보건소장은 (⑤)의 지휘 · 감독을 받아 보건소의 업무를 관장하고 소속 공무원을 지휘 · 감독하며, 관할 보건지소, 건강생활지원센터 및 「농어촌 등 보건의료를 위한 특별조치법」 제2조 제4호에 따른 보건진료소(이하 "보건진료소")의 직원 및 업무에 대하여 지도 · 감독한다.

⑤ 시장·군수·구청장

시행령 제14조(보건지소장)
② 보건지소장은 (⑥)의 지휘 · 감독을 받아 보건지소의 업무를 관장하고 소속 직원을 지휘 · 감독하며, 보건진료소의 직원 및 업무에 대하여 지도 · 감독한다.

⑥ 보건소장

시행령 제15조(건강생활지원센터장)
② 건강생활지원센터장은 (⑦)의 지휘 · 감독을 받아 건강생활지원센터의 업무를 관장하고 소속 직원을 지휘 · 감독한다.

⑦ 보건소장

시행령 제17조(전문인력의 임용 자격 기준) 전문인력의 임용 자격 기준은 지역보건의료기관의 기능을 수행하는 데 필요한 면허 · 자격 또는 전문지식이 있는 사람으로 하되, 해당 분야의 업무에서 (⑧)년 이상 종사한 사람을 우선적으로 임용하여야 한다.

⑧ 2

시행령 제20조(전문인력 배치 및 운영 실태 조사)
② 보건복지부장관은 제1항에 따른 실태 조사 결과 전문인력의 적절한 배치 및 운영에 필요하다고 판단하는 경우에는 시 · 도지사(특별자치시장 · 특별자치도지사를 포함)에게 전문인력의 교류를 권고할 수 있다.

시행령 제16조(전문인력의 배치 기준) 법 제16조 제1항에 따라 지역보건의료기관에 두어야 하는 전문인력의 면허 또는 자격의 종류에 따른 최소 배치 기준은 보건복지부령으로 정한다.

시행규칙 제4조(전문인력의 배치)
① 영 제16조에 따른 전문인력의 면허 또는 자격의 종류에 따른 최소 배치 기준은 별표 2와 같다.

[별표 2] 전문인력의 면허 또는 자격의 종류에 따른 최소 배치 기준(제4조 제1항 관련)

1. 보건소

(단위: 명)

직종별 \ 구분	특별시의 구	광역시의 구, 인구 5C만명 이상인 시의 구 및 인구 30만명 이상인 시	인구 30만명 미만인 시	도농복합 형태의 시	군	보건의료원이 설치된 군
의사	⑨	3	2	2	1	6
치과의사	1	1	1	1	1	1
한의사	1	1	1	1	1	1
조산사	(1)	(1)	(1)	(1)	(1)	(1)
간호사	18	14	10	14	10	23
약사	3	2	1	1	1	2
임상병리사	4	⑩	3	4	2	4
방사선사	2	2	2	2	2	3
물리치료사	1	1	1	1	1	2
작업치료사	1	1	1	1	1	2
치과위생사	1	1	1	1	1	1
영양사	1	1	1	1	1	2
간호조무사	(2)	(2)	(2)	(2)	(2)	(6)
보건의료정보관리사	–	–	–	–	–	1
위생사	(3)	(3)	(2)	(2)	(2)	(2)
보건교육사	1	1	1	1	1	1
정신건강전문요원	1	1	1	1	1	1
정보처리기사 및 정보처리기능사	(1)	(1)	(1)	(1)	(1)	(1)
응급구조사	–	–	–	–	(1)	1

※ 비고
1. 이 기준은 보건소장을 제외한 기준이며, 해당 지방자치단체의 실정에 따라 이 기준을 초과하여 필요한 전문인력을 배치할 수 있다.
2. 의사, 치과의사, 한의사는 공중보건의사를 포함한다.
3. 조산사 및 간호조무사는 간호사 전체 인력의 범위에서 간호사에 갈음하여 배치할 수 있다.
4. 위생사의 기준은 보건소에서 위생 업무를 관장하는 경우에 한정하여 적용한다.
5. 정보처리기사·정보처리기능사 및 응급구조사의 기준 중 ( )로 표시된 기준은 해당 시·군·구의 여건에 따라 조정할 수 있다.
6. 영양사는 인구 5만명 미만의 군(보건의료원이 설치된 군은 제외)의 경우에는 해당 군의 여건에 따라 이 기준을 조정하여 배치할 수 있다.

2. 보건지소

(단위: 명)

구분	의사	치과의사	한의사	간호사 또는 간호조무사	치과위생사
보건지소	1	1	1	3	1
통합 보건지소	1 × 관할 읍·면수	1 × 관할 읍·면수	1 × 관할 읍·면수	3 × 관할 읍·면수	1 × 관할 읍·면수

※ 비고
1. 치과의사 및 한의사는 공중보건의사로서의 치과의사 및 한의사의 인력 사정에 따라 이 기준을 조정하여 배치할 수 있다.
2. 치과위생사는 치과의사의 배치를 고려하여 이 기준을 조정하여 배치할 수 있다.

정답란: ⑨ 3   ⑩ 4

3. 건강생활지원센터

(단위: 명)

구분	의사 또는 한의사	간호사 또는 간호조무사	물리치료사 또는 체육지도자	영양사
건강생활지원센터	1	3	1	1

※ 비고
1. 의사 또는 한의사는 촉탁 등 비상근으로 배치할 수 있다.
2. 건강생활지원센터 사업 규모, 사업 내용 등에 따라 지방자치단체 여건에 맞게 기준을 조정하여 배치할 수 있다.

② 특별자치시장 · 특별자치도지사 · 시장 · 군수 · 구청장(구청장은 자치구의 구청장을 말한다)은 제1항의 전문인력 최소 배치 기준에 따른 전문인력의 정원을 확보하기 위하여 해당 특별자치시 · 특별자치도 · 시 · 군 · 구(구는 자치구를 말한다)의 직제 및 정원에 관한 규칙에 반영하여야 한다.
③ 시장 · 군수 · 구청장은 특별한 사유가 없으면 지역보건의료기관의 전문인력을 보유 면허 또는 자격과 관련되는 직위에 보직하여야 한다.

16조의 2
★★

(방문건강관리 전담공무원)
① 제11조 제1항 제5호 사목의 방문건강관리사업을 담당하게 하기 위하여 지역보건의료기관에 보건복지부령으로 정하는 전문인력을 방문건강관리 전담공무원으로 둘 수 있다.

시행규칙 제4조의 2(방문건강관리 전담공무원)
① 법 제16조의2에 따른 방문건강관리 전담공무원은 다음 각 호의 어느 하나에 해당하는 사람으로 한다. 〈개정 2025. 6. 20〉
1. 「의료법」 제2조 제1항에 따른 의사, 치과의사, 한의사 및 (①)
2. 「의료기사 등에 관한 법률」 제2조 제2항 제3호, 제4호 및 제6호에 따른 물리치료사, 작업치료사 및 (②)
3. 「국민영양관리법」 제15조에 따른 영양사
4. 「약사법」 제2조 제2호에 따른 약사 및 (③)
5. 「국민체육진흥법」 제2조 제6호에 따른 (④)
6. 그 밖에 법 제11조 제1항 제5호 사목에 따른 방문건강관리사업에 관한 전문지식과 경험이 있다고 보건복지부장관이 인정하여 고시하는 사람

정답:
① 「간호법」 제12조에 따른 간호사
② 치과위생사

③ 한약사
④ 체육지도자

18조

(시설의 이용) 지역보건의료기관은 보건의료에 관한 실험 또는 검사를 위하여 (①) 등에게 그 시설을 이용하게 하거나, 타인의 의뢰를 받아 실험 또는 검사를 할 수 (②).

정답:
① 의사·치과의사·한의사·약사
② 있다

18조의 2

(지역보건의료기관 협의회)
① 지역보건의료기관은 2개 이상의 지방자치단체에 관련된 보건의료사업과 감염병 업무에 공동으로 대응하고, 관계 중앙행정기관 및 지역보건의료기관 상호 간에 소통과 업무의 효율성을 증진하기 위하여 (①)를 구성할 수 있다.
② 지역보건의료기관의 장은 제1항에 따른 협의회를 구성하려면 관계 지역보건의료기관 간의 협의에 따라 규약을 정하여 전국 단위 협의회인 경우에는 (②)에게, 시 · 도

정답:
① 지역보건의료기관 협의회

② 보건복지부장관

| --- | --- | --- |
	(특별자치시·특별자치도를 포함) 단위 협의회인 경우에는 특별자치시장·특별자치도지사 또는 시·도지사에게 이를 보고하여야 한다. [본조신설 2023. 6. 13.]	
19조	**(지역보건의료서비스의 신청)** ① 지역보건의료서비스 중 보건복지부령으로 정하는 서비스를 필요로 하는 사람(이하 "서비스대상자")과 그 친족, 그 밖의 관계인은 관할 (**❶**)에게 지역보건의료서비스의 제공을 신청할 수 있다.	❶ 시장·군수·구청장
20조	**(신청에 따른 조사)** ① 시장·군수·구청장은 제19조 제1항에 따라 서비스 제공 신청을 받으면 서비스대상자와 부양의무자의 인적사항·가족관계·(**❶**)·사회보장급여 수급이력·건강상태 등에 관한 자료 및 정보에 대하여 조사하고 처리할 수 있다. 다만, 서비스대상자와 부양의무자에 대한 조사가 필요하지 아니하거나 그 밖에 대통령령으로 정하는 사유에 해당하는 경우는 제외한다. 〈개정 2023. 3. 28.〉 ② 시장·군수·구청장은 제1항에 따른 조사에 필요한 자료를 확보하기 위하여 서비스대상자 또는 그 부양의무자에게 필요한 자료 또는 정보의 제출을 요구할 수 있다.	❶ 소득·재산
21조	**(서비스 제공의 결정 및 실시)** ① 시장·군수·구청장은 제20조에 따른 조사를 하였을 때에는 예산 상황 등을 고려하여 서비스 제공의 실시 여부를 결정한 후 이를 서면이나 전자문서로 신청인에게 통보하여야 한다. ② 시장·군수·구청장은 제1항에 따른 서비스 제공의 실시 여부를 결정할 때 제20조 제2항부터 제4항까지에 따라 조사한 자료·정보의 전부 또는 일부를 통하여 평가한 서비스대상자와 그 부양의무자의 소득·재산 수준 및 (**❶**)가 보건복지부장관이 정하는 기준 이하인 경우에는 관련 조사의 일부를 생략하고 서비스 제공의 실시를 결정할 수 있다. 〈신설 2023. 3. 28.〉 ③ 시장·군수·구청장은 서비스대상자에게 서비스 제공을 하기로 결정하였을 때에는 서비스 제공기간 등을 계획하여 그 계획에 따라 지역보건의료서비스를 제공하여야 한다. 〈개정 2021. 7. 27.〉	❶ 건강상태
22조	**(정보의 파기)** ① 시장·군수·구청장은 제20조에 따라 조사하거나 제출받은 정보 중 서비스대상자가 아닌 사람의 정보는 (**❶**)년을 초과하여 보유할 수 없다. 이 경우 시장·군수·구청장은 정보의 보유기한이 지나면 지체 없이 이를 파기하여야 한다. ② 시장·군수·구청장은 제1항에 따른 정보가 지역보건의료정보시스템 또는 「사회보장기본법」 제37조 제2항에 따른 사회보장정보시스템에 수집되어 있는 경우 보건복지부장관에게 해당 정보의 파기를 요청할 수 있다. 이 경우 보건복지부장관은 (**❷**) 이를 파기하여야 한다. 〈개정 2023. 3. 28.〉 ③ 시·도지사, 시장·군수·구청장, 보건의료 관련 기관·단체 또는 의료인은 제5조 제5항 및 제6항에 따라 제공받은 자료 또는 정보를 (**❸**)년이 지나면 파기하여야 한다. 〈신설 2023. 3. 28.〉	❶ 5 ② 지체 없이 ③ 5

조	법문내용	정답

23조
★★★
	(건강검진 등의 신고)
	① 「의료법」 제27조 제1항 각 호의 어느 하나에 해당하는 사람이 지역주민 다수를 대상으로 (①) 또는 순회 진료 등 주민의 건강에 영향을 미치는 행위(이하 "건강검진등")를 하려는 경우에는 보건복지부령으로 정하는 바에 따라 건강검진등을 하려는 지역을 관할하는 (②)에게 신고하여야 한다.
	② 의료기관이 「의료법」 제33조 제1항 각 호의 어느 하나에 해당하는 사유로 의료기관 외의 장소에서 지역주민 다수를 대상으로 건강검진등을 하려는 경우에도 제1항에 따른 신고를 하여야 한다.
	
	의료법 제27조(무면허 의료행위 등 금지)
	① 의료인이 아니면 누구든지 의료행위를 할 수 없으며 의료인도 면허된 것 이외의 의료행위를 할 수 없다. 다만, 다음 각 호의 어느 하나에 해당하는 자는 보건복지부령으로 정하는 범위에서 의료행위를 할 수 있다.
	  1. 외국의 의료인 면허를 가진 자로서 일정 기간 국내에 체류하는 자
	  2. 의과대학, 치과대학, 한의과대학, 의학전문대학원, 치의학전문대학원, 한의학전문대학원, 종합병원 또는 외국 의료원조기관의 의료봉사 또는 연구 및 시범사업을 위하여 의료행위를 하는 자
	  3. 의학·치과의학·한방의학 또는 간호학을 전공하는 학교의 학생
		① 건강검진
		
		② 보건소장

24조 ★	**(비용의 보조)** ① 국가와 시·도는 지역보건의료기관의 설치와 운영에 필요한 비용 및 지역보건의료계획의 시행에 필요한 비용의 일부를 보조할 수 있다. ② 제1항에 따라 보조금을 지급하는 경우 설치비와 부대비에 있어서는 그 (①)이내로 하고, 운영비 및 지역보건의료계획의 시행에 필요한 비용에 있어서는 그 (②) 이내로 한다.	① 3분의 2 ② 2분의 1
25조 ★★	**(수수료 등)** ① 지역보건의료기관은 그 시설을 이용한 자, 실험 또는 검사를 의뢰한 자 또는 진료를 받은 자로부터 수수료 또는 진료비를 징수할 수 있다. ② 제1항에 따른 수수료와 진료비는 (①)령으로 정하는 기준에 따라 해당 지방자치단체의 조례로 정한다. **시행규칙 제10조(수수료 등)** 법 제25조 제2항에 따라 지역보건의료기관에서 징수하는 수수료와 진료비는 「국민건강보험법」 제45조 제4항에 따라 보건복지부장관이 고시하는 요양급여비용 명세의 기준에 따라 지방자치단체의 조례로 정한다. 다만, 「전자정부법」 제9조 2항 및 제3항에 따른 전자민원창구를 통하여 증명서를 발급받는 경우에는 수수료를 면제한다.	① 보건복지부
28조	**(개인정보의 누설금지)** 지역보건의료기관(「농어촌 등 보건의료를 위한 특별조치법」 제2조 제4호에 따른 보건진료소를 포함)의 기능 수행과 관련한 업무에 종사하였거나 종사하고 있는 사람 또는 지역보건의료정보시스템을 구축·운영하였거나 구축·운영하고 있는 자(제30조 제3항 및 제5항 따라 위탁받거나 대행하는 업무에 종사하거나 종사하였던 자를 포함)는 업무상 알게 된 다음 각 호의 정보를 업무 외의 목적으로 사용하거나 다른 사람에게 제	

조	법문내용	정답
	공 또는 누설하여서는 아니 된다. 〈개정 2023. 3. 28.〉 1. 보건의료인이 진료과정(건강검진을 포함)에서 알게 된 개인 및 가족의 진료 정보 2. 제5조에 따라 수집·관리·보유하거나 제공받은 자료 또는 정보 3. 제20조에 따라 조사하거나 제출받은 다음 각 호의 정보 　가. 금융정보(「국민기초생활 보장법」 제21조 제3항 제1호의 금융정보를 말한다.) 　나. 신용정보 또는 보험정보(「국민기초생활 보장법」 제21조 제3항 제2호·제3호의 신용정보 및 보험정보를 말한다.) 4. 제1호부터 제3호까지에 따른 자료 또는 정보를 제외한 개인정보(「개인정보 보호법」 제2조 제1호의 개인정보를 말한다.)	
29조	**(동일 명칭 사용금지)** 이 법에 따른 보건소, 보건의료원, 보건지소 또는 건강생활지원센터가 아닌 자는 각각 보건소, 보건의료원, 보건지소 또는 건강생활지원센터라는 명칭을 사용하지 못한다.	
30조	**(권한의 위임 등)** ① 이 법에 따른 보건복지부장관의 권한은 대통령령으로 정하는 바에 따라 그 일부를 (①)에게 위임할 수 있다. ② 이 법에 따른 질병관리청장의 권한은 대통령령으로 정하는 바에 따라 그 일부를 (②)에게 위임할 수 있다. 〈신설 2023. 3. 28.〉 ③ 시·도지사 또는 시장·군수·구청장은 이 법에 따른 지역보건의료기관의 기능 수행에 필요한 업무의 일부를 대통령령으로 정하는 바에 따라 보건의료 관련기관·단체에 위탁하거나, 「의료법」 제2조에 따른 의료인에게 대행하게 할 수 있다. 〈개정 2023. 3. 28.〉 **시행령 제23조(업무의 위탁 및 대행)** ① 법 제30조 제3항에 따라 시·도지사 또는 시장·군수·구청장은 다음 각 호의 업무를 보건의료 관련기관·단체에 위탁할 수 있다. 〈개정 2023. 9. 26.〉 　1. 법 제4조에 따른 지역사회 건강실태조사에 관한 업무 　2. 법 제8조에 따른 지역보건의료계획의 시행에 관한 업무 　3. 법 제11조 제1항 제5호 나목에 따른 감염병의 예방 및 관리에 관한 업무 　4. 법 제11조 제1항 제5호 바목에 따른 지역주민에 대한 진료, 건강검진 및 만성질환 등 질병관리에 관한 사항 중 전문지식 및 기술이 필요한 진료, 실험 또는 검사 업무 　5. 법 제11조 제1항 제5호 사목에 따른 가정 및 사회복지시설 등을 방문하여 행하는 보건의료사업에 관한 업무	① 시·도지사 또는 시장·군수·구청장 ② 소속 기관의 장
31조	**(「의료법」에 대한 특례)** 제12조에 따른 보건의료원은 「의료법」 제3조 제2항 제3호 가목에 따른 (①) 또는 같은 항 제1호 나목·다목에 따른 치과의원 또는 한의원으로 보고, 보건소·보건지소 및 건강생활지원센터는 같은 호에 따른 (②)·치과의원 또는 한의원으로 본다.	① 병원 ② 의원
32조	**(벌칙)** ① 다음 각 호의 어느 하나에 해당하는 자는 (①) 년 이하의 징역 또는 (②)원 이하의 벌금에 처한다. 〈개정 2023. 3. 28.〉 　1. 제5조(지역보건의료업무의 전자화) 제3항을 위반하여 정당한 접근 권한 없이 또는 허용된 접근 권한을 넘어 지역보건의료정보시스템의 정보를 훼손·멸실·변	① 5 ② 5천만

조	법문내용	정답
	경ㆍ위조 또는 유출한 자 2. 제28조(개인정보의 누설금지)를 위반하여 같은 조 제1호부터 제4호까지의 어느 하나에 해당하는 정보를 사용ㆍ제공ㆍ누설한 자 및 그 사정을 알면서도 영리 목적 또는 부정한 목적으로 해당 정보를 제공받은 자 ② 삭제 〈2017. 9. 19.〉 ③ 제5조(지역보건의료업무의 전자화) 제3항을 위반하여 정당한 접근 권한 없이 또는 허용된 접근 권한을 넘어 지역보건의료정보시스템의 정보를 검색 또는 복제한 자는 (③)년 이하의 징역 또는 (④)원 이하의 벌금에 처한다. 1.~2. 삭제 〈2017. 9. 19.〉	③ 3 ④ 3천만
34조	**(과태료)** ① 제22조(정보의 파기) 제3항을 위반하여 정보 또는 자료를 파기하지 아니한 자에게는 (①) 이하의 과태료를 부과한다. 〈신설 2023. 3. 28.〉 ② 다음 각 호의 어느 하나에 해당하는 자에게는 300만원 이하의 과태료를 부과한다. 1. 제23조(건강검진 등의 신고)에 따른 신고를 하지 아니하거나 거짓으로 신고하고 건강검진등을 한 자 2. 제29조(동일 명칭 사용금지)를 위반하여 동일 명칭을 사용한 자	① 3천만원

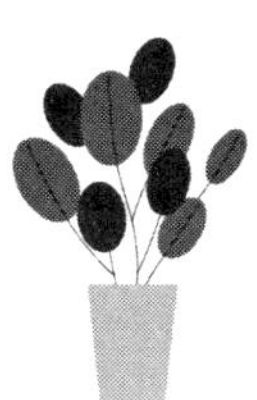

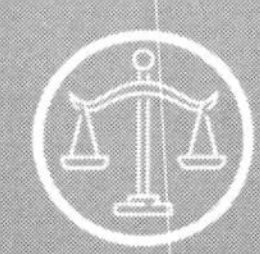

조	법문내용	정답
1조	**(목적)** 이 법은 혈액관리업무에 관하여 필요한 사항을 구정함으로써 (①)와 (②)를 보호하고 혈액(③)를 적절하게 하여 국민보건의 향상에 이바지함을 목적으로 한다.	① 수혈자 ② 헌혈자 ③ 관리
2조 ★★★	**(정의)** 이 법에서 사용하는 용어의 뜻은 다음과 같다. 〈개정 2021. 12. 21.〉 1. "혈액"이란 인체에서 채혈한 혈구 및 혈장을 갈한다. 2. "혈액관리업무"란 수혈이나 혈액제제의 제조에 필요한 혈액을 채혈·검사·제조·보존·공급 또는 품질관리하는 업무를 말한다. 3. "혈액원"이란 혈액관리업무를 수행하기 위하여 제6조 제3항에 따라 허가를 받은 자를 말한다. 4. "헌혈자"란 자기의 혈액을 혈액원에 무상으로 제공하는 사람을 말한다. 5. "부적격혈액"이란 채혈 시 또는 채혈 후에 이상이 발견된 혈액 또는 혈액제제로서 보건복지부령으로 정하는 혈액 또는 혈액제제를 말한다. 6. "채혈금지대상자"란 감염병 환자, 약물복용 환자 등 건강기준에 미달하는 사람으로서 헌혈을 하기에 부적합하다고 보건복지부령으로 정하는 사람을 말한다. 7. "(①)"이란 수혈한 혈액제제로 인하여 발생한 부작용으로서 보건복지부령으로 정하는 것을 말한다. 8. "혈액제제"란 혈액을 원료로 하여 제조한 「약사법」 제2조에 따른 의약품으로서 다음 각 목 어느 하나에 해당하는 것을 말한다. 　가. (②)　　나. 농축(③)　　다. 신선동결혈장　　라. 농축혈소판 　마. 그 밖에 보건복지부령으로 정하는 혈액 관련 의약품 8의2. "원료혈장"이란 혈액제제 중 혈장분획제제(혈장을 원료로 일련의 제조과정을 거쳐 얻어진 의약품)의 제조를 위하여 혈액원이 혈장분획제제 제조업자에게 공급하는 혈장을 말한다. 9. "헌혈환급(④)"이란 제14조 제5항에 따라 수혈비용을 보상하거나 헌혈사업에 사용할 목적으로 혈액원이 보건복지부장관에게 예치하는 금액을 말한다. 10. "채혈"이란 수혈 등에 사용되는 혈액제제를 제조하기 위하여 헌혈자로부터 혈액을 채취하는 행위를 말한다. 11. "(⑤)"이란 채혈한 후에 헌혈자에게 나타날 수 있는 혈관미주신경반응 또는 피하출혈 등 미리 예상하지 못한 부작용을 말한다. [시행일 2023. 6. 22.]	① 특정수혈부작용 ② 전혈 ③ 적혈구 ④ 예치금 ⑤ 채혈부작용

<table>
<tr><th>조</th><th>법문내용</th><th>정답</th></tr>
</table>

시행규칙 제2조(부적격혈액 및 판정기준)「혈액관리법」제2조 제5호에 따른 부적격혈액의 범위와 법 제8조 제3항에 따른 혈액 및 혈액제제의 적격여부에 관한 판정기준은 별표 1과 같다.

[별표 1] 부적격혈액의 범위 및 혈액·혈액제제의 적격여부 판정기준(제2조 관련)〈개정 2019. 9. 27.〉

1. 채혈과정에서 응고 또는 오염된 혈액 및 혈액제제
2. 다음의 혈액선별검사에서 부적격기준에 해당되는 혈액 및 혈액제제

검사항목 및 검사방법		부적격기준
(⑥)형간염검사	B형간염표면항원(HBsAg) 검사	양성
	B형간염바이러스(HBV) 핵산증폭검사	양성
(⑦)형간염검사	C형간염바이러스(HCV) 항체 검사	양성
	C형간염바이러스(HCV) 핵산증폭검사	양성
(⑧)	사람면역결핍바이러스(HIV) 항체 검사	양성
	사람면역결핍바이러스(HIV) 핵산증폭검사	양성
사람T세포림프친화바이러스(HTLV) 검사 (혈장성분은 제외)	사람T세포림프친화바이러스(HTLV) Ⅰ형/Ⅱ형 항체 검사(혈장성분은 제외)	양성
매독검사		양성
간기능검사(⑨ 검사, 수혈용으로 사용되는 혈액만 해당)		(⑩) IU/L 이상

※ B형간염표면항원(HBsAg) 검사, C형간염바이러스(HCV) 항체 검사, 사람면역결핍바이러스(HIV) 항체 검사, 사람T세포림프친화바이러스(HTLV) Ⅰ형/Ⅱ형 항체 검사의 검사방법은 효소면역측정법(EIA) 또는 이와 동등이상의 감도를 가진 시험방법에 따라야 함

비고 : 위 검사항목 외에 국민보건을 위하여 긴급하게 필요하다고 판단되는 혈액검사의 부적격 기준은 보건복지부장관이 별도로 정한다.

3. 제7조에 따른 채혈금지대상자 기준 중 감염병 요인, 약물 요인 및 선별검사결과 부적격 요인에 해당하는 자로부터 채혈된 혈액 및 혈액제제
4. 심한 혼탁을 보이거나 변색 또는 용혈된 혈액 및 혈액제제
5. 혈액용기의 밀봉 또는 표지가 (⑪)된 혈액 및 혈액제제
6. 제12조 제2호 가목에 따른 보존기간이 경과한 혈액 및 혈액제제
7. 그 밖에 안전성 등의 이유로 부적격 요인에 해당한다고 보건복지부장관이 정하는 혈액 및 혈액제제

시행규칙 제2조의 2(채혈금지대상자) 법 제2조 제6호에서 "보건복지부령으로 정하는 사람" 이란 별표 1의2에 해당하는 사람을 말한다.〈개정 2020. 6. 25.〉

[별표 1의2] 채혈금지대상자(제2조의 2 및 제7조 관련)〈개정 2020. 6. 25.〉
Ⅰ. 공통기준

1. 건강진단관련 요인
  가. 체중이 남자는 (⑫)킬로그램 미만, 여자는 (⑬)킬로그램 미만인 자
  나. 체온이 섭씨 (⑭)도를 초과하는 자

정답

⑥ B
⑦ C
⑧ 후천성면역결핍증 검사
⑨ ALT
⑩ 101
⑪ 파손
⑫ 50
⑬ 45
⑭ 37.5

다. <u>수축기혈압이 (⑮)밀리미터(수은주압) 미만 또는 180밀리미터(수은주압)이상 인 자</u>

라. 이완기혈압이 100밀리미터(수은주압) 이상인 자

마. 맥박이 1분에 50회 미만 또는 (⑯)회를 초과하는 자

2. 질병관련 요인

  가. 감염병

    1) 만성 B형간염, C형간염, 후천성면역결핍증, 바베스열원충증, 샤가스병 또는 크로이츠펠트–야콥병 등 「감염병의 예방 및 관리에 관한 법률」 제2조에 따른 감염병 중 보건복지부장관이 지정하는 혈액 매개 감염병의 환자, 의사환자, 병원체보유자

    2) 일정기간 채혈금지 대상자

      가) <u>말라리아 병력자로 치료종료 후 (⑰)년이 경과하지 아니한 자</u>

      나) 브루셀라증 병력자로 치료종료 후 2년이 경과하지 아니한 자

      다) 매독 병력자로 치료종료 후 1년이 경과하지 아니한 자

      라) <u>급성 B형간염 병력자로 완치 후 (⑱)개월이 경과하지 아니한 자</u>

      마) 그 밖에 보건복지부장관이 정하는 혈액매개 감염병환자 또는 병력자

  나. 그 밖의 질병

    1) 발열, 인후통, 설사 등 급성 감염성 질환이 의심되는 증상이 없어진지 3일이 경과하지 아니한 자

    2) 암환자, 만성폐쇄성폐질환 등 호흡기질환자, 간경변 등 간질환자, 심장병환자, 당뇨병환자, 류마티즘 등 자가면역질환자, 신부전 등 신장질환자, 혈우병, 적혈구증다증 등 혈액질환자, 한센병환자, 성병환자(매독환자는 제외), 알콜중독자, 마약중독자 또는 경련환자. 다만, 의사가 헌혈가능하다고 판정한 경우에는 그러하지 아니하다.

3. 약물 또는 예방접종 관련 요인

  가. 약물

    1) 혈소판 기능에 영향을 주는 약물인 아스피린을 투여 받은 후 3일, 티클로피딘 등을 투여받은 후 2주가 경과하지 아니한 자(혈소판 헌혈의 경우에 한한다)

    2) 이소트레티노인, 피나스테라이드 성분의 약물을 투여 받고 4주가 경과하지 아니한 자

    3) 두타스테라이드 성분의 약물을 투여 받고 6개월이 경과하지 아니한 자

    4) <u>B형간염 면역글로불린, 태반주사제를 투여 받고 (⑲)년이 경과하지 아니한 자</u>

    5) 아시트레틴 성분의 약물을 투여 받고 3년이 경과하지 아니한 자

    6) 제9조 제2호 마목에 따라 보건복지부장관이 인정하여 고시하는 약물의 투여자로서 해당 약물의 성격, 효과 및 유해성 등을 고려하여 보건복지부장관이 정하는 기간을 경과하지 아니한 자

    7) 과거에 에트레티네이트 성분의 약물을 투여 받은 적이 있는 자, 소에서 유래한 인슐린을 투여 받은 적이 있는 자, 뇌하수체 우래 성장호르몬을 투여 받은 적이 있는 자, 변종크로이츠펠트–야콥병의 위험지역에서 채혈된 혈액의 혈청으로 제조된 진단시약 등 투여자, 제9조 제1호 마목에 따라 보건복지부장관이 인정하여 고시하는 약물의 투여자는 영구 금지

  나. 예방접종

    1) 콜레라, 디프테리아, 인플루엔자, A형간염, B형간염, 주사용 장티푸스, 주사용 소아마비, 파상풍, 백일해, 일본뇌염, 신증후군출혈열(유행성출혈열), 탄저, 공수병 예방접종을 받은 후 24시간이 경과하지 않은 사람

정답

⑮ 90

⑯ 100

⑰ 3

⑱ 6

⑲ 1

2) 홍역, 유행성이하선염, 황열, 경구용 소아마비, 경구용 장티푸스 예방접종을 받은 날부터 2주가 경과하지 않은 사람

3) 풍진, 수두 예방접종 또는 BCG 접종을 받은 날부터 (⑳)주가 경과하지 않은 사람

⑳ 4

4. 진료 및 처치 관련 요인

가. 임신 중인 자, 분만 또는 유산 후 6개월 이내인 자. 다만, 본인이 출산한 신생아에게 수혈하고자 하는 경우에는 그러하지 아니하다.

나. 수혈 후 (㉑)년이 경과하지 아니한 자

㉑ 1

다. 전혈채혈일로부터 (㉒)주, 혈장성분채혈, 혈소판혈장성분채혈 및 두단위혈소판성분채혈일로부터 14일, 백혈구성분채혈 및 한단위혈소판성분채혈일로부터 72시간, 두단위적혈구성분채혈일로부터 16주가 경과하지 아니한 자

㉒ 8

라. 과거 경막 또는 각막을 (㉓) 받은 경험이 있는 자

㉓ 이식

5. 선별검사결과 부적격 요인

과거 헌혈검사에서 B형간염검사, C형간염검사, 후천성면역결핍증검사, 인체(T)림프영양성바이러스검사(혈장성분헌혈의 경우는 제외한다) 및 그 밖에 보건복지부장관이 별도로 정하는 혈액검사 결과 부적격 기준에 해당되는 자

6. 그 밖의 요인

가. 제6조 제2항 제2호의 문진 결과 헌혈불가로 판정된 자

나. 그 밖에 의사의 진단에 의하여 건강상태가 불량하거나 채혈이 부적당하다고 인정되는 자

Ⅱ. 개별기준

채혈의 종류	기준
320밀리리터 전혈채혈	1. 16세 미만인 자 또는 70세 이상인 자 2. 혈액의 비중이 1.053 미만인 자, 혈액 100밀리리터당 혈색소량이 12.5그램 미만인 자 또는 적혈구용적률이 38퍼센트 미만인 자 3. 과거 1년 이내에 전혈채혈횟수가 5회 이상인 자
400밀리리터 전혈채혈	1. 17세 미만인 자 또는 70세 이상인 자 2. 체중이 50킬로그램 미만인 자 3. 혈액의 비중이 1.053 미만인 자, 혈액 100밀리리터당 혈색소량이 12.5그램 미만인 자 또는 적혈구용적률이 38퍼센트 미만인 자 4. 과거 1년 이내에 전혈채혈횟수가 5회 이상인 자
혈장 성분채혈	1. 17세 미만인 자 또는 70세 이상인 자 2. 혈액의 비중이 1.052 미만 또는 혈액 100밀리리터당 혈색소량이 12.0그램 미만인 자 3. 직전 헌혈혈액검사 결과 혈액 100밀리리터당 혈청단백량이 6.0그램 미만인 자
한단위 혈소판 성분채혈	1. 17세 미만인 자 또는 60세 이상인 자 2. 혈액의 비중이 1.052 미만 또는 혈액 100밀리리터당 혈색소량이 12.0그램 미만인 자 3. 혈액 1마이크로리터당 혈소판수가 15만개 미만인 자 4. 한단위 혈소판성분채혈 72시간이 경과하지 아니한 자 5. 과거 1년 이내에 성분채혈횟수가 24회 이상인 자

<table>
<tr><td>조</td><td>법문내용</td><td>정답</td></tr>
</table>

두단위 혈소판 성분채혈	1. 17세 미만인 자 또는 60세 이상인 자 2. 혈액의 비중이 1.052 미만‾ 또는 혈액 100밀리리터당 혈색소량이 12.0 그램 미만인 자 3. 혈액 1마이크로리터당 혈소판수가 25만개 미만인 자 4. 과거 1년 이내에 성분채혈횟수가 24회 이상인 자
혈소판 혈장 성분채혈	1. 17세 미만인 자 또는 60서 이상인 자 2. 혈액의 비중이 1.052 미만 또는 혈액 100밀리리터당 혈색소량이 12.0 그램 미만인 자 3. 직전 헌혈혈액검사 결과 혈액 100밀리리터당 혈청단백량이 6.0그램 미만인 자 4. 혈액 1마이크로리터당 혈소판수가 15만개 미만인 자 5. 과거 1년 이내에 성분채혈횟수가 24회 이상인 자
두단위 적혈구 성분채혈	1. 17세 미만인 자 또는 60세 이상인 자 2. 체중이 70킬로그램 미만인자 3. 혈액 100밀리리터당 혈색소량이 14.0그램 미만인 자 4. 과거 1년 이내에 전혈채혈횟수가 4회이상 또는 성분채혈횟수가 24회 이상 또는 두단위적혈구성분채혈횟수가 2회 이상인 자

비고: 65세 이상인 자의 헌혈은 60세부터 64세까지 헌혈한 경험이 있는 자에만 가능함

시행규칙 제3조(특정수혈부작용) 법 제2조 제7호에 따른 **특정수혈부작용**은 다음 각호의 1과 같다.

1. 사망
2. 장애(「장애인복지법」 제2조의 규정에 의한 장애를 말한다)
3. 입원치료를 요하는 부작용
4. 바이러스등에 의하여 감염되는 질병
5. 의료기관의 장이 제1호 내지 제4호의 규정에 의한 부작용과 유사하다고 판단하는 부작용

시행규칙 제4조(혈액 관련 의약품) 법 제2조 제8호 마목에 따른 혈액 관련 의약품은 별표 2와 같다. 〈개정 2022. 10. 12.〉

[별표 2] **혈액 관련 의약품**(제4조 관련) 〈개정 2022. 10. 12.〉

1. 백혈구제거적혈구	15. 성분채혈백혈구혈소판
2. 백혈구여과제거적혈구	16. 성분채혈혈소판
3. 세척적혈구	17. 백혈구여과제거 성분채혈혈소판
4. 동결해동적혈구	18. 성분채혈혈장
5. 농축(㉔　)구	19. 다종백혈구여과제거성분채혈혈소판
6. 혈소판풍부혈장	20. 다종성분채혈혈장
7. 백혈구여과제거혈소판	21. 방사선조사(照射) 농축적혈구
8. 세척혈소판	22. 방사선조사 백혈구여과제거적혈구
9. 신선액상혈장	23. 방사선조사 세척적혈구
10. 동결혈장	24. 방사선조사 농축혈소판
11. 동결침전제제	25. 방사선조사 백혈구여과제거성분채혈혈소판
12. 동결침전물제거혈장	26. 방사선조사 다종백혈구여과제거성분채혈혈소판
13. 성분채혈적혈구	27. 방사선조사 세척혈소판
14. 성분채혈백혈구	

㉔ 백혈

조	법문내용	정답
3조	**(혈액 매매행위 등의 금지)** ① 누구든지 금전, 재산상의 이익 또는 그 밖의 대가적 급부를 받거나 받기로 하고 자신의 혈액(제14조에 따른 헌혈증서를 포함한다)을 제공하거나 제공할 것을 약속하여서는 아니 된다. ② 누구든지 금전, 재산상의 이익 또는 그 밖의 대가적 급부를 주거나 주기로 하고 다른 사람의 혈액(제14조에 따른 헌혈증서를 포함한다)을 제공받거나 제공받을 것을 약속하여서는 아니 된다. ③ 누구든지 제1항 및 제2항에 위반되는 행위를 교사·방조 또는 알선하여서는 아니 된다. ④ 누구든지 제1항 및 제2항에 위반되는 행위가 있음을 알았을 때에는 그 행위와 관련되는 혈액을 채혈하거나 수혈하여서는 아니 된다.	
4조의 3	**(헌혈 권장 등)** ① 매년 6월 14일을 헌혈자의 날로 하고, (①)장관은 헌혈자의 날의 취지에 적합한 기념행사를 실시하는 등 건강한 국민에게 헌혈을 권장할 수 있다. 〈개정 2021. 12. 21.〉 **시행령 제2조의 3(헌혈의 권장)** ③ 보건복지부장관은 국민의 헌혈정신을 고취하고 헌혈권장을 위하여 헌혈사상 고취기간을 설정할 수 있다. 〈개정 2023. 5. 9.〉	① 보건복지부
4조의 4 ★	**(헌혈자 보호와 의무 등)** ① 헌혈자는 숭고한 박애정신의 실천자로서 헌혈을 하는 현장에서 존중받아야 한다. ② 헌혈자는 안전한 혈액의 채혈 및 공급을 위하여 신상 및 병력에 대한 정보를 사실대로 성실하게 제공하여야 한다. ③ 혈액원이 헌혈자로부터 채혈할 때에는 쾌적하고 안전한 환경에서 하여야 한다. ④ 혈액원은 헌혈자가 자유의사로 헌혈할 수 있도록 헌혈에 관한 유의 사항을 설명하여야 하며, 헌혈자로부터 채혈에 대한 동의를 받아야 한다. ⑤ 헌혈 적격 여부를 판정하기 위한 문진 사항의 기록과 면담은 헌혈자의 개인비밀이 보호될 수 있는 환경에서 하여야 한다. ⑥ 혈액원은 채혈부작용의 발생 여부를 세심히 관찰하여야 하며, 채혈부작용을 예방하기 위하여 필요한 조치를 하여야 한다. ⑦ 헌혈자에게 채혈부작용이 나타나는 경우 혈액원은 지체 없이 적절한 조치를 하여야 한다. ⑧ 제1항부터 제7항까지에서 규정한 사항 외에 헌혈자를 보호하기 위하여 필요한 사항은 대통령령으로 정한다.	
4조의 5	**(혈액관리기본계획의 수립)** ① 보건복지부장관은 혈액의 안정적 수급 및 관리에 관한 정책을 효율적으로 추진하기 위하여 제5조에 따른 혈액관리위원회의 심의를 거쳐 혈액관리에 관한 기본계획을 (①)년마다 수립하여야 한다.	① 5

조	법문내용	정답
4조의 7	**(원료혈장 수급 관리 등)** **시행령 제3조의 2(원료혈장 수급계획의 수립·시행)** ① (**①**)은 법 제4조의7에 따라 원료혈장의 안정적 수급을 위하여 (**②**)년 원료혈장의 안정적 수급에 관한 계획을 수립해야 한다. [본조신설 2023. 5. 9.]	① 보건복지부장관 ② 매
6조 ★★★	**(혈액관리업무)** ① 혈액관리업무는 다음 각 호의 어느 하나에 해당하는 자만이 할 수 있다. 다만, 제3호에 해당하는 자는 혈액관리업무 중 채혈을 할 수 없다. 　1. 「의료법」에 따른 (**①**) 　2. 「대한적십자사 조직법」에 따른 (**②**) 　3. 보건복지부령으로 정하는 혈액제제 (**③**) ② 제1항 제1호 및 제2호에 따라 혈액관리업무를 하는 자는 보건복지부령으로 정하는 기준에 적합한 시설·장비를 갖추어야 한다. ③ 제1항 제1호 또는 제2호에 해당하는 자로서 혈액원을 개설하려는 자는 보건복지부령으로 정하는 바에 따라 보건복지부장관의 허가를 받아야 한다. 허가받은 사항 중 보건복지부령으로 정하는 중요한 사항을 변경하려는 경우에도 또한 같다. **시행규칙 제5조(혈액제제 제조업자)** 법 제6조 제1항 제3호에서 "보건복지부령이 정하는 혈액제제 제조업자"라 함은 「약사법」 제31조에 따라 법 제2조 제8호에 따른 혈액제제의 제조업 허가를 받은 자를 말한다. **시행규칙 제5조의 3(혈액원의 개설허가 및 변경허가)** 　① 법 제6조 제3항의 규정에 의하여 혈액원의 개설허가를 받고자 하는 자는 별지 제1호 서식에 의한 신청서에 다음 각호의 서류를 첨부하여 보건복지부장관에게 제출하여야 한다. 〈개정 2019. 9. 27.〉 　　1. 의료기관개설신고확인증 또는 의료기관개설허가증 사본(의료기관인 경우에 한한다) 　　2. 법 제6조의 3 제2항의 규정에 의한 혈액제제 제조관리자의 의사면허증 사본(법 제17조의 3의 규정에 의하여 혈액제제를 자체에서 소비할 목적으로 공급하는 혈액원을 제외한다) 　　3. 혈액원으로 사용하고자 하는 건물 부분의 평면도와 구조설명서 　　4. 혈액원의 시설·장비 및 인력 현황을 기재한 서류 　　5. 혈액사업계획서 　　6. 제조하고자 하는 혈액제제의 품목 현황을 기재한 서류 　　7. 업무지침서	① 의료기관 ② 대한적십자사 ③ 제조업자
6조의 2 ★	**(혈액관리업무의 금지 등)** ① 제6조 제3항에 따라 보건복지부장관의 허가를 받지 아니한 자는 혈액관리업무를 하지 못한다. 다만, 제6조 제1항 제3호에 해당하는 자는 그러하지 아니하다. ② 이 법에 따라 (**①**)으로 허가받지 아니한 자는 혈액원 또는 이와 유사한 명칭을 사용하지 못한다.	① 혈액원

조	법문내용	정답
6조의 3 ★	**(혈액제제 제조관리자 등)** ① 혈액원에는 1명 이상의 (①)를 두고 혈액의 검사 · 제조 · 보존 등 혈액제제 제조업무를 관리하게 하여야 한다.	① 의사
6조의 4 ★	**(혈액원의 휴업 등의 신고)** ① 혈액원의 개설자가 그 업무를 휴업 · 폐업 또는 재개업하려는 경우에는 보건복지부령으로 정하는 바에 따라 (①)에게 신고하여야 한다. 이 경우 (①)은 그 내용을 검토하여 이 법에 적합하면 신고를 수리하여야 한다.	① 보건복지부장관

7조 ★	**(헌혈자의 신원 확인 및 건강진단 등)**
	① (①)은 보건복지부령으로 정하는 바에 따라 채혈 전에 헌혈자에 대하여 신원 확인 및 건강진단을 하여야 한다.
	② 혈액원은 보건복지부령으로 정하는 (②) 환자 및 건강기준에 미달하는 사람으로부터 채혈을 하여서는 아니 된다.
	③ 혈액원은 신원이 확실하지 아니하거나 신원 확인에 필요한 요구에 따르지 아니하는 사람으로부터 채혈을 하여서는 아니 된다.
	⑤ (③)은 보건복지부령으로 정하는 바에 따라 헌혈자로부터 채혈하기 전에 채혈금지대상 여부 및 과거 헌혈경력과 그 검사 결과를 조회하여야 한다. 다만, 천재지변, 긴급수혈 등 보건복지부령으로 정하는 경우에는 그러하지 아니하다.
	
	시행규칙 제6조(헌혈자의 건강진단 등)
	① 법 제7조 제1항에 따라 혈액원은 헌혈자로부터 채혈하기 전에 사진이 붙어 있어 본인임을 확인할 수 있는 주민등록증, 여권, 학생증, 그 밖의 신분증명서에 따라 그 신원을 확인하여야 한다. 다만, 학생, 군인 등의 단체헌혈의 경우 그 관리 · 감독자의 확인으로 갈음할 수 있다.
	② 제1항에 따른 신원확인 후에 혈액원은 헌혈자에 대해 채혈을 실시하기 전에 다음 각 호에 해당하는 건강진단을 실시하여야 한다.
	  1. 과거의 헌혈경력 및 혈액검사결과와 채혈금지대상자 여부의 조회
	  2. 문진 · 시진 및 촉진
	  3. 체온 및 맥박 측정
	  4. 체중 측정
	  5. 혈압 측정
	  6. 다음 각 목의 어느 하나에 따른 빈혈검사
	    가. 황산구리법에 따른 혈액비중검사
	    나. 혈색소검사
	    다. 적혈구용적률검사
	  7. 혈소판계수검사(혈소판성분채혈의 경우에만 해당한다)
	⑤ 법 제7조 제5항 단서에 따라 제2항 제1호에 따른 조회를 하지 않을 수 있는 경우는 다음 각 호와 같다.
	  1. 헌혈자 본인에게 수혈하기 위하여 채혈하는 경우
		① 혈액원
		
		② 감염병
		
		③ 혈액원

조	법문내용	정답
	2. 천재지변, 재해, 그 밖에 이에 준하는 사유로 인하여 전산 또는 유선 등의 방법으로 정보 조회가 불가능한 경우 3. 긴급하게 수혈하지 아니하면 수혈자의 생명이 위태로운 경우로서 신속한 정보 조회가 불가능한 경우	
7조의 2 ★	**(채혈금지대상자의 관리)** ① 보건복지부장관은 보건복지부령으로 정하는 바에 따라 채혈금지대상자의 명부를 작성·관리할 수 있다. ② 혈액원은 채혈금지대상자로부터 채혈을 하여서는 아니 된다. ③ 제2항에도 불구하고 혈액원은 보건복지부령으로 정하는 (①)검사를 통과한 채혈금지대상자에 대하여는 채혈을 할 수 있다. 이 경우 그 결과를 보건복지부령으로 정하는 바에 따라 보건복지부장관에게 보고하여야 한다. ④ (②)은 채혈금지대상자 명부에 있는 사람에게 명부의 기재 사항 등을 대통령령으로 정하는 바에 따라 개별적으로 알릴 수 있다. ⑤ 제1항에 따른 채혈금지대상자의 명부를 작성·관리하는 업무에 종사하는 사람 또는 종사하였던 사람은 업무상 알게 된 비밀을 정당한 사유 없이 누설하여서는 아니 된다.	① 안전성 ② 보건복지부장관

8조
★★
	(혈액 등의 안전성 확보)
	① 혈액원은 다음 각 호의 방법으로 혈액 및 혈액제제의 적격 여부를 검사하고 그 결과를 확인하여야 한다.
	  1. 헌혈자로부터 채혈
	  2. 보건복지부령으로 정하는 헌혈금지약물의 복용 여부 확인
	② 혈액원 등 혈액관리업무를 하는 자는 제1항에 따른 검사 결과 부적격 혈액을 발견하였을 때에는 보건복지부령으로 정하는 바에 따라 이를 폐기처분하고 그 결과를 (①)장관에게 보고하여야 한다. 다만, 부적격 혈액을 예방접종약의 원료로 사용하는 등 대통령령으로 정하는 경우에는 그러하지 아니하다.
	⑤ 혈액원은 부적격혈액의 수혈 등으로 사고가 발생할 위험이 있거나 사고가 발생하였을 때에는 이를 그 혈액을 수혈받은 사람에게 알려야 한다.
	
	시행령 제6조(부적격혈액 폐기처분의 예외) 법 제8조 제2항 단서에 따라 부적격혈액을 폐기처분하지 아니할 수 있는 경우는 다음 각 호와 같다.
	  1. 예방접종약의 원료로 사용되는 경우
	  2. 의학연구 또는 의약품·의료기기 개발에 사용되는 경우
	  3. 혈액제제 등의 의약품이나 의료기기의 품질관리를 위한 시험에 사용되는 경우
	
	시행규칙 제8조(혈액의 적격여부 검사등)
	  ① 혈액원은 법 제8조 제1항에 따라 헌혈자로부터 혈액을 채혈한 때에는 지체 없이 그 혈액에 대한 간기능검사(ALT검사, 수혈용으로 사용되는 혈액만 해당), B형간염검사, C형간염검사, 매독검사, 후천성면역결핍증검사, 사람T세포림프친화바이러스(HTLV) 검사(혈장성분은 제외), 그 밖에 보건복지부장관이 정하는 검사를 실시하고, 혈액 및 혈액제제의 적격 여부를 확인하여야 한다. 다만, 다음 각 호의 어느 하나에 해당하는 경우로서 별표 1 제2호에
		① 보건복지부

조	법문내용	정답

따른 혈액선별검사 중 B형간염바이러스(HBV) · C형간염바이러스(HCV) · 사람면역결핍바이러스(HIV) 핵산증폭검사 및 사람T세포림프친화바이러스(HTLV) 검사를 하는 경우에는 그 결과를 수혈 후에 확인할 수 있다.

1. 섬 지역에서 긴급하게 수혈하지 아니하면 생명이 위태로운 상황 또는 기상악화 등으로 적격여부가 확인된 혈액 · 혈액제제를 공급받을 수 없는 경우
2. 성분채혈백혈구 또는 성분채혈백혈구혈소판을 수혈하는 경우

시행규칙 제11조의3(부적격혈액의 수혈자 통보 등

① 혈액원은 다음 각 호의 어느 하나에 해당하는 경우 법 제8조 제5항에 따라 부적격혈액의 수혈정보를 수혈자에게 알려야 한다. 〈신설 2024. 10. 14.〉

1. 제8조 제1항에 따른 B형간염검사 등 혈액매개감염병 관련 혈액선별검사 결과 부적격혈액으로 판정된 혈액이 출고되어 수혈된 경우
2. 혈액원의 제12조 각 호에 따른 혈액관리업무 수행 기준 위반으로 인해 부적격혈액이 출고되어 수혈된 경우
3. 그 밖에 수혈자의 생명과 안전을 확보하기 위하여 부적격혈액의 수혈정보를 통보할 필요가 있다고 보건복지부장관이 인정하는 경우

9조
★★★

(혈액의 관리 등)

② 혈액원은 채혈한 혈액을 안전하고 신속하게 공급하기 위하여 혈액 공급 차량을 운영할 수 있다.

시행규칙 제12조(혈액관리업무) 혈액원등이 법 제9조에 따른 혈액관리업무를 수행하는 때에는 다음 각 호의 구분에 따라 행하여야 한다.

1. 채혈업무
   가. 의사 또는 간호사는 채혈전에 제6조에 따른 건강진단을 실시하고 보건복지부장관이 고시하는 헌혈기록카드를 작성하여야 한다.
   나. 채혈은 채혈에 필요한 시설을 갖춘 곳에서 의사의 지도하에 행하여야 한다.
   다. 1인 1회 채혈량(항응고제 및 검사용 혈액을 제외)은 다음 한도의 (①)퍼센트를 초과하여서는 아니 된다. 다만, 희귀혈액을 채혈하는 경우에는 그러하지 아니하다.
      (1) 전혈 채혈 : (②)밀리리터
      (2) 성분 채혈 : (③)밀리리터
      (3) 2종류 이상의 혈액성분을 동시에 채혈하는 다종 성분 채혈 : 600밀리리터
   라. 채혈은 항응고제가 포함된 혈액백 또는 성분채혈키트를 사용하여 무균적으로 하여야 한다.
   마. 혈액제제제조를 위하여 채혈된 혈액은 제조하기까지 다음의 방법에 따라 관리하여야 한다.
      (1) 전혈 채혈 : 섭씨 (④)도 이상 (⑤)도 이하에서 관리할 것 다만, 혈소판제조용의 경우에는 섭씨 20도 이상 24도 이하에서 관리할 것
      (2) 혈소판 성분 채혈 : 섭씨 (⑥)도 이상 (⑦)도 이하에서 관리할 것
      (3) 혈장 성분 채혈 : 섭씨 (⑧)도 이하에서 관리할 것
   바. 삭제 〈2005. 1. 29.〉

정답 (9조):
① 110
② 400
③ 500
④ 1
⑤ 10
⑥ 20
⑦ 24
⑧ 6

<table>
<thead>
<tr><th>조</th><th>법문내용</th><th>정답</th></tr>
</thead>
<tbody>
<tr>
<td>10조</td>
<td>

(특정수혈 부작용에 대한 조치)

① 의료기관의 장은 특정수혈 부작용이 발생한 경우에는 보건복지부령으로 정하는 바에 따라 그 사실을 (①)에게 신고하여야 한다. 〈개정 2020. 2. 18.〉

② 시·도지사는 제1항에 따른 특정수혈 부작용의 발생 신고를 받은 때에는 이를 (②) 장관에게 통보하여야 한다.〈신설 2020.2.18.〉

③ (③)은 제2항에 따라 특정수혈 부작용의 발생 신고를 통보받으면 그 발생 원인의 파악 등을 위한 실태조사를 하여야 한다. 이 경우 특정수혈 부작용과 관련된 의료기관의 장과 혈액원등은 실태조사에 협조하여야 한다. 〈개정 2020. 2. 18.〉

시행규칙 제13조(특정수혈부작용의 신고 등)

① 의료기관의 장은 법 제10조 제1항에 따라 특정수혈부작용이 발생한 사실을 확인한 날부터 (④)일 이내에 해당 의료기관 소재지의 (⑤)을 거쳐 특별시장·광역시장·특별자치시장·도지사·특별자치도지사(이하 "시·도지사")에게 특정수혈부작용이 발생한 사실을 별지 제8호 서식에 따라 신고해야 한다. 다만, 사망의 경우에는 지체 없이 신고해야 한다.〈개정 2020. 12. 31.〉

② 시·도지사는 매월 말일을 기준으로 별지 제9호 서식의 특정수혈부작용 발생현황 보고서를 작성하여 다음 달 (⑥)일까지 보건복지부장관에게 제출해야 한다. 다만, 사망의 경우에는 지체 없이 제출해야 한다.〈개정 2020. 12. 31.〉

③ 법 제10조 제3항에 따른 실태조사에는 다음 각 호의 내용이 포함되어야 한다. 〈신설 2020. 12. 31.〉
　1. 수혈자의 인적사항, 수혈기록 및 의무기록 조사
　2. 헌혈자의 헌혈기록 및 과거 헌혈혈액 검사결과 조회
　3. 수혈자 및 헌혈자의 특정수혈부작용 관련 진료내역 및 검사결과 확인
　4. (⑦) 보관검체 검사결과 확인
　5. 헌혈자 (⑧) 검사결과 확인

</td>
<td>

① 시·도지사

② 보건복지부
③ 보건복지부장관

④ 15
⑤ 보건소장

⑥ 10

⑦ 헌혈혈액
⑧ 채혈혈액

</td>
</tr>
<tr>
<td>10조의 2
★★</td>
<td>

(특정수혈 부작용 및 채혈 부작용의 보상)

① (①)은 다음 각 호의 어느 하나에 해당하는 사람에 대하여 특정수혈 부작용 및 채혈 부작용에 대한 보상금을 지급할 수 있다.
　1. 헌혈이 직접적인 원인이 되어 질병이 발생하거나 사망한 채혈 부작용자
　2. 혈액원이 공급한 혈액이 직접적인 원인이 되어 질병이 발생하거나 사망한 특정수혈 부작용자

④ 제1항에 따라 지급할 수 있는 보상금의 범위는 다음 각 호와 같다. 다만, 혈액의 공급과정에서 혈액원의 과실이 없는 경우에는 제6호의 (②)만 지급할 수 있다.
　1. 진료비
　2. 장애인이 된 자에 대한 일시보상금
　3. 사망한 자에 대한 일시보상금
　4. 장제비
　5. 일실(逸失)소득
　6. (②)

</td>
<td>

① 혈액원

② 위자료

</td>
</tr>
</tbody>
</table>

조	법문내용	정답
12조 ★	**(기록의 작성 등)** ① 혈액원등은 보건복지부령으로 정하는 바에 따라 <u>혈액관리업무에 관한 기록을 작성하여 갖추어 두어야 한다.</u> ② 제1항에 따른 기록(제12조의 2 제1항에 따른 전자혈액관리업무기록을 포함한다)은 <u>기록한 날부터 보건복지부령으로 정하는 기간 동안 보존하여야 한다.</u> ③ 혈액관리업무에 종사하는 자는 이 법 또는 다른 법령에 특별히 규정된 경우를 제외하고는 건강진단·채혈·검사 등 업무상 알게 된 다른 사람의 비밀을 누설하거나 발표하여서는 아니 된다. **시행규칙 제14조(서류의 작성등)** ② 법 제12조 제2항에서 "<u>보건복지부령이 정하는 기간</u>"이라 함은 (**①**)년을 말한다.	① 10
15조	**(헌혈환급예치금 및 헌혈환급적립금)** ③ <u>적립금은 다음 각 호의 어느 하나에 해당하는 용도에만 사용하여야 한다.</u> 〈개정 2021. 3. 23.〉 1. <u>제14조 제5항에 따른 수혈비용의 보상</u> 2. <u>헌혈의 장려</u> 3. 혈액관리와 관련된 연구 4. 그 밖에 <u>대통령령으로 정하는 용도</u> **시행령 제8조(헌혈환급적립금의 용도)** 법 제15조 제3항 제4호에서 "<u>대통령령으로 정하는 용도</u>"란 다음 각 호의 어느 하나에 해당하는 용도를 말한다. 1. <u>특정수혈부작용에 대한 실태조사 및 연구</u> 2. 혈액원 혈액관리업무의 전산화에 대한 지원 3. 삭제 〈2009. 1. 30.〉	
18조 ★	**제18조(벌칙)** 다음 각 호의 어느 하나에 해당하는 자는 (**①**)년 이하의 징역 또는 (**②**)원 이하의 벌금에 처한다. 1. 제3조를 위반하여 <u>혈액 매매행위 등을 한 자</u> 2. 제6조 제1항을 위반하여 혈액관리업무를 할 수 있는 자가 아니면서 혈액관리업무를 한 자 3. 제6조 제3항을 위반하여 허가받지 아니하고 혈액원을 개설한 자 또는 변경허가를 받지 아니하고 중요 사항을 변경한 자 4. 제6조 제4항을 위반하여 의약품 제조업의 허가를 받지 아니하고 혈액관리업무를 한 자 또는 품목별로 품목허가를 받거나 품목신고를 하지 아니하고 혈액관리업무를 한 자 5. 제6조의 2 제1항을 위반하여 허가받지 아니하고 혈액관리업무를 한 자	① 5 ② 5천만

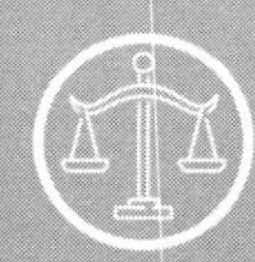

조	법문내용	정답
1조	**(목적)** 이 법은 마약·향정신성의약품·대마 및 원료물질의 취급·관리를 적정하게 하고, 마약류 중독에 대한 (①) 등을 위하여 필요한 사항을 규정함으로써 함으로써 그 오용 또는 남용으로 인한 보건상의 위해를 방지하여 국민보건 향상과 (②) 조성에 이바지함을 목적으로 한다. 〈개정 2023. 8. 16.〉	① 치료·예방 ② 건강한 사회
2조 ★★★	**(정의)** 이 법에서 사용하는 용어의 뜻은 다음과 같다. 　1. "마약류"란 마약·(①) 및 대마를 말한다. 　2. "마약"이란 다음 각 목의 어느 하나에 해당하는 것을 말한다. 　　가. (②) : 양귀비과의 파파베르 솜니페룸 엘(Papaver somniferum L.), 파파베르 세티게룸 디시(Papaver setigerum DC.) 또는 파파베르 브락테아툼(Papaver bracteatum) 　　나. 아편 : 양귀비의 액즙이 응결된 것과 이를 가공한 것. 다만, (③)으로 가공한 것은 제외한다. 　　다. (④) : 코카 관목[에리드록시론속의 모든 식물을 말한다]의 잎. 다만, 엑고닌·코카인 및 엑고닌 알칼로이드 성분이 모두 제거된 잎은 제외한다. 　　라. 양귀비, 아편 또는 코카 잎에서 추출되는 모든 알카로이드 및 그와 동일한 화학적 합성품으로서 대통령령으로 정하는 것 　　마. 가목부터 라목까지에 규정된 것 외에 그와 동일하게 남용되거나 해독 작용을 일으킬 우려가 있는 화학적 합성품으로서 대통령령으로 정하는 것 　　바. 가목부터 마목까지에 열거된 것을 함유하는 혼합물질 또는 혼합제제. 다만, 다른 약물이나 물질과 혼합되어 가목부터 마목까지에 열거된 것으로 다시 제조하거나 제제할 수 없고, 그것에 의하여 신체적 또는 정신적 의존성을 일으키지 아니하는 것으로서 총리령으로 정하는 것["(⑤)"]은 제외한다. 　3. "향정신성의약품"이란 인간의 중추신경계에 작용하는 것으로서 이를 오용하거나 남용할 경우 인체에 심각한 위해가 있다고 인정되는 다음 각 목의 어느 하나에 해당하는 것으로서 대통령령으로 정하는 것을 말한다. 　　가. 오용하거나 남용할 우려가 심하고 의료용으로 쓰이지 아니하며 안전성이 결여되어 있는 것으로서 이를 오용하거나 남용할 경우 심한 신체적 또는 정신적 의존성을 일으키는 약물 또는 이를 함유하는 물질 　　나. 오용하거나 남용할 우려가 심하고 매우 제한된 의료용으로만 쓰이는 것으로서 이를 오용하거나 남용할 경우 심한 신체적 또는 정신적 의존성을 일으키는 약	① 향정신성의약품 ② 양귀비 ③ 의약품 ④ 코카잎 ⑤ 한외마약

물 또는 이를 함유하는 물질

다. 가목과 나목에 규정된 것보다 오용하거나 남용할 우려가 상대적으로 적고 의료용으로 쓰이는 것으로서 이를 오용하거나 남용할 경우 그리 심하지 아니한 신체적 의존성을 일으키거나 심한 정신적 의존성을 일으키는 약물 또는 이를 함유하는 물질

라. 다목에 규정된 것보다 오용하거나 남용할 우려가 상대적으로 적고 의료용으로 쓰이는 것으로서 이를 오용하거나 남용할 경우 다목에 규정된 것보다 신체적 또는 정신적 의존성을 일으킬 우려가 적은 약물 또는 이를 함유하는 물질

마. 가목부터 라목까지에 열거된 것을 함유하는 혼합물질 또는 혼합제제. 다만, 다른 약물 또는 물질과 혼합되어 가목부터 라목까지에 열거된 것으로 다시 제조하거나 제제할 수 없고, 그것에 의하여 신체적 또는 정신적 의존성을 일으키지 아니하는 것으로서 총리령으로 정하는 것은 제외한다.

4. "대마"란 다음 각 목의 어느 하나에 해당하는 것을 말한다. 다만, 대마초[칸나비스 사티바 엘(Cannabis sativa L)]의 (⑥) · 뿌리 및 성숙한 대마초의 줄기와 그 제품은 제외한다.   ⑥ 종자

    가. 대마초와 그 수지

    나. 대마초 또는 그 수지를 원료로 하여 제조된 모든 제품

    다. 가목 또는 나목에 규정된 것과 동일한 화학적 합성품으로서 대통령령으로 정하는 것

    라. 가목부터 다목까지에 규정된 것을 함유하는 혼합물질 또는 혼합제제

5. "마약류취급자"란 다음 가목부터 사목까지의 어느 하나에 해당하는 자로서 이 법에 따라 허가 또는 지정을 받은 자와 아목 및 자목에 해당하는 자를 말한다.

    가. 마약류수출입업자 : 마약 또는 향정신성의약품의 수출입을 업(業)으로 하는 자

    나. 마약류제조업자 : 마약 또는 향정신성의약품의 제조[제제 및 소분을 포함]를 업으로 하는 자

    다. 마약류원료사용자 : 한외마약 또는 의약품을 제조할 때 마약 또는 향정신성의약품을 원료로 사용하는 자

    라. 대마재배자 : 섬유 또는 종자를 채취할 목적으로 대마초를 재배하는 자

    마. 마약류도매업자 : 마약류소매업자, 마약류취급의료업자, 마약류관리자 또는 마약류취급학술연구자에게 마약 또는 향정신성의약품을 판매하는 것을 업으로 하는 자

    바. 마약류관리자 : 「의료법」에 따른 (⑦)에 종사하는 (⑧)로서 그 의료기관에서 환자에게 투약하거나 투약하기 위하여 제공하는 마약 또는 향정신성의약품을 조제 · 수수하고 관리하는 책임을 진 자   ⑦ 의료기관 / ⑧ 약사

    사. 마약류취급학술연구자 : 학술연구를 위하여 마약 또는 향정신성의약품을 사용하거나, 대마초를 재배하거나 대마를 수입하여 사용하는 자

    아. 마약류소매업자 : 「약사법」에 따라 등록한 약국개설자로서 마약류취급의료업자의 처방전에 따라 마약 또는 향정신성의약품을 조제하여 판매하는 것을 업으로 하는 자

조	법문내용	정답
	자. 마약류취급의료업자 : 의료기관에서 의료에 종사하는 의사 · 치과의사 · (**⑨**) 또는 「수의사법」에 따라 동물 진료에 종사하는 (**⑩**)로서 의료나 동물 진료를 목적으로 마약 또는 향정신성의약품을 투약하거나 투약하기 위하여 제공하거나 마약 또는 향정신성의약품을 기재한 처방전을 발급하는 자 6. "원료물질"이란 마약류가 아닌 물질 중 마약 또는 향정신성의약품의 제조에 사용되는 물질로서 대통령령으로 정하는 것을 말한다. 7. "원료물질취급자"란 원료물질의 제조 · 수출입 · 매매에 종사하거나 이를 사용하는 자를 말한다. 8. "군수용마약류"란 국방부 및 그 직할 기관과 육군 · 해군 · 공군에서 관리하는 마약류를 말한다. 9. "치료보호"란 마약류 중독자의 마약류에 대한 정신적 · 신체적 의존성을 극복시키고 재발을 예방하여 건강한 사회인으로 복귀시키기 위한 입원 치료와 통원 치료를 말한다.	⑨ 한의사 ⑩ 수의사
2조의 2 ★	**(국가 등의 책임)** ① (**①**)는 국민이 마약류 등을 남용하는 것을 예방하고, 마약류 중독자에 대한 치료보호와 사회복귀 촉진을 위하여 연구 · 조사 등 필요한 조치를 하고 재원 등을 마련하여야 한다. ② 국가와 지방자치단체는 「청소년 보호법」 제2조 제1호의 청소년을 대상으로 한 마약류 중독예방교육("청소년 마약중독예방교육")을 실시하여야 한다. ③ 국가와 지방자치단체는 국민보건 향상과 건강한 사회 조성을 위하여 마약류 중독 등의 폐해 예방을 위한 홍보 · 교육 · 연구 등 필요한 조치를 하여야 한다. ④ 국가와 지방자치단체는 치료보호 또는 치료감호(「치료감호 등에 관한 법률」 제2조 제1항 제2호에 따른 치료감호대상자에 관한 경우로 한정한다)가 종료된 사람의 사회복귀 및 재활을 위한 사후관리체계를 구축하여야 한다. 〈신설 2024. 10. 22.〉 ⑤ 국민은 마약류 중독자에 대하여 치료의 대상으로 인식하고 건강한 사회구성원으로 자립할 수 있도록 협조하여야 한다. 〈개정 2024. 10. 22.〉 [전문개정 2023. 8. 16.]	① 국가와 지방자치단체
2조의 3 ★★	**(마약류관리기본계획)** ① 관계 중앙행정기관의 장은 (**①**)년마다 소관 마약류 관리에 관한 계획을 수립하여 국무총리에게 제출하여야 한다. ② (**②**)는 제1항에 따라 제출받은 관계 중앙행정기관의 마약류 관리에 관한 계획을 종합하여 제2조의 4에 따른 마약류대책협의회의 협의 · 조정을 거쳐 마약류관리기본계획을 수립한 후 관계 중앙행정기관의 장에게 통보하여야 한다. 수립된 기본계획을 변경하고자 하는 때에도 또한 같다. 〈개정 2025. 12. 23.〉 ③ 기본계획에는 다음 각 호의 사항이 포함되어야 한다. 〈개정 2025. 4. 1.〉 　1. 마약류 관리와 오남용 예방 및 마약류 중독자 관리에 관한 기본목표 및 추진방향 　2. 마약류 관리와 오남용 예방 및 마약류 중독자 관리에 관한 추진계획 및 추진방법 　3. 마약류 관리와 오남용 예방 및 마약류 중독자 관리에 관한 관계 기관 및 단체의 역할과 협조에 필요한 사항	① 5 ② 국무총리

조	법문내용	정답
	4. 그 밖에 마약류 관리와 오남용 예방 및 마약류 중독자 관리의 체계적 · 효율적 수행을 위하여 필요한 사항	
2조의 4	**(마약류대책협의회)** ① 마약류의 오남용을 방지하고 마약류 문제에 대응하기 위하여 (❶) 소속으로 마약류대책협의회를 둔다. ④ 협의회의 의장은 (❷)으로 하고, 위원은 다음 각 호의 사람으로 한다. 이 경우 복수의 차관 · 차장 또는 상임위원이 있는 기관은 해당 기관의 장이 지명하는 차관 · 차장 또는 상임위원으로 한다. 〈개정 2025. 10. 1.〉 　1. 교육부차관 · 외교부차관 · 법무부차관 · 행정안전부차관 · 보건복지부차관 · <u>기획예산처차관 · 방송미디어통신위원회상임위원</u> · 국가정보원차장 · 식품의약품안전처차관 · 대검찰청차장검사 · 관세청차장 · 경찰청차장 · 해양경찰청차장 및 국무조정실 사회조정실장 　2. 그 밖에 대통령령으로 정하는 중앙행정기관의 고위공무원단에 속하는 공무원 　3. 마약류와 관련하여 학계 · 언론계 · 기관 · 단체에 종사하는 등 마약류 관련 분야에 관한 학식과 경험이 풍부한 사람 중에서 의장이 위촉하는 사람	❶ 국무총리 ❷ 국무조정실장
2조의 5	**(마약류 사건보도 권고기준 수립 및 준수 협조요청)** ① (❶)은 마약류 사건보도로 인한 마약류사범 발생을 방지하기 위하여 대통령령으로 정하는 관계 중앙행정기관의 장과 협의하여 <u>언론의 마약류 사건보도에 대한 권고기준을 수립</u>하고 그 이행확보 방안을 마련하여야 한다. **시행령 제2조의 7(마약류 사건보도 권고기준 수립 시 협의 기관)** 　① 법 제2조의 5 제1항에서 "대통령령으로 정하는 관계 중앙행정기관의 장"이란 다음 각 호의 중앙행정기관의 장을 말한다. 〈개정 2025. 12. 30.〉 　　1. 삭제〈2025. 12. 30.〉　　2. 교육부장관　　3. 외교부장관 　　4. 법무부장관　　5. 국방부장관　　6. 행정안전부장관 　　7. 보건복지부장관　　8. <u>성평등가족부장관</u>　　<u>8의 2. 기획예산처장관</u> 　　9. 방송<u>미디어통신위원회위원장</u>　　10. 국무조정실장 　　11. 관세청장　　12. 검찰총장　　13. 병무청장 　　14. 경찰청장　　15. 해양경찰청장 　② (❶)은 법 제2조의 5 제1항에 따라 <u>언론의 마약류 사건보도에 대한 권고기준을 수립하려는 경우 국가정보원장과 협의</u>해야 한다. [본조신설 2024. 7. 2.]	❶ 식품의약품안전 처장
3조 ★★★	**(일반 행위의 금지)** 누구든지 다음 각 호의 어느 하나에 해당하는 행위를 하여서는 아니 된다. 〈개정 2025. 4. 1.〉 　1. 이 법에 따르지 아니한 마약류의 사용 　2. <u>마약의 원료가 되는 식물을 (❶)하거나</u> 그 성분을 함유하는 원료 · 종자 · 종묘를 소지, 소유, 관리, 수출입, 수수, 매매 또는 매매의 유인 · 권유 · 알선을 하거나 <u>그 성분을 추출하는 행위</u>. 다만, 대통령령으로 정하는 바에 따라 식품의약품안전처장의 승인을 받은 경우는 제외한다.	❶ 재배

3. 헤로인, 그 염류 또는 이를 함유하는 것을 소지, 소유, 관리, 수입, 제조, 매매, 매매의 유인·권유·알선, 수수, 운반, 사용, 투약하거나 투약하기 위하여 제공하는 행위. 다만, 대통령령으로 정하는 바에 따라 식품의약품안전처장의 승인을 받은 경우는 제외한다.

4. 마약 또는 향정신성의약품을 제조할 목적으로 원료물질을 제조, 수출입, 매매, 매매의 유인·권유·알선, 수수, 소지, 소유 또는 사용하는 행위. 다만, 대통령령으로 정하는 바에 따라 식품의약품안전처장의 승인을 받은 경우는 제외한다.

5. 제2조 제3호 가목의 향정신성의약품 또는 이를 함유하는 향정신성의약품을 소지, 소유, 사용, 관리, 수출입, 제조, 매매, 매매의 유인·권유·알선 또는 수수하는 행위. 다만, 대통령령으로 정하는 바에 따라 식품의약품안전처장의 승인을 받은 경우는 제외한다.

6. 제2조 제3호 가목의 향정신성의약품의 원료가 되는 식물 또는 버섯류에서 그 성분을 추출하거나 그 식물 또는 버섯류를 수출입, 매매, 매매의 유인·권유·알선, 수수, 흡연 또는 섭취하거나 흡연 또는 섭취할 목적으로 그 식물 또는 버섯류를 소지·소유하는 행위. 다만, 대통령령으로 정하는 바에 따라 식품의약품안전처장의 승인을 받은 경우는 제외한다.

7. 대마를 수출입·제조·매매하거나 매매를 유인·권유·알선하는 행위. 다만, 공무, 학술연구 또는 의료 목적을 위하여 대통령령으로 정하는 바에 따라 식품의약품안전처장의 승인을 받은 경우는 제외한다.

8.~9. 삭제 〈2016. 2. 3.〉

10. 다음 각 목의 어느 하나에 해당하는 행위
    가. 대마 또는 대마초 종자의 껍질을 흡연 또는 섭취하는 행위(제7호 단서에 따라 의료 목적으로 섭취하는 행위는 제외)
    나. 가목의 행위를 할 목적으로 대마, 대마초 종자 또는 대마초 종자의 껍질을 소지하는 행위
    다. 가목 또는 나목의 행위를 하려 한다는 정을 알면서 대마초 종자나 대마초 종자의 껍질을 매매하거나 매매를 유인·권유·알선하는 행위

11. 제4조 제1항 또는 제1호부터 제10호까지의 규정에서 금지한 행위를 하기 위한 장소·시설·장비·자금 또는 운반 수단을 타인에게 제공하는 행위

12. 다음 각 목의 어느 하나에 해당하는 규정에서 금지하는 행위에 관한 정보를 타인에게 알리거나 제시하는 행위. 다만, 마약류 오남용 예방교육 등 공익적 목적인 경우는 제외한다.
    가. 제1호부터 제11호까지의 규정
    나. 제4조 제1항 또는 제3항
    다. 제5조 제1항 또는 제2항
    라. 제5조의 2 제5항

13. 타인에게 마약류의 투약, 흡연 또는 섭취를 유인 또는 권유하는 행위. 다만, 제18조 제2항 제1호 또는 제21조 제2항에 따라 허가를 받은 마약 또는 향정신성의약품은 제외한다.

조	법문내용	정답

시행령 제3조(일반 행위 금지의 예외)

① 법 제3조 제2호 단서, 제3호 단서 또는 제4호 단서에 따라 <u>식품의약품안전처장으로부터 마약 또는 원료물질 등의 취급에 관한 승인을 받을 수 있는 경우</u>는 다음 각 호와 같다. 〈개정 2021. 1. 5.〉

  1. <u>마약류취급학술연구자가 학술연구를 위하여 필요한 양만 취급하려는 경우</u>

  2. 공무상 필요에 따라 취급하려는 경우

  3. 마약류제조업자 또는 「약사법」에 따른 의약품제조업자가 향정신성의약품의 품목허가를 받기 위한 시험제품을 제조하기 위하여 원료물질을 취급하려는 경우

  4. 「대외무역법」 제2조 제3호에 따른 무역거래자가 물품매도확약서를 발행하여 구매의 알선행위를 하는 경우

  5. 제1호부터 제4호까지에 준하는 경우로서 마약 또는 원료물질 등을 취급할 필요가 있다고 식품의약품안전처장이 인정하는 경우

③ 법 제3조 제7호 단서에 따라 <u>식품의약품안전처장으로부터 대마를 수출입·제조[제제 및 소분을 포함]·매매하거나 매매를 알선하는 행위를 승인받을 수 있는 경우</u>는 다음 각 호와 같다. 〈개정 2022. 12. 9.〉

  1. <u>공무상 마약류를 취급하는 (**②**)이 공무상 필요한 경우</u>

  2. 마약류취급학술연구자가 학술연구를 위하여 필요한 경우

  3. 「약사법」 제91조에 따른 한국희귀·필수의약품센터가 다음 각 목의 어느 하나에 해당하는 대마를 수입·매매하는 경우

    가. 국민 보건상 긴급하게 도입할 필요가 있다고 식품의약품안전처장이 인정하는 의약품으로서의 대마

    나. <u>국내에 (**③**)한 의약품이 없어 환자가 센터에 수입하여 판매할 것을 요청하는 의약품으로서의 대마</u>

  4. 환자가 질병의 치료를 위하여 제3호에 따라 센터가 수입하는 의약품으로서의 대마가 필요한 경우

  5. <u>환자가 (**④**)를 목적으로 의약품으로서의 대마를 휴대하고 출입국하는 경우</u>

정답: ② 공무원 / ③ 대체 가능 / ④ 자가치료

4조 ★

(마약류취급자가 아닌 자의 마약류 취급 금지)

① 마약류취급자가 아니면 다음 각 호의 어느 하나에 해당하는 행위를 하여서는 아니 된다.

  1. 마약 또는 향정신성의약품을 소지, 소유, 사용, 운반, 관리, 수입, 수출, 제조, 조제, 투약, 수수, 매매, 매매의 알선 또는 제공하는 행위

  2. 대마를 재배·소지·소유·수수·운반·보관 또는 사용하는 행위

  3. 마약 또는 향정신성의약품을 기재한 처방전을 발급하는 행위

  4. 한외마약을 제조하는 행위

② 제1항에도 불구하고 다음 각 호의 어느 하나에 해당하는 경우에는 <u>마약류취급자가 아닌 자도 마약류를 취급할 수 있다.</u>

  1. 이 법에 따라 마약 또는 향정신성의약품을 마약류취급의료업자로부터 투약받아 소지하는 경우

  2. 이 법에 따라 마약 또는 향정신성의약품을 <u>마약류소매업자로부터 구입하거나 양수(讓受)하여 소지하는 경우</u>

  3. 이 법에 따라 마약류취급자를 위하여 마약류를 운반·보관·소지 또는 관리하는

조	법문내용	정답
	경우 4. 공무상 마약류를 압류 · 수거 또는 몰수하여 관리하는 경우 5. 제13조에 따라 마약류 취급 자격 상실자 등이 마약류취급자에게 그 마약류를 인계하기 전까지 소지하는 경우 6. 제3조 제7호 단서에 따라 의료 목적으로 사용하기 위하여 대마를 운반 · 보관 또는 소지하는 경우 7. 그 밖에 총리령으로 정하는 바에 따라 식품의약품안전처장의 승인을 받은 경우 ③ 마약류취급자는 이 법에 따르지 아니하고는 마약류를 취급하여서는 아니 된다. 다만, 대통령령으로 정하는 바에 따라 식품의약품안전처장의 승인을 받은 경우에는 그러하지 아니하다.	
5조	**(마약류 등의 취급 제한)** ① 마약류취급자는 그 업무 외의 목적을 위하여 제4조 제1항 각 호에 규정된 행위를 하여서는 아니 된다. ② 이 법에 따라 마약류 또는 임시마약류를 소지 · 소유 · 운반 또는 관리하는 자는 다른 목적을 위하여 이를 사용하여서는 아니 된다.	
5조의 2	**(임시마약류 지정 등)** ① (**①**)은 마약류가 아닌 물질 · 약물 · 제제 · 제품 등(이하 "물질등") 중 오용 또는 남용으로 인한 보건상의 위해가 우려되어 긴급히 마약류에 준하여 취급 · 관리할 필요가 있다고 인정하는 물질등을 임시마약류로 지정할 수 있다. 이 경우 임시마약류는 다음 각 호에서 정하는 바와 같이 구분하여 지정한다. 1. 1군 임시마약류 : 중추신경계에 작용하거나 마약류와 구조적 · 효과적 유사성을 지닌 물질로서 의존성을 유발하는 등 신체적 · 정신적 위해를 끼칠 가능성이 높은 물질 2. 2군 임시마약류 : 의존성을 유발하는 등 신체적 · 정신적 위해를 끼칠 가능성이 있는 물질	① 식품의약품안전처장
5조의 3	**(마약류 안전관리심의위원회)** ① 다음 각 호의 사항을 심의하기 위하여 (**①**)에 마약류 안전관리심의위원회를 둔다. 1. 마약류의 오남용 방지를 위한 조치기준에 관한 사항 2. 마약류의 안전사용 기준에 관한 사항 3. 제11조의 2 제1항에 따른 마약류 통합정보의 제공 및 활용에 관한 사항 4. 그 밖에 식품의약품안전처장이 필요하다고 인정하는 사항 ② 심의위원회는 위원장 1명을 포함하여 30명 이내의 위원으로 구성하며, 위원장은 (**②**)이 된다. ③ 위원은 다음 각 호의 어느 하나에 해당하는 사람 중에서 식품의약품안전처장이 임명하거나 위촉한다. 1. 마약류의 안전관리, 범죄수사 등의 업무를 담당하는 공무원 2. 마약류의 오남용 방지 분야의 전문지식을 가진 사람 3. 「비영리민간단체 지원법」 제2조에 따른 비영리민간단체가 추천하는 사람 4. 그 밖에 마약류 안전관리 또는 관련 법률에 관한 학식과 경험이 풍부한 사람	① 식품위약품안전처 ② 식품의약품안전처 차장

<table>
<tr><th>조</th><th>법문내용</th><th>정답</th></tr>
<tr>
<td></td>
<td>

시행령 제5조의 4(마약류안전관리심의위원회의 위원 임기) 법 제5조의3 제1항에 따른 마약류 안전관리심의위원회의 위원 임기는 다음 각 호의 구분에 따른다.

1. 법 제5조의3 제3항 제1호에 따라 임명되거나 위촉된 공무원위원 : 같은 호에 따른 마약류의 안전관리 등의 업무를 담당하는 직위에 재직하는 기간
2. 법 제5조의3 제3항 제2호부터 제4호까지의 규정에 따라 위촉된 위원 : 2년. 다만, 위원의 사임 등으로 새로 위촉된 위원의 임기는 전임위원 임기의 남은 기간으로 한다.

[본조신설 2020. 6. 2.]

</td>
<td></td>
</tr>
<tr>
<td>

6조
★★★

</td>
<td>

(마약류취급자의 허가 등)

① 마약류취급자가 되려는 다음 각 호의 어느 하나에 해당하는 자로서 총리령으로 정하는 바에 따라 제1호·제2호 및 제4호에 해당하는 자는 (**①**)의 허가를 받아야 하고, 제3호 및 제5호에 해당하는 자는 (**②**)의 허가를 받아야 한다. 허가받은 사항을 변경할 때에도 또한 같다. 〈개정 2022. 6. 10.〉

1. 마약류수출입업자 : 「약사법」에 따른 수입자로서 식품의약품안전처장에게 의약품 품목허가를 받거나 품목신고를 한 자
2. 마약류제조업자 및 마약류원료사용자 : 「약사법」에 따라 의약품제조업의 허가를 받은 자
3. 마약류도매업자 : 「약사법」에 따라 등록된 약국개설자 또는 의약품 도매상의 허가를 받은 자
4. 마약류취급학술연구자 : 연구기관 및 학술기관 등에서 학술연구를 위하여 마약류의 사용을 필요로 하는 자
5. 대마재배자 : 「농업·농촌 및 식품산업 기본법」 제3조 제2호에 따른 농업인으로서 섬유나 종자를 채취할 목적으로 대마초를 재배하려는 자

② 마약류관리자가 되려면 마약류취급의료업자가 있는 의료기관에 종사하는 약사로서 총리령으로 정하는 바에 따라 특별자치시장·(**③**)의 지정을 받아야 한다. 지정받은 사항을 변경할 때에도 또한 같다. 〈개정 2022. 6. 10.〉

③ 다음 각 호의 어느 하나에 해당하는 사람은 마약류수출입업자, 마약류취급학술연구자 또는 대마재배자로 허가를 받을 수 없다. 〈개정 2024. 10. 22.〉

1. 피성년후견인, (**④**) 또는 미성년자
2. 「정신건강증진 및 정신질환자 복지서비스 지원에 관한 법률」 제3조 제1호에 따른 정신질환자(정신건강의학과 전문의가 마약류에 관한 업무를 담당하는 것이 적합하다고 인정한 사람은 제외한다) 또는 마약류 중독자
3. 이 법이나 「약사법」·「의료법」·「보건범죄 단속에 관한 특별조치법」 또는 그 밖에 마약류 관련 법률을 위반한 죄를 범하여 금고 이상의 실형을 선고받고 그 집행이 끝나거나(집행이 끝난 것으로 보는 경우를 포함한다) 집행이 면제된 날부터 (**⑤**)년이 지나지 아니한 사람
4. 제3호의 죄를 범하여 금고 이상의 형의 집행유예를 선고받고 그 유예기간 중에 있는 사람

</td>
<td>

① 식품의약품안전처장
② 특별자치시장·
　시장·군수 또는 구청장

③ 시장·군수 또는 구청장

④ 피한정후견인

⑤ 3

</td>
</tr>
</table>

조	법문내용	정답
	마약류관리법 시행규칙 제10조(지정의 신청) 　① 법 제6조 제2항에 따라 <u>마약류관리자의 지정을 받으려는 자</u>는 신청서(전자문서로 된 신청서를 포함)를 (**⑥**)에게 제출해야 한다. 〈개정 2023. 6. 2.〉 **마약류관리법 시행규칙 제12조(허가사항 또는 지정사항의 변경)** 　① 법 제6조 제1항 각 호 외의 부분 후단, 같은 조 제2항 후단 또는 제6조의2 제1항 후단에 따라 <u>허가사항 또는 지정사항의 변경허가(지정)를 받으려는 자</u>는 신청서(전자문서로 된 신청서를 포함)에 그 변경을 증명하는 서류(전자문서를 포함)와 <u>허가증 또는 지정서를 첨부하여 변경이 있는 날부터 20일 이내에 당해</u> (**⑦**), (**⑧**) <u>또는 특별자치시장 · 시장 · 군수 또는 구청장(이하 "허가관청" 이라 한다)에게 제출</u>해야 한다. 〈개정 2023. 6. 2.〉	⑥ 특별자치시장·시장·군수·구청장 ⑦ 식품의약품안전처장 ⑧ 지방식품의약품안전청장
8조	**(허가증 등의 양도 금지와 폐업 등의 신고 등)** ① 마약류취급자는 그 허가증 또는 지정서를 타인에게 빌려주거나 양도하여서는 아니 된다. ② 마약류취급자나 원료물질수출입업자등이 마약류의 취급 또는 원료물질의 수출입 · 제조에 관한 업무를 폐업 또는 휴업하거나 그 휴업한 업무를 다시 시작("폐업등")하려는 경우에는 총리령으로 정하는 바에 따라 해당 허가관청에 그 사실을 신고하여야 한다. 다만, 다음 각 호에 따라 폐업등을 신고한 경우에는 본문에 따라 폐업등을 신고한 것으로 본다. 　1. 의료기관 개설자인 마약류취급의료업자가 「의료법」 제40조에 따라 의료업의 폐업등을 신고한 경우 　2. 마약류소매업자가 「약사법」 제22조에 따라 약국의 폐업등을 신고한 경우 ③ 마약류취급자나 원료물질수출입업자등이 다음 각 호의 어느 하나에 해당하게 되었을 때에는 각 호의 구분에 따른 자는 총리령으로 정하는 바에 따라 해당 허가관청에 그 사실 및 소지 마약류 또는 원료물질의 품명, 수량 등 총리령으로 정하는 사항을 신고하여야 한다. 　1. 사망한 경우 : (**①**)(상속인이 분명하지 아니한 경우에는 그 상속재산의 관리인을 말한다) 　2. 피성년후견인 또는 피한정후견인이 된 경우 : (**②**) 　3. 법인이 해산한 경우 : 청산인 　4. 학술연구를 마친 경우 : 마약류취급학술연구자 ④ 허가관청의 장은 제2항 각 호 외의 부분 본문 또는 제3항에 따른 신고를 받은 경우에는 그 내용을 검토하여 이 법에 적합하면 신고를 수리하여야 한다. ⑤ 제1항을 위반하였거나 제2항에 따른 폐업신고 또는 제3항에 따른 신고를 수리한 경우에는 해당 허가 또는 지정은 그 효력을 상실한다.	① 상속인 ② 후견인
9조	**(수수 등의 제한)** ② 마약류취급자 또는 마약류취급승인자는 이 법에서 정한 경우 외에는 마약류를 양도할 수 없다. <u>다만, 다음 각 호의 어느 하나에 해당하는 경우에는 그러하지 아니하다.</u> 〈개정 2023. 8. 8.〉 　1. <u>다음 각 목의 어느 하나에 해당하여 식품의약품안전처장의 승인을 받은 경우</u>	

조	법문내용	정답
	가. 품목허가가 취소되어 소지 · 소유 또는 관리하는 마약 및 향정신성의약품을 다른 마약류취급자에게 양도하려는 경우 나. 마약류취급학술연구자, 마약류취급승인자(제57조의 2 제2호에 해당하는 자는 제외) 또는 제4조 제3항 단서에 따라 승인을 받은 마약류취급자에게 마약류를 양도하려는 경우 2. 소유 또는 관리하던 마약 및 향정신성의약품을 <u>사용중단 등의 사유로 원소유자 등인 마약류취급자 · 마약류취급승인자 또는 외국의 원소유자 등에게 반품하려는 경우</u> 3. 「약사법」 제91조에 따른 <u>한국희귀 · 필수의약품센터가 제57조의 2 제2호에 해당하는 마약류취급승인자에게 마약류를 양도하려는 경우</u>	
11조의 2	**(마약류통합정보관리센터)** **시행령 제8조(마약류통합정보관리센터의 지정 등)** ① <u>식품의약품안전처장은</u> 법 제11조의 2 제1항에 따라 「약사법」 제68조의 3 제1항에 따른 (**①**)을 <u>마약류통합정보관리센터로 지정하고,</u> 법 제11조의 2 제1항 각 호의 <u>업무를 위탁한다.</u> 〈개정 2024. 1. 30.〉	① 한국의약품안전관리원
12조 ★★★	**(사고 마약류 등의 처리)** ① <u>마약류취급자 또는 마약류취급승인자는 소지하고 있는 마약류에 대하여 다음 각 호의 어느 하나에 해당하는 사유가 발생하면 총리령으로 정하는 바에 따라 해당 허가관청(마약류 취급의료업자의 경우에는 해당 의료기관의 개설허가나 신고관청을 말하며, 마약류 소매업자의 경우에는 약국 개설 등록관청을 말한다.)에 지체 없이 그 사유를 보고하여야 한다.</u> 1. 재해로 인한 상실 2. (**①**) 3. 변질 · <u>부패</u> 또는 <u>파손</u> **마약류관리법 시행규칙 제23조(사고마약류등의 처리)** ① <u>마약류취급자 또는 마약류취급승인자가 법 제12조 제1항에 따라 사고마약류의 보고를 하고자 하는 경우에는 그 사유가 발생한 것을 안 날부터 (**②**)일 이내에 보고서에 그 사실을 증명하는 서류를 첨부하여 지방식품의약품안전청장, 특별시장 · 광역시장 · 특별자치시장 · 도지사 또는 특별자치도지사(이하 "시 · 도지사"라 한다) 또는 시장 · 군수 · 구청장에게 제출하여야 한다.</u> 다만, 법 제12조 제1항 제3호의 사유가 발생하여 보고하는 경우에는 그 사실을 증명하는 서류를 첨부하지 않는다. 〈개정 2023. 6. 2.〉 ② 제1항의 규정에 의하여 사고마약류의 보고를 받은 지방식품의약품안전청장, 시 · 도지사 또는 시장 · 군수 · 구청장은 이를 식품의약품안전처장에게 보고하여야 한다. ③ 제1항의 사실을 증명하는 서류는 다음 각 호의 기관에서 발급하는 서류에 한한다. 1. 법 제12조 제1항 제1호의 사유 : 관할 시 · 도지사 2. 법 제12조 제1항 제2호의 사유 : 수사기관	① 분실 또는 도난 ② 5

조	법문내용	정답

	주) 사고 마약류 발생 보고에서의 허가 및 신고관청
	  (1) 병원, 치과병원, 한방병원, 요양병원, 종합병원 → (③)(법 제12조)
	  (2) 의원, 치과의원, 한의원 → (④)(법 제12조)
	  (3) 마약류소매업재(약국) → 약국 개설 등록관청인 시장·군수·구청장(법 제12조)
	  (4) 마약류도매업자 → 허가관청인 특별자치시장·시장·군수·구청장(법 제6조)
	  (5) 마약류제조업자, 마약류수출업자, 마약류취급학술연구자, 마약류원료사용자 → 허가관청인 (⑤)
	    (지방식품의약품안전청장)(법 제6조)
	  (6) 대마재배자 → 허가관청인 특별자치시장·(⑥)(법 제5조)
		③ 시·도지사
		④ 시장·군수·구청장
		
		⑤ 식품의약품안전처장
		⑥ 시장·군수·구청장

14조
★★
	(광고)
	① 제3조 제12호에도 불구하고 마약류제조업자·다약류수출입업자는 제18조 또는 제21조에 따라 품목허가를 받은 <u>마약 또는 향정신성의약품을</u> 의학·약학·수의학에 관한 <u>전문가 등을 대상으로 하는 매체 또는 수단에 의한 경우에 한정하여 광고할 수 있다.</u> 〈개정 2020. 3. 31.〉
	② 제1항에 따른 광고의 매체 또는 수단은 다음 각 호와 같다. 〈신설 2020. 3. 31.〉
	  1. 의학·약학·수의학에 관한 사항을 <u>전문적으로 취급하는 (①)</u> 또는 잡지
	  2. 제품설명회. 이 경우 설명 내용에는 부작용 등 사용 시 주의사항에 관한 정보가 포함되어야 한다.
		① 신문

15조
★
	(마약류의 저장)
	<u>마약류취급자, 마약류취급승인자 또는 제4조 제2항 제3호부터 제5호까지 및 제5조의2 제6항 각 호에 따라 마약류나 예고임시마약류 또는 임시마약류를 취급하는 자는 그 보관·소지 또는 관리하는 마약류나 예고임시마약류 또는 임시마약류를 총리령으로 정하는 바에 따라 다른 의약품과 구별하여 저장하여야 한다. 이 경우 마약은 잠금장치가 되어 있는 견고한 장소에 저장하여야 한다.</u>
	
	  마약류관리법 시행규칙 제26조(마약류의 저장) 법 제15조에 따른 마약류, 예고임시마약류 또는 임시마약류의 저장기준은 다음 각 호와 같다.
	  〈개정 2020. 5. 22.〉
	  1. <u>마약류, 예고임시마약류 또는 임시마약류의 저장장소((①)의 저장장소를 제외)는 마약류취급자, 마약류취급승인자 또는 법 제4조 제2항 제3호부터 제5호까지 및 법 제5조의2 제6항 각 호에 따라 마약류, 예고임시마약류 또는 임시마약류를 취급하는 자의 업소 또는 사무소</u>(법 제57조 및 「약사법 시행규칙」 제37조 제2항에 따라 마약류의 보관·배송 등의 업무를 위탁받은 마약류도매업자의 업소 또는 사무소를 포함)<u>안에 있어야 하고,</u> 마약류, 예고임시마약류 또는 임시마약류 <u>저장시설은 일반인이 쉽게 발견할 수 없는 장소에 설치하되 이동할 수 없도록 설치할 것</u>
	  2. (②)은 이중으로 <u>잠금장치가 설치된 철제금고</u>(철제와 동등 이상의 견고한 재질로 만들어진 금고를 포함)에 저장할 것
	  3. <u>향정신성의약품, 예고임시마약류 또는 임시마약류는 잠금장치가 설치된 장소에 저장할 것. 다만, 마약류소매업자·마약류취급의료업자 또는 마약류관리자가 원활한 조제를 목적으로 업무시간중 조제대에 비치하는 (③)은 저외한다.</u>
	  4. <u>대마의 저장장소에는 대마를 반출·반입하는 경우를 제외하고는 잠금장치를 설치하고 다른 사람의 출입을 제한하는 조치를 취할 것</u>
		① 마약
		
		② 마약
		
		③ 향정신성의약품

조	법문내용	정답
18조	**(마약류 수출입의 허가 등)** ② 마약류수출입업자가 마약 또는 향정신성의약품을 수출입하려면 총리령으로 정하는 바에 따라 다음 각 호의 허가 또는 승인을 받아야 한다. 　1. 품목마다 식품의약품안전처장의 허가를 받을 것. 허가받은 사항을 변경할 때에도 같다. 　2. 수출입할 때마다 식품의약품안전처장의 승인을 받을 것. 승인받은 사항을 변경할 때에도 같다.	
21조	**(마약류 제조의 허가 등)** ② 마약류제조업자가 마약 또는 향정신성의약품을 제조하려면 총리령으로 정하는 바에 따라 품목마다 식품의약품안전처장의 허가를 받아야 한다. 허가받은 사항을 변경할 때에도 또한 같다.	
30조 ★	**(마약류 투약 등)** ① 마약류취급의료업자가 아니면 의료나 (**①**) 진료를 목적으로 마약 또는 향정신성의약품을 투약하거나 투약하기 위하여 제공하거나 마약 또는 향정신성의약품을 기재한 처방전을 발급하여서는 아니 된다. ② 마약류취급의료업자는 중독성·의존성을 현저하게 유발하여 신체적·정신적으로 중대한 위해를 끼칠 우려가 있는 총리령으로 정하는 마약 또는 향정신성의약품을 자신에게 투약하거나 자신을 위하여 해당 마약 또는 향정신성의약품을 기재한 처방전을 발급하여서는 아니 된다. 〈신설 2024. 2. 6.〉 ③ 마약류취급의료업자는 대통령령으로 정하는 마약 또는 향정신성의약품을 기재한 처방전을 발급하는 경우에는 제11조의4 제2항 제3호에 따라 식품의약품안전처장 및 통합정보센터의 장에게 투약내역의 제공을 요청하여 확인하여야 한다. 다만, 다음 각 호의 어느 하나에 해당하는 경우에는 그러하지 아니하다. 〈개정 2025. 3. 18.〉 　1. 긴급한 사유가 있는 경우 　2. (**②**)하기 위한 경우 　3. 제1호 및 제2호에 준하는 경우로서 대통령령으로 정하는 경우 　4. 그 밖에 투약내역을 확인하지 아니하고 처방전을 발급하여야 할 부득이한 사유가 있는 경우로서 대통령령으로 정하는 경우 ④ 마약류취급의료업자는 제11조의4 제2항 제3호에 따라 투약내역을 확인한 결과 마약 또는 향정신성의약품의 과다·중복 처방 등 오남용이 우려되는 경우에는 처방 또는 투약을 하지 아니할 수 있다. 〈신설 2024. 2. 6.〉 **시행령 제11조(마약류 투약 등)** 　① 법 제30조 제1항에 따라 마약류취급의료업자는 의료나 동물 진료를 목적으로 마약을 투약하기 위하여 제공하려는 경우에는 마약을 조제하여 제공하여야 한다. 〈개정 2024. 5. 28.〉 　② 법 제30조 제3항 본문에서 "대통령령으로 정하는 마약 또는 향정신성의약품"이란 별표 2 제27호에 따른 (**③**)과 그 염류(내용고형제와 외용제제의 형태만 해당)말한다. 〈신설 2025. 2. 6.〉 　③ 법 제30조 제3항 제3호에서 "대통령령으로 정하는 경우"란 「통계법」 제22조 제1항 전단	① 동물 ② 암환자의 통증을 완화 ③ 펜타닐(Fentanyl)

조	법문내용	정답
	에 따라 작성·고시된 질병·사인(死因)에 관한 국준분류에 따른 (④) 환자 또는 이에 준하는 난치성 만성 통증 환자의 통증을 완화하기 위한 경우로서 식품의약품안 전처장이 인정하는 경우를 말한다. 〈개정 2025. 9. 9.〉 ④ 법 제30조 제3항 제4호에서 "대통령령으로 정하는 경우"란 다음 각 호의 경우를 말한다. 〈신설 2025. 9. 9.〉 　1. 입원 환자가 퇴원할 때 지속적인 치료를 위하여 마약 또는 향정신성의약품을 기재한 처방전을 발급하는 경우 　2. 마약류통합관리시스템의 물리적 결함이나 손상, 전산장애로 마약류통합관리시스템을 사용할 수 없는 경우 **시행규칙 제35조(마약류 투약 등)** 법 제30조 제2항에서 "총리령으로 정하는 마약 또는 향정 신성의약품"이란 영 별표 6 제68번란에 따른 (⑤)을 말한다.	④ 복합부위통증증후군 ⑤ 프로포폴
32조 ★★	**(처방전의 기재)** ① (①)는 처방전에 따르지 아니하고는 마약 또는 향정신성의약품을 투약하거나 투약 하기 위하여 제공하여서는 아니 된다. 다만, 다음 각 호의 어느 하나에 해당하는 경우 에는 그러하지 아니하다. 　1. 「약사법」에 따라 자신이 직접 조제할 수 있는 마약류취급의료업자가 진료기록부 에 그가 사용하려는 마약 또는 향정신성의약품의 품명과 수량을 적고 이를 직접 투약하거나 투약하기 위하여 제공하는 경우 　2. 「수의사법」에 따라 수의사가 진료부에 사용하려는 마약 또는 향정신성의약품의 품 명과 수량을 적고 이를 동물에게 직접 투약하거나 투약하기 위하여 제공하는 경우 ② 마약류취급의료업자가 마약 또는 향정신성의약품을 기재한 처방전을 발급할 때에 는 그 처방전에 발급자의 업소 소재지, 상호 또는 명칭, 면허번호와 환자나 동물의 소 유자·관리자의 성명 및 주민등록번호를 기입하여 서명 또는 날인하여야 한다. ③ 제1항과 제2항에 따른 처방전 또는 진료기록부는 (②)년간 보존하여야 한다.	① 마약류취급의료업자 ② 2
33조	**(마약류관리자)** ① (①)명 이상의 마약류취급의료업자가 의료에 종사하는 의료기관의 대표자는 그 의 료기관에 마약류관리자를 두어야 한다. 다만, 향정신성의약품만을 취급하는 의료기관 의 경우에는 그러하지 아니하다. ② 제1항의 마약류관리자가 다음 각 호의 어느 하나에 해당하는 경우에는 해당 의료기 관의 대표자는 다른 마약류관리자(다른 마약류관리자가 없는 경우에는 후임 마약류관 리자가 결정될 때까지 그 의료기관에 종사하는 마약류취급의료업자)에게 관리 중인 마 약류를 인계하게 하고 그 이유를 해당 허가관청에 신고하여야 한다. 　1. 제8조 제5항에 따라 마약류관리자 지정의 효력이 상실된 경우 　2. 제44조에 따라 마약류취급자의 지정이 취소되거나 업무정지처분을 받은 경우	① 4
40조 ★	**(마약류 중독자의 치료보호)** ① (①) 또는 시·도지사는 마약류 사용자의 마약류 중독 여부를 판별하거나 마약류 중독자로 판명된 사람을 치료보호하기 위하여 치료보호기관을 설치·운영하거나 지	① 보건복지부장관

조	법문내용	정답
	정할 수 있다. ② 제1항에 따른 치료보호기관은 다음 각 호의 시설 및 인력을 갖추어야 한다. 이 경우 국가와 지방자치단체는 예산의 범위에서 다음 각 호의 시설 및 인력을 갖추는 데에 드는 비용의 전부 또는 일부를 지원할 수 있다. 〈개정 2024. 10. 22.〉 　1. 마약류 사용 여부 감정을 위한 소변, 모발 등 생체시료를 분석할 수 있는 기기 및 장비 　2. 마약류 중독 여부 판별을 위하여 정신건강의학과 전문의의 의학적 판단 등에 필요한 보조적 검사장비 　3. 정신건강의학과 전문의 및 「정신건강증진 및 정신질환자 복지서비스 지원에 관한 법률」 제17조 제1항에 따른 정신건강전문요원 　4. 그 밖에 대통령령으로 정하는 마약류 중독자 치료보호에 필요한 시설 및 장비 ③ 시·도지사가 제1항에 따라 치료보호기관을 설치·운영하거나 지정한 경우에는 이를 보건복지부장관에게 통보하여야 한다. 〈개정 2024. 2. 6.〉 ④ 보건복지부장관 또는 시·도지사는 제1항에 따라 지정한 치료보호기관이 제2항 각 호의 시설 및 인력을 갖추었는지 여부와 치료보호 실적 등을 (②)년마다 평가하여 치료보호기관으로 재지정할 수 있다. 〈개정 2024. 2. 6.〉 ⑤ 보건복지부장관 또는 시·도지사는 제1항 또는 제4항에 따라 지정하거나 재지정한 치료보호기관이 다음 각 호의 어느 하나에 해당하는 경우에는 그 지정 또는 재지정을 취소할 수 있다. 다만, 제1호에 해당하는 경우에는 그 지정 또는 재지정을 취소하여야 한다. 〈개정 2024. 2. 6.〉 　1. (③)으로 지정 또는 재지정을 받은 경우 　2. 지정 또는 재지정의 취소를 요청하는 경우 　3. 제4항에 따른 평가 결과 제2항 각 호의 시설 및 인력을 갖추지 못한 것으로 확인된 경우 ⑥ 보건복지부장관은 제1항에 따른 치료보호기관에 종사하는 인력의 전문성 향상을 위하여 제7항에 따른 판별검사 및 치료보호를 위한 전문교육을 개발·운영하여야 하며, 이를 대통령령으로 정하는 전문기관에 위탁할 수 있다. 〈개정 2024. 2. 6.〉 ⑦ (④) 또는 시·도지사는 마약류 사용자에 대하여 제1항에 따른 치료보호기관에서 마약류 중독 여부의 판별검사를 받게 하거나 마약류 중독자로 판명된 사람에 대하여 치료보호를 받게 할 수 있다. 이 경우 판별검사 기간은 (⑤)개월 이내로 하고, 치료보호 기간은 (⑥)개월 이내로 한다. 〈신설 2024. 2. 6.〉 ⑧ 보건복지부장관 또는 시·도지사는 제7항에 따른 판별검사 또는 치료보호를 하려면 (⑦)의 심의를 거쳐야 한다. 〈신설 2024. 2. 6.〉 ⑨ 제8항에 따른 판별검사 및 치료보호에 관한 사항을 심의하기 위하여 보건복지부, 특별시, 광역시, 특별자치시, 도 및 특별자치도에 치료보호심사위원회를 둔다. 〈신설 2024. 2. 6.〉 ⑩ 중앙치료보호심사위원회 및 지방치료보호심사위원회의 심의 내용에 관한 사항은 다음 각 호에 따른다. 〈신설 2024. 2. 6.〉 　1. 중앙치료보호심사위원회는 다음 각 목의 사항을 심의한다.	② 3 ③ 거짓이나 그 밖의 부정한 방법 ④ 보건복지부장관 ⑤ 1 ⑥ 12 ⑦ 치료보호심사위원회

조	법문내용	정답
	가. 마약류 중독자 치료보호의 기본방향에 관한 사항 나. (⑧)의 기준에 관한 사항 다. 보건복지부장관이 설치·운영하거나 지정한 치료보호기관에서의 치료보호 및 판별검사에 관한 사항 라. 마약류 중독자의 치료보호 시작·종료와 치료보호기간 연장에 관한 사항 마. 그 밖에 마약류 중독자의 치료보호 및 판별검사에 관하여 보건복지부장관이 필요하다고 인정하는 사항 2. 지방치료보호심사위원회는 다음 각 목의 사항을 심의한다. 가. 시·도지사가 설치·운영하거나 지정한 치료보호기관에서의 치료보호 및 판별검사에 관한 사항 나. 마약류 중독자의 치료보호 시작·종료와 치료보호기간 연장에 관한 사항 다. 그 밖에 마약류 중독자의 치료보호 및 판별검사에 관하여 시·도지사가 필요하다고 인정하는 사항 ⑪ (⑨)는 제7항에 따른 판별검사 및 치료보호에 드는 비용을 부담한다. 〈신설 2024. 2. 6.〉 ⑫ 제1항부터 제11항까지에 따른 치료보호기관의 설치·운영 및 지정·재지정, 판별검사 및 치료보호, 치료보호심사위원회의 구성·운영·직무 등에 관하여 필요한 사항은 대통령령으로 정한다. 〈신설 2024. 2. 6.〉 [시행일 2025. 2. 7.] 제40조 제2항, 제40조 제3항, 제40조 제4항, 제40조 제5항, 제40조 제6항, 제40조 제7항, 제40조 제8항, 제40조 제9항, 제40조 제10항, 제40조 제11항, 제40조 제12항	⑧ 판별검사 ⑨ 국가 및 지방자치단체
40조의 2	**(형별과 수강명령 등의 병과)** ① 법원은 제3조(일반 행위의 금지), 제4조(마약류취급자가 아닌 자의 마약류 취급 금지) 또는 제5조(마약류 등의 취급 제한)를 위반하여 마약류를 투약, 흡연 또는 섭취한 사람(이하 이 조에서 "마약류사범")에 대하여 형의 선고를 유예하는 경우에는 (①)년 동안 보호관찰을 받을 것을 명할 수 있다. ⑧ 보호관찰소의 장 또는 교정시설의 장은 수강명령 또는 이수명령의 집행에 관한 업무를 제51조의 6에 따른 (②)에 위탁할 수 있다. 〈개정 2023. 8. 16.〉	① 1 ② 한국마약퇴치운동본부
44조	**(허가 등의 취소와 업무정지)** ① 마약류취급자, 마약류취급승인자 또는 원료물질수출입업자등이 다음 각 호의 어느 하나에 해당하는 경우에는 해당 허가관청은 이 법에 따른 허가(품목허가를 포함), 지정 또는 승인을 취소하거나 1년의 범위에서 그 업무 또는 마약류 및 원료물질 취급의 전부 또는 일부의 정지를 명할 수 있다. 다만, 국민보건에 위해를 끼쳤거나 끼칠 우려가 있는 마약, 향정신성의약품 또는 한외마약의 경우에는 그 취급자에게 책임질 사유가 없고 그 약품의 성분·처방 등을 변경함으로써 그 허가 목적을 달성할 수 있다고 인정되는 경우에는 그 변경만을 명할 수 있다. 〈개정 2024. 2. 6.〉 1. 업무 또는 마약류 및 원료물질 취급의 전부 또는 일부의 (①)를 명하는 경우 가. 제5조 제1항 및 제2항에 따른 마약류 취급 제한 규정을 위반한 경우 나. 제5조 제3항의 조치를 위반한 때	① 정지

<table>
<tr><th>조</th><th>법문내용</th><th>정답</th></tr>
<tr><td></td><td>

다. 제6조 제1항 각 호 외의 부분 후단 및 같은 조 제2항 후단에 따른 변경허가 또는 변경지정을 받지 아니한 경우

라. 제6조의 2 제1항 후단에 따른 변경허가를 받지 아니한 경우

마. 제7조 제2항에 따른 허가증 또는 지정서를 재발급받지 아니한 경우

바. 제9조 제2항 및 제3항을 위반하여 마약류를 양도한 경우

사.~아. 삭제 〈2015. 5. 18.〉

자. 제11조를 위반하여 보고하지 아니하거나 거짓으로 보고한 경우

차. 제12조를 위반하여 보고하지 아니하거나 사고 마약류 등을 폐기한 경우

카. 제14조를 위반하여 마약류를 광고한 경우

타. 제15조를 위반하여 마약류를 저장한 경우

파. 제16조를 위반하여 마약류를 봉함하지 아니하거나 봉함하지 아니한 마약류를 수수한 경우

하. 제17조를 위반하여 기재를 하지 아니하거나 거짓으로 기재한 경우

거. 삭제 〈2015. 5. 18.〉

너. 제20조·제22조 및 제26조를 위반하여 판매한 경우

더. 제32조를 위반하여 처방전에 따르지 아니하고 투약 등을 하거나 처방전을 거짓으로 기재한 경우 및 처방전을 작성·비치·보존하지 아니한 경우

러. 제33조를 위반하여 마약류관리자를 두지 아니한 경우

머. 제35조 제2항부터 제4항까지의 규정을 위반하여 기록·보존을 하지 아니하거나 거짓으로 기록한 경우

<u>버. 대마재배자가 정당한 사유 없이 2년간 계속하여 대마초를 재배하지 아니한 경우</u>

서. 제38조에 따른 <u>마약류취급자의 관리의무를 위반한 경우</u>

어. 제41조에 따른 관계 공무원의 검사·질문·수거를 거부·방해하거나 기피한 경우

저. 제50조를 위반하여 마약류취급자 또는 원료물질수출입업자등이 교육을 받지 아니한 경우

처. 제51조 제1항을 위반하여 원료물질의 수출입 승인을 받지 아니하고 수출입한 경우나 승인받은 내용과 다르게 수출입한 경우

커. 제51조 제2항을 위반하여 원료물질의 제조, 수출입, 수수 또는 매매에 대한 기록을 작성·보존하지 아니하거나 거짓으로 기록한 경우

터. 제51조 제2항에 따른 원료물질의 수출입, 수수 또는 매매에 대한 기록 작성의 의무를 회피할 목적으로 소량으로 나누어 원료물질을 거래한 경우

퍼. 제51조 제3항에 따른 신고를 하지 아니한 경우

허. 제18조 제2항 제2호에 따른 수출입 승인 또는 변경승인을 받지 아니한 경우

2. <u>허가(품목허가를 포함), 지정 또는 승인을 (❷)하는 경우</u>

　가. 제6조 제3항 각 호의 결격사유에 해당한 경우

　나. 제18조 제2항 제1호·제21조 제2항 및 제24조 제2항에 따른 허가 또는 변경허가를 받지 아니한 경우

　다. <u>제1호 가목·파목·어목 또는 제9조 제2항을 2회 이상 위반한 경우</u>

</td><td>

❷ 취소</td></tr>
</table>

조	법문내용	정답
	라. <u>제1호 자목 · 차목 · 러목 · 허목</u> 또는 제9조 제3항을 3회 이상 <u>위반한 경우</u> 마. 마약의 유효성분 함량이나 제제할 때 발생하는 마약의 손실률등에 대하여 총리령으로 정하는 기준을 3회 이상 위반한 경우 바. 마약류취급자가 제6조 제1항 또는 제2항에 따른 마약류취급자가 되기 위하여 필요한 약사 등의 자격을 상실하거나 「약사법」에 따른 의약품제조업, 의약품도매상 등의 허가가 취소 등이 된 경우 사. 원료물질수출입업자등이 「부가가치세법」 제8조에 따라 관할 세무서장에게 폐업신고를 하거나 관할 세무서장이 사업자등록을 말소한 경우 아. <u>거짓이나 그 밖의 부정한 방법으로</u> 제3조 제2호부터 제7호까지의 규정, 제4조 제2항 제7호 또는 같은 조 제3항에 따른 승인을 받은 경우 자. <u>거짓이나 그 밖의 부정한 방법으로</u> 제6조 제1항 또는 제6조의 2 제1항에 따른 허가 또는 변경허가를 받은 경우 차. <u>거짓이나 그 밖의 부정한 방법으로</u> 제18조 제2항 제1호, 제21조 제2항 또는 제24조 제2항에 따른 허가 또는 변경허가를 받은 경우 <u>카. 업무정지기간 중에 업무를 한 경우</u> ④ 허가관청은 <u>마약류취급의료업자 및 마약류소매업자에 대하여</u> 제1항에 따른 처분을 한 경우에는 그 사실을 「국민건강보험법」에 따른 (**③**)과 (**④**)에 알려야 한다. 〈신설 2024. 2. 6.〉	③ 건강보험심사평가원 ④ 국민건강보험공단
45조	**(청문)** 허가관청은 제44조 제1항에 따라 <u>마약류취급자 또는 원료물질수출입업자등의 허가 또는 지정을 취소하려면 청문을 하여야 한다.</u>	
50조	**(마약류취급자와 원료물질수출입업자등의 교육)** **마약류관리법 시행규칙 제47조 1항(마약류취급자와 원료물질수출입업자등의 교육)** 법 제50조에 따라 <u>마약류수출입업자 · 마약류제조업자 · 마약류원료사용자 · 마약류취급학술연구자 및 원료물질수출입업자등은 (**①**)이,</u> 마약류도매업자 · 마약류소매업자 · 마약류관리자 및 마약류취급의료업자(법 제6조 제2항에 따른 마약류관리자를 둔 의료기관의 마약류취급의료업자를 제외)는 (**②**)가 실시하는 마약류 또는 원료물질 관리에 관한 교육을 받아야 한다.	① 지방식품의약품안전청장 ② 시 · 도지사
51조의 2	**(마약류 오남용 예방 및 사회재활사업)** ① (**①**)은 마약류의 오남용을 예방하고 마약류 중독자의 사회복귀와 정상적인 일상생활의 유지 · 보호를 지원하기 위하여 다음 각 호의 업무를 수행한다. 〈개정 2025. 4. 1.〉 1. 마약류 오남용 예방을 위한 교육 · 상담 및 홍보 2. 마약류 중독자의 사회복귀를 지원하고 재범방지 · 회복 및 사회복귀 이후 정상적인 일상생활의 유지를 위하여 필요한 교육 · 상담 · 홍보 등 사회재활사업 3. 사회재활사업 관련 인력의 양성 및 활용 4. 그 밖에 마약류 오남용 예방 및 사회재활사업을 위하여 식품의약품안전처장이 필요하다고 인정하는 업무 ④ 식품의약품안전처장은 마약류 중독자를 체계적 · 효율적으로 보호하고 지원하기	① 식품의약품안전처장

조	법문내용	정답

	위한 시스템("마약류중독자관리시스템")을 구축·운영하여야 하고, 이를 위하여 제2항 각 호의 자료 또는 정보를 연계하여 활용할 수 있다. 〈신설 2025. 4. 1.〉
	⑤ 마약류중독자관리시스템을 구축·운영하기 위한 용역·연구·조사를 수행하는 사람이나 수행하였던 사람 및 제7항에 따라 제2항 각 호의 자료 또는 정보를 제공받은 사람은 업무상 알게 된 정보와 관련하여 다음 각 호의 행위를 하여서는 아니 된다. 〈신설 2025. 4. 1.〉
	  1. 개인정보를 업무상 목적 외의 용도로 이용하거나 제3자에게 제공하는 행위
	  2. 개인정보를 제외한 정보를 업무상 목적 외의 용도로 이용하거나 제3자에게 제공하는 행위	

51조의 3	**(마약퇴치의 날)** ① 마약류 등의 오남용에 대한 사회적 경각심을 높이고 마약류에 관한 범죄를 예방하기 위하여 매년 (①)을 마약퇴치의 날로 정한다.	① 6월 26일
51조의 4	**(실태조사)** ① 보건복지부장관과 식품의약품안전처장은 이 법의 적절한 시행을 위하여 마약류 사용·중독·확산 및 예방·치료·재활·시설 현황 등에 대한 실태조사를 (①)년마다 실시하여야 한다.	① 3
51조의 7	**(하수역학 마약류 사용 행태조사)** ① (①)은 「하수도법」 제2조 제9호에 따른 공공하수처리시설 등에서 하수를 채집하여 마약류 사용 행태를 추정·분석하기 위한 조사("하수역학 마약류 사용 행태조사")를 (②) 실시하고, 그 결과를 공표하여야 한다.	① 식품의약품안전처장 ② 매년

53조	**(몰수 마약류의 처분방법 등)**
	① 이 법이나 그 밖의 법령에서 정하는 바에 따라 몰수된 마약류는 (①)에게 인계하여야 한다.
	② 시·도지사는 제1항의 마약류를 인수하였을 때에는 이를 폐기하거나 그 밖에 필요한 처분을 하여야 한다.
	
	  마약류관리법 시행령 제21조(몰수 마약류의 폐기방법) 시·도지사는 법 제53조 제2항에 따라 몰수 마약류를 폐기하는 경우에는 다음 각 호의 방법으로 하여야 한다.
	  1. 가연성이 있는 마약류는 보건위생상 위해가 발생할 우려가 없는 장소에서 태워버릴 것
	  2. 중화·가수분해·산화·환원·희석 또는 그 밖의 방법으로 마약류가 아닌 것으로 변화시킬 것
	  3. 제1호 또는 제2호의 방법으로 마약류를 폐기할 수 없는 경우에는 지하수를 오염시킬 우려가 없는 지하 (②)미터 이상의 땅속에 파묻거나, 해수면 위에 떠오를 우려가 없는 방법으로 바닷물 속에 가라앉히거나, 그 밖에 보건위생상 위해가 발생할 우려가 없는 방법으로 처리할 것
		① 시·도지사
		
		② 1

조	법문내용	정답
58조 ★	**(벌칙)** ① 다음 각 호의 어느 하나에 해당하는 자는 <u>무기 또는 5년 이상의 징역</u>에 처한다. 〈개정 2025. 4. 1.〉 　1. 제3조 제2호·제3호, 제4조 제1항, 제18조 제1항 또는 제21조 제1항을 위반하여 마약을 수출입·제조·매매하거나 매매를 유인·권유·알선한 자 또는 그러할 목적으로 소지·소유한 자 　2. 제3조 제4호를 위반하여 마약 또는 향정신성의약품을 제조할 목적으로 그 원료가 되는 물질을 제조·수출입하거나 그러할 목적으로 소지·소유한 자 　3. 제3조 제5호를 위반하여 제2조 제3호 가목에 해당하는 향정신성의약품 또는 그 물질을 함유하는 향정신성의약품을 제조·수출입·매매·매매의 유인·권유·알선 또는 수수하거나 그러할 목적으로 소지·소유한 자 　4. 제3조 제6호를 위반하여 제2조 제3호 가목에 해당하는 향정신성의약품의 원료가 되는 식물 또는 버섯류에서 그 성분을 추출한 자 또는 그 식물 또는 버섯류를 수출입하거나 수출입할 목적으로 소지·소유한 자 　5. 제3조 제7호를 위반하여 대마를 수입하거나 수출한 자 또는 그러할 목적으로 대마를 소지·소유한 자 　6. 제4조 제1항을 위반하여 제2조 제3호 나목에 해당하는 향정신성의약품 또는 그 물질을 함유하는 향정신성의약품을 제조 또는 수출입하거나 그러할 목적으로 소지·소유한 자 　7. 제4조 제1항 또는 제5조의2 제5항을 위반하여 미성년자에게 마약을 수수·조제·투약·제공한 자 또는 향정신성의약품이나 임시마약류를 매매·수수·조제·투약·제공한 자 　8. 1군 임시마약류에 대하여 제5조의2 제5항 제1호 또는 제2호를 위반한 자 ② <u>영리를 목적으로 하거나 상습적으로 제1항의 행위를 한 자는 (①) 또는 (②)년 이상의 징역</u>에 처한다. ④ 제1항(제7호는 제외) 및 제2항에 규정된 죄를 범할 목적으로 <u>예비 또는 음모한 자는 10년 이하의 징역</u>에 처한다.	① 사형·무기 ② 10
58조의2	**(벌칙)** ① 제3조(일반행위의 금지) 제10호 또는 제4조(마약류취급자가 아닌 자의 마약류 취급 금지) 제1항을 위반하여 <u>미성년자에게 대마를 수수·제공하거나 대마 또는 대마초 종자의 껍질을 흡연 또는 섭취하게 한 자는 (①)년 이상의 유기징역</u>에 처한다. ② <u>상습적으로 제1항의 죄를 범한 자는 (②)년 이상의 유기징역</u>에 처한다. ③ <u>제1항 및 제2항에 규정된 죄의 미수범은 처벌(③).</u> [본조신설 2023. 3. 28.]	① 2 ② 3 ③ 한다

조	법문내용	정답
59조 ★	**(벌칙)** ① 다음 각 호의 어느 하나에 해당하는 자는 (①)년 이상의 유기징역에 처한다. 〈개정 2025. 4. 1.〉 　1. 제3조 제2호를 위반하여 수출입·매매 또는 제조할 목적으로 마약의 원료가 되는 식물을 재배하거나 그 성분을 함유하는 원료·종자·종묘를 소지·소유한 자 　2. 제3조 제2호를 위반하여 마약의 성분을 함유하는 원료·종자·종묘를 관리·수수하거나 그 성분을 추출하는 행위를 한 자 　3. 제3조 제3호를 위반하여 헤로인이나 그 염류 또는 이를 함유하는 것을 소지·소유·관리·수수·운반·사용 또는 투약하거나 투약하기 위하여 제공하는 행위를 한 자 　4. 제3조 제4호를 위반하여 마약 또는 향정신성의약품을 제조할 목적으로 그 원료가 되는 물질을 매매하거나 매매를 유인·권유·알선하거나 수수한 자 또는 그러할 목적으로 소지·소유 또는 사용한 자 　5. 제3조 제5호를 위반하여 제2조 제3호 가목에 해당하는 향정신성의약품 또는 그 물질을 함유하는 향정신성의약품을 소지·소유·사용·관리한 자 　6. 제3조 제6호를 위반하여 제2조 제3호 가목에 해당하는 향정신성의약품의 원료가 되는 식물 또는 버섯류를 매매하거나 매매를 유인·권유·알선하거나 수수한 자 또는 그러할 목적으로 소지·소유한 자 　7. 제3조 제7호를 위반하여 대마를 제조하거나 매매·매매의 유인·권유·알선을 한 자 또는 그러할 목적으로 대마를 소지·소유한 자 　8. 삭제 〈2023. 3. 28.〉 　9. 제4조 제1항을 위반하여 마약을 소지·소유·관리 또는 수수하거나 제24조 제1항을 위반하여 한외마약을 제조한 자 　10. 제4조 제1항을 위반하여 제2조 제3호 다목에 해당하는 향정신성의약품 또는 그 물질을 함유하는 향정신성의약품을 제조 또는 수출입하거나 그러할 목적으로 소지·소유한 자 　11. 제4조 제1항을 위반하여 대마의 수출·매매 또는 제조할 목적으로 대마초를 재배한 자 　12. 제4조 제3항을 위반하여 마약류(대마는 제외한다)를 취급한 자 　13. 1군 임시마약류에 대하여 제5조의 2 제5항 제3호를 위반한 자 　14. 제18조 제1항·제21조 제1항 또는 제24조 제1항을 위반하여 향정신성의약품을 수출입 또는 제조하거나 의약품을 제조한 자	① 1
60조 ★	**(벌칙)** ① 다음 각 호의 어느 하나에 해당하는 자는 10년 이하의 징역 또는 1억원 이하의 벌금에 처한다. 〈개정 2025. 4. 1.〉 　1. 제3조 제1호를 위반하여 마약 또는 제2 조 제3호 가목에 해당하는 향정신성의약품을 사용하거나 제3조 제11호를 위반하여 마약 또는 제2조 제3호 가목에 해당하는 향정신성의약품과 관련된 금지된 행위를 하기 위한 장소·시설·장비·자금 또는 운반 수단을 타인에게 제공한 자 　2. 제4조 제1항을 위반하여 제2조 제3호 나목 및 다목에 해당하는 향정신성의약품	

<table>
<tr><th>조</th><th>법문내용</th><th>정답</th></tr>
<tr><td></td><td>

또는 그 물질을 함유하는 향정신성의약품을 매매, 매매의 유인 · 권유 · 알선, 수수, 소지, 소유, 사용, 관리, 조제, 투약, 제공한 자 또는 향정신성의약품을 기재한 처방전을 발급한 자

3. 제4조 제1항을 위반하여 제2조 제3호 라목에 해당하는 향정신성의약품 또는 그 물질을 함유하는 향정신성의약품을 제조 또는 수출입하거나 그러할 목적으로 소지 · 소유한 자

4. 제5조 제1항 · 제2항, 제9조 제1항, 제28조 제1항, 제30조 제1항 · 제2항, 제35조 제1항 또는 제39조를 위반하여 마약을 취급하거나 그 처방전을 발급한 자

5. 1군 임시마약류에 대하여 제5조의 2 제5항 제4호를 위반한 자

6. 2군 임시마약류에 대하여 제5조의 2 제5항 제1호를 위반한 자

[시행일 2025. 2. 7.] 제60조 제1항 제4호

</td><td></td></tr>
<tr><td>

61조

</td><td>

(벌칙)

① 다음 각 호의 어느 하나에 해당하는 자는 <u>5년 이하의 징역 또는 5천만원 이하의 벌금</u>에 처한다. 〈개정 2025. 4. 1.〉

1. 제3조 제1호를 위반하여 향정신성의약품(제2조 제3호 가목에 해당하는 향정신성의약품은 제외) 또는 대마를 사용하거나 제3조 제11호를 위반하여 향정신성의약품(제2조 제3호 가목에 해당하는 향정신성의약품은 제외) 및 대마와 관련된 금지된 행위를 하기 위한 장소 · 시설 · 장비 · 자금 또는 운반 수단을 타인에게 제공한 자

2. 제3조 제2호를 위반하여 마약의 원료가 되는 식물을 재배하거나 그 성분을 함유하는 원료 · 종자 · 종묘를 소지 · 소유한 자

<u>2의2. 거짓이나 그 밖의 부정한 방법으로 제3조 제2호부터 제7호까지의 규정, 제4조 제2항 제7호 또는 같은 조 제3항에 따른 승인을 받은 자</u>

3. 제3조 제6호를 위반하여 제2조 제3호 가목에 해당하는 향정신성의약품의 원료가 되는 식물 또는 버섯류를 흡연 · 섭취하거나 그러할 목적으로 소지 · 소유한 자 또는 다른 사람에게 흡연 · 섭취하게 할 목적으로 소지 · 소유한 자

4. 제3조 제10호를 위반하여 다음 각 목의 어느 하나에 해당하는 행위를 한 자
   가. 대마 또는 대마초 종자의 껍질을 흡연하거나 섭취한 자
   나. 가목의 행위를 할 목적으로 대마, 대마초 종자 또는 대마초 종자의 껍질을 소지하고 있는 자
   다. 가목 또는 나목의 행위를 하려 한다는 정을 알면서 대마초 종자나 대마초 종자의 껍질을 매매하거나 매매를 유인 · 권유 · 알선한 자

5. 제4조 제1항을 위반하여 제2조 제3호 라목에 해당하는 향정신성의약품 또는 그 물질을 함유하는 향정신성의약품을 매매, 매매의 유인 · 권유 · 알선, 수수, 소지, 소유, 사용, 관리, 조제, 투약, 제공한 자 또는 향정신성의약품을 기재한 처방전을 발급한 자

6. 제4조 제1항을 위반하여 대마를 재배 · 소지 · 소우 · 수수 · 운반 · 보관하거나 이를 사용한 자

7. 제5조 제1항 · 제2항, 제9조 제1항 또는 제35조 제1항을 위반하여 향정신성의약품, 대마 또는 임시마약류를 <u>취급하거나 그 처방전을 발급한 자</u>

</td><td></td></tr>
</table>

조	법문내용	정답

조	법문내용	정답
	8. 2군 임시마약류에 대하여 제5조의 2 제5항 제2호부터 제4호까지의 규정을 위반한 자 8의2. 거짓이나 그 밖의 부정한 방법으로 제6조 제1항, 제6조의 2 제1항, 제18 조 제2항 제1호, 제21조 제2항 또는 제24조 제2항에 따른 허가 또는 변경허가를 받은 자 9. 제6조의 2를 위반하여 원료물질을 수출입하거나 제조한 자 10. 제11조의 6 제1호를 위반하여 마약류 통합정보에 포함된 개인정보를 업무상 목적 외의 용도로 이용하거나 제3자에게 제공한 자 10의2. 제51조의 2 제5항 제1호를 위반하여 개인정보를 업무상 목적 외의 용도로 이용하거나 제3자에게 제공한 자 10의3. 제18조 제2항 제1호를 위반하여 마약 또는 향정신성의약품을 수출입한 자 10의4. 제21조 제2항을 위반하여 마약 또는 향정신성의약품을 제조한 자 10의5. 제24조 제2항을 위반하여 마약을 원료로 사용한 한외마약을 제조한 자 11. 제28조 제1항 또는 제30조 제1항 · 제2항을 위반하여 향정신성의약품을 취급하거나 그 처방전을 발급한 자 12. 제28조 제3항을 위반하여 마약 또는 향정신성의약품을 전자거래를 통하여 판매한 자	
62조	**(벌칙)** ① 다음 각 호의 어느 하나에 해당하는 자는 3년 이하의 징역 또는 3천만원 이하의 벌금에 처한다. 〈개정 2025. 4. 1.〉 1. 제8조 제1항을 위반하여 마약의 취급에 관한 허가증 또는 지정서를 타인에게 빌려주거나 양도한 자 또는 제9조 제2항 · 제3항, 제18조 제2항 제2호, 제20조, 제22조 제1항, 제26조 제1항을 위반하여 마약을 취급한 자 2. 제9조 제2항, 제20조, 제22조 제1항, 제26조 제1항의 위반행위의 상대방이 되어 마약을 취급한 자 3. 제11조의 6 제2호를 위반하여 마약류 통합정보 중 개인정보 이외의 정보를 업무상 목적 외의 용도로 이용하거나 제3자에게 제공한 자 4. 제51조의 2 제5항 제2호를 위반하여 개인정보를 제외한 정보를 업무상 목적 외의 용도로 이용하거나 제3자에게 제공한 자 5. 제3조 제12호를 위반하여 금지되는 행위에 관한 정보를 타인에게 널리 알리거나 제시한 자(예고임시마약류에 대해서는 제외)	
63조	**(벌칙)** ① 다음 각 호의 어느 하나에 해당하는 자는 2년 이하의 징역 또는 2천만원 이하의 벌금에 처한다. 〈개정 2025. 4. 1.〉 1. 제51조 제1항부터 제4항까지의 규정을 위반한 자 2. 제8조 제1항을 위반하여 향정신성의약품의 취급에 관한 허가증 또는 지정서를 타인에게 빌려주거나 양도한 자 또는 제9조 제2항 · 제3항, 제20조 · 제22조 제2항 또는 제28조 제2항을 위반하여 향정신성의약품을 취급한 자	

3. 제8조 제1항을 위반하여 대마의 취급에 관한 허가증을 타인에게 빌려주거나 양도한 자 또는 제9조 제2항·제3항을 위반하여 대마를 취급한 자

4. 제9조 제2항, 제20조 및 제22조 제2항의 위반행위의 상대방이 되어 향정신성의약품을 취급한 자

5. 제9조 제2항의 위반행위의 상대방이 되어 대마를 취급한 자

6. 제11조 제1항부터 제3항까지 및 제5항, 제16조, 제28조 제2항, 제32조 제1항 및 제2항, 제33조 제1항, 제34조를 위반하여 마약을 취급한 자

7. 제11조 제1항부터 제3항까지 및 제5항의 규정에 따른 보고 또는 변경보고를 거짓으로 하거나 제32조 제2항에 따른 처방전에 거짓으로 기재하여 마약을 취급한 자

8. 제17조를 위반하여 기재하지 아니하거나 거짓으로 기재하여 마약을 취급한 자

8의2. 제43조에 따른 명령을 위반하여 보고하지 아니하거나 거짓된 보고를 하여 마약을 취급한 자

9. 제12조 제1항을 위반하여 거짓으로 보고하여 마약을 취급하거나 제12조 제2항을 위반하여 마약을 폐기한 자

10. 제13조 제1항, 제33조 제2항을 위반하여 마약을 취급한 자(제69조 제1항 제8호에 해당하는 자는 제외)

11. 제18조 제2항 제2호를 위반하여 향정신성의약품을 취급한 자

12. 제40조 제1항에 따른 치료보호기관을 정당한 이유 없이 이탈한 자 또는 이탈한 자를 은닉한 자

13. 제40조 제7항에 따른 중독 판별검사 또는 치료보호를 정당한 이유 없이 거부·방해 또는 기피한 자

14. 마약을 취급하는 자로서 정당한 이유 없이 제41조 제1항에 따른 출입, 검사, 수거 등을 거부·방해 또는 기피한 자 또는 제47조에 따른 처분을 거부·방해 또는 기피한 자

15. 제44조에 따른 업무정지기간에 그 업무를 하여 마약을 취급한 자

16. 제51조 제2항에 따른 기록작성의 의무를 회피할 목적으로 소량으로 나누어 원료물질을 거래한 자

17. 제3조 제13호를 위반하여 타인에게 마약류의 투약, 흡연 또는 섭취를 유인 또는 권유한 자

② 다음 각 호의 어느 하나에 해당하는 자는 그 죄에 대하여 정하는 형의 (①)까지 가중한다. 〈개정 2025. 4. 1.〉

1. (②)적으로 제1항 제2호부터 제5호까지, 제11호·제12호의 죄를 범한 자

2. (③)에 대하여 제1항 제17호의 죄를 범한 자

① 2분의 1
② 상습
③ 미성년자

64조

(벌칙) 다음 각 호의 어느 하나에 해당하는 자는 1년 이하의 징역 또는 1천만원 이하의 벌금에 처한다. 〈개정 2023. 6. 13.〉

1. 제8조 제2항·제3항에 따른 신고를 거짓으로 한 자

2. 제11조 제1항부터 제3항까지 및 제5항을 위반하여 보고 또는 변경보고를 하지 아니하거나 거짓으로 보고하여 향정신성의약품을 취급한 자

3. 제12조 제1항을 위반하여 거짓으로 보고하여 향정신성의약품을 취급하거나 또는

	법문내용	
	제17조에 따른 기재를 하지 아니하거나 거짓으로 기재하여 향정신성의약품을 취급한 자	
	4. 제36조 또는 제43조에 따른 명령을 위반하거나 보고 또는 신고를 하지 아니한 자 또는 명령을 위반하거나 거짓된 보고 또는 신고를 하여 대마를 취급한 자	
	5. 제12조 제2항을 위반하여 향정신성의약품을 폐기한 자	
	6. 제12조 제2항을 위반하여 대마를 폐기한 자	
	7. 제13조 제1항을 위반하여 대마를 취급한 자	
	8. 제13조 제1항, 제16조, 제26조 제2항, 제32조 제1항 및 제2항, 제33조 제2항 또는 제34조를 위반하여 향정신성의약품을 취급한 자	
	9. 제13조 제1항, 제33조 제2항을 위반하여 마약류취급자에게 향정신성의약품을 양도 또는 인계하지 아니한 자	
	10. 제14조를 위반한 자	
	11. 제15조를 위반하여 마약류(향정신성의약품은 제외한다)를 저장한 자	
	12. 제26조 제2항의 위반행위의 상대방이 되어 향정신성의약품을 취급한 자	
	12의2. 제32조 제2항에 따른 처방전에 거짓으로 기재하여 향정신성의약품을 취급한 자	
	13. 제35조 제2항 및 제3항을 위반하여 장부를 작성하지 아니하거나 거짓으로 작성하거나 보고한 자	
	14. 제36조 제2항 또는 제42조 제2항을 위반하여 대마를 폐기하지 아니하거나 처분을 거부·방해 또는 기피한 자	
	15. 제38조 제2항을 위반하여 마약류를 판매하거나 사용한 자	
	16. 향정신성의약품, 예고임시마약류, 임시마약류를 취급하는 자 또는 원료물질취급자로서 정당한 이유 없이 제41조 제1항, 제42조, 제43조 또는 제47조에 따른 명령을 위반하거나 거짓된 보고를 하거나 검사·수거·압류 또는 처분을 거부·방해 또는 기피한 자	
	17. 대마를 취급하는 자로서 정당한 이유 없이 제41조 제1항에 따른 출입·검사 또는 수거를 거부·방해 또는 기피한 자	
	18. 제44조에 따른 업무정지기간에 그 업무를 하여 향정신성의약품을 취급한 자	
	19. 제44조에 따른 업무정지기간에 그 업무를 하여 대마를 취급한 자	
	20. 제51조 제7항에 따른 보고를 거짓으로 한 자	

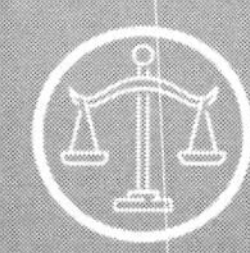

조	법문내용	정답
2조의3 ★	**(학생건강증진 기본계획의 수립 · 시행)** ① 교육부장관은 (①)년마다 학생의 신체 및 정신건강 증진을 위한 기본계획을 수립 · 시행하여야 한다. ② 기본계획에는 다음 각 호의 사항이 포함되어야 한다. 　1. 학생의 건강증진을 위한 기본방향 및 목표 　2. 학생의 건강증진을 위한 주요 추진과제 및 추진방법 　3. 그 밖에 학생의 건강증진을 위하여 필요한 사항	① 5
7조 ★★★	**(건강검사 등)** ① 학교의 장은 학생과 교직원에 대하여 건강검사를 하여야 한다. 다만, 교직원에 대한 건강검사는 「국민건강보험법」 제52조에 따른 건강검진으로 갈음할 수 있다. ② 학교의 장은 제1항에 따라 건강검사를 할 때에 질병의 유무 등을 조사하거나 검사하기 위하여 다음 각 호의 어느 하나에 해당하는 학생에 대하여는 「국민건강보험법」 제52조에 따른 건강검진 실시 기관에 의뢰하여 교육부령으로 정하는 사항에 대한 건강검사를 한다. 　1. 「초 · 중등교육법」 제2조 제1호의 학교(초등학고)와 이에 준하는 특수학교 · 각종학교의 (①)학년 및 (②)학년 학생. 다만, 구강검진은 (③) 학년에 대하여 실시하되, 그 방법과 비용 등에 관한 사항은 지역실정에 따라 교육감이 정한다. 　2. 「초 · 중등교육법」 제2조 제2호 · 제3호(중학교. 고등학교)의 학교와 이에 준하는 특수학교 · 각종학교의 (④)학년 학생 　3. 그 밖에 건강을 보호 · 증진하기 위하여 교육부령으로 정하는 학생 　**초 · 중등교육법 제2조(학교의 종류)** 초 · 중등교육을 실시하기 위하여 다음 각 호의 학교를 둔다. 〈개정 2019. 12. 3.〉 　　1. 초등학교 　　2. 중학교 · 고등공민학교 　　3. 고등학교 · 고등기술학교 　　4. 특수학교 　　5. 각종학교 ④ 학교의 장은 제1항과 제2항에도 불구하고 천재지변 등 부득이한 사유로 관할 교육감 또는 교육장의 승인을 받은 경우에는 교육부령으로 정하는 바에 따라 건강검사를 연기하거나 건강검사의 전부 또는 일부를 생략할 수 있다. ⑥ 학교의 장은 제2조 제1호의 정신건강 상태 검사를 실시할 때 필요한 경우에는 학부	① 1 ② 4 ③ 전 ④ 1

| --- | --- | --- |
	<u>모의 (⑤) 실시할 수 있다.</u> 이 경우 학교의 장은 지체 없이 <u>해당 학부모에게 검사 사실을 통보하여야 한다.</u> 〈신설 2021. 3. 23.〉	⑤ 동의 없이

7조의 3 ★	**(건강검사기록)**
	① 학교의 장은 제7조에 따라 건강검사를 하였을 때에는 그 결과를 교육부령으로 정하는 기준에 따라 작성·관리하여야 한다.
	② <u>학교의 장이</u> 제1항에 따라 <u>건강검사 결과를 작성·관리할 때에</u> 「초·중등교육법」 제30조의 4에 따른 <u>교육정보시스템을 이용하여 처리하여야 하는</u> 자료는 다음과 같다.
	   1. <u>인적사항</u>
	   2. <u>신체의 발달상황 및 능력</u>
	   3. 그 밖에 교육목적을 이루기 위하여 필요한 범위에서 <u>교육부령으로 정하는 사항</u>
	
	　학교건강검사규칙 제9조 제3항(건강검사 등의 실시결과 관리) 법 제7조의 3 제2항 제3호에서 <u>"교육부령으로 정하는 사항"</u>이란 다음 각 호의 사항을 말한다.
	   1. 법 제10조 제1항에 따른 (①) 완료 여부
	   2. 제5조 및 제5조의2에 따른 건강검진의 검진일자 및 검진기관명
	   3. 제6조에 따른 별도검사의 종류, 검사일자 및 검사기관명
		① 예방접종

9조 ★	**(학생의 보건관리)** <u>학교의 장은 학생의 신체발달 및 체력증진, 질병의 치료와 예방, 음주·흡연과 마약류를 포함한 약물 오용(誤用)·남용(濫用)의 예방,</u> 성교육, 이동통신 단말장치 등 <u>전자기기의 과의존 예방, 도박 중독의 예방 및 정신건강 증진 등을 위하여 보건교육을 실시하고 필요한 조치를 하여야 한다.</u> 〈개정 2021. 12. 28.〉	

9조의3 ★	**(마약류 중독·오남용 예방교육)**
	① <u>교육부장관은 매(①) 관계 중앙행정기관의 장과 협의하여 「마약류 관리에 관한 법률」 제2조 제1호에 따른 마약류에 대한 중독·오남용 예방교육 추진계획("마약중독예방교육 추진계획")을 수립·시행하여야 한다.</u>
	② 교육부장관과 교육감은 마약중독예방교육 추진계획에 따라 「초·중등교육법」 제2조에 따른 학교에서 <u>학교의 장이</u> 모든 학생들을 대상으로 <u>마약류 중독·오남용 예방교육("마약중독예방교육")을 체계적으로 실시하도록 하여야 한다.</u> 이 경우 마약중독예방교육은 다음 각 호의 교육과 연계하여 실시할 수 있다.
	   1. 제9조의2에 따른 보건교육
	   2. 「학교안전사고 예방 및 보상에 관한 법률」 제8조에 따른 학교안전교육
	   3. 「아동복지법」 제31조에 따른 아동의 안전에 대한 교육
	③ <u>교육부장관과 식품의약품안전처장은</u> 「마약류 관리에 관한 법률」 제51조의 4에 따른 실태조사에 학생의 마약류 중독·오남용에 대한 실태조사와 마약중독예방교육에 대한 (②) <u>평가가 포함되도록 적극 협력하여야 한다.</u>
	④ <u>교육부장관은</u> 마약중독예방교육 추진계획을 수립할 때 「마약류 관리에 관한 법률」 제51조의 4에 따른 <u>실태조사 결과를 반영하여야 한다.</u>
	⑤ 마약중독예방교육 추진계획의 수립 절차 등에 필요한 사항은 대통령령으로 정하고, 마약중독예방교육의 실시 시기·방법 등에 관하여 필요한 사항은 교육부령으로 정한다. [본조신설 2025. 3. 18.]
		① 년
		
		② 효과성

조	법문내용	정답
	시행규칙 제10조의2(마약류 중독·오남용 예방교육의 실시 시기·방법 등) ① 학교의 장은 법 제9조의 3 제2항에 따른 <u>마약류 중독·오남용 예방교육("마약중독예방교육")</u>을 매 (**③**) 실시하여야 한다.	③ 학기마다
14조의 3 ★	**(감염병예방대책의 마련 등)** ① (**①**)은 <u>감염병으로부터 학생과 교직원을 보호하기 위하여</u> 다음 각 호의 사항이 포함된 <u>감염병예방대책을 마련하여야 한다.</u> 이 경우 행정안전부장관 및 질병관리청장과 협의하여야 한다. 　1. 감염병의 예방·관리 및 후속조치에 관한 사항 　2. 감염병 대응 관련 매뉴얼에 관한 사항 　3. 감염병과 관련한 학교의 보건·위생에 관한 사항 　4. 그 밖에 감염병과 관련하여 대통령령으로 정하는 사항 ④ <u>교육부장관과 (**②**)은 학교에서 감염병을 예방하기 위하여 긴밀한 협력 체계를 구축하고 감염병 발생 현황에 관한 정보 등 대통령령으로 정하는 정보("감염병정보"라 한다)를 공유하여야 한다.</u> 〈개정 2020. 8. 11.〉 **시행령 제22조의3(감염병예방대책의 마련 등)** ① 법 제14조의 3 제1항 제4호에서 <u>"대통령령으로 정하는 사항"</u>이란 다음 각 호의 사항을 말한다. 　1. 감염병 예방·관리에 필요한 교육에 관한 사항 　2. 감염병 대응 능력 강화를 위한 가상연습 등 실제 상황 대비 훈련에 관한 사항 　3. 감염병 방역에 필요한 물품의 비축 및 시설의 구비에 관한 사항 　4. 그 밖에 감염병의 예방·관리를 위하여 교육부장관이 필요하다고 인정하는 사항 ② 법 제14조의 3 제4항에서 <u>"감염병 발생 현황에 관한 정보 등 대통령령으로 정하는 정보"</u>란「감염병의 예방 및 관리에 관한 법률」에 따른 <u>제1급감염병이 국내에서 새롭게 발생하였거나 국내에 유입된 경우</u> 또는 같은 법 제41조 제1항에 따라 질병관리청장이 고시한 감염병에 대하여「재난 및 안전관리 기본법」 제38조 제2항에 따른 <u>주의 이상의 위기경보가 발령된 경우</u> 해당 감염병에 관한 다음 각 호의 정보를 말한다. 〈개정 2023. 2. 14.〉 　1. 감염병명 　2. 감염병의 발생 현황 또는 유입 경로 　3. <u>감염병환자등(학생 및 교직원에 한정)의 발병일·진단일·이동경로·이동수단 및 접촉자 현황</u> 　4. 그 밖에 교육부장관 또는 질병관리청장이 감염병의 예방 및 확산을 방지하기 위하여 필요하다고 인정하는 정보	① 교육부장관 ② 질병관리청장

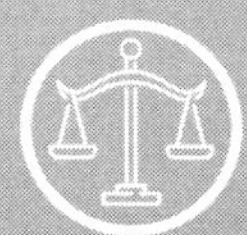

조	법문내용	정답
2조 ★★★	**(정의)** 이 법에서 사용하는 용어의 뜻은 다음과 같다. 1. "임산부"란 임신 중이거나 분만 후 (❶)개월 미만인 여성을 말한다. 2. "모성"이란 임산부와 가임기 여성을 말한다. 3. "영유아"란 출생 후 (❷)년 미만인 사람을 말한다. 4. "신생아"란 출생 후 (❸)일 이내의 영유아를 말한다. 5. "미숙아"란 신체의 발육이 미숙한 채로 출생한 영유아로서 대통령령으로 정하는 기준에 해당하는 영유아를 말한다. 　**시행령 제1조의 2(미숙아 및 선천성이상아의 기준)** 「모자보건법」 제2조 제5호 및 제6호에 따른 미숙아 및 선천성이상아(이하 "미숙아등"이라 한다)의 기준은 다음 각 호와 같다. 　1. 미숙아: 임신 (❹)주 미만의 출생아 또는 출생 시 체중이 (❺)그램 미만인 영유아로서 보건소장 또는 의료기관의 장이 임신 37주 이상의 출생아 등과는 다른 특별한 의료적 관리와 보호가 필요하다고 인정하는 영유아 　2. 선천성이상아: 보건복지부장관이 선천성이상의 정도·발생빈도 또는 치료에 드는 비용을 고려하여 정하는 선천성이상에 관한 질환이 있는 영유아로서 다음 각 목의 어느 하나에 해당하는 영유아 　　가. 선천성이상으로 사망할 우려가 있는 영유아 　　나. 선천성이상으로 기능적 장애가 현저한 영유아 　　다. 선천성이상으로 기능의 회복이 어려운 영유아 6. "선천성이상아"란 선천성 기형 또는 변형이 있거나 염색체에 이상이 있는 영유아로서 대통령령으로 정하는 기준에 해당하는 영유아를 말한다. 7. "인공임신중절수술"이란 태아가 모체 밖에서는 생명을 유지할 수 없는 시기에 태아와 그 부속물을 인공적으로 모체 밖으로 배출시키는 수술을 말한다. 8. "모자보건사업"이란 모성과 영유아에게 전문적인 보건의료서비스 및 그와 관련된 정보를 제공하고, 모성의 생식건강 관리와 임신·출산·양육 지원을 통하여 이들이 신체적·정신적·사회적으로 건강을 유지하게 하는 사업을 말한다. 9. 삭제 〈2017. 12. 12.〉 10. "산후조리업"이란 산후조리 및 요양 등에 필요한 인력과 시설을 갖춘 곳("산후조리원")에서 분만 직후의 임산부나 출생 직후의 영유아에게 급식·요양과 그 밖에 일상생활에 필요한 편의를 제공하는 업을 말한다. 11. "난임"이란 부부(사실상의 혼인관계에 있는 경우를 포함)가 피임을 하지 아니한 상태에서 부부간 정상적인 성생활을 하고 있음에도 불구하고 (❻)년이 지나도 임신이 되지 아니하는 상태를 말한다.	① 6 ② 6 ③ 28 ④ 37 ⑤ 2,500 ⑥ 1

조	법문내용	정답
	12. "보조생식술"이란 임신을 목적으로 자연적인 생식과정에 인위적으로 개입하는 의료행위로서 인간의 정자와 난자의 채취 등 보건복지부령으로 정하는 시술을 말한다.	
7조	(모자보건기구의 설치) ① 국가와 지방자치단체는 모자보건사업에 관한 다음 각 호의 사항을 관장하기 위하여 모자보건기구를 설치·운영할 수 있다. 이 경우 지방자치단체가 모자보건기구를 설치할 때에는 그 지방자치단체가 설치한 (①)에 설치함을 원칙으로 한다. 　1. 임산부의 산전·산후관리 및 분만관리와 응급처치에 관한 사항 　2. 영유아의 건강관리와 예방접종 등에 관한 사항 　3. 모성의 생식건강 관리와 건강 증진 프로그램 개발 등에 관한 사항 　4. 부인과 질병 및 그에 관련되는 질병의 예방에 관한 사항 　5. 심신장애아의 발생 예방과 건강관리에 관한 사항 　6. 성교육·성상담 및 보건에 관한 지도·교육·연구·홍보 및 통계관리 등에 관한 사항	① 보건소
10조	(임산부·영유아·미숙아등의 건강관리 등) ① 국가와 지방자치단체는 임산부·영유아·미숙아등에 대하여 대통령령으로 정하는 바에 따라 정기적으로 건강진단·예방접종을 실시하거나 (①)(의사·한의사·조산사·간호사의 면허를 받은 사람 또는 간호조무사의 자격을 인정받은 사람으로서 모자보건사업에 종사하는 사람)에게 그 가정을 방문하여 보건진료를 하게 하는 등 보건관리에 필요한 조치를 하여야 한다. 〈개정 2024. 2. 6.〉	① 모자보건전문가
10조의 3 ★★	(모유수유시설의 설치 등) ① 국가와 지방자치단체는 영유아의 건강을 유지·증진하기 위하여 필요한 모유수유시설 및 영유아를 동반한 사람 등이 이용할 수 있는 수유시설의 설치를 지원할 수 있다. 〈개정 2021. 12. 21.〉	
10조의 4 ★	(다태아 임산부 등에 대한 지원) 국가와 지방자치단체는 다태아 임산부의 건강하고 안전한 임신·출산 및 다태아로 태어난 영유아의 건강을 유지·증진하기 위하여 필요한 지원을 할 수 있다.	
10조의 5 ★	(임산부의 정신건강 증진을 위한 지원) ① 국가와 지방자치단체는 임산부가 임신 또는 출산으로 인하여 겪는 우울, 불안 등 심리적 증상("산전·산후우울증")을 극복하기 위한 지원을 할 수 있다. ② 제1항에 따른 지원에는 다음 각 호의 내용이 포함되어야 한다. 　1. 산전·산후우울증 검사에 관한 지원 　2. 임산부 및 그 (①)에 대한 산전·산후우울증 관련 상담·교육 　3. 산전·산후우울증 관련 정보 제공 및 예방을 위한 홍보 　4. 그 밖에 산전·산후우울증 예방 및 극복을 위하여 보건복지부장관이 필요하다고 인정하는 사업 [전문개정 2024. 1. 2.] [시행일 2025. 1. 3.] 제10조의5	① 배우자

조	법문내용	정답
10조의6 ★★	**제10조의6(중앙모자의료센터)** ① (　①　)은 고위험 임산부 및 미숙아등의 의료지원에 필요한 다음 각 호의 업무를 수행하게 하기 위하여 「공공보건의료에 관한 법률」 제2조 제3호에 따른 공공보건의료기관 중에서 중앙모자의료센터를 지정할 수 있다. 　1. 고위험 임산부 및 신생아 집중치료 시설에 대한 지원 및 평가 　2. 고위험 임산부 및 신생아 집중치료 시설 간의 연계 및 업무조정 　3. 고위험 임산부 및 신생아 집중치료 시설 종사자에 대한 교육훈련 　4. 고위험 임산부 및 미숙아등 관련 사례 분석 및 통계 작성 　5. 그 밖에 고위험 임산부 및 신생아 집중치료 시설의 지원에 관하여 보건복지부장관이 정하는 업무	① 보건복지부장관
11조 ★★	**(난임 · 유산 · 사산 극복 지원사업)** ① 국가와 지방자치단체는 난임, 유산 · 사산 등 (①) 문제를 극복하기 위한 지원을 할 수 있다. 〈개정 2024. 1. 2.〉 ② 난임극복 지원에는 다음 각 호의 내용이 포함되어야 한다. 〈신설 2024. 2. 6.〉 　1. 난임치료를 위한 시술비 지원. 이 경우 한방의료를 통하여 난임을 치료하는 (②)의 지원을 포함할 수 있다. 　2. 난임 관련 상담 및 교육 　3. 난임 예방 및 관련 정보 제공 　4. 그 밖에 보건복지부장관이 필요하다고 인정하는 사업 ③ 유산 · 사산 극복 지원에는 다음 각 호의 내용이 포함되어야 한다. 〈신설 2024. 1. 2.〉 　1. 유산 · 사산 관련 상담 및 심리지원 　2. 유산 · 사산 예방을 위한 교육 및 관련 정보 제공 　3. 그 밖에 유산 · 사산 극복을 위하여 보건복지부장관이 필요하다고 인정하는 사업 [제목개정 2024. 1. 2.] [시행일 2025. 1. 3.] 제11조	① 생식건강 ② 한방난임치료 비용
11조의4	**(난임 · 임산부심리상담센터의 설치 · 운영 등)** ① (①)은 난임 극복, 산전 · 산후우울증 극복 및 유산 · 사산 예방을 위한 다음 각 호의 업무를 전문적이고 체계적으로 수행하기 위하여 중앙 난임 · 임산부심리상담센터("중앙상담센터")를 설치 · 운영할 수 있다. 〈개정 2024. 1. 2.〉 　1. 산전 · 산후우울증 관련 검사 　2. 난임 극복, 산전 · 산후우울증 극복 및 유산 · 사산 예방 관련 상담 및 교육 　3. 제2항에 따른 권역별 난임 · 임산부심리상담센터 종사자에 대한 교육 　4. 제2항에 따른 권역별 난임 · 임산부심리상담센터와의 정보 교류 및 협력 　5. 난임 극복, 산전 · 산후우울증 극복 및 유산 · 사산 예방을 위한 조사 및 연구 　6. 그 밖에 난임 극복, 산전 · 산후우울증 극복 및 유산 · 사산 예방을 위하여 보건복지부장관이 정하는 업무 ② 특별시장 · 광역시장 · 특별자치시장 · 도지사 또는 특별자치도지사("시 · 도지사")는 난임 극복, 산전 · 산후우울증 극복 및 유산 · 사산 예방 관련 상담 및 교육 등의 업	① 보건복지부장관

| --- | --- | --- |
	무를 전문적으로 수행하기 위하여 <u>권역별 난임·임산부심리상담센터("권역별 상담센터")를 설치·운영할 수 있다.</u> 〈개정 2024. 1. 2.〉 [제목개정 2024. 1. 2.] [시행일 2025. 1. 3.] 제11조의4	
11조의7	**(생식세포 동결·보존 등을 위한 지원)** ① <u>국가와 지방자치단체는 난소 또는 고환 절제 등 대통령령으로 정하는 의학적 사유에 의한 치료로 인하여 생식건강의 손상으로 영구적인 불임이 예상되어 생식세포의 동결·보존을 통한 가임력 보전이 필요한 사람의 (①) 보존을 위한 지원을 할 수 있다.</u> [본조신설 2024. 1. 23.] [시행일 2025. 1. 24.] 제11조의7	① 생식세포
14조	**(인공임신중절수술의 허용한계)** ① 의사는 다음 각 호의 어느 하나에 해당되는 경우에만 <u>본인과 배우자(사실상의 혼인관계에 있는 사람을 포함)의 동의를 받아 인공임신중절수술을 할 수 있다.</u> 　1. 본인이나 배우자가 대통령령으로 정하는 우생학적 또는 유전학적 정신장애나 신체질환이 있는 경우 　2. 본인이나 배우자가 <u>대통령령으로 정하는 전염성 질환이 있는 경우</u> 　3. <u>강간 또는 준강간에 의하여 임신된 경우</u> 　4. <u>법률상 혼인할 수 없는 혈족 또는 인척 간에 임신된 경우</u> 　5. 임신의 지속이 보건의학적 이유로 모체의 건강을 심각하게 해치고 있거나 해칠 우려가 있는 경우 **시행령 제15조(인공임신중절수술의 허용한계)** 　① 법 제14조에 따른 인공임신중절수술은 임신 (①)주일 이내인 사람만 할 수 있다. 　② 법 제14조 제1항 제1호에 따라 인공임신중절수술을 할 수 있는 우생학적 또는 유전학적 정신장애나 신체질환은 연골무형성증, 낭성섬유증 및 그 밖의 유전성 질환으로서 그 질환이 태아에 미치는 위험성이 높은 질환으로 한다. 　③ 법 제14조 제1항 제2호에 따라 <u>인공임신중절수술을 할 수 있는 전염성 질환은 (②), 톡소플라즈마증 및 그 밖에 의학적으로 태아에 미치는 위험성이 높은 전염성 질환으로 한다.</u>	① 24 ② 풍진
15조의5 ★★★	**(건강진단 등)** ① 다음 각 호의 어느 하나에 해당하는 사람은 건강진단 및 예방접종("건강진단 등")을 받아야 한다. 다만, 다른 법령에 따라 같은 내용의 건강진단 등을 받은 경우에는 이 법에 따른 건강진단 등을 받은 것으로 갈음할 수 있다. 　1. 산후조리업자 　2. 제15조 제1항에 따라 산후조리업의 신고를 하려는 자 　3. 산후조리업에 종사하는 사람 ② 산후조리업자는 제1항에 따른 건강진단 등을 받지 아니한 사람과 다른 사람에게 위해를 끼칠 우려가 있는 질병이 있거나 질병이 있는 것으로 의심되는 사람에게 격리 등 근무제한 조치를 하여야 한다.	

조	법문내용	정답

시행령 제16조(건강진단 및 예방접종 등)

① 법 제15조의 5 제1항에 따른 건강진단을 받아야 하는 사람으로서 같은 항 제3호에 해당하는 사람은 산후조리원에 근무하는 사람 또는 근무하려는 사람으로 한다.

② 건강진단은 「의료법」 제3조에 따른 의료기관 및 「지역보건법」 제2조 제1호에 따른 지역보건의료기관에서 다음 각 호의 구분에 따라 실시한다. 이 경우 건강진단 항목에는 (**①**) 등 전염성 피부질환, (**②**), (**③**) 및 잠복결핵이 포함되어야 한다.

  1. 산후조리업자 또는 산후조리원에 근무하는 사람 : 연 (**④**)회 이상 실시. 다만, 잠복결핵에 대한 건강진단은 산후조리업을 하는 기간 또는 산후조리원에 근무하는 기간 동안 한 번만 받으면 그 기준을 충족한 것으로 본다.

  2. 산후조리업 신고를 하려는 자 또는 산후조리원에 근무하려는 사람 : 신고 또는 근무하기 전 1개월 이내에 실시

③ 법 제15조의 5 제1항에 따른 예방접종을 받아야 하는 사람으로서 같은 항 제3호에 해당하는 사람은 산후조리원에 근무하거나 근무하려는 「의료법」 제2조에 따른 의료인 또는 「간호법」 제2조 제3호에 따른 간호조무사로 한다. 〈개정 2025. 6. 20.〉

④ 예방접종은 다음 각 호의 구분에 따라 실시한다.

  1. (**⑤**) 예방접종 : 연 1회 실시

  2. 백일해 예방접종 : 산후조리원에 근무하기 (**⑥**)주 전까지 실시

⑤ 법 제15조의 5 제2항에 따른 다른 사람에게 위해를 끼칠 우려가 있는 질병이 있는 사람은 다음 각 호의 사람으로 한다.

  1. 「감염병의 예방 및 관리에 관한 법률」 제2조 제13호에 따른 감염병환자로서 다른 사람에게 전파될 수 있는 감염병병원체가 인체에 침입하여 증상을 나타내는 사람

  2. 다음 각 목의 어느 하나에 해당하는 질환으로서 다른 사람에게 전파될 수 있는 질환이 있는 사람

    가. 설사 등의 증세가 있는 위장 관계 질환

    나. 감기 등 호흡 관계 질환

    다. 유행성 결막염 및 각막염 등 안과 질환

    라. 화농성 질환 등 피부 질환

정답:
① 한센병
② 장티푸스
③ 폐결핵
④ 1

⑤ 인플루엔자
⑥ 2

15조의 15

(손해배상책임의 보장)

(시행령 제17조의 5 : 책임보험의 가입금액 등)

① 법 제15조의 15 제2항에 따라 산후조리업자가 가입하여야 하는 책임보험은 다음 각 호의 기준을 충족하여야 한다. 〈개정 2023. 10. 4.〉

  1. 책임보험 적용대상 이용자의 범위 : 법 제15조의 15 제1항에 따라 산후조리원을 이용하는 임산부, 영유아 및 그 보호자

  2. 책임보험 가입금액

    가. 이용자가 사망한 경우 : 이용자 1명당 1억 5천만원의 범위에서 발생한 손해액을 지급할 수 있을 것. 다만, 그 손해액이 2천만원 미만인 경우에는 2천만원으로 한다.

    나. 이용자가 감염되거나 부상당한 경우 : 이용자 1명당 3천만원의 범위에서 발생한 손해액을 지급할 수 있을 것.

    다. 이용자가 감염 또는 부상에 대한 치료를 마친 후 더 이상의 치료효과를 기대할 수 없고 그 증상이 고정된 상태에서 그 감염 또는 부상이 원인이 된 신체의 장애(이하 "후유장애")가 생긴 경우 : 이용자 1명당 1억 5천만원의 범위에서 발생한 손해액을 지급할 수 있을 것

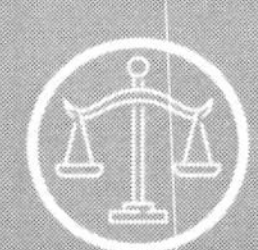

조	법문내용	정답
2조	**(정의)** 이 법에서 사용하는 용어의 뜻은 다음과 같다. 1. "결핵"이란 결핵균으로 인하여 발생하는 질환을 말한다. 2. "결핵환자"란 결핵균이 인체 내에 침입하여 임상적 특징이 나타나는 자로서 결핵균검사에서 양성으로 확인된 자를 말한다. 3. "결핵의사환자"란 임상적, 방사선학적 또는 조직학적 소견상 결핵에 해당하지만 결핵균검사에서 양성으로 확인되지 아니한 자를 말한다. 4. "전염성결핵환자"란 결핵환자 중 객담의 결핵균검사에서 양성으로 확인되어 타인에게 전염시킬 수 있는 환자를 말한다. 5. "(①)"란 결핵에 감염되어 결핵감염검사에서 양성으로 확인되었으나 결핵에 해당하는 임상적, 방사선학적 또는 조직학적 소견이 없으며 결핵균검사에서 음성으로 확인된 자를 말한다.	① 잠복결핵감염자
8조	**(의료기관 등의 신고의무)** ① 의사 및 그 밖의 의료기관 종사자는 다음 각 호의 어느 하나에 해당하는 경우에는 지체 없이 소속된 의료기관의 장에게 보고하여야 한다. 다만, 의료기관에 소속되지 아니한 의사는 그 사실을 관할 (①)에게 신고하여야 한다. 1. 결핵환자등을 진단 및 치료한 경우 2. 결핵환자등이 사망하였거나 그 사체를 검안한 경우 ② 제1항 본문에 따른 보고를 받은 의료기관의 장은 (②)시간 이내에 관할 보건소장에게 신고하여야 한다.	① 보건소장 ② 24
9조 ★★	**(결핵환자등 발생 시 조치)** ① (①)은 제8조에 따라 신고된 결핵환자등에 대하여 인적사항, 접촉자, 집단생활 여부 등 감염원을 조사하기 위하여 보건복지부령으로 정하는 바에 따라 사례조사를 실시하여야 한다.	① 보건소장
11조 ★★	**(결핵검진등)** ① 다음 각 호의 어느 하나에 해당하는 기관·학교의 장 등은 그 기관·학교 등의 종사자·교직원에게 결핵검진등을 실시하여야 한다. 다만, 다른 법령에 따라 건강진단을 받은 경우에는 이 법에 따른 결핵검진등을 받은 것으로 갈음할 수 있다. 1. 「의료법」 제3조에 따른 의료기관의 장 2. 「모자보건법」 제15조에 따른 (①) 3. 「초·중등교육법」 제2조에 따른 (②)	① 산후조리업자 ② 학교의 장

4. 「유아교육법」 제7조에 따른 유치원의 장

5. 「영유아보육법」 제10조에 따른 어린이집의 장

6. 「아동복지법」 제52조에 따른 (③)의 장   ③ 아동복지시설

7. 그 밖에 보건복지부령으로 정하는 기관 · 학교 등의 장

② 특별자치시장 · 특별자치도지사 또는 시장 · 군수 · 구청장은 결핵을 조기발견하기 위하여 필요한 경우에는 결핵발생의 우려가 높은 다음 각 호의 어느 하나에 해당하는 자에 대하여 결핵검진등을 실시할 수 있다.

1. 「사회복지사업법」에 따른 사회복지시설에 수용되어 있는 자 및 그 시설의 직원

2. 부랑인, 노숙인, 미신고 시설 수용자 등 집단생활을 하는 자

3. 결핵에 감염될 상당한 우려가 있다고 인정하여 학교의 장이 요청하는 자

4. 그 밖에 결핵에 감염될 상당한 우려가 있다고 특별자치시장 · 특별자치도지사 또는 시장 · 군수 · 구청장이 인정하는 자

시행규칙 제4조(결핵검진등의 주기 및 실시방법)

① 법 제11조 제1항에 따른 결핵검진등의 실시주기는 다음 각 호의 구분에 따른다. 〈개정 2023. 12. 1.〉

1. 결핵검진 : (④)년 실시할 것.   ④ 매

2. 잠복결핵감염검진 : 법 제11조 제1항 제1호부터 제6호까지의 기관 · 학교 등에 소속된 기간(다른 기관 · 학교 등으로 그 소속을 변경하여 근무한 기간을 포함) 중 1회 실시할 것. 다만, 다음 각 목의 어느 하나에 해당하는 사람은 (⑤)년 실시한다.   ⑤ 매

가. 결핵환자를 검진 · 치료하는 「의료법」 제2조 제1항에 따른 의료인

나. 결핵환자를 진단하는 「의료기사 등에 관한 법률」 제1조의2 제1호에 따른 의료기사

다. 그 밖에 호흡기를 통하여 감염이 우려되는 의료기관의 종사자로서 질병관리청장이 정하여 고시하는 사람

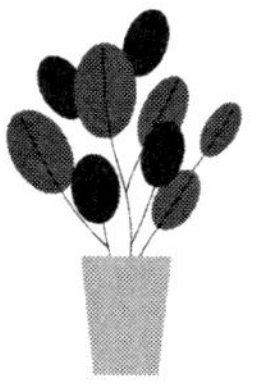

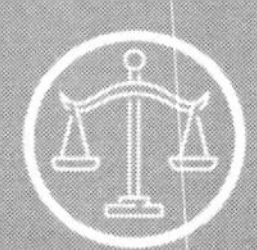

조	법문내용	정답
2조 ★★	**(정의)** 이 법에서 사용하는 용어의 정의는 다음과 같다. 　1. "노인등"이란 65세 이상의 노인 또는 65세 미만의 자로서 치매 · 뇌혈관성질환 등 대통령령으로 정하는 노인성 질병을 가진 자를 말한다. 　2. "장기요양급여"란 제15조 제2항에 따라 (①)개월 이상 동안 혼자서 일상생활을 수행하기 어렵다고 인정되는 자에게 신체활동 · 가사활동의 지원 또는 간병 등의 서비스나 이에 갈음하여 지급하는 현금 등을 달한다. 　3. "장기요양사업"이란 장기요양보험료, 국가 및 지방자치단체의 부담금 등을 재원으로 하여 노인등에게 장기요양급여를 제공하는 사업을 말한다. 　4. "장기요양기관"이란 제31조에 따른 지정을 받은 기관으로서 장기요양급여를 제공하는 기관을 말한다. 　5. "장기요양요원"이란 장기요양기관에 소속되어 노인등의 신체활동 또는 가사활동 지원 등의 업무를 수행하는 자를 말한다.	① 6
3조	**(장기요양급여 제공의 기본원칙)** ① 장기요양급여는 노인등이 자신의 의사와 능력에 따라 (①) 자립적으로 일상생활을 수행할 수 있도록 제공하여야 한다. ② 장기요양급여는 노인등의 심신상태 · 생활환경과 노인등 및 그 가족의 욕구 · 선택을 종합적으로 고려하여 필요한 범위 안에서 이를 (②)하게 제공하여야 한다. ③ 장기요양급여는 노인등이 가족과 함께 생활하면서 가정에서 장기요양을 받는 (③)급여를 우선적으로 제공하여야 한다. ④ 장기요양급여는 노인등의 심신상태나 건강 등이 악화되지 아니하도록 의료서비스와 (④)하여 이를 제공하여야 한다.	① 최대한 ② 적정 ③ 재가 ④ 연계
6조 ★	**(장기요양기본계획)** ① 보건복지부장관은 노인등에 대한 장기요양급여를 원활하게 제공하기 위하여 (①)년 단위로 다음 각 호의 사항이 포함된 장기요양기본계획을 수립 · 시행하여야 한다. 　1. 연도별 장기요양급여 대상인원 및 재원조달 계획 　2. 연도별 장기요양기관 및 장기요양전문인력 관리 방안 　3. 장기요양요원의 처우에 관한 사항 　4. 그 밖에 노인등의 장기요양에 관한 사항으로서 대통령령으로 정하는 사항	① 5

조	법문내용	정답
6조의 2 ★	**(실태조사)** ① 보건복지부장관은 장기요양사업의 실태를 파악하기 위하여 (①)년마다 다음 각 호의 사항에 관한 조사를 정기적으로 실시하고 그 결과를 공표하여야 한다. 　1. 장기요양인정에 관한 사항 　2. 제52조에 따른 장기요양등급판정위원회의 판정에 따라 장기요양급여를 받을 사람("수급자")의 규모, 그 급여의 수준 및 만족도에 관한 사항 　3. 장기요양기관에 관한 사항 　4. 장기요양요원의 근로조건, 처우 및 규모에 관한 사항 　5. 그 밖에 장기요양사업에 관한 사항으로서 보건복지부령으로 정하는 사항	① 3
7조	**(장기요양보험)** ① 장기요양보험사업은 보건복지부장관이 관장한다. ② 장기요양보험사업의 보험자는 (①)으로 한다. ③ 장기요양보험의 가입자는 「국민건강보험법」 제5조 및 제109조에 따른 가입자로 한다. ④ 공단은 제3항에도 불구하고 「외국인근로자의 고용 등에 관한 법률」에 따른 외국인근로자 등 대통령령으로 정하는 외국인이 신청하는 경우 보건복지부령으로 정하는 바에 따라 장기요양보험가입자에서 제외할 수 있다.	① 공단
8조 ★	**(장기요양보험료의 징수)** ① 공단은 장기요양사업에 사용되는 비용에 충당하기 위하여 장기요양보험료를 징수한다. ② 제1항에 따른 장기요양보험료는 「국민건강보험법」 제69조에 따른 보험료("건강보험료")와 통합하여 징수한다. 이 경우 공단은 장기요양보험료와 건강보험료를 구분하여 고지하여야 한다. ③ 공단은 제2항에 따라 통합 징수한 장기요양보험료와 건강보험료를 각각의 (①)회계로 관리하여야 한다.	① 독립
9조	**(장기요양보험료의 산정)** ① 장기요양보험료는 「국민건강보험법」 제69조 제4항·제5항 및 제109조 제9항 단서에 따라 산정한 보험료액에서 같은 법 제74조 또는 제75조에 따라 경감 또는 면제되는 비용을 공제한 금액에 같은 법 제73조 제1항에 따른 건강보험료율 대비 (①)의 비율을 곱하여 산정한 금액으로 한다. 〈개정 2021. 12. 21.〉 　**시행령 제4조(장기요양보험료율)** 법 제9조 제1항에 따른 장기요양보험료율은 100만분의 9,448로 한다. 〈개정 2025. 12. 30.〉	① 장기보험료율
15조 ★	**(등급판정 등)** ② 등급판정위원회는 신청인이 제12조의 신청자격요건을 충족하고 (①) 이상 동안 혼자서 일상생활을 수행하기 어렵다고 인정하는 경우 심신상태 및 장기요양이 필요한 정도 등 대통령령으로 정하는 등급판정기준에 따라 수급자로 판정한다.	① 6개월

조	법문내용	정답

	시행령 제7조(등급판정기준 등)
	① 법 제15조 제2항에 따른 등급판정기준은 다음 각 호와 같다. 〈개정 2017. 12. 26.〉
	  1. 장기요양 1등급 : 심신의 기능상태 장애로 일상생활에서 전적으로 다른 사람의 도움이 필요한 자로서 장기요양인정 점수가 95점 이상인 자
	  2. 장기요양 2등급 : 심신의 기능상태 장애로 일상생활에서 상당 부분 다른 사람의 도움이 필요한 자로서 장기요양인정 점수가 75점 이상 95점 미만인 자
	  3. 장기요양 3등급 : 심신의 기능상태 장애로 일상생활에서 부분적으로 다른 사람의 도움이 필요한 자로서 장기요양인정 점수가 60점 이상 75점 미만인 자
	  4. 장기요양 4등급 : 심신의 기능상태 장애로 일상생활에서 일정부분 다른 사람의 도움이 필요한 자로서 장기요양인정 점수가 51점 이상 60점 미만인 자
	  5. 장기요양 5등급 : 치매(제2조에 따른 노인성 질병에 해당하는 치매로 한정)환자로서 장기요양인정 점수가 45점 이상 51점 미만인 자
	  6. 장기요양 인지지원등급 : 치매(제2조에 따른 노인성 질병에 해당하는 치매로 한정)환자로서 장기요양인정 점수가 45점 미만인 자	

16조	**(장기요양등급판정기간)** ① 등급판정위원회는 신청인이 신청서를 제출한 날부터 (❶)일 이내에 제15조에 따른 장기요양등급판정을 완료하여야 한다. 다만, 신청인에 대한 정밀조사가 필요한 경우 등 기간 이내에 등급판정을 완료할 수 없는 부득이한 사유가 있는 경우 30일 이내의 범위에서 이를 연장할 수 있다.	① 30

19조
★★
	(장기요양인정의 유효기간)
	① 제15조에 따른 장기요양인정의 유효기간은 최소 (❶)년이상으로서 대통령령으로 정한다.
	
	시행령 제8조(장기요양인정 유효기간)
	① 법 제19조 제1항에 따른 장기요양인정 유효기간은 (❷)년으로 한다. 다만, 법 제20조에 따라 장기요양인정이 갱신된 경우에 그 갱신된 장기요양인정의 유효기간은 다음 각 호의 구분에 따른다. 〈개정 2025. 7. 1.〉
	  1. 장기요양 1등급의 경우 : (❸)년
	  2. 장기요양 2등급부터 4등급까지의 경우 : (❹)년
	  3. 장기요양 5등급 및 인지지원등급의 경우 : 2년
	② 법 제52조에 따른 장기요양등급판정위원회는 제1항에도 불구하고 장기요양 신청인의 심신상태 등을 고려하여 장기요양인정 유효기간을 6개월의 범위에서 늘리거나 줄일 수 있다. 〈개정 2020. 7. 14.〉
		① 1
		
		② 2
		
		③ 5
		④ 4

20조	**(장기요양인정의 갱신)** ① 수급자는 제19조에 따른 장기요양인정의 유효기간이 만료된 후 장기요양급여를 계속하여 받고자 하는 경우 공단에 장기요양인정의 갱신을 신청하여야 한다. ② 제1항에 따른 장기요양인정의 갱신 신청은 유효기간이 만료되기 전 (❶)일까지 이를 완료하여야 한다.	① 30

22조
★

(장기요양인정 신청 등에 대한 대리)

② 다음 각 호의 어느 하나에 해당하는 사람은 관할 지역 안에 거주하는 사람 중 장기요양급여를 받고자 하는 사람 또는 수급자가 제1항에 따른 장기요양인정신청 등을 직접 수행할 수 없을 때 본인 또는 가족의 동의를 받아 그 신청을 대리할 수 있다. 〈개정 2019. 4. 23.〉

　1. 「사회보장급여의 이용·제공 및 수급권자 발굴에 관한 법률」 제43조에 따른 사회복지전담공무원

　2. 「치매관리법」 제17조에 따른 치매안심센터의 장(장기요양급여를 받고자 하는 사람 또는 수급자가 같은 법 제2조 제2호에 따른 (①)환자인 경우로 한정한다)

치매관리법 제17조(치매안심센터의 설치)

　① (②)의 관할 보건소에 치매예방과 치매환자 및 그 가족에 대한 종합적인 지원을 위하여 치매안심센터를 설치한다.

　② 치매안심센터는 다음 각 호의 업무를 수행한다. 〈개정 2020. 12. 29.〉

　　1. 치매 관련 상담 및 조기검진

　　2. 치매환자의 등록·관리

　　3. 치매등록통계사업의 지원

　　4. 치매의 예방·교육 및 홍보

　　5. 치매환자를 위한 단기쉼터의 운영

　　6. 치매환자의 가족지원사업

　　6의2. 「노인장기요양보험법」 제22조 제2항에 따른 장기요양인정신청 등의 대리

　　6의3. 제12조의3에 따른 성년후견제 이용 지원사업

　　6의4. 치매 인식개선 교육 및 홍보

　　7. 그 밖에 시장·군수·구청장이 치매관리에 필요하다고 인정하는 업무

정답: ① 치매　② 시·군·구

23조
★★★

(장기요양급여의 종류)

① 이 법에 따른 장기요양급여의 종류는 다음 각 호와 같다. 〈개정 2024. 12. 20.〉

　1. 재가급여

　　가. (①) : 장기요양요원이 수급자의 가정 등을 방문하여 신체활동 및 가사활동 등을 지원하는 장기요양급여

　　나. 방문목욕 : 장기요양요원이 목욕설비를 갖춘 장비를 이용하여 수급자의 가정 등을 방문하여 목욕을 제공하는 장기요양급여

　　다. 방문간호 : 장기요양요원인 간호사 등이 의사, 한의사 또는 치과의사의 지시서("방문간호지시서")에 따라 수급자의 가정 등을 방문하여 간호, 진료의 보조, 요양에 관한 상담 또는 구강위생 등을 제공하는 장기요양급여

　　라. 주·야간보호 : 수급자를 하루 중 일정한 (②) 동안 장기요양기관에 보호하여 신체활동 지원 및 심신기능의 유지·향상을 위한 교육·훈련 등을 제공하는 장기요양급여

　　마. (③) : 수급자를 보건복지부령으로 정하는 범위 안에서 일정 기간 동안 장기요양기관에 보호하여 신체활동 지원 및 심신기능의 유지·향상을 위한 교육·훈련 등을 제공하는 장기요양급여

　　바. 기타재가급여 : 수급자의 일상생활·신체활동 지원 및 인지기능의 유지·향상에 필요한 용구(소프트웨어를 포함한다)를 제공하거나 가정을 방문하여 재

정답: ① 방문요양　② 시간　③ 단기보호

활에 관한 지원 등을 제공하는 장기요양급여로서 대통령령으로 정하는 것

2. <u>시설급여</u> : 장기요양기관에 장기간 입소한 수급자에게 신체활동 지원 및 심신기능의 유지·향상을 위한 교육·훈련 등을 제공하는 장기요양급여

3. 특별현금급여

　가. (**④**) : 제24조에 따라 지급하는 가족장기요양급여　　**④ 가족요양비**

　나. <u>특례요양비</u> : 제25조에 따라 지급하는 특례장기요양급여

　다. <u>요양병원(**⑤**)</u> : 제26조에 따라 지급하는 요양병원장기요양급여　　**⑤ 간병비**

[시행일 2025. 6. 21.] 제23조 제1항

③ 장기요양기관은 제1항 제1호 가목에서 마목까지의 재가급여 전부 또는 일부를 통합하여 제공하는 서비스(" **⑥** ")를 제공할 수 있다. 〈신설 2024. 1. 2.〉　　**⑥ 통합재가서비스**

> **시행령 제9조(기타재가급여)** 법 제23조 제1항 제1호 바목에 따른 <u>기타재가급여는</u> 수급자의 일상생활·신체활동 지원 및 인지기능의 유지·향상에 <u>필요한 용구로서</u> 보건복지부장관이 정하여 고시하는 것을 <u>제공하거나 대여하여 주는</u> 것을 말한다.

> **시행령 제10조(장기요양기관의 종류 및 기준)** 법 제23조 제1항 제1호 및 제2호에 따라 장기요양급여를 제공할 수 있는 장기요양기관의 종류 및 기준은 다음 각 호의 구분에 따른다. 〈개정 2019. 6. 11.〉
> 1. <u>재가급여를 제공할 수 있는 장기요양기관</u> : 「노인복지법」 제38조에 따른 <u>재가노인복지시설로서</u> 법 제31조에 따라 지정받은 장기요양기관
> 2. <u>시설급여를 제공할 수 있는 장기요양기관</u>
> 　가. 「노인복지법」 제34조 제1항 제1호에 따른 <u>노인요양시설로서</u> 법 제31조에 따라 지정받은 장기요양기관
> 　나. 「노인복지법」 제34조 제1항 제2호에 따른 (**⑦**)으로서 법 제31조에 따라 지정받은 장기요양기관　　**⑦ 노인요양공동생활가정**

④ 제3항에 따라 통합재가서비스를 제공하는 장기요양기관은 보건복지부령으로 정하는 인력, 시설, 운영 등의 기준을 준수하여야 한다. 〈신설 2024. 1. 2.〉

> **시행규칙 제19조의2(통합재가서비스 제공기관의 인력, 시설 및 운영 기준 등)**
> ① 법 제23조 제3항에 따라 통합재가서비스를 제공하는 장기요양기관("통합재가서비스 제공기관")은 다음 각 호의 구분에 따라 통합재가서비스를 제공할 수 있다.
> 　1. <u>가정방문형 통합재가서비스</u> 제공기관 : <u>방문요양과 방문간호를</u> 함께 제공
> 　2. <u>주야간보호형 통합재가서비스</u> 제공기관 : <u>방문요양과 주·야간보호를</u> 함께 제공
> ② 법 제23조 제4항에 따라 통합재가서비스 제공기관이 준수해야 하는 인력, 시설 및 운영 기준은 별표 1과 같다.
> [본조신설 2025. 2. 28.]

> > [별표 1] 통합재가서비스 제공기관의 인력, 시설 및 운영 기준) 〈개정 2025. 6. 20.〉
> > 1. 인력기준
> > 　가. <u>통합재가서비스 제공기관의 장은</u> 수급자의 복합적인 욕구를 충족하고 수급자가 지역사회에서 거주할 수 있도록 지원하기 위하여 (**⑧**)를 1명 이상 <u>두어야 한다.</u> 이 경우 사회복지사는 개별 수급자에 대하여 적정한 급여의 제공 여부를 확인 및 평가하고, 평가한 결과를 반영하여 법 제23조 제1항 제1호 각 목의 재가급여 간 연계, 조정 등을 실시해야 한다.　　**⑧ 사회복지사**
> > 　나. <u>가정방문형 통합재가서비스 제공기관의 장은</u> 「간호법」 제2조 제1호에 따른 <u>간호사를 1명</u>

조	법문내용	정답

<table>
<tr><td></td><td>

이상 두도록 노력해야 한다.
3. 운영기준
   가. 통합재가서비스 제공기관은 다음의 구분에 따라 수급자의 욕구 및 기능 상태를 반영하여 통합재가서비스를 제공해야 한다.
      1) 가정방문형 통합재가서비스 제공기관 : 방문요양은 월 (**⑨**)회 이상, 방문간호는 월 (**⑩**)회 이상 각각 제공해야 하며, 필요시 수급자에 대한 목욕서비스를 제공해야 한다.
      2) 주야간보호형 통합재가서비스 제공기관 : 방문요양과 주·야간보호를 각각 월 (**⑪**)회 이상 제공해야 하며, 필요시 수급자에 대한 목욕서비스와 간호서비스를 제공해야 한다.
   나. 통합재가서비스 제공기관은 다음의 급여관리업무를 수행해야 한다.
      1) 월 1회 이상 급여 제공시간 중 수급자의 가정을 방문하여 적정한 통합재가서비스가 제공되고 있는지 여부를 확인하고 기록할 것
      2) 매월 수급자의 욕구 사정에 따라 수급자별 급여제공계획을 수립하고 급여제공내역을 기록할 것
   다. 나목 1)에도 불구하고 주야간보호형 통합재가서비스 제공기관의 경우 주·야간보호를 월 (**⑫**)일 이상 이용하는 수급자에 대해서는 가정방문을 갈음하여 주·야간보호 제공시간 중에 급여관리업무를 수행할 수 있다.
   라. 그 밖에 통합재가서비스 제공기관의 세부 운영기준에 관한 사항은 공단이 정한다.

</td><td>

⑨ 4
⑩ 2
⑪ 1

⑫ 10

</td></tr>
</table>

조	법문내용	정답
31조 ★	**(장기요양기관의 지정)** ① 제23조 제1항 제1호에 따른 재가급여 또는 같은 항 제2호에 따른 시설급여를 제공하는 장기요양기관을 운영하려는 자는 보건복지부령으로 정하는 장기요양에 필요한 시설 및 인력을 갖추어 소재지를 관할 구역으로 하는 (**①**)으로부터 지정을 받아야 한다. 〈개정 2020. 3. 31.〉 ② 제1항에 따라 장기요양기관으로 지정을 받을 수 있는 시설은 「노인복지법」 제31조에 따른 노인복지시설 중 대통령령으로 정하는 시설로 한다. 〈개정 2020. 3. 31.〉 **시행령 제14조(장기요양기관의 지정 대상)** 법 제31조 제2항에서 "대통령령으로 정하는 시설"이란 「노인복지법」 제34조에 따른 (**②**) 및 같은 법 제38조에 따른 (**③**)을 말한다. **노인복지법 제31조(노인복지시설의 종류)** 노인복지시설의 종류는 다음 각호와 같다. 〈개정 2023. 10. 31.〉 1. 노인주거복지시설(제32조) : 양로시설, 노인공동생활가정, 노인복지주택 2. 노인의료복지시설(제34조) : (**④**), 노인요양공동생활가정 3. 노인여가복지시설(제36조) : 노인복지관, 경로당, 노인교실 4. 재가노인복지시설(제38조) : 방문요양서비스, 주·야간보호서비스, 단기보호서비스, 방문목욕서비스 등 재가노인에게 서비스를 제공함을 목적으로 하는 시설 5. 노인보호전문기관 6. 노인일자리지원기관 7. 학대피해노인 전용쉼터	① 특별자치시장· 특별자치도지사· 시장·군수·구청장 ② 노인의료복지시설 ③ 재가노인복지시설 ④ 노인요양시설
40조	**(본인부담금)** ① 제23조에 따른 장기요양급여(특별현금급여는 제외)를 받는 자는 대통령령으로 정하는 바에 따라 비용의 일부를 본인이 부담한다. 이 경우 장기요양급여를 받는 수급자의 장기요양등급, 이용하는 장기요양급여의 종류 및 수준 등에 따라 본인부담의 수준	

조	법문내용	정답
	을 달리 정할 수 있다. 〈개정 2021. 12. 21.〉 **시행령 제15조의8(본인부담금)** 법 제40조 제1항에 따라 <u>장기요양급여를 받는 자가 부담해야 하는 비용은 다음 각 호와 같다.</u> 　1. <u>재가급여 : 해당 장기요양급여비용의 (❶)</u> 　2. <u>시설급여 : 해당 장기요양급여비용의 100분의 20</u>	① 100분의 15
55조	**(심사청구)** ① 장기요양인정 · 장기요양등급 · 장기요양급여 · 부당이득 · 장기요양급여비용 또는 장기요양보험료 등에 관한 공단의 처분에 이의가 있는 자는 공단에 심사청구를 할 수 있다. ② 제1항에 따른 심사청구는 그 처분이 있음을 안 날부터 90일 이내에 문서(「전자정부법」 제2조 제7호에 따른 전자문서를 포함)로 하여야 하며, 처분이 있은 날부터 180일을 경과하면 이를 제기하지 못한다. 다만, 정당한 사유로 그 기간에 심사청구를 할 수 없었음을 증명하면 그 기간이 지난 후에도 심사청구를 할 수 있다. ③ 제1항에 따른 심사청구 사항을 심사하기 위하여 공단에 장기요양심사위원회를 둔다. ④ <u>심사위원회는 위원장 1명을 포함한 50명 이내의 위원으로 구성한다.</u> 〈신설 2024. 2. 6.〉	

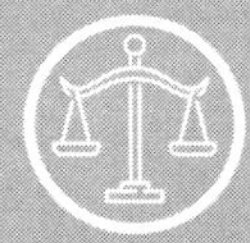

조	법문내용	정답
1조 ★★★	**(목적)** 이 법은 의료기사, (**①**) 및 (**②**)의 <u>자격 · 면허 등에 관하여 필요한 사항을 정함</u>으로써 <u>국민의 보건 및 의료 향상에 이바지함</u>을 목적으로 한다.	① 보건의료정보관리사 ② 안경사
1조의 2 ★★★	**(정의)** 이 법에서 사용하는 용어의 뜻은 다음과 같다. 〈개정 2025. 12. 30〉 [시행일 2026. 7. 1.] 1. "<u>의료기사</u>"란 <u>의사 또는 (**①**)의사의 지도 아래 진료나 (**②**) 검사에 종사하는 사람</u>을 말한다. 2. "보건의료정보관리사"란 의료 및 보건지도 등에 관한 <u>기록 및 정보의 분류 · 확인 · 유지 · 관리를 주된 업무</u>로 하는 사람을 말한다. 3. "안경사"란 안경(시력보정용에 한정)의 조제 및 판매와 콘택트렌즈(시력보정용이 아닌 경우를 포함)의 판매, <u>안경 · 콘택트렌즈의 도수를 조정하기 위한 약제를 사용하지 아니하는 굴절검사의 시행을 주된 업무</u>로 하는 사람을 말한다. [시행일 2026. 7. 1.]	① 치과 ② 의화학적

2조
★★★
	(의료기사의 종류 및 업무)
	① <u>의료기사의 종류는 (**①**), 방사선사, 물리치료사, (**②**), 치과기공사 및 치과위생사</u>로 한다.
	② 의료기사는 종별에 따라 다음 각 호의 업무 및 이와 관련하여 (**③**)령으로 정하는 업무를 수행한다.
	  1. 임상병리사 : 각종 화학적 또는 생리학적 검사
	  2. (**④**) : 방사선 등의 취급 또는 검사 및 방사선 등 관련 기기의 취급 또는 관리
	  3. 물리치료사 : 신체의 교정 및 재활을 위한 물리요법적 치료
	  4. 작업치료사 : 신체적 · 정신적 기능장애를 회복시키기 위한 작업요법적 치료
	  5. 치과기공사 : 보철물의 제작, 수리 또는 가공
	  6. 치과위생사 : 치아 및 구강질환의 예방과 위생 관리 등
		① 임상병리사
		② 작업치료사
		③ 대통령
		
		④ 방사선사

3조 ★★★	**(업무 범위와 한계)** 의료기사, 보건의료정보관리사 및 안경사("<u>의료기사등</u>")의 <u>구체적인 업무의 범위와 한계는 대통령령으로 정한다.</u> **시행령 제2조(의료기사, 보건의료정보관리사 및 안경사의 업무 범위 등)** ①「의료기사 등에 관한 법률」 제2조 제2항에 따른 의료기사의 종류에 따른 업무 및 법 제3조에 따른 의료기사, 보건의료정보관리사 및 안경사("의료기사등")의 구체적인 업무범위는 별표 1에 따른다.	

[별표 1] <u>의료기사, 보건의료정보관리사 및 안경사의 업무 범위</u>(제2조 제1항 관련)

1. <u>임상병리사</u>
   가. 기생충학 · 미생물학 · 법의학 · 병리학 · 생화학 · 세포병리학 · 수혈의학 · 요화학 · 혈액학 · 혈청학 분야, 방사성동위원소를 사용한 검사물 분야 및 기초대사 · 뇌파 · 심전도 · 심폐기능 등 생리기능 분야의 <u>화학적 · 생리학적 검사</u>에 관한 다음의 구분에 따른 업무
   1) (①) <u>등의 채취 · 검사</u>
   2) (②)<u>의 조제</u>
   3) 기계 · 기구 · 시약 등의 보관 · 관리 · 사용
   4) 혈액의 채혈 · 제제 · 제조 · 조작 · 보존 · 공급
   나. 그 밖의 화학적 · 생리학적 검사

   ① 검사물
   ② 검사용 시약

2. <u>방사선사</u>
   가. 방사선 등의 취급 · 검사 및 방사선 등 관련 기기의 취급 · 관리에 관한 다음의 구분에 따른 업무
   1) 방사선기기와 부속 기자재의 선택 · 관리
   2) <u>방사성 동위원소를 이용한 (③) 검사</u>
   3) 의료영상진단기와 초음파진단기의 취급
   4) <u>전리방사선(물질을 통과할 때에 이온화를 일으키는 방사선) · 비전리방사선의 취급</u>
   나. 그 밖에 방사선 등의 취급 · 검사 및 방사선 등 관련 기기의 취급 · 관리에 관한 업무

   ③ 핵의학적

3. <u>물리치료사</u>
   가. <u>신체의 교정 및 재활을 위한 물리요법적 치료</u>에 관한 다음의 구분에 따른 업무
   1) <u>물리요법적 기능훈련 · 재활훈련</u>
   2) 기계 · 기구를 이용한 물리요법적 치료
   3) <u>도수치료</u> : 기구나 약물을 사용하지 않고 손으로 하는 치료
   4) 도수근력(손근력) · (④) 검사
   5) <u>마사지</u>
   6) 물리요법적 치료에 필요한 기기 · 약품의 사용 · 관리
   7) <u>신체 교정운동</u>
   8) <u>온열 · 전기 · 광선 · 수 치료</u>
   9) 물리요법적 교육
   나. 그 밖에 신체의 교정 및 재활을 위한 물리요법적 치료에 관한 업무

   ④ 관절가동범위

4. <u>작업치료사</u>
   가. <u>신체적 · 정신적 기능장애를 회복시키기 위한 작업요법적 치료</u>에 관한 다음의 구분에 따른 업무
   1) <u>감각 · 지각 · 활동 훈련</u>
   2) 삼킴장애 재활치료
   3) (⑤) 재활치료
   4) <u>일상생활 훈련 : 일상생활에서 사용하는 물체나 기구를 활용한 훈련</u>
   5) 운전 재활훈련

   ⑤ 인지

6) 직업 재활훈련

7) 작업수행능력 분석·평가

8) 작업요법적 치료에 필요한 기기의 사용·관리

9) 팔보조기 제작 및 (⑥)를 사용한 훈련

10) 작업요법적 교육

나. 그 밖에 신체적·정신적 기능장애를 회복시키기 위한 작업요법적 훈련·치료에 관한 업무

⑥ 팔보조기

5. 치과기공사

가. 치과의사의 진료에 필요한 다음의 구분에 따른 치과기공물을 전산설계(CAD/CAM), 삼차원(3D)프린터 또는 주조기 등을 이용해 디자인, 제작, 수리 또는 가공하는 업무

1) 교정장치·충전물·작업 모형

2) 보철물

3) 임플란트 맞춤 지대주(인공치관과 인공치근을 연결하는 구조물)·상부구조

6. 치과위생사

가. 치아 및 구강질환의 예방과 위생 관리 등에 관한 다음의 구분에 따른 업무

1) 교정용 호선(둥근 형태의 교정용 줄)의 장착·제거

2) 불소 바르기

3) 보건기관 또는 의료기관에서 수행하는 구내 진단용 방사선 촬영

4) 임시 충전

5) 임시 부착물의 장착

6) 부착물의 제거

7) (⑦) 등 침착물의 제거

8) 치아 본뜨기

나. 그 밖에 치아 및 구강질환의 예방과 위생 관리 등에 관한 업무

⑦ 치석

7. 보건의료정보관리사

가. 의료기관에서의 의료 및 보건지도 등에 관한 기록 및 정보의 분류·확인·유지·관리에 관한 다음의 구분에 따른 업무

1) 보건의료정보의 분석

2) 보건의료정보의 전사

3) 암 등록

4) (⑧) 관리

5) 질병·사인·의료행위의 분류

나. 그 밖에 의료기관에서의 의료 및 보건지도 등에 관한 기록 및 정보의 분류·확인·유지·관리에 관한 업무

⑧ 진료통계

8. 안경사

가. 안경(시력보정용에 한정)의 조제 및 판매와 콘택트렌즈(시력보정용이 아닌 경우를 포함)의 판매에 관한 다음의 구분에 따른 업무

1) 안경의 조제 및 판매. 다만, (⑨)세 이하의 아동을 위한 안경은 의사의 처방에 따라 조제·판매해야 한다.

2) 콘택트렌즈의 판매. 다만, 6세 이하의 아동을 위한 콘택트렌즈는 의사의 처방에 따라 판매해야 한다.

3) 안경·콘택트렌즈의 도수를 조정하기 위한 목적으로 수행하는 자각적(주관적) 굴절검사로서 약제를 사용하지 않는 검사

⑨ 6

| --- | --- | --- |
	4) 안경 · 콘택트렌즈의 도수를 조정하기 위한 목적으로 수행하는 타각적(객관적) 굴절검사로서 약제를 사용하지 않는 검사 중 자동굴절검사기기를 이용한 검사 나. 그 밖에 안경의 조제 및 판매와 콘택트렌즈의 판매에 관한 업무	
5조 ★	**(결격사유)** 다음 각 호의 어느 하나에 해당하는 사람에 대하여는 의료기사등의 면허를 하지 아니한다. 1. 「정신건강증진 및 정신질환자 복지서비스 지원에 관한 법률」 제3조 제1호에 따른 (①) 다만, 전문의가 의료기사등으로서 적합하다고 인정하는 사람의 경우에는 그러하지 아니하다. 2. 「마약류 관리에 관한 법률」에 따른 (②) 3. (③), 피한정후견인 4. 이 법 또는 「형법」 중 제234조, 제269조, 제270조 제2항부터 제4항까지, 제317조 제1항, 「보건범죄 단속에 관한 특별조치법」, 「지역보건법」, 「국민건강증진법」, 「후천성면역결핍증 예방법」, 「의료법」, 「응급의료에 관한 법률」, 「시체해부 및 보존에 관한 법률」, 「혈액관리법」, 「마약류 관리에 관한 법률」, 「모자보건법」 또는 「국민건강보험법」을 위반하여 (④) 이상의 실형을 선고받고 그 집행이 끝나지 아니하거나 면제되지 아니한 사람	① 정신질환자 ② 마약류 중독자 ③ 피성년후견인 ④ 금고
6조 ★★	**(국가시험)** ① 국가시험은 (①)령으로 정하는 바에 따라 해마다 1회 이상 보건복지부장관이 실시한다. ② 보건복지부장관은 대통령령으로 정하는 바에 따라 「한국보건의료인국가시험원법」에 따른 한국보건의료인국가시험원으로 하여금 국가시험을 관리하게 할 수 있다. **시행령 제3조(국가시험의 범위)** ② 국가시험은 필기시험과 실기시험으로 구분하여 실시하되, 실기시험은 필기시험 합격자에 대해서만 실시한다. 다만, 보건복지부장관이 필요하다고 인정하는 경우에는 필기시험과 실기시험을 병합하여 실시할 수 있다. **시행령 제4조(국가시험의 시행과 공고)** ① 보건복지부장관은 법 제6조 제2항에 따라 「한국보건의료인국가시험원법」에 따른 한국보건의료인국가시험원("국가시험관리기관")으로 하여금 국가시험을 관리하도록 한다. ② 국가시험관리기관의 장은 국가시험을 실시하려는 경우에는 미리 보건복지부장관의 승인을 받아 시험일시 · 시험장소 · 시험과목, 응시원서 제출기간, 그 밖에 시험 실시에 필요한 사항을 시험일 (②)일 전까지 공고하여야 한다. 다만, (③)는 지역별 응시인원이 확정된 후 시험일 30일 전까지 공고할 수 있다. **시행규칙 제9조(합격자 결정 등)** ① 영 제3조 제1항에 따른 의료기사등의 국가시험의 합격자는 필기시험에서는 각 과목 만점의 (④)퍼센트 이상 및 전 과목 총점의 (⑤)퍼센트 이상 득점한 사람으로 하고, 실기시험에서는 만점의 60퍼센트 이상 득점한 사람으로 한다.	① 대통령 ② 90 ③ 시험장소 ④ 40 ⑤ 60

조	법문내용	정답
7조 ★★	**(응시자격의 제한 등)** ① 제5조 각 호의 어느 하나에 해당하는 사람은 국가시험에 응시할 수 없다. ② 부정한 방법으로 국가시험에 응시한 사람 또는 국가시험에 관하여 부정행위를 한 사람에 대하여는 그 시험을 정지시키거나 합격을 무효로 한다. ③ 보건복지부장관은 제2항에 따라 시험이 정지되거나 합격이 무효가 된 사람에 대하여 처분의 사유와 위반 정도 등을 고려하여 보건복지부령으로 정하는 바에 따라 그 다음에 치러지는 국가시험 응시를 (①)회의 범위에서 제한할 수 있다. **시행규칙 제10조(부정행위자의 국가시험 응시제한)** 법 제7조 제3항에 따른 국가시험 응시제한의 기준은 별표 2와 같다 [별표 2] 국가시험 응시제한의 기준(제10조 관련)〈신설 2013.12.5.〉 **응시자격 제한 표 (아래 참조)**	① 3

응시제한 횟수	시험정지 · 합격무효 처분의 사유 및 위반의 정도
1회	가. 시험 중에 대화, 손동작 또는 소리 등으로 서로 의사소통을 하는 행위 나. 허용되지 아니한 자료를 가지고 있거나 이용하는 행위
2회	가. 시험 중에 다른 응시한 사람의 답안지(실기작품의 제작방법을 포함한다. 이하 같다) 또는 문제지를 엿보고 자신의 답안지를 작성하는 행위 나. 시험 중에 다른 응시한 사람을 위하여 답안 등을 알려주거나 엿보게 하는 행위 다. 다른 사람으로부터 도움을 받아 답안지를 작성하거나 다른 응시한 사람의 답안지 작성에 도움을 주는 행위 라. 답안지를 다른 응시한 사람과 교환하는 행위 마. 시험 중에 허용되지 아니한 전자장비, 통신기기, 전자계산기기 등을 사용하여 답안을 전송하거나 작성하는 행위 바. 시험 중에 시험문제 내용과 관련된 물건(시험 관련 교재 및 요약자료를 포함)을 주고받는 행위
3회	가. 대리시험을 치르거나 치르게 하는 행위 나. 사전에 시험문제 또는 답안을 타인에게 알려주거나 알고 시험을 치른 행위

조	법문내용	정답
9조	**(무면허자의 업무금지 등)** ① 의료기사등이 아니면 의료기사등의 업무를 하지 못한다. 다만, 대학등에서 취득하려는 면허에 상응하는 교육과정을 이수하기 위하여 실습 중에 있는 사람의 실습에 필요한 경우에는 그러하지 아니하다. ② 의료기사등이 아니면 의료기사등의 명칭 또는 이와 유사한 명칭을 사용하지 못한다. ③ 의료기사등은 제4조에 따라 받은 면허를 다른 사람에게 대여하여서는 아니 된다. 〈개정 2020. 4. 7.〉 ④ 누구든지 제4조에 따라 받은 면허를 대여받아서는 아니 되며 면허 대여를 알선하여서도 아니 된다. 〈신설 2020. 4. 7.〉	

조	법문내용	정답
10조	**(비밀누설의 금지)** 의료기사등은 이 법 또는 다른 법령에 특별히 규정된 경우를 제외하고는 업무상 알게 된 비밀을 누설하여서는 아니 된다.	
11조 ★★★	**(실태 등의 신고)** ① 의료기사등은 대통령령으로 정하는 바에 따라 최초로 면허를 받은 후부터 (①)년 마다 그 실태와 취업상황을 (②)에게 신고하여야 한다.	① 3 ② 보건복지부장관
11조의 2 ★★	**(치과기공소의 개설등록 등)** ① (①) 또는 치과기공사가 아니면 치과기공소를 개설할 수 없다. ② 치과의사 또는 치과기공사는 (②)개소의 치과기공소만을 개설할 수 있다. ③ 치과기공소를 개설하려는 자는 보건복지부령으로 정하는 바에 따라 (③)(자치구의 구청장에 한한다.)에게 개설등록을 하여야 한다. ④ 제3항에 따라 치과기공소를 개설하고자 하는 자는 보건복지부령으로 정하는 시설 및 장비를 갖추어야 한다.	① 치과의사 ② 1 ③ 특별자치시장· 특별자치도지사· 시장·군수·구청장
11조의 3 ★★	**(치과기공사 등의 준수사항)** ① 치과기공사는 제3조에 따른 업무("치과기공물제작등 업무")를 수행할 때 치과의사 가 발행한 (①)에 따라야 한다. ② 치과기공물제작등 업무를 의뢰한 치과의사 및 치과기공소 개설자는 보건복지부령 으로 정하는 바에 따라 치과기공물제작의뢰서를 보존하여야 한다. ③ 치과기공물제작등 업무를 의뢰한 치과의사는 실제 기공물 제작 등이 치과기공물제 작의뢰서에 따라 적합하게 이루어지고 있는지 여부를 확인할 수 있으며 해당 치과기공 소 개설자는 이에 따라야 한다. **시행규칙 제12조의 5(치과기공물제작의뢰서)** ① 법 제11조의 3 제1항의 치과기공물제작의뢰서는 별지 제6호서식에 따른다. ② 법 제11조의 3 제2항에 따라 치과의사 및 치과기공소 개설자는 치과기공물제작의뢰서를 각자 (②)년 동안 보존하여야 한다.	① 치과기공물제작 의뢰서 ② 2
12조 ★	**(안경업소의 개설등록 등)** ① 안경사가 아니면 안경을 조제하거나 안경 및 콘택트렌즈의 판매업소("안경업소")를 개설할 수 없다. ② 안경사는 (①)개의 안경업소만을 개설할 수 있다. ③ 안경업소를 개설하려는 사람은 보건복지부령으로 정하는 바에 따라 특별자치시 장·특별자치도지사·시장·군수·구청장에게 개설등록을 하여야 한다. ④ 제3항에 따라 안경업소를 개설하려는 사람은 보건복지부령으로 정하는 시설 및 장 비를 갖추어야 한다.	① 1

조	법문내용	정답
	⑤ 누구든지 안경 및 콘택트렌즈를 다음 각 호의 어느 하나에 해당하는 방법으로 판매 등을 하여서는 아니 된다. 　1. 「전자상거래 등에서의 소비자보호에 관한 법률」 제2조에 따른 전자상거래 및 통신판매의 방법 　2. 판매자의 사이버몰(컴퓨터 등과 정보통신설비를 이용하여 재화 등을 거래할 수 있도록 설정된 가상의 영업장) 등으로부터 구매 또는 배송을 대행하는 등 보건복지부령으로 정하는 방법 ⑥ 안경사는 안경 및 콘택트렌즈를 안경업소에서만 판매하여야 한다. ⑦ 안경사는 콘택트렌즈를 판매하는 경우 콘택트렌즈의 사용방법과 유통기한 및 부작용에 관한 정보를 제공하여야 한다.	
13조	**(폐업 등의 신고)** 치과기공소 또는 안경업소의 개설자는 폐업을 하거나 등록사항을 변경한 경우에는 보건복지부령으로 정하는 바에 따라 지체 없이 (**①**)에게 신고하여야 한다.	① 특별자치시장·특별자치도지사·시장·군수·구청장
14조	**(과장광고 등의 금지)** ① 치과기공소 또는 안경업소는 해당 업무에 관하여 거짓광고 또는 과장광고를 하지 못한다. ② 누구든지 영리를 목적으로 특정 치과기공소·안경업소 또는 치과기공사·안경사에게 고객을 알선·소개 또는 유인하여서는 아니 된다. ③ 제1항 및 제2항에 따른 과장광고 등의 금지와 관련하여 필요한 사항은 「표시·광고의 공정화에 관한 법률」 및 「독점규제 및 공정거래에 관한 법률」에서 정하는 바에 따른다. 〈개정 2016. 5. 29.〉	
17조 ★	**(설립 인가 등)** ① 중앙회를 설립하려면 대통령령으로 정하는 바에 따라 정관과 그 밖에 필요한 서류를 (**①**)에게 제출하여 설립 인가를 받아야 한다. 중앙회가 정관을 변경하고자 하는 때에도 또한 같다.	① 보건복지부장관
20조 ★★★	**(보수교육)** ① 보건기관·의료기관·치과기공소·안경업소 등에서 각각 그 업무에 종사하는 의료기사등(**①** 년 이상 그 업무에 종사하지 아니하다가 다시 업무에 종사하려는 의료기사등을 포함)은 보건복지부령으로 정하는 바에 따라 보수교육을 받아야 한다. ② 제1항에 따른 보수교육의 시간·방법·내용 등에 필요한 사항은 대통령령으로 정한다.	① 1

시행령 제11조(보수교육)

① 법 제20조 제1항에 따른 보수교육의 시간·방법 및 내용은 다음 각 호의 구분에 따른다.

  1. 보수교육의 시간 : 매년 (②)시간 이상

② 8

시행규칙 제18조(보수교육)

② 보건복지부장관은 다음 각 호의 어느 하나에 해당하는 사람에 대해서는 해당 연도의 보수교육을 (③)할 수 있다.

  1. 대학원 및 의학전문대학원·치의학전문대학원에서 해당 의료기사등의 면허에 상응하는 보건의료에 관한 학문을 전공하고 있는 사람

  2. 군 복무 중인 사람(④ 은 제외)

  3. 해당 연도에 법 제4조에 따라 의료기사등의 신규 면허를 받은 사람

  4. 보건복지부장관이 해당 연도에 보수교육을 받을 필요가 없다고 인정하는 요건을 갖춘 사람

③ 보건복지부장관은 다음 각 호의 어느 하나에 해당하는 사람에 대해서는 해당 연도의 보수교육을 유예할 수 있다.

  1. 해당 연도에 보건기관·의료기관·치과기공소 또는 안경업소 등에서 그 업무에 종사하지 않은 기간이 (⑤)개월 이상인 사람

  2. 보건복지부장관이 해당 연도에 보수교육을 받기가 어렵다고 인정하는 요건을 갖춘 사람

④ 보건기관·의료기관·치과기공소 또는 안경업소 등에서 그 업무에 종사하지 않다가 다시 그 업무에 종사하려는 사람은 제3항 제1호에 따라 보수교육이 유예된 연도(보수교육이 2년 이상 유예된 경우에는 마지막 연도)의 다음 연도에 다음 각 목의 구분에 따른 보수교육을 받아야 한다.

  가. 제3항에 따라 보수교육이 1년 유예된 경우 : (⑥)시간 이상

  나. 제3항에 따라 보수교육이 2년 유예된 경우 : (⑦)시간 이상

  다. 제3항에 따라 보수교육이 3년 이상 유예된 경우 : 20시간 이상

③ 면제

④ 군에서 해당 업무에 종사하는 의료기사등

⑤ 6

⑥ 12
⑦ 16

시행규칙 제19조(보수교육 계획서 및 실적보고서 제출 등)

③ (⑧)은 보수교육을 받은 사람에게 별지 제14호서식의 보수교육 이수증을 발급하여야 한다.

⑧ 보수교육실시 기관의 장

시행규칙 제21조(보수교육 관계 서류의 보존) 보수교육실시기관의 장은 다음 각 호의 서류를 (⑨)년 동안 보존하여야 한다.

1. 보수교육 대상자 명단(대상자의 교육 이수 여부가 적혀 있어야 한다)

2. 보수교육 면제자 명단

3. 그 밖에 교육 이수자가 교육을 이수하였다는 사실을 확인할 수 있는 서류

⑨ 3

21조
★★★

(면허의 취소 등)

① 보건복지부장관은 의료기사등이 다음 각 호의 어느 하나에 해당하면 그 면허를 취소할 수 있다. 다만, 제1호의 경우에는 면허를 취소하여야 한다. 〈개정 2020. 4. 7.〉

1. (①)

2. 삭제 〈1999. 2. 8.〉

3. 제9조 제3항을 위반하여 다른 사람에게 면허를 대여한 경우

3의2. 제11조의 3 제1항을 위반하여 치과의사가 발행하는 치과기공물제작의뢰서에 따르지 아니하고 치과기공물제작등 업무를 한 때

4. 제22조 제1항 또는 제3항에 따른 면허자격정지 또는 면허효력정지 기간에 의료기사

① 결격사유에 해당하는 경우

조	법문내용	정답
	등의 업무를 하거나 (**②**)회 이상 면허자격정지 또는 면허효력정지 처분을 받은 경우 ② 의료기사등이 제1항에 따라 면허가 취소된 후 그 처분의 원인이 된 사유가 소멸되는 등 대통령령으로 정하는 사유가 있다고 인정될 때에는 보건복지부장관은 그 면허증을 재발급할 수 있다. 다만, 제1항 제3호 및 제4호에 따라 면허가 취소된 경우와 제5조 제4호에 따른 사유로 면허가 취소된 경우에는 그 취소된 날부터 (**③**)년 이내에는 재발급하지 못한다. **시행령 제12조(면허증의 재발급)** 　① 법 제21조 제2항에 따른 면허증의 재발급 사유는 다음 각 호의 구분에 따른다. 　　1. 법 제5조 제1호부터 제3호까지의 사유로 면허가 취소된 경우 : 취소의 원인이 된 사유가 소멸되었을 때 　　2. 법 제5조 제4호의 사유로 면허가 취소된 경우 : 해당 형의 집행이 끝나거나 면제된 후 1년이 지난 사람으로서 뉘우치는 빛이 뚜렷할 때 　　3. 법 제21조 제1항 제3호 또는 제4호에 따라 면허가 취소된 경우 : 면허가 취소된 후 (**④**)년이 지난 사람으로서 뉘우치는 빛이 뚜렷할 때 　　4. 법 제21조 제1항 제3호의2에 따라 면허가 취소된 경우 : 면허가 취소된 후 (**⑤**)개월이 지난 사람으로서 뉘우치는 빛이 뚜렷할 때	② 3 ③ 1 ④ 1 ⑤ 6
22조 ★★★	**(자격의 정지)** ① 보건복지부장관은 의료기사등이 다음 각 호의 어느 하나에 해당하는 경우에는 (**①**)개월 이내의 기간을 정하여 그 면허자격을 정지시킬 수 있다. 　1. 품위를 현저히 손상시키는 행위를 한 경우 　2. 치과기공소 또는 안경업소의 개설자가 될 수 없는 사람에게 고용되어 치과기공사 또는 안경사의 업무를 한 경우 　2의2. 치과진료를 행하는 의료기관 또는 제11조의 2 제3항에 따라 등록한 치과기공소가 아닌 곳에서 치과기공사의 업무를 행한 때 　2의3. 제11조의 2 제3항을 위반하여 개설등록을 하지 아니하고 치과기공소를 개설·운영한 때 　2의4. 제11조의 3 제2항을 위반하여 치과기공물제작의뢰서를 보존하지 아니한 때 　2의5. 제11조의 3 제3항을 위반한 때 ③ 보건복지부장관은 의료기사등이 제11조에 따른 신고를 하지 아니한 때에는 신고할 때까지 면허의 효력을 정지할 수 있다. **시행령 제13조(의료기사등의 품위손상행위의 범위)** 　법 제22조 제1항 제1호에 따른 품위손상행위의 범위는 다음 각 호와 같다. 　1. 제2조에 따른 의료기사등의 업무 범위를 벗어나는 행위 　2. 의사나 치과의사의 지도를 받지 아니하고 제2조의 업무를 하는 행위(보건의료정보관리사와 안경사의 경우는 제외) 　3. 학문적으로 인정되지 아니하거나 윤리적으로 허용되지 아니하는 방법으로 업무를 하는 행위 　4. (**②**)	① 6 ② 검사 결과를 사실과 다르게 판시하는 행위

| --- | --- | --- |
	시행규칙 제24조(면허증의 회수) ① 보건복지부장관은 법 제21조 제1항 또는 제22조 제1항에 따라 면허의 취소 또는 면허자격의 정지처분을 하였을 때에는 그 사실을 주소지를 관할하는 시·도지사에게 통보하여야 하며, 시·도지사(특별자치시장 및 특별자치도지사는 제외)는 지체 없이 시장·군수·구청장에게 통보하여야 한다. ② 제1항에 따른 통보를 받은 (**③**)은 지체 없이 면허의 취소처분을 받은 해당 의료기사등의 면허증을 회수하여 보건복지부장관에게 제출하여야 한다. 이 경우 시장·군수·구청장은 시·도지사를 거쳐 제출하여야 한다.	③ 특별자치시장·특별자치도지사·시장·군수·구청장
22조의 2 ★	**(중앙회의 자격정지 처분의 요구)** 각 중앙회의 장은 의료기사등이 제22조 제1항 제1호에 해당하는 행위를 한 경우에는 제16조 제6항에 따른 (**①**)의 심의·의결을 거쳐 (**②**)에게 자격정지 처분을 요구할 수 있다.	① 윤리위원회 ② 보건복지부장관
23조 ★★★	**(시정명령)** ① (**①**)은 치과기공소 또는 안경업소의 개설자가 다음 각 호의 어느 하나에 해당되는 때에는 위반된 사항의 시정을 명할 수 있다. 　1. 제11조의 2 제4항 및 제12조 제4항에 따른 시설 및 장비를 갖추지 못한 때 　1의2. 제12조 제7항을 위반하여 안경사가 콘택트렌즈의 사용방법과 유통기한 및 부작용에 관한 정보를 제공하지 아니한 경우 　2. 제13조에 따라 폐업 또는 등록의 변경사항을 신고하지 아니한 때	① 특별자치시장·특별자치도지사·시장·군수·구청장
24조 ★★★	**(개설등록의 취소 등)** ① (**①**)은 치과기공소 또는 안경업소의 개설자가 다음 각 호의 어느 하나에 해당할 때에는 6개월 이내의 기간을 정하여 영업을 정지시키거나 등록을 취소할 수 있다. 　1. 제11조의 2 제2항 또는 제12조 제2항을 위반하여 2개 이상의 치과기공소 또는 안경업소를 개설한 경우 　2. 제14조 제1항을 위반하여 거짓광고 또는 과장광고를 한 경우 　3. 안경사의 면허가 없는 사람으로 하여금 안경의 조제 및 판매와 콘택트렌즈의 판매를 하게 한 경우 　4. 이 법에 따라 영업정지처분을 받은 치과기공소 또는 안경업소의 개설자가 영업정지기간에 영업을 한 경우 　5. 치과기공사가 아닌 자로 하여금 치과기공사의 업무를 하게 한 때 　6. 제23조에 따른 시정명령을 이행하지 아니한 경우	① 특별자치시장·특별자치도지사·시장·군수·구청장
26조 ★★★	**(청문)** 보건복지부장관 또는 특별자치시장·특별자치도지사·시장·군수·구청장은 다음 각 호의 어느 하나에 해당하는 처분을 하려면 청문을 하여야 한다. 　1. 제21조 제1항에 따른 (**①**)의 취소 　2. 제24조 제1항에 따른 등록의 취소	① 면허
28조	**(권한의 위임 또는 위탁)** ① 이 법에 따른 보건복지부장관의 권한은 그 일부를 대통령령으로 정하는 바에 따라 소속 기관의 장, 특별시장·광역시장·특별자치시장·도지사·특별자치도지사, 시장·군수·구청장 또는 보건소장에게 위임할 수 있다.	

조	법문내용	정답

② 보건복지부장관은 의료기사등의 실태 등의 신고 수리, 의료기사등에 대한 교육 등 업무의 일부를 대통령령으로 정하는 바에 따라 관계 전문기관 또는 단체 등에 위탁할 수 있다.

시행령 제14조(업무의 위탁)
① 법 제28조 제2항에 따라 보건복지부장관은 법 제11조 제1항에 따른 신고 수리 업무를 법 제16조에 따라 의료기사등의 면허 종류별로 설립된 단체("중앙회")에 위탁한다.
② 제1항에 따라 업무를 위탁받은 중앙회는 위탁받은 업무의 처리 내용을 보건복지부령으로 정하는 바에 따라 보건복지부장관에게 보고하여야 한다.
③ 법 제28조 제2항에 따라 보건복지부장관은 법 제20조에 따른 의료기사등에 대한 보수교육을 다음 각 호의 어느 하나에 해당하는 기관 중 교육 능력을 갖춘 것으로 인정되는 기관에 위탁한다.
  1.「고등교육법」 제2조에 따른 학교로서 해당 의료기사등의 면허에 관련된 학과가 개설된 전문대학 이상의 학교
  2. 중앙회
  3. 해당 의료기사등의 업무와 관련된 연구기관

30조 ★★★

(벌칙)
① 다음 각 호의 어느 하나에 해당하는 사람은 <u>3년 이하의 징역 또는 3천만원 이하의 벌금</u>에 처한다. 〈개정 2020. 4. 7.〉
  1. 제9조 제1항 본문을 위반하여 <u>의료기사등의 면허 없이 의료기사등의 업무를 한 사람</u>
  2. 제9조 제3항을 위반하여 (①   )
  2의2. 제9조 제4항을 위반하여 면허를 대여받거나 <u>면허 대여를 (②)</u>한 사람
  3. 제10조를 위반하여 (③)
  4. 제11조의 2 제1항을 위반하여 <u>치과기공사의 면허 없이 치과기공소를 개설한 자.</u> 다만, 제11조의 2 제1항에 따라 개설등록을 한 치과의사는 제외한다.
  5. 제11조의 3 제1항을 위반하여 <u>치과의사가 발행한 치과기공물제작의뢰서에 따르지 아니하고 치과기공물제작등 업무를 행한 자</u>
  6. 제12조 제1항을 위반하여 <u>안경사의 면허 없이 안경업소를 개설한 사람</u>
② 제1항 제3호(업무상 알게 된 비밀을 누설)의 죄는 (④)가 있어야 공소를 제기할 수 있다.

정답:
① 다른 사람에게 면허를 대여한 사람
② 알선
③ 업무상 알게 된 비밀을 누설한 사람
④ 고소

31조 ★★

(벌칙) 다음 각 호의 어느 하나에 해당하는 자는 (①) 이하의 벌금에 처한다.
  1. 제9조 제2항을 위반하여 <u>의료기사등의 면허 없이 의료기사등의 (②) 또는 이와 유사한 명칭을 사용한 자</u>
  1의2. 제11조의 2 제2항을 위반하여 <u>2개소 이상의 치과기공소를 개설한 자</u>
  2. 제12조 제2항을 위반하여 <u>2개 이상의 안경업소를 개설한 자</u>
  2의2. 제11조의 2 제3항을 위반하여 <u>등록을 하지 아니하고 치과기공소를 개설한 자</u>
  3. 제12조 제3항을 위반하여 <u>등록을 하지 아니하고 안경업소를 개설한 자</u>

정답:
① 500만원
② 명칭

조	법문내용	정답
	3의2. 제12조 제5항을 위반한 사람 3의3. 제12조 제6항을 위반하여 안경 및 콘택트렌즈를 안경업소 외의 장소에서 판매한 안경사 4. 제14조 제2항을 위반하여 영리를 목적으로 특정 치과기공소·안경업소 또는 치과기공사·안경사에게 고객을 알선·소개 또는 유인한 자	

33조
★
	(과태료)
	① 제23조 제2항에 따른 시정명령을 이행하지 아니한 자에게는 (**①**) 이하의 과태료를 부과한다.
	② 다음 각 호의 어느 하나에 해당하는 자에게는 100만원 이하의 과태료를 부과한다.
	  1. 제11조에 따른 실태와 취업 상황을 (**②**)한 사람
	  2. 제13조에 따른 (**③**)신고를 하지 아니하거나 등록사항의 변경신고를 하지 아니한 사람
	  3. 제15조 제1항에 따른 보고를 하지 아니하거나 검사를 거부·기피 또는 방해한 자
	4.~5. 삭제 〈1999. 2. 8.〉
		① 500만원
		
		② 허위로 신고
		
		③ 폐업

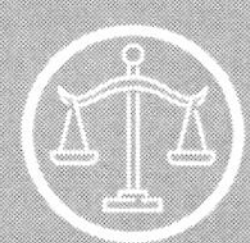

조	법문내용	정답
3조 ★	**(정의)** 이 법에서 사용하는 용어의 뜻은 다음과 같다. 〈개정 2024. 1. 2.〉 1. "정신질환자"란 망상, 환각, 사고(思考)나 기분의 장애 등으로 인하여 독립적으로 일상생활을 영위하는 데 중대한 제약이 있는 사람을 말한다. 2. "정신건강증진사업"이란 정신건강 관련 교육 · 상담, 정신질환의 예방 · 치료, 정신질환자의 재활, 정신건강에 영향을 미치는 사회복지 · 교육 · 주거 · 근로 환경의 개선 등을 통하여 국민의 정신건강을 증진시키는 사업을 말한다. 3. "정신건강복지센터"란 정신건강증진시설, 「사회복지사업법」에 따른 사회복지시설, 학교 및 사업장과 연계체계를 구축하여 지역사회에서의 정신건강증진사업 및 제33조부터 제38조까지, <u>제38조의2 · 제38조의3</u>에 따른 정신질환자 복지서비스 지원사업("정신건강증진사업등")을 하는 다음 각 목의 기관 또는 단체를 말한다. 　가. 제15조 제1항부터 제3항까지의 규정에 따라 국가 또는 지방자치단체가 설치 · 운영하는 기관 　나. 제15조 제6항에 따라 국가 또는 지방자치단체로부터 위탁받아 정신건강증진사업등을 수행하는 기관 또는 단체 4. "(　①　)"이란 정신의료기관, 정신요양시설 및 정신재활시설을 말한다. 5. "정신의료기관"이란 다음 각 목의 어느 하나에 해당하는 기관을 말한다. 　가. 「의료법」에 따른 정신병원 　나. 「의료법」에 따른 의료기관 중 제19조 제1항 후단에 따른 기준에 적합하게 설치된 의원 　다. 「의료법」에 따른 병원급 의료기관에 설치된 정신건강의학과로서 제19조 제1항 후단에 따른 기준에 적합한 기관 6. "(　②　)"이란 제22조에 따라 설치된 시설로서 <u>정신질환자를 입소시켜 요양서비스를 제공하는 시설</u>을 말한다. 7. "(　③　)"이란 제26조에 따라 설치된 시설로서 정신질환자 또는 정신건강상 문제가 있는 사람 중 대통령령으로 정하는 사람("정신질환자등")의 <u>사회적응을 위한 각종 훈련과 생활지도를 하는 시설</u>을 말한다. 8. "(　④　)"이란 정신질환자등에 대한 상담 및 교육 등의 역할을 수행할 수 있도록 정신질환자이거나 <u>정신질환자이었던 사람 중 보건복지부령으로 정하는 동료지원인 양성과정을 수료한 사람</u>을 말한다. [시행일 2026. 1. 3.] 제3조 제3호	① 정신건강증진시설 ② 정신요양시설 ③ 정신재활시설 ④ 동료지원인

조	법문내용	정답
7조	**(국가계획의 수립 등)** ① (①)은 관계 행정기관의 장과 협의하여 (②)년마다 정신건강증진 및 정신질환자 복지서비스 지원에 관한 국가의 기본계획("국가계획")을 수립하여야 한다. ② 특별시장·광역시장·특별자치시장·도지사·특별자치도지사("시·도지사")는 국가계획에 따라 각각 특별시·광역시·특별자치시·도·특별자치도("시·도") 단위의 정신건강증진 및 정신질환자 복지서비스 지원에 관한 계획("지역계획")을 수립하여야 한다. 이 경우 해당 지역계획은 「지역보건법」 제7조에 따른 (③)계획과 연계되도록 하여야 한다. ③ 국가계획 또는 지역계획에는 다음 각 호의 사항이 포함되어야 한다. 〈개정 2024. 1. 23.〉 　1. 정신질환의 예방, 상담, 조기발견, 치료 및 재활을 위한 활동과 각 활동 상호 간 연계 　2. (④)주기 및 성별에 따른 정신건강증진사업 　3. 정신질환자의 조기퇴원 및 사회적응 　4. 적정한 정신건강증진시설의 확보 및 운영 　5. 정신질환에 대한 인식개선을 위한 교육·홍보, 정신질환자의 법적 권리보장 및 인권보호 방안 　6. 전문인력의 양성 및 관리 　7. 정신건강증진을 위한 교육, 주거, 근로환경 등의 개선 및 이와 관련된 부처 또는 기관과의 협력 방안 　8. 정신건강 관련 정보체계 구축 및 활용 　9. 정신질환자와 그 가족의 지원 　10. 정신질환자의 건강, 취업, 교육 및 주거 등 지역사회 재활과 사회참여 　11. 정신질환자에 대한 복지서비스의 연구·개발 및 평가에 관한 사항 　12. 정신질환자에 대한 복지서비스 제공에 필요한 재원의 조달 및 운용에 관한 사항 　13. 우울·불안·고독 등으로 정신건강이 악화될 우려가 있는 사람의 발견 및 정신건강서비스 제공 　14. 재난 심리지원 　15. 언론의 정신질환 보도에 대한 (⑤) 수립 및 이행확보 방안(국가계획에 한정한다) 　16. 그 밖에 보건복지부장관 또는 시·도지사가 정신건강증진을 위하여 필요하다고 인정하는 사항	① 보건복지부장관 ② 5 ③ 지역보건의료 ④ 생애 ⑤ 권고기준
10조	**(실태조사)** ① (①)은 (②)년마다 다음 각 호의 사항에 관한 실태조사를 하여야 한다. 다만, 정신건강증진 정책을 수립하는 데 필요한 경우 수시로 실태조사를 할 수 있다. 〈개정 2024. 1. 2.〉 　1. 정신질환의 인구학적 분포, 유병률 및 유병요인 　2. 성별, 연령 등 인구학적 특성에 따른 정신질환의 치료 이력, 정신건강증진시설 이용 현황 　3. 정신질환으로 인한 사회적·경제적 손실	① 보건복지부장관 ② 5

조	법문내용	정답

조	법문내용	정답
	4. 정신질환자의 취업·직업훈련·소득·주거·경제상태 및 정신질환자에 대한 복지서비스 5. 정신질환자 가족의 사회·경제적 상황 6. 정신질환자 및 그 가족에 대한 (❸) 실태 7. 우울·불안·고독 등 (❹) 악화가 우려되는 문제 8. 그 밖에 정신건강증진에 필요한 사항으로서 보건복지부령으로 정하는 사항	❸ 차별 ❹ 정신건강
11조 ★	**(정신건강상 문제의 조기발견 등)** ① 보건복지부장관, 시·도지사 및 시장·군수·구청장은 정신질환의 원활한 치료와 만성화 방지를 위하여 정신건강복지센터, 정신건강증진시설 및 의료기관을 연계한 정신건강상 문제(우울·불안·고독 등 정신건강 악화가 우려되는 문제를 포함)의 조기발견 체계를 구축하여야 한다. 〈개정 2024. 1. 2.〉 ② 보건복지부장관, 시·도지사 및 시장·군수·구청장은 생애주기 및 성별 정신건강상 문제의 조기발견·치료를 위한 교육·상담 등의 정신건강증진사업을 시행한다. ③ 국가와 지방자치단체는 조기치료가 필요한 정신건강상 문제가 있는 사람에 대하여 예산의 범위에서 치료비를 지원할 수 있다. 〈신설 2021. 6. 8.〉 ④ 제2항에 따른 생애주기 및 성별 정신건강상 문제의 조기발견·치료를 위한 정신건강증진사업의 범위, 대상 및 내용 등과 제3항에 따른 조기치료비 지원의 대상 및 내용 등은 대통령령으로 정한다. 〈개정 2021. 6. 8.〉 **시행령 제5조의2(정신건강상 문제의 조기치료를 위한 지원)** ① 법 제11조 제3항에 따라 조기치료비 지원을 받을 수 있는 사람은 정신건강의학과전문의가 정신건강상 문제가 있다고 진단을 한 사람으로서 소득이나 재산 등이 보건복지부장관이 정하여 고시하는 기준 이하인 사람으로 한다. 다만, 지방자치단체가 지원하는 경우에는 지역의 여건 등을 고려하여 해당 지방자치단체의 조례로 그 기준을 완화하여 정할 수 있다. 〈개정 2025. 3. 25.〉 ② 법 제11조 제3항에 따라 지원하는 조기치료비는 「국민건강보험법」 제44조에 따라 본인이 부담하는 요양급여비용과 「의료급여법」 제10조에 따라 본인이 부담하는 의료급여비용("본인부담금")으로 한다. ③ 제2항에도 불구하고 제1항에 따라 조기치료비 지원을 받을 수 있는 사람이 다음 각 호에 해당하는 경우에는 「국민건강보험법」 제41조 제4항에 따라 요양급여의 대상에서 제외되거나 「의료급여법」 제7조제3항에 따라 의료급여의 대상에서 제외되는 사항에 대한 비용("비급여비용")을 추가로 지원할 수 있다. 1. 「국민기초생활 보장법」에 따른 수급권자 2. 「국민기초생활 보장법」에 따른 차상위계층 3. 「의료급여법」 제3조에 따른 수급권자 ④ 제2항 및 제3항에 따른 조기치료비 지원 기간은 정신건강의학과전문의가 정신건강상 문제가 있다고 진단을 한 날부터 (❶)년까지로 한다. ⑤ 제1항부터 제4항까지에서 규정한 사항 외에 조기치료비 지원에 필요한 세부사항은 보건복지부장관이 정하여 고시한다. [본조신설 2021. 12. 7.]	❶ 5

조	법문내용	정답

15조의 2	**(국가트라우마센터의 설치·운영)**
	① 보건복지부장관은 다음 각 호의 어느 하나에 해당하는 사람의 심리적 안정과 사회 적응을 지원("심리지원")하기 위하여 국가트라우마센터를 설치·운영할 수 있다. 〈개정 2025. 11. 11.〉 [시행 2026. 2. 12.]
	  1. 재난이나 그 밖의 사고로 정신적 피해를 입은 사람과 그 가족
	  2. 재난이나 사고 상황에서 구조, 복구, 치료, 수습, 조사, 자원봉사, 언론취재 등 현장대응업무에 참여한 사람으로서 정신적 피해를 입은 사람
	  3. 그 밖에 재난이나 사고 상황에 참여하여 정신적 피해를 입은 사람으로서 대통령령으로 정하는 사람	

17조
★★
	(정신건강전문요원의 자격 등)
	① 보건복지부장관은 정신건강 분야에 관한 전문지식과 기술을 갖추고 제17조의2 제1항에 따른 수련기관에서 수련을 받은 사람에게 정신건강전문요원의 자격을 줄 수 있다. 〈개정 2025. 3. 18.〉
	② 정신건강전문요원은 1급과 2급으로 구분하고, 그 전문분야에 따라 정신건강(①), 정신건강간호사, 정신건강(②) 및 정신건강작업치료사로 구분한다. 〈개정 2025. 3. 18.〉
	⑦ 보건복지부장관은 정신건강전문요원이 다음 각 호의 어느 하나에 해당하는 경우에는 그 자격을 취소하거나 6개월 이내의 기간을 정하여 자격의 정지를 명할 수 있다. 다만, 제1호 또는 제2호에 해당하면 그 자격을 취소하여야 한다. 〈개정 2019. 4. 23.〉
	  1. 자격을 받은 후 제18조 각 호의 어느 하나에 해당하게 된 경우
	  2. 거짓이나 그 밖의 부정한 방법으로 자격을 받은 경우
	  3. 제5항을 위반하여 다른 사람에게 자기의 명의를 사용하여 정신건강전문요원의 업무를 수행하게 하거나 정신건강전문요원 자격증을 빌려준 경우
	  4. 고의 또는 중대한 과실로 제8항에 따라 대통령령으로 정하는 업무의 수행에 중대한 지장이 발생하게 된 경우
		① 임상심리사
		② 사회복지사

18조
★
	(정신건강전문요원의 결격사유) 다음 각 호의 어느 하나에 해당하는 사람은 정신건강전문요원이 될 수 없다. 〈개정 2024. 10. 22.〉
	  1. (　　　①　　　)
	  2. 이 법이나 다음 각 목의 어느 하나에 해당하는 법을 위반하여 금고 이상의 실형을 선고받고 그 집행이 끝나거나(집행이 끝난 것으로 보는 경우를 포함) 집행이 면제되지 아니한 사람
	    가. 「농어촌 등 보건의료를 위한 특별조치법」
	    나. 「마약류 관리에 관한 법률」
	    다. 「모자보건법」
	    라. 「보건범죄 단속에 관한 특별조치법」
	    마. 「사회보장급여의 이용·제공 및 수급권자 발굴에 관한 법률」
	    바. 「사회복지사업법」
	    사. 「시체 해부 및 보존 등에 관한 법률」
	    아. 「약사법」
		① 피성년후견인

조	법문내용	정답

조	법문내용	정답
	자. 「응급의료에 관한 법률」 차. 「의료기사 등에 관한 법률」 카. 「의료법」 타. 「지역보건법」 파. 「혈액관리법」 하. 「후천성면역결핍증 예방법」 거. 「형법」중 제233조, 제234조(제233조의 죄에 의하여 작성된 허위진단서등을 행사한 사람만 해당), 제235조(제233조 및 제234조의 미수범만 해당), 제269조, 제270조 제2항·제3항, 제317조 제1항 및 제347조(거짓으로 진료비를 청구하여 환자나 진료비를 지급하는 기관·단체를 속인 경우만 해당) 2의2. 이 법이나 제2호 각 목의 어느 하나에 해당하는 법을 위반하여 <u>금고 이상의 형의 집행유예를 선고받고 그 유예기간 중에 있는 사람</u> 3. 「성폭력범죄의 처벌 등에 관한 특례법」제2조에 따른 성폭력범죄 또는 「아동·청소년의 성보호에 관한 법률」제2조 제2호에 따른 <u>아동·청소년대상 성범죄를 저질러 금고 이상의 실형 또는 치료감호를 선고받고 그 집행이 끝나거나(집행이 끝난 것으로 보는 경우를 포함한다) 집행이 면제되지 아니한 사람</u> 4. <u>제3호의 죄를 범하여 금고 이상의 형의 집행유예를 선고받고 그 유예기간 중에 있는 사람</u>	
32조	**(청문)** 보건복지부장관, 시·도지사 또는 시장·군수·구청장은 <u>다음 각 호의 행정처분을 하려면 청문을 하여야 한다.</u>〈개정 2025. 3. 18.〉 1. 제17조 제7항에 따른 <u>정신건강전문요원의 자격취소</u> 1의2. 제17조의4 제2항에 따른 <u>수련기관의 지정취소</u> 2. 제19조 제5항에 따른 <u>정신의료기관의 개설허가의 취소 또는 시설 폐쇄명령</u> 3. 제25조 제2항에 따른 <u>정신요양시설의 설치허가의 취소</u> 4. 제29조 제2항에 따른 <u>정신재활시설의 폐쇄명령</u> 5. 제70조 제4항에 따른 <u>인권교육기관의 지정 취소</u>	
44조	**(특별자치시장·특별자치도지사·시장·군수·구청장에 의한 입원)** ① <u>정신건강의학과전문의 또는 정신건강전문요원은 정신질환으로 자신의 건강 또는 안전이나 다른 사람에게 해를 끼칠 위험이 있다고 의심되는 사람을 발견하였을 때에는 특별자치시장·특별자치도지사·시장·군수·구청장에게</u> 대통령령으로 정하는 바에 따라 <u>그 사람에 대한 진단과 보호를 신청할 수 있다.</u> ② <u>경찰관</u>(「국가공무원법」 제2조 제2항 제2호에 따른 경찰공무원과 「지방공무원법」 제2조 제2항 제2호에 따른 자치경찰공무원을 말한다.)<u>은 정신질환으로 자신의 건강 또는 안전이나 다른 사람에게 해를 끼칠 위험이 있다고 의심되는 사람을 발견한 경우 정신건강의학과전문의 또는 정신건강전문요원에게 그 사람에 대한 진단과 보호의 신청을 요청할 수 있다.</u> ③ 제1항에 따라 신청을 받은 특별자치시장·특별자치도지사·시장·군수·구청장은 즉시 그 정신질환자로 의심되는 사람에 대한 진단을 정신건강의학과전문의에게 의뢰하여야 한다.	

④ 정신건강의학과전문의가 제3항의 정신질환자로 의심되는 사람에 대하여 자신의 건강 또는 안전이나 다른 사람에게 해를 끼칠 위험이 있어 그 증상의 정확한 진단이 필요하다고 인정한 경우에 특별자치시장·특별자치도지사·시장·군수·구청장은 그 사람을 보건복지부장관이나 지방자치단체의 장이 지정한 정신의료기관(이하 "지정정신의료기관"이라 한다)에 (**①**)의 범위에서 기간을 정하여 입원하게 할 수 있다.

⑤ 특별자치시장·특별자치도지사·시장·군수·구청장은 제4항에 따른 입원을 시켰을 때에는 그 사람의 보호의무자 또는 보호를 하고 있는 사람에게 지체 없이 입원 사유·기간 및 장소를 서면으로 통지하여야 한다.

⑥ 제4항에 따라 정신질환자로 의심되는 사람을 입원시킨 정신의료기관의 장은 지체 없이 2명 이상의 정신건강의학과전문의에게 그 사람의 증상을 진단하게 하고 그 결과를 특별자치시장·특별자치도지사·시장·군수·구청장에게 서면으로 통지하여야 한다.

⑦ 특별자치시장·특별자치도지사·시장·군수·구청장은 제6항에 따른 진단 결과 그 정신질환자가 계속 입원할 필요가 있다는 (**②**)명 이상의 정신건강의학과전문의의 일치된 소견이 있는 경우에만 그 정신질환자에 대하여 지정정신의료기관에 치료를 위한 입원을 의뢰할 수 있다.

⑧ 특별자치시장·특별자치도지사·시장·군수·구청장은 제7항에 따른 입원 의뢰를 한 때에는 보건복지부령으로 정하는 바에 따라 그 정신질환자와 보호의무자 또는 보호를 하고 있는 사람에게 계속하여 입원이 필요한 사유 및 기간, 제55조에 따라 퇴원 등 또는 처우개선의 심사를 청구할 수 있다는 사실 및 그 청구 절차를 지체 없이 서면으로 통지하여야 한다.

⑨ 특별자치시장·특별자치도지사·시장·군수·구청장은 제3항과 제4항에 따라 정신질환자로 의심되는 사람을 진단하거나 입원을 시키는 과정에서 그 사람이 자신의 건강 또는 안전이나 다른 사람에게 해를 끼칠 위험한 행동을 할 때에는 「119구조·구급에 관한 법률」 제2조에 따른 119구급대의 구급대원(이하 "구급대원"이라 한다)에게 호송을 위한 도움을 요청할 수 있다.

정답: ① 2주 / ② 2

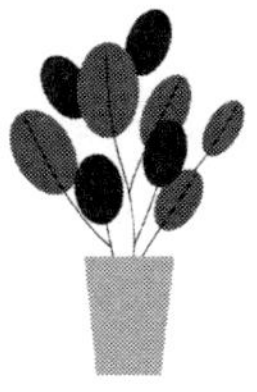

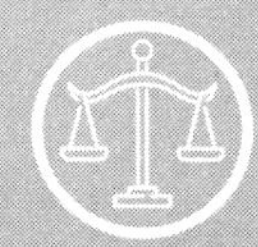

조	법문내용	정답
2조 ★★★	**(정의)** 이 법에서 사용하는 용어의 뜻은 다음과 같다. 〈개정 2022. 6. 10.〉 1. "(**①**)"란 국가, 지방자치단체 및 보건의료기관이 지역 · 계층 · 분야에 관계없이 국민의 보편적인 의료 이용을 보장하고 건강을 보호 · 증진하는 모든 활동을 말한다. 2. "공공보건의료사업"이란 다음 각 목의 사업을 말한다. 　가. 보건의료 (**②**)이 원활하지 못한 지역 및 분야에 대한 의료 공급에 관한 사업 　나. 보건의료 (**③**)이 취약한 계층에 대한 의료 공급에 관한 사업 　다. 발생 규모, 심각성 등의 사유로 국가와 지방자치단체의 대응이 필요한 감염병과 비감염병의 예방 및 관리, 재난으로 인한 환자의 진료 등 관리, 건강 증진, 보건교육에 관한 사업 　라. 그 밖에 국가가 관리할 필요가 있는 보건의료로서 보건복지부령으로 정하는 사업 3. "(**④**)"이란 국가나 지방자치단체 또는 대통령령으로 정하는 공공단체가 공공보건의료의 제공을 주요한 목적으로 하여 설립 · 운영하는 보건의료기관을 말한다. 4. "공공보건의료 수행기관"이란 다음 각 목의 보건의료기관을 말한다. 　가. 공공보건의료기관 　나. 제13조에 따른 의료취약지 거점의료기관 　다. 제14조에 따른 공공전문진료센터 　라. 제16조 제2항에 따라 보건복지부장관, 특별시장 · 광역시장 · 도지사 · 특별자치도지사("시 · 도지사") 또는 시장 · 군수 · 구청장(자치구의 구청장을 말한다.)과 협약을 체결한 의료기관 　마. 제14조의 2에 따른 책임의료기관 　바. 「심뇌혈관질환의 예방 및 관리에 관한 법률」 제12조에 따른 (**⑤**)심뇌혈관질환센터와 제13조에 따른 (**⑥**)심뇌혈관질환센터 및 (**⑦**)심뇌혈관질환센터 　사. 「응급의료에 관한 법률」 제2조 제5호에 따른 응급의료기관, 제30조의 2에 따른 권역외상센터 및 제30조의 3에 따른 지역외상센터 　아. 「암관리법」 제19조에 따른 지역암센터 　자. 그 밖에 공공보건의료의 제공을 위하여 필요하다고 인정하여 보건복지부령으로 정하는 기관 5. "공공보건의료 전달체계"란 국가 또는 지방자치단체가 제7조 제1항 각 호의 사항을 제공하기 위하여 다음 각 목의 보건의료기관 간의 역할 수행 체계를 구축하는	① 공공보건의료 ② 공급 ③ 보장 ④ 공공보건의료기관 ⑤ 중앙 ⑥ 권역 ⑦ 지역

것을 말한다.

가. 「국립중앙의료원의 설립 및 운영에 관한 법률」에 따른 국립중앙의료원

나. 「서울대학교병원 설치법」에 따른 서울대학교병원 및 「국립대학병원 설치법」
　에 따른 국립대학병원

다. 권역별로 설치·운영되며, 보건복지부장관이 지정하는 보건의료기관

라. 「지방의료원의 설립 및 운영에 관한 법률」에 따른 지방의료원

마. 가목부터 라목까지를 제외한 보건의료기관 중 공공보건의료 수행기관

시행령 제2조(공공단체의 범위) 「공공보건의료에 관한 법률」 제2조 제3호에서 "대통령령으로
정하는 공공단체"란 다음 각 호의 기관 등을 말한다.

1. 「국립대학병원 설치법」에 따른 국립대학병원

2. 「국립대학치과병원 설치법」에 따른 국립대학치과병원

3. 「국립중앙의료원의 설립 및 운영에 관한 법률」에 따른 국립중앙의료원

4. 「국민건강보험법」 제13조에 따른 (⑧)

5. 「대한적십자사 조직법」에 따른 대한적십자사

6. 「방사선 및 방사성동위원소 이용진흥법」 제13조의2에 따른 (⑨)

7. 「산업재해보상보험법」 제10조에 따른 근로복지공단

8. 「서울대학교병원 설치법」에 따른 (⑩)

9. 「서울대학교치과병원 설치법」에 따른 서울대학교치과병원

10. 「지방의료원의 설립 및 운영에 관한 법률」에 따른 (⑪)

11. 「암관리법」 제27조에 따른 (⑫)

12. 「한국보훈복지의료공단법」에 따른 (⑬)

정답:
⑧ 국민건강보험공단
⑨ 한국원자력의학원
⑩ 서울대학교병원
⑪ 지방의료원
⑫ 국립암센터
⑬ 한국보훈복지의료
공단

4조
★

(공공보건의료 기본계획)

① 보건복지부장관은 국민에게 양질의 공공보건의료를 제공하기 위하여 제5조에 따른
공공보건의료정책심의위원회의 심의를 거쳐 「보건의료기본법」 제15조에 따른 보건의
료발전계획과 연계하여 공공보건의료 기본계획을 (①)년마다 수립하여야 하고, 이를
기초로 매년 주요 시책 추진계획을 수립·시행하여야 한다. 〈개정 2021. 3. 23.〉

④ 관계 중앙행정기관의 장, 공공단체의 장과 시·도지사는 (②)년 공공보건의료 기
본계획에 따라 공공보건의료 시행계획을 수립·시행하여야 한다. 이 경우 시·도지사
는 제5조의2에 따른 시·도공공보건의료위원회의 심의를 거쳐 시행계획을 변경할 수
있다.

정답:
① 5

② 매

5조
★★

(공공보건의료정책심의위원회)

① 공공보건의료에 관한 주요 시책을 심의하기 위하여 보건복지부장관 소속으로 공공
보건의료정책심의위원회를 둔다.

② 심의위원회는 위원장 1명을 포함한 20명 이내의 위원으로 구성하되, 공무원이 아닌
위원이 전체 위원의 과반수 이상이 되도록 하여야 한다.

③ 위원장은 보건복지부장관으로 한다.

④ 위원은 다음 각 호의 사람 중에서 보건복지부장관이 임명 또는 위촉한다.

1. 대통령령으로 정하는 관계 중앙행정기관 소속 공무원

2. 공공보건의료 수요자를 대표하는 사람

3. 공공보건의료 공급자를 대표하는 사람

4. 공공보건의료에 관한 학식과 경험이 풍부한 사람

⑤ 심의위원회는 다음 각 호의 사항을 심의한다.

1. 공공보건의료 기본계획의 수립 및 변경, 시행계획의 평가에 관한 사항

2. 제12조에 따른 의료취약지 지정에 관한 사항

3. 제14조에 따른 공공전문진료센터의 필요성 및 규모에 관한 사항

4. 관계 중앙행정기관에서 관할하는 공공보건의료기관의 효율적 운영과 협력 및 연계에 관한 사항

5. 그 밖에 공공보건의료에 관하여 위원장이 부의하는 사항

시행령 제5조의 2(공공보건의료정책심의위원회의 구성)

① 법 제5조 제4항 제1호에서 "대통령령으로 정하는 관계 중앙행정기관 소속 공무원"이란 다음 각 호의 사람을 말한다. 이 경우 복수차관이 있는 기관은 해당 기관의 장이 지명하는 차관으로 한다. 〈개정 2025. 12. 30.〉

1. 삭제〈2025. 12. 30.〉	2. 교육부차관	3. 과학기술정보통신부차관
4. 법무부차관	5. 국방부차관	6. 행정안전부차관
7. 국가보훈부차관	8. 고용노동부차관	9. 기획예산처차관

7조
★★★

(공공보건의료기관의 의무)

① 공공보건의료기관은 다음 각 호에 해당하는 보건의료를 우선적으로 제공하여야 한다.

1. (①) 등 취약계층에 대한 보건의료

2. 아동과 모성, 장애인, 정신질환, 응급진료 등 수익성이 (②) 공급이 부족한 보건의료

3. 재난 및 (③) 등 신속한 대응이 필요한 공공보건의료

4. 질병 예방과 (④)에 관련된 보건의료

5. 교육 · 훈련 및 인력 지원을 통한 (⑤)을 확보하기 위한 보건의료

6. 그 밖에 「보건의료기본법」 제15조에 따른 보건의료발전계획에 따라 보건복지부장관이 정하는 보건의료

정답:
① 의료급여환자
② 낮아
③ 감염병
④ 건강증진
⑤ 지역적 균형

12조
★★

(의료취약지의 지정 · 고시)

① 보건복지부장관은 주기적으로 국민의 의료 이용 실태 및 의료자원의 분포 등에 관한 다음 각 호의 사항을 평가 · 분석하여야 한다.

1. 인구 수, 성별 · 연령별 인구 분포, 소득 등에 따른 지역 내 국민의 의료 이용 실태에 관한 사항

2. 의료인력 · 의료기관의 수 등 지역 내 (①)에 관한 사항

3. 지역적 특성 등을 고려한 의료기관 (②)에 관한 사항

4. 그 밖에 의료 이용 실태 및 의료자원 공급에 관한 사항으로서 보건복지부장관이 정하는 사항

② (③)은 제1항에 따른 평가 · 분석결과 의료서비스 공급이 현저하게 부족한 지역을 의료취약지로 지정 · 고시할 수 있다.

정답:
① 의료공급
② 접근성
③ 보건복지부장관

조	법문내용	정답
13조 ★★	**(의료취약지 거점의료기관의 지정)** ① (**①**)는 관할 의료취약지의 주민에게 적정한 보건의료를 제공하기 위하여 필요한 시설·인력 및 장비를 갖추었거나 갖출 능력이 있다고 인정하는 의료기관 중에서 "의료취약지 거점의료기관"을 지정할 수 있다. ② 의료취약지 거점의료기관으로 지정받으려는 의료기관은 (**②**)에게 신청하여야 한다. 이 경우 공공보건의료기관이 신청하면 시·도지사는 그 지정을 우선적으로 고려할 수 있다. ③ 의료취약지 거점의료기관으로 지정받은 의료기관은 보건복지부령으로 정하는 바에 따라 의료취약지에서 적정한 보건의료를 제공하기 위한 계획을 수립하고 그 시행결과를 시·도지사에게 보고하여야 한다. ④ (**③**)은 의료취약지 거점의료기관의 시설·장비 확충 및 운영에 드는 비용의 전부 또는 일부를 지원할 수 있다. ⑤ 보건복지부장관은 의료취약지 거점의료기관으로 지정된 의료기관의 수가 너무 많거나 적은 경우에는 보건복지부령으로 정하는 바에 따라 시·도지사에게 지정의 개선을 권고할 수 있다. ⑥ 의료취약지 거점의료기관 지정의 기준, 방법 및 절차 등에 관하여 필요한 사항은 보건복지부령으로 정한다.	① 시·도지사 ② 시·도지사 ③ 보건복지부장관 또는 시·도지사 및 시장·군수·구청장
14조	**(공공전문진료센터의 지정)** ① (**①**)은 다음 각 호의 보건의료를 원활하게 제공하기 위하여 전문진료 분야별로 필요한 시설·인력 및 장비를 갖추었거나 갖출 능력이 있다고 인정하는 의료기관 중에서 공공전문진료센터를 지정할 수 있다. 　1. 수익성이 낮아 공급이 원활하지 아니한 전문진료 　2. 국민건강을 위하여 국가가 육성하여야 할 필요성이 큰 전문진료 　3. 지역별 공급의 차이가 커서 국가가 지원하여야 할 필요가 있는 전문진료 ③ 공공전문진료센터는 지정받은 전문진료 분야에서 양질의 보건의료서비스 제공과 인력에 대한 교육 등을 하여야 하며, 보건복지부령으로 정하는 바에 따라 이를 위한 계획을 수립하고 그 시행결과를 보건복지부장관에게 보고하여야 한다. ④ 보건복지부장관 또는 시·도지사는 공공전문진료센터의 시설·장비 확충 및 운영에 드는 비용의 전부 또는 일부를 지원할 수 있다. ⑤ 공공전문진료센터 지정의 기준, 방법 및 절차 등에 관하여 필요한 사항은 보건복지부령으로 정한다. **시행규칙 제12조(공공전문진료센터의 지정기준 등)** ① 법 제14조에 따라 공공전문진료센터로 지정받으려는 의료기관은 다음 각 호의 어느 하나에 해당하는 의료기관으로서 보건복지부장관이 정하여 고시하는 기준을 충족하여야 한다. 〈개정 2021. 9. 24.〉 　1. 「의료법」 제3조 제2항 제3호 바목의 (**②**) 　2. 「의료법」 제3조의5 제1항에 따른 (**③**)	① 보건복지부장관 ② 종합병원 ③ 전문병원

조	법문내용	정답

14조의 2	**(책임의료기관의 지정)**
	① (①)은 다음 각 호의 업무를 원활하게 수행하기 위하여 필요한 시설·인력 및 장비를 갖추었거나 갖출 능력이 있다고 인정하는 보건의료기관 중에서 책임의료기관을 지정할 수 있다.
	  1. 공공보건의료사업의 수행, 기획·연구 및 조정
	  2. 공공보건의료 수행기관 간 협력 체계 구축 및 공공보건의료 전달체계의 조정·관리
	  3. 보건의료기관의 역량 강화를 위한 의료인력 파견·교육
	  4. 감염병 예방 및 진료, 응급의료, 모자보건사업, 환자의 지역사회 연계 등에 관한 사항
	  5. 그 밖에 공공보건의료 강화를 위하여 보건복지부령으로 정하는 사항
	③ 책임의료기관으로 지정받은 의료기관은 보건복지부령으로 정하는 바에 따라 제1항 각 호의 업무를 원활하게 수행하기 위한 계획을 수립하고 그 시행 결과를 보건복지부장관에게 보고하여야 한다.
	⑥ 그 밖에 책임의료기관의 지정 기준·방법 및 절차, 전담조직 등에 관하여 필요한 사항은 보건복지부령으로 정한다.
		① 보건복지부장관

16조	**(의료기관과의 업무 협력 및 협약 체결)** ① 국가 또는 지방자치단체는 공공보건의료와 관련한 사업 수행 및 기술 지원 등에 관한 업무를 추진할 때 의료기관과 협력할 수 있다. ② (①)은 공공보건의료사업을 추진하기 위하여 필요하면 <u>의료기관과 협약을 체결할 수 있다.</u>	① 보건복지부장관 또는 시·도지사 및 시장·군수·구청장

17조
★
	(공공보건의료 수행기관의 준수사항 등)
	① 공공보건의료 수행기관은 환자에게 양질의 보건의료서비스를 제공하여야 한다.
	② <u>공공보건의료 수행기관(제2조 제4호 라목의 경우는 제외)은 공공보건의료사업을 수행할 때 다음 각 호의 원칙을 준수하여야 한다.</u>
	  1. 지역 주민의 참여를 통한 사업계획 수립
	  2. 공익성에 기반한 성실한 사업 운영
	  3. <u>투명한 재정 운용과 회계 공개</u>
	③ 보건복지부장관은 대통령령으로 정하는 국민건강에 중대한 위해가 예상되는 경우에는 우선적으로 공공보건의료 수행기관에 그 위해의 발생 또는 확산을 억제하기 위하여 필요한 명령을 할 수 있다.
	④ 제3항에 따른 명령을 받은 공공보건의료 수행기관의 장은 정당한 사유 없이 이를 거부하여서는 아니 된다.	

조	법문내용	정답
18조	**(의료취약지 거점의료기관 등의 지정 취소)** ① (①)는 의료취약지 거점의료기관, 공공전문진료센터 <u>또는 책임의료기관</u>이 다음 각 호의 어느 하나에 해당하는 경우에는 그 지정을 취소할 수 있다. <u>다만, 제(②)호에 해당하는 경우에는 그 지정을 취소하여야 한다.</u> 〈개정 2021. 8. 17.〉 　1. <u>거짓이나 그 밖의 부정한 방법으로 지정을 받은 경우</u> 　2. 국가 또는 지방자치단체가 지원한 예산을 부당하게 집행하거나 목적과 다르게 집행한 경우 　3. 제13조 제3항, 제14조 제3항 또는 제14조의 2 제3항을 위반하여 보고의무를 이행하지 아니한 경우 　4. 제13조 제6항, 제14조 제5항 또는 제14조의 2 제6항에 따른 지정기준에 미달하게 된 경우 　5. 제17조 제4항을 위반하여 정당한 사유 없이 명령을 이행하지 아니한 경우 　6. 그 밖에 보건복지부령으로 정하는 사유에 해당하는 경우	① 보건복지부장관 또는 시·도지사 ② 1
22조	**(공공보건의료 지원단의 설치·운영)** ① (①)는 공공보건의료에 관한 업무 수행을 지원하게 하기 위하여 <u>공공보건의료 지원단을 설치·운영할 수 있다.</u> ② 시·도지사는 제1항에 따른 공공보건의료 지원단의 운영을 공공보건의료 수행기관이나 공공보건의료를 수행하는 법인 또는 단체, 그 밖에 공공보건의료 지원단의 원활한 운영을 위하여 보건복지부령으로 정하는 기관에 위탁할 수 있다. 이 경우 시·도지사는 그 운영에 필요한 경비의 전부 또는 일부를 지원할 수 있다. 〈개정 2021. 8. 17.〉	① 시·도지사
24조	**(조사·검사)** ① <u>보건복지부장관, 시·도지사 또는 시장·군수·구청장은 공공보건의료 수행기관(제2조 제4호 라목의 경우는 제외)</u>의 공공보건의료사업에 대한 지도·감독이 필요하다고 인정할 때에는 소속 공무원으로 하여금 해당 공공보건의료 수행기관의 <u>공공보건의료사업에 관한 업무·회계 및 재산에 관한 사항을 조사하게</u> 하거나 관련 장부 또는 서류 등을 검사하게 할 수 있다. 주) 제2조 제4호 라목. 제16조 제2항에 따라 보건복지부장관, 특별시장·광역시장·도지사·특별자치도지사("시·도지사") 또는 시장·군수·구청장(자치구의 구청장)과 (①)한 의료기관	① 협약을 체결
25조 ★	**(과태료)** ① 제24조 제1항에 따른 <u>조사 또는 검사를 기피하거나 거부·방해한 자에게는 (①)원 이하의 과태료를 부과한다.</u>	① 300만

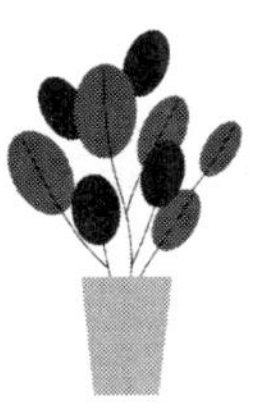

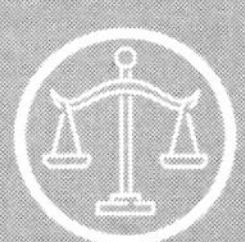

조	법문내용	정답
1조	**(목적)** 이 법은 국가가 암의 예방, 진료, 연구 및 (①) 등에 관한 정책을 종합적으로 수립·시행함으로써 암으로 인한 개인적 고통과 피해 및 사회적 부담을 줄이고 국민건강증진에 이바지함을 목적으로 한다. 〈개정 2022. 6. 10.〉	① 암 치료 후 사후관리
4조 ★	**(암 예방의 날 및 홍보 등)** ① 암에 대한 국민의 이해를 높이고 암의 예방·치료 및 관리 의욕을 고취시키기 위하여 매년 (①)을 암 예방의 날로 정하고, 이에 적합한 행사를 하여야 한다.	① 3월 21일
9조 ★	**(암연구사업)** ④ 보건복지부장관은 암연구사업의 구체적이고 세부적인 사항에 대한 기획·관리 및 평가 등의 업무를 효율적으로 수행하기 위하여 제27조에 따라 설립된 (①)로 하여금 다음 각 호의 업무를 수행하게 할 수 있다. 1. 암연구사업의 국내외 추세 및 암연구사업에 대한 수요 예측 2. 암연구사업 계획의 작성 3. 연도별 암연구사업 과제의 공모·심의 및 선정 4. 암연구사업 결과의 평가 및 활용 5. 그 밖에 암연구사업에 필요한 사항	① 국립암센터
11조 ★★	**(암검진사업)** ① (①)은 암의 (②)을 높이고 암으로 인한 (③)을 줄이기 위하여 암 및 암의 원인질환을 조기에 발견하고 예방하기 위한 검진사업("암검진사업")을 시행하여야 한다. 〈개정 2024. 3. 19.〉	① 보건복지부장관 ② 치료율 ③ 사망률

조	법문내용	정답
	시행령 제8조(암검진사업 대상 암의 종류·검진주기 등) ② 암의 종류별 검진주기와 연령 기준 등은 별표 1과 같다. [별표 1] 암의 종류별 검진주기와 연령 기준 등(제8즈 제2항 관련)〈개정 2019. 5. 14.〉 비 고 1. "간암 발생 고위험군"이란 간경변증, B형간염 항원 양성, C형간염 항체 양성, B형 또는 C형 간염 바이러스에 의한 만성 간질환 환자를 말한다. 2. "폐암 발생 고위험군"이란 30갑년[하루 평균 담배소비량(갑) × 흡연기간(년)] 이상의 흡연력(吸煙歷)을 가진 현재 흡연자와 폐암 검진의 필요성이 높아 보건복지부장관이 정하여 고시하는 사람을 말한다.	④ 2년 ⑤ 6개월 ⑥ 1년 ⑦ 50 ⑧ 54세 이상 74세 이하

[별표 1] 암의 종류별 검진주기와 연령 기준 등

암의 종류	검진주기	연령 기준 등
위암	(④)	40세 이상의 남·여
간암	(⑤)	40세 이상의 남·여 중 간암 발생 고위험군
대장암	(⑥)	(⑦)세 이상의 남·여
유방암	2년	40세 이상의 여성
자궁경부암	2년	20세 이상의 여성
폐암	2년	(⑧)의 남·여 중 폐암 발생 고위험군

조	법문내용	정답
12조 ★	**(재가암환자 관리사업)** (①)은 가정에서 치료 또는 요양 중인 암환자("재가암환자")에 대하여 다음 각호의 재가암환자 관리사업을 시행하여야 한다. 　1. 재가암환자에 대한 통증관리, 완화의료, 간호 및 상담서비스 등을 위한 가정방문사업 　2. 재가암환자와 그 가족을 위한 교육프로그램의 개발 및 보급 　3. 그 밖에 보건복지부령으로 정하는 사업	① 보건복지부장관
13조 ★★★	**(암환자의 의료비 지원사업 등)** ① 국가와 지방자치단체는 암환자의 암 종류별 (①) 등을 고려하여 암 치료에 드는 비용을 예산 또는 (②)에서 지원할 수 있다. ② 제1항에 따라 의료비를 지원받으려는 암환자 또는 그를 대리하는 사람("암환자등")은 관할 (③)에게 지원 신청을 하여야 한다. 〈개정 2020. 4. 7.〉 ③ 관할 (④)은 소속 공무원으로 하여금 암환자등의 동의를 받아 제2항에 따른 의료비 지원의 신청을 대리하게 할 수 있다. 〈신설 2020. 4. 7.〉 ⑥ 제1항에 따른 의료비 지원의 대상·기준·방법, 제3항에 따른 대리 신청 및 제4항에 따른 동의의 방법·절차 등 의료비 지원을 위하여 필요한 사항은 대통령령으로 정한다. 〈개정 2021. 3. 23.〉 **시행령 제9조(암환자의 의료비 지원사업의 범위)** 법 제13조에 따른 암환자의 의료비 지원사업에는 다음 각 호의 사업이 포함되어야 한다. 　1. 의료비 지원사업 대상자에 대한 (⑤)에 관한 자료조사	① 경제적 부담능력 ② 국민건강증진기금 ③ 보건소장 ④ 보건소장 ⑤ 재산 및 소득

조	법문내용	정답
	2. <u>의료비 지원사업 대상자의 선정 및 통보</u> 3. <u>의료비 지원사업 대상자에 대한 (⑥)</u>지급 4. 의료비 지원사업에 관한 홍보 5. 의료비 지원사업 정보시스템의 개발 및 관리 **시행령 제10조(암환자의 의료비 지원 대상·기준 및 방법 등)** ① 법 제13조 제1항에 따라 <u>의료비를 지원받을 수 있는 사람은 다음 각 호의 어느 하나에 해당하는 사람 중 소득과 재산 등이 보건복지부장관이 매년 정하여 고시하는 기준 이하인 사람(제1호의 경우에는 그 부양의무자를 포함)</u>으로 한다. 〈개정 2021. 4. 6.〉 　　1.「아동복지법」에 따른 (⑦) 중 암환자. 다만, 의료비를 지원받는 아동이 18세가 된 경우에는 보건복지부장관이 정하여 고시하는 바에 따라 의료비 지원을 연장할 수 있다. 　　2.「국민건강보험법」제5조에 따른 <u>건강보험가입자 및 피부양자</u> 중 (⑧)환자 　　3.「의료급여법」에 따른 (⑨) 중 암환자 　　4. 삭제 〈2021. 4. 6.〉	⑥ 의료비 ⑦ 아동 ⑧ 암 ⑨ 의료급여수급자
16조 ★	**(역학조사)** ① 질병관리청장 또는 (①)는 암 발생의 원인 규명 등을 위하여 필요하다고 인정하면 역학조사를 할 수 있다. 〈개정 2020. 8. 11.〉	① 시·도지사
17조 ★	**(중앙암등록본부 및 지역암등록본부의 지정 등)** ① 보건복지부장관은 다음 각 호의 업무를 수행하기 위하여 국립암센터 또는 보건복지부령으로 정하는 시설·인력·장비 등의 기준을 충족하는 암 전문 연구기관 중 1개 기관을 (①)로 지정할 수 있다. 〈개정 2020. 4. 7.〉 　　1. <u>암 발생률 및 생존율 등 암 통계 산출을 위한 자료의 수집·분석·관리</u> 　　2. <u>암등록통계사업과 관련한 조사·연구</u> 　　3. <u>암등록통계사업과 관련한 교육훈련·국제협력</u> 　　4. <u>지역별 암 등록자료 수집·분석 및 지역암등록본부 지원</u> 　　5. 그 밖에 암등록통계사업과 관련하여 보건복지부장관이 필요하다고 인정하는 사업 ② 보건복지부장관은 다음 각 호의 업무를 수행하기 위하여 제19조에 따른 지역암센터 또는 보건복지부령으로 정하는 시설·인력·장비 등의 기준을 충족하는 관련 전문기관 중 1개 기관을 특별시·광역시·특별자치시·도·특별자치도(“시·도”)별 지역암등록본부로 지정할 수 있다. 〈개정 2020. 4. 7.〉 　　1. 해당 지역의 암 발생률 및 생존율 등 암 통계 산출을 위한 자료의 수집·분석·관리 　　2. 해당 지역의 암등록통계사업과 관련한 조사·연구 　　3. 그 밖에 암등록통계사업과 관련하여 보건복지부장관 또는 중앙암등록본부의 장이 필요하다고 인정하는 사업	① 중앙암등록본부
19조 ★★	**(지역암센터의 지정 등)** ① (①)은 「의료법」제3조 제2항 제3호 마목에 따른 종합병원 중 <u>보건복지부령으로 정하는 기준을 충족하는 종합병원을 시·도별 지역암센터로 지정할 수 있다.</u>	① 보건복지부장관

조	법문내용	정답
27조 ★	**(국립암센터 설립 등)** ① <u>암에 관한 전문적인 연구와 암환자의 진료 등을 위하여 국립암센터를 설립·운영한다.</u> ② 국립암센터는 <u>법인으로 한다.</u>	
29조 ★	**(부속기관의 설치)** ① 국립암센터에 <u>연구소, 부속병원, 국가암관리사업본부 및 그 밖에 필요한 기구를 둔다.</u> ② 국립암센터는 교육부장관의 인가를 받아 「고등교육법」 제30조에 따른 <u>대학원대학을 설치할 수 있다.</u>	
31조 ★	**(임원)** ① 국립암센터에 임원으로 이사장·원장을 포함한 9명 이내의 이사와 감사 1명을 둔다. ④ 이사장 및 이사의 임기는 (**①**)년으로 하되, 1차에 한하여 연임할 수 있다. ⑤ 감사의 임기는 (**②**)년으로 하되, 1차에 한하여 연임할 수 있다.	① 3 ② 2
33조 ★	**(원장)** ③ 원장은 이사회의 추천을 받아 (　　**③**　　)이 임명한다. ④ 원장의 임기는 (**④**)년으로 하되, 1차에 한하여 연임할 수 있다.	③ 보건복지부장관 ④ 3

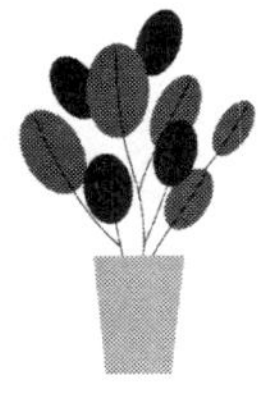

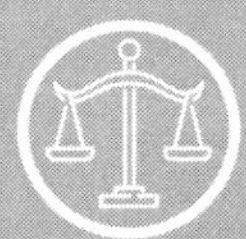

조	법문내용	정답
2조	**(정의)** 1. "<u>임종과정</u>"이란 회생의 가능성이 없고, 치료에도 불구하고 회복되지 아니하며, 급속도로 증상이 악화되어 사망에 임박한 상태를 말한다. 2. "<u>임종과정에 있는 환자</u>"란 제16조에 따라 담당의사와 해당 분야의 전문의 1명으로부터 임종과정에 있다는 의학적 판단을 받은 자를 말한다. 3. "<u>말기환자</u>"란 적극적인 치료에도 불구하고 근원적인 회복의 가능성이 없고 점차 증상이 악화되어 보건복지부령으로 정하는 절차와 기준에 따라 담당의사와 해당 분야의 전문의 1명으로부터 수개월 이내에 사망할 것으로 예상되는 진단을 받은 환자를 말한다. 4. "<u>연명의료</u>"란 임종과정에 있는 환자에게 하는 <u>심폐소생술, 혈액 투석, 항암제 투여,</u> (**①**) 착용 및 그 밖에 대통령령으로 정하는 <u>의학적 시술로서 치료효과 없이 임종과정의 기간만을 연장하는 것</u>을 말한다. **시행령 제2조(연명의료)** 「호스피스 · 완화의료 및 임종과정에 있는 환자의 연명의료결정에 관한 법률」 제2조 제4호에서 "<u>대통령령으로 정하는 의학적 시술</u>"이란 다음 각 호의 시술을 말한다. 1. (**②**) 2. <u>수혈</u> 3. (**③**) <u>투여</u> 4. 그 밖에 담당의사가 환자의 최선의 이익을 보장하기 위해 시행하지 않거나 중단할 필요가 있다고 의학적으로 판단하는 시술	① 인공호흡기 ② 체외생명유지술 (ECLS) ③ 혈압상승제
17조	**(환자의 의사 확인)** ① <u>연명의료중단등 결정을 원하는 환자의 의사</u>는 다음 각 호의 어느 하나의 방법으로 확인한다. 1. <u>의료기관에서 작성된</u> (**①**)<u>가 있는 경우</u> 이를 환자의 의사로 본다. 2. <u>담당의사가 사전연명의료의향서의 내용을 환자에게 확인하는 경우</u> 이를 환자의 의사로 본다. 담당의사 및 해당 분야의 전문의 1명이 다음 각 목을 모두 확인한 경우에도 같다. 　가. 환자가 사전연명의료의향서의 내용을 확인하기에 충분한 의사능력이 없다는 의학적 판단 　나. 사전연명의료의향서가 제2조 제4호의 범위에서 제12조에 따라 작성되었다는 사실 3. 제1호 또는 제2호에 해당하지 아니하고 <u>19세 이상의 환자가 의사를 표현할 수 없</u>	① 연명의료계획서

조	법문내용	정답
	는 의학적 상태인 경우 환자의 연명의료중단등결정에 관한 의사로 보기에 충분한 기간 동안 일관하여 표시된 연명의료중단등에 관한 의사에 대하여 환자가족(19세 이상인 자로서 다음 각 목의 어느 하나에 해당하는 사람) 2명 이상의 일치하는 진술(환자가족이 1명인 경우에는 그 1명의 진술을 말한다)이 있으면 담당의사와 해당 분야의 전문의 1명의 확인을 거쳐 이를 환자의 의사로 본다. 다만, 그 진술과 배치되는 내용의 다른 환자가족의 진술 또는 보건복지부령으로 정하는 객관적인 증거가 있는 경우에는 그러하지 아니하다. 가. 배우자 나. 직계비속 다. 직계존속 라. 가목부터 다목까지에 해당하는 사람이 없는 경우 (②)	② 형제자매

20조	**(기록의 보존)** 의료기관의 장은 연명의료중단등결정 및 그 이행에 관한 다음 각 호의 기록을 연명의료중단등결정 이행 후 (①)년 동안 브존하여야 한다.
	  1. 제10조에 따라 작성된 연명의료계획서
	  2. 제16조에 따라 기록된 임종과정에 있는 환자 여부에 대한 담당의사와 해당 분야 전문의 1명의 판단 결과
	  3. 제17조 제1항 제1호 및 제2호에 따른 연명의료계획서 또는 사전연명의료의향서에 대한 담당의사 및 해당 분야 전문의의 확인 결과
	  4. 제17조 제1항 제3호에 따른 환자가족의 진술에 대한 자료·문서 및 그에 대한 담당의사와 해당 분야 전문의의 확인 결과
	  5. 제18조 제1항 제1호·제2호에 따른 의사표시에 대한 자료·문서 및 그에 대한 담당의사와 해당 분야 전문의의 확인 결과
	  6. 제19조 제4항에 따라 기록된 연명의료중단등결정 이행의 결과
	  7. 그 밖에 연명의료중단등결정 및 그 이행에 관한 중요한 기록으로서 대통령령으로 정하는 사항
	
	시행령 제11조(연명의료중단등결정 관련 기록의 보존) 법 제20조 제7호에서 "대통령령으로 정하는 사항"이란 법 제14조 제2항 제1호 또는 제2호에 따른 의료기관윤리위원회의 심의에 관련된 기록을 말한다.
		① 10

20조의 2	**(교육명령)** ① 보건복지부장관은 의료인이 과실로 제20조 각 호에 따른 기록을 허위로 작성한 경우 (①)에게 해당 의료기관의 의료인에 대한 교육을 명할 수 있다.	① 그 의료기관의 장
25조	**(호스피스전문기관의 지정 등)** ① 보건복지부장관은 호스피스대상환자를 대상으로 호스피스전문기관을 설치·운영하려는 의료기관 중 보건복지부령으로 정하는 시설·인력·장비 등의 기준을 충족하는 의료기관을 입원형, 자문형, 가정형으로 구분하여 호스피스전문기관으로 지정할 수 있다.	

조	법문내용	정답

시행규칙 제20조(호스피스전문기관의 지정)

[별표 2] 호스피스전문기관의 지정기준(제20조 제1항 관련) 〈개정 2025. 11. 28.〉

1. 인력 기준
   가. 입원형 호스피스전문기관
      1) 의사 또는 한의사 : 호스피스 병동의 연평균 1일 입원환자 (**①**)명당 전문의 1명 이상. 이 경우 소수점 이하는 올림한다.
      2) 간호사 : 호스피스 병동의 연평균 1일 입원환자 (**②**)명당 간호사 1명 이상. 이 경우 소수점 이하는 올림한다.
      3) 사회복지사 : 호스피스 병동 당 1급 사회복지사(「사회복지사업법」 제11조에 따른 사회복지사) 1명 이상
   나. 가정형 호스피스전문기관
      1) 의사 또는 한의사 : 전문의 1명 이상
      2) 간호사 : 다음의 어느 하나에 해당하는 간호사를 1명 이상 둘 것
         가) 「전문간호사 자격인정 등에 관한 규칙」 제3조 제4호에 따른 (**③**)전문간호사
         나) 「전문간호사 자격인정 등에 관한 규칙」 제3조 제10호에 따른 호스피스전문간호사
         다) 호스피스전문기관에서 (**④**)년 이상 호스피스 업무에 종사한 경력이 있는 간호사
         라) 「지역보건법」 제11조 제1항 제5호 사목의 방문건강관리사업 또는 「노인장기요양보험법」 제23조 제1항 제1호 다목의 방문간호에 관한 업무에 (**⑤**)년 이상 종사한 경력이 있는 간호사
      3) 사회복지사 : 1급 사회복지사 1명 이상
   다. 자문형 호스피스전문기관
      1) 의사 또는 한의사 : 전문의 1명 이상
      2) 간호사 : 다음의 어느 하나에 해당하는 간호사를 1명 이상 둘 것
         가) 호스피스전문간호사
         나) 「전문간호사 자격인정 등에 관한 규칙」 제3조 제11호에 따른 (**⑥**)전문간호사
         다) 호스피스전문기관에서 (**⑦**)년 이상 호스피스 업무에 종사한 경력이 있는 간호사
      3) 사회복지사 : 1급 사회복지사 1명 이상
4. 운영 기준
   가. 제1호에 따른 인력 중 간호사 및 사회복지사는 호스피스 업무에만 전담할 것. 다만, 자문형 호스피스전문기관에 배치되는 사회복지사는 그러하지 아니한다.
   나. 입원형 호스피스전문기관의 경우에는 당직의사 근무 체계와 간호사의 24시간 근무 체계를 갖추어 운영할 것

정답: ① 20 ② 2 ③ 가정 ④ 2 ⑤ 3 ⑥ 종양 ⑦ 2

43조

(과태료)

① 다음 각 호의 어느 하나에 해당하는 자에게는 (**①**)원 이하의 과태료를 부과한다.
   1. 제14조 제1항을 위반하여 윤리위원회를 설치하지 아니한 자
   2. 제19조 제5항을 위반하여 연명의료중단등결정의 이행 결과를 관리기관의 장에게 알리지 아니한 자
② 다음 각 호의 어느 하나에 해당하는 자에게는 (**②**)원 이하의 과태료를 부과한다. 〈개정 2025. 4. 1.〉
   1. 제11조 제3항을 위반하여 업무 수행 결과를 기록·보관 또는 보고하지 아니한 자
   2. 제20조의2 제1항에 따른 교육명령을 이행하지 아니한 자
   3. 제34조 제3항에 따른 명령에 정당한 사유 없이 응하지 아니한 자

정답: ① 500만 ② 300만

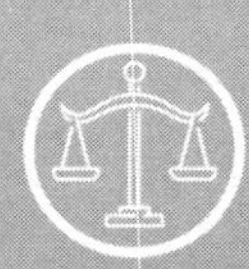

조	법문내용	정답
5조	**(환자의 권리와 책무)** ① 모든 환자는 안전한 보건의료(「보건의료기본법」 제3조 제1호의 보건의료를 말한다.)를 제공받을 권리를 가진다. ② 환자와 환자의 보호자는 환자안전활동에 참여하여야 한다.	
9조	**(환자안전기준)** ① (**①**)은 대통령령으로 정하는 바에 따라 보건의료기관의 시설·장비·관리체계, 보건의료인의 환자안전을 위한 준수 사항 등 환자안전에 관한 기준("환자안전기준")을 정하여야 한다. ② 보건의료기관의 장과 보건의료인은 환자안전활동 시 환자안전기준을 준수하여야 한다.	① 보건복지부장관
11조 ★	**(환자안전위원회)** ① 보건복지부령으로 정하는 일정 규모 이상의 병원급 의료기관은 환자안전 및 의료 질 향상을 위하여 환자안전위원회를 설치·운영하여야 한다. **시행규칙 제5조(환자안전위원회의 설치 기관)** 법 제11조 제1항에서 "보건복지부령으로 정하는 일정 규모 이상의 병원급 의료기관"이란 병상 수가 (**①**)병상 이상인 병원급 의료기관(「의료법」 제3조 제2항 제3호에 따른 병원급 으료기관)을 말한다. 다만, 종합병원인 경우에는 (**②**)병상 이상으로 한다.	① 200 ② 100

12조	**(전담인력)**
	① 보건복지부령으로 정하는 일정 규모 이상의 병원급 의료기관은 다음 각 호의 어느 하나에 해당하는 사람으로서 환자안전 및 의료 질 향상에 관한 업무를 전담하여 수행하는 환자안전 전담인력(이하 "전담인력"이라 한다)을 두어야 한다. 〈개정 2020. 1. 29.〉
	  1. 의사·치과의사·한의사·약사 또는 간호사 면허를 취득한 후 보건복지부령으로 정하는 기간 이상 보건의료기관에서 근무한 사람
	  2. 「의료법」 제77조에 따른 전문의 자격이 있는 사람
	
	시행규칙 제9조(전담인력)
	② 법 제12조 제1항 제1호에서 "보건복지부령으로 정하는 기간"이란 (**①**)년을 말한다. 〈개정 2020. 7. 30.〉
	③ 전담인력의 배치기준은 다음 각 호의 구분에 따른다.
	  1. 200병상 이상의 병원급 의료기관(종합병원은 제외) : 1명 이상
	  2. 100병상 이상 500병상 미만의 종합병원 : 1명 이상
	  3. 500병상 이상의 종합병원 : (**②**)명 이상
		① 3
		
		② 2

조	법문내용	정답
17조	**(환자안전사고 보고의 비밀 보장 등)** ③ 환자안전사고의 정보 수집·분석 및 주의경보 발령 등의 업무에 종사하거나 종사하였던 사람은 직무상 알게 된 비밀을 다른 사람에게 누설하거나 직무 외의 목적으로 사용하여서는 아니 된다. ④ 보건의료기관의 장은 해당 보건의료기관에 속한 제14조에 따라 환자안전사고를 보고한 자에게 그 보고를 이유로 해고, 전보나 그 밖에 신분이나 처우와 관련하여 불리한 조치를 할 수 없다. 〈개정 2020. 1. 29.〉	
18조	**(벌칙)** ① 제17조 제3항을 위반하여 비밀을 누설하거나 직무 외의 목적으로 사용한 사람은 (①)년 이하의 징역 또는 (②) 이하의 벌금에 처한다. ② 제17조 제4항을 위반하여 자율보고를 한 보고자에게 불리한 조치를 한 사람은 (③)년 이하의 징역 또는 (④) 이하의 벌금에 처한다.	① 3 ② 3천만원 ③ 2 ④ 2천만원

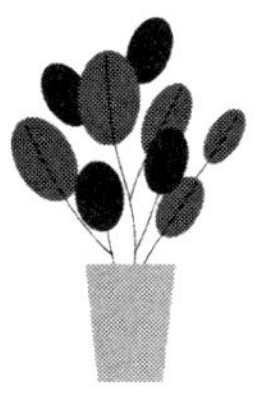

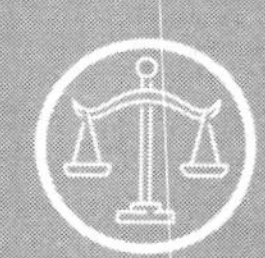

조	법문내용	정답
1조의 2	**(정의)** 이 법에서 사용하는 용어의 정의는 다음과 같다. 〈개정 2016. 12. 2.〉 1. "부양의무자"라 함은 배우자(사실상의 혼인관계에 있는 자 포함)와 직계비속 및 그 배우자(사실상의 혼인관계에 있는 자 포함)를 말한다. 2. "보호자"라 함은 부양의무자 또는 업무·고용 등의 관계로 사실상 노인을 보호하는 자를 말한다. 3. "치매"란 「치매관리법」 제2조 제1호에 따른 치매를 말한다. 4. "노인학대"라 함은 노인에 대하여 신체적·정신적·정서적·성적 폭력 및 (①) 착취 또는 가혹행위를 하거나 (②)을 하는 것을 말한다.	① 경제적 ② 유기 또는 방임
4조의 3	**(고령친화도시)** ② (①)은 특별자치시·특별자치도 또는 시·군·구(자치구를 말한다.)를 고령친화도시로 지정하고 이를 지원할 수 있다. [본조신설 2024.1.23.] [시행일 2026. 1. 24.] 제4조의 3	① 보건복지부장관
5조	**(노인실태조사)** ① 보건복지부장관은 노인의 보건 및 복지에 관한 실태조사를 (①)년마다 실시하고 그 결과를 공표하여야 한다.	① 3
27조의 4 ★★	**(노인성 질환에 대한 의료지원)** ① 국가 또는 지방자치단체는 노인성 질환자의 경제적 부담능력 등을 고려하여 노인성 질환의 예방교육, 조기발견 및 치료 등에 필요한 비용의 전부 또는 일부를 지원할 수 있다. **시행령 제20조의 2(노인성 질환의 범위, 의료지원의 대상·기준 및 방법 등)** ① 법 제27조의 4 제1항에 따른 노인성 질환의 범위는 다음 각 호와 같다. 1. 안 질환　　2. 무릎관절증　　3. (①) 질환	① 전립선
39조의 6	**(노인학대 신고의무와 절차 등)** ① 누구든지 노인학대를 알게 된 때에는 노인보호전문기관 또는 수사기관에 신고할 수 있다. ② 다음 각 호의 어느 하나에 해당하는 자는 그 직무상 65세 이상의 사람에 대한 노인학대를 알게 된 때에는 즉시 노인보호전문기관 또는 수사기관에 신고하여야 한다. 〈개정 2025. 4. 22.〉 1. 의료기관에서 의료업을 행하는 의료인 및 의료기관의 장 1의2. 의료기관에 종사하는 자 중 환자의 간호 및 진료를 보조하거나 환자와 직접 접	

	촉하는 간호조무사 및 사회복지사 2. 방문요양과 돌봄이나 안전확인 등의 서비스 종사자, 노인복지시설의 장과 그 종사자 및 노인복지상담원 3. 장애인복지시설에서 장애노인에 대한 상담ㆍ치료ㆍ훈련 또는 요양업무를 수행하는 사람 4. 가정폭력 관련 상담소 및 가정폭력피해자 보호시설의 장과 그 종사자 5. 사회복지전담공무원 및 사회복지시설의 장과 그 종사자 6. 장기요양기관의 장과 그 종사자 7. 119구급대의 구급대원 8. 건강가정지원센터 및 가족센터의 장과 그 종사자 9. 다문화가족지원센터의 장과 그 종사자 10. 성폭력피해상담소 및 성폭력피해자보호시설의 장과 그 종사자 11. 응급구조사 12. 「의료기사 등에 관한 법률」 제1조의2 제1호에 따른 의료기사 13. 국민건강보험공단 소속 요양직 직원 14. 지역보건의료기관의 장과 종사자 15. 노인복지시설 설치 및 관리 업무 담당 공무원 16. 「병역법」에 따른 사회복지시설에서 복무하는 사회복무요원(노인을 직접 대면하는 업무에 복무하는 사람으로 한정)	
39조의 9	**(금지행위)** 누구든지 65세 이상의 사람("노인")에 대하여 다음 각 호의 어느 하나에 해당하는 행위를 하여서는 아니된다. 1. 노인의 신체에 폭행을 가하거나 상해를 입히는 행위 2. 노인에게 성적 수치심을 주는 성폭행ㆍ성희롱 등의 행위 3. 자신의 보호ㆍ감독을 받는 노인을 유기하거나 의식주를 포함한 기본적 보호 및 치료를 소홀히 하는 방임행위 4. 노인에게 구걸을 하게 하거나 노인을 이용하여 구걸하는 행위 5. 노인을 위하여 증여 또는 급여된 금품을 그 목적외의 용도에 사용하는 행위 6. 폭언, 협박, 위협 등으로 노인의 정신건강에 해를 끼치는 정서적 학대행위	
55조의 2	**(벌칙)** 제39조의 9 제1호(상해에 한한다)의 행위를 한 자는 7년 이하의 징역 또는 7천만원 이하의 벌금에 처한다. 〈개정 2016. 12. 2.〉 주) 제39조의9(금지행위) 누구든지 65세 이상의 사람에 대하여 다음 각 호의 어느 하나에 해당하는 행위를 하여서는 아니된다. 1. 노인의 신체에 폭행을 가하거나 상해를 입히는 행위	
55조의 3	**(벌칙)** ① 다음 각 호의 어느 하나에 해당하는 자는 5년 이하의 징역 또는 5천만원 이하의 벌금에 처한다. 〈개정 2016. 12. 2.〉 1. 제39조의 7 제2항 또는 제5항에 따른 업무를 수행 중인 노인보호전문기관의 직원에 대하여 폭행 또는 협박하거나 위계 또는 위력으로써 그 업무를 방해한 자 2. 제39조의 9 제1호(폭행에 한정한다)부터 제4호까지 또는 같은 조 제6호에 해당하	

조	법문내용	정답
	는 행위를 한 자 주) 제39조의 9(금지행위) 누구든지 65세 이상의 사람에 대하여 다음 각 호의 어느 하나에 해당하는 행위를 하여서는 아니된다. 1. 노인의 신체에 폭행을 가하거나 상해를 입히는 행위 2. 노인에게 성적 수치심을 주는 성폭행·성희롱 등의 행위 3. 자신의 보호·감독을 받는 노인을 유기하거나 의식주를 포함한 기본적 보호 및 치료를 소홀히 하는 방임행위 4. 노인에게 구걸을 하게 하거나 노인을 이용하여 구걸하는 행위 6. 폭언, 협박, 위협 등으로 노인의 정신건강에 해를 끼치는 정서적 학대행위	
55조의 4	**(벌칙)** 다음 각 호의 어느 하나에 해당하는 자는 3년 이하의 징역 또는 3천만원 이하의 벌금에 처한다. 〈개정 2020. 4. 7.〉 1. 제39조의 9 제5호에 해당하는 행위를 한 자 주) 제39조의 9(금지행위) 누구든지 65세 이상의 사람에 대하여 다음 각 호의 어느 하나에 해당하는 행위를 하여서는 아니된다. 5. 노인을 위하여 증여 또는 급여된 금품을 그 목적외의 용도에 사용하는 행위 1의2. 제39조의 10 제1항을 위반하여 정당한 사유 없이 신고하지 아니하고 실종노인을 보호한 자 2. 위계 또는 위력을 행사하여 제39조의 11 제2항에 따른 관계 공무원의 출입 또는 조사를 거부하거나 방해한 자 3. 제39조의 12를 위반하여 직무상 알게 된 비밀을 누설한 자	
61조의 2 ★	**(과태료)** ① 다음 각 호의 어느 하나에 해당하는 자에게는 (①)원 이하의 과태료를 부과한다. 〈신설 2023. 6. 13.〉 1. 제39조의 7 제6항을 위반하여 노인학대 현장에 출동한 자에 대하여 현장조사를 거부하거나 업무를 방해한 자 2. 제39조의 17 제9항에 따른 해임요구를 정당한 사유 없이 거부하거나 1개월 이내에 이행하지 아니하는 노인관련기관의 장 ② 다음 각 호의 어느 하나에 해당하는 자에게는 (②)원 이하의 과태료를 부과한다. 〈개정 2021. 12. 21.〉 1. 제39조의 11 제2항에 따른 명령을 위반하여 보고 또는 자료제출을 하지 아니하거나 거짓으로 보고하거나 거짓 자료를 제출한 자 2. 제39조의 6 제2항을 위반하여 노인학대를 신고하지 아니한 사람. 다만, 제39조의 6 제2항 제16호에 따른 사회복무요원은 제외한다. 3. 제39조의 17 제5항을 위반하여 취업자등에 대하여 노인학대관련범죄 경력을 확인하지 아니한 노인관련기관의 장	① 1천만 ② 500만

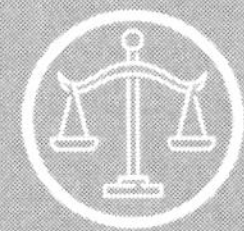

조	법문내용	정답
2조	**(장애인의 정의 등)** ① "장애인"이란 신체적·정신적 장애로 오랫동안 일상생활이나 사회생활에서 상당한 제약을 받는 자를 말한다. ② 이 법을 적용받는 장애인은 제1항에 따른 장애인 중 다음 각 호의 어느 하나에 해당하는 장애가 있는 자로서 대통령령으로 정하는 장애의 종류 및 기준에 해당하는 자를 말한다. 　1. "신체적 장애"란 주요 외부 신체 기능의 장애, 내부기관의 장애 등을 말한다. 　2. "정신적 장애"란 발달장애 또는 정신 질환으로 발생하는 장애를 말한다. ③ "장애인학대"란 장애인에 대하여 신체적·정신적·정서적·언어적·성적 폭력이나 가혹행위, (①) 착취, (②)을 하는 것을 말한다. 〈신설 2015. 6. 22.〉	① 경제적 ② 유기 또는 방임
10조의2	**(장애인정책종합계획)** ① 보건복지부장관은 장애인의 권익과 복지증진을 위하여 관계 중앙행정기관의 장과 협의하여 (①)년마다 장애인정책종합계획을 수립·시행하여야 한다. ② 종합계획에는 다음 각 호의 사항이 포함되어야 한다. 〈개정 2025. 4. 22., 2025. 11. 11.〉 　1. 장애인의 복지에 관한 사항 　2. 장애인의 교육에 관한 사항 　3. 장애인의 문화체육관광에 관한 사항 　4. 장애인의 경제활동에 관한 사항 　5. 장애인의 사회참여에 관한 사항 　6. 장애인의 안전관리에 관한 사항 　7. 장애인학대의 예방과 방지에 관한 사항 [시행일 2026. 5. 12.] 　8. 그 밖에 장애인의 권익과 복지증진을 위하여 필요한 사항	① 5
31조 ★	**(실태조사)** ① 보건복지부장관은 장애인 복지정책의 수립에 필요한 기초 자료로 활용하기 위하여 (①)년마다 장애실태조사를 실시하여야 한다. **시행령 제18조(실태조사의 방법 등)** 　① 법 제31조에 따른 장애실태조사는 전수조사 또는 표본조사로 실시하되, 전수조사는 보건복지부장관이 정하는 바에 따라 특별시장·광역시장·특별자치시장·도지사·특별자치도지사("시·도지사")가 실시하고, 표본조사는 보건복지부장관이 전문연구기관에 의뢰하여 실시한다.	① 3

조	법문내용	정답
58조 ★	**(장애인복지시설)** ① 장애인복지시설의 종류는 다음 각 호와 같다. 〈개정 2011. 3. 30., 2020. 12. 29., 2024. 1. 2.〉 　1. 장애인 거주시설 : 거주공간을 활용하여 일반가정에서 생활하기 어려운 장애인에게 일정 기간 동안 거주 · 요양 · 지원 등의 서비스를 제공하는 동시에 지역사회생활을 지원하는 시설 　2. (　　①　　)시설 : 장애인을 전문적으로 상담 · 치료 · 훈련하거나 장애인의 일상생활, 여가활동 및 사회참여활동 등을 지원하는 시설 　2의2. (　　②　　)시설 : 장애인의 자립생활 역량을 강화하기 위하여 동료상담, 지역사회의 물리적 · 사회적 환경개선 사업, 장애인의 권익 옹호 · 증진, 장애인 적합 서비스 등을 제공하는 시설 　3. 장애인 직업재활시설 : 일반 작업환경에서는 일하기 어려운 장애인이 특별히 준비된 작업환경에서 직업훈련을 받거나 직업 생활을 할 수 있도록 하는 시설(직업훈련 및 직업 생활을 위하여 필요한 제조 · 가공 시설, 공장 및 영업장 등 부속용도의 시설로서 보건복지부령으로 정하는 시설을 포함) 　4. 장애인 의료재활시설 : 장애인을 입원 또는 통원하게 하여 상담, 진단 · 판정, 치료 등 의료재활서비스를 제공하는 시설 　5. 그 밖에 대통령령으로 정하는 시설 **시행령 제36조(장애인복지시설)** 법 제58조 제1항 제5호에서 "대통령령으로 정하는 시설"이란 다음 각 호의 시설을 말한다. 　　1. 법 제59조의13 제1항의 장애인 쉼터 　　2. 법 제59조의13 제2항의 피해장애아동 쉼터 　　3. 장애인생산품 판매시설	① 장애인 지역사회 재활 ② 장애인 자립생활 지원
59조의 9	**(금지행위)** 누구든지 다음 각 호의 어느 하나에 해당하는 행위를 하여서는 아니 된다. 〈개정 2017. 2. 8.〉 　1. 장애인에게 성적 수치심을 주는 성희롱 · 성폭력 등의 행위 　2. 장애인의 신체에 폭행을 가하거나 상해를 입히는 행위 　2의2. 장애인을 폭행, 협박, 감금, 그 밖에 정신상 또는 신체상의 자유를 부당하게 구속하는 수단으로써 장애인의 자유의사에 어긋나는 노동을 강요하는 행위 　3. 자신의 보호 · 감독을 받는 장애인을 유기하거나 의식주를 포함한 기본적 보호 및 치료를 소홀히 하는 방임행위 　4. 장애인에게 구걸을 하게 하거나 장애인을 이용하여 구걸하는 행위 　5. 장애인을 체포 또는 감금하는 행위 　6. 장애인의 정신건강 및 발달에 해를 끼치는 정서적 학대행위 　7. 장애인을 위하여 증여 또는 급여된 금품을 그 목적 외의 용도에 사용하는 행위 　8. 공중의 오락 또는 흥행을 목적으로 장애인의 건강 또는 안전에 유해한 곡예를 시키는 행위	

조	법문내용	정답

86조

(벌칙)

① 제59조의 9 제1호의 행위를 한 사람은 10년 이하의 징역 또는 1억원 이하의 벌금에 처한다. 〈개정 2017. 12. 19.〉

　주) 제59조의9(금지행위) 누구든지 다음 각 호의 어느 하나에 해당하는 행위를 하여서는 아니 된다.
　　1. 장애인에게 성적 수치심을 주는 성희롱·성폭력 등의 행위

② 다음 각 호의 어느 하나에 해당하는 사람은 7년 이하의 징역 또는 7천만원 이하의 벌금에 처한다. 〈개정 2017. 12. 19.〉

　1. 제59조의9 제2호(상해에 한정한다)의 행위를 한 사람
　2. 제59조의9 제2호의 2의 행위를 한 사람

　주) 제59조의 9(금지행위) 누구든지 다음 각 호의 어느 하나에 해당하는 행위를 하여서는 아니 된다.
　　2. 장애인의 신체에 폭행을 가하거나 상해를 입히는 행위
　　2의2. 장애인을 폭행, 협박, 감금, 그 밖에 정신상 또는 신체상의 자유를 부당하게 구속하는 수단으로써 장애인의 자유의사에 어긋나는 노동을 강요하는 행위

③ 다음 각 호의 어느 하나에 해당하는 사람은 5년 이하의 징역 또는 5천만원 이하의 벌금에 처한다. 〈개정 2021. 7. 27.〉

　1. 제50조의 3 제6항을 위반하여 금융정보등을 이 법에서 정한 목적 외의 용도로 사용하거나 다른 사람 또는 기관에 제공 또는 누설한 사람
　2. 제59조의 7 제2항 각 호 외의 부분 전단, 같은 조 제3항 또는 제5항에 따른 업무를 수행 중인 장애인권익옹호기관의 직원에 대하여 폭행 또는 협박하거나 위계 또는 위력으로써 그 업무를 방해한 사람
　3. 제59조의 9 제2호(폭행에 한정한다)부터 제6호까지에 해당하는 행위를 한 사람

　주) 제59조의 9(금지행위) 누구든지 다음 각 호의 어느 하나에 해당하는 행위를 하여서는 아니 된다.
　　2. 장애인의 신체에 폭행을 가하거나 상해를 입히는 행위
　　2의2. 장애인을 폭행, 협박, 감금, 그 밖에 정신상 또는 신체상의 자유를 부당하게 구속하는 수단으로써 장애인의 자유의사에 어긋나는 노동을 강요하는 행위
　　3. 자신의 보호·감독을 받는 장애인을 유기하거나 의식주를 포함한 기본적 보호 및 치료를 소홀히 하는 방임행위
　　4. 장애인에게 구걸을 하게 하거나 장애인을 이용하여 구걸하는 행위
　　5. 장애인을 체포 또는 감금하는 행위
　　6. 장애인의 정신건강 및 발달에 해를 끼치는 정서적 학대행위

④ 다음 각 호의 어느 하나에 해당하는 사람은 3년 이하의 징역 또는 3천만원 이하의 벌금에 처한다. 〈개정 2017. 12. 19.〉

　1. 제59조의 6에 따라 준용되는 「특정범죄신고자 등 보호법」 제8조를 위반하여 신고자의 인적사항 또는 신고자임을 미루어 알 수 있는 사실을 다른 사람에게 알려주거나 공개 또는 보도한 사람
　2. 제59조의 9 제7호에 해당하는 행위를 한 사람

　주) 제59조의 9(금지행위) 누구든지 다음 각 호의 어느 하나에 해당하는 행위를 하여서는 아니 된다.

7. 장애인을 위하여 증여 또는 급여된 금품을 그 목적 외의 용도에 사용하는 행위

3. 제85조의 2를 위반하여 업무 수행 중 알게 된 정보 또는 비밀 등을 이 법에서 정한 목적 외에 다른 용도로 사용하거나 다른 사람 또는 기관에 제공 또는 누설한 사람

⑤ 제59조의 9 제8호의 행위를 한 사람은 1년 이하의 징역 또는 1천만원 이하의 벌금에 처한다. 〈개정 2017. 12. 19.〉

주) 제59조의 9(금지행위) 누구든지 다음 각 호의 어느 하나에 해당하는 행위를 하여서는 아니 된다.

8. 공중의 오락 또는 흥행을 목적으로 장애인의 건강 또는 안전에 유해한 곡예를 시키는 행위

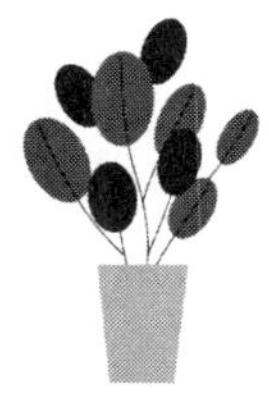

2026 의료기술직을 위한 의료관계법규 알Zip 핵심노트

개정2판	2026년 2월 25일
편저자	김희영
펴낸이	노소영
펴낸곳	도서출판 마지원
등록번호	제559-2016-000004
전화	031)855-7995
팩스	031)377-7995
주소	서울 강서구 마곡중앙로 171

http://blog.naver.com/wolsongbook

ISBN | 979-11-24295-03-8(13510)

정가 19,700원